普通高等学校"十四五"规划医学检验技术专业特色教材

供医学检验技术等专业使用

临床免疫学检验技术

U0363029

主　编　贾天军　李永军　徐　霞

副主编　张文玲　阳大庆　李　波

编　者（以姓氏笔画为序）

于敬达	包头医学院	张从胜	河北北方学院
王亚飞	长治医学院	张文玲	中南大学
刘晓霞	河北工程大学	庞　森	黄河科技学院
孙艳丽	潍坊医学院	贾天军	河北北方学院
阳大庆	湖南医药学院	徐　霞	广州医科大学
李　波	佛山科学技术学院	徐广贤	广东医科大学
李永军	河北医科大学第二医院	高荣升	佳木斯大学
李伟皓	河北医科大学第二医院	曹龙古	湘南学院
李海侠	南方医科大学	梁文杰	河北中医学院
吴俐莎	成都中医药大学	蒋丽娜	河北北方学院
汪光蓉	川北医学院	曾　勇	深圳中山泌尿外科医院
宋传旺	蚌埠医学院		

编写秘书　蒋丽娜

华中科技大学出版社
http://www.hustp.com

中国·武汉

内 容 简 介

本书是普通高等学校"十四五"规划医学检验技术专业特色教材。

本书分为五篇,共二十四章,包括临床免疫学检验技术简介、免疫学检验基础、免疫学检验技术、临床免疫指标及其检测、临床免疫相关疾病及其免疫学检验。书中篇有总述,高度提炼出本篇的框架;章有引言,简述本章主要内容,论及与本章主题相关的发展史及新进展;章后有小结,高度凝练本章重点。

本书既可作为医学检验技术专业的教学用书,也可作为卫生专业技术资格考试和临床医学检验工作的参考用书。

图书在版编目(CIP)数据

临床免疫学检验技术/贾天军,李永军,徐霞主编. —武汉:华中科技大学出版社,2021.4(2024.7重印)
ISBN 978-7-5680-7060-7

Ⅰ. ①临… Ⅱ. ①贾… ②李… ③徐… Ⅲ. ①免疫学-医学检验-高等学校-教材 Ⅳ. ①R446.6

中国版本图书馆 CIP 数据核字(2021)第 070489 号

临床免疫学检验技术　　　　　　　　　　　　　　　　　贾天军　李永军　徐　霞　主编
Linchuang Mianyixue Jianyan Jishu

策划编辑:梅雯惠
责任编辑:曾奇峰　张　琴
封面设计:原色设计
责任校对:刘　竣
责任监印:周治超
出版发行:华中科技大学出版社(中国·武汉)　　　电话:(027)81321913
　　　　　武汉市东湖新技术开发区华工科技园　　　邮编:430223
录　　排:华中科技大学惠友文印中心
印　　刷:武汉市洪林印务有限公司
开　　本:889mm×1194mm　1/16
印　　张:20.25
字　　数:607 千字
版　　次:2024 年 7 月第 1 版第 2 次印刷
定　　价:68.00 元

普通高等学校"十四五"规划医学检验技术专业特色教材建设指导委员会

总　序

ZONGXU

近年来,随着科学技术的进步、大量先进仪器和技术的采用,医学检验得到飞速发展。各种新的检验技术不断涌现,对临床疾病的诊疗越来越重要,作用越来越突出,为人类疾病的诊断、治疗监测、预后判断提供大量新的实验室监测指标。据统计,临床实验室提供的医学检验信息占患者全部诊疗信息的 60％以上,医学检验已成为医疗的重要组成部分,被称为临床医学中的"侦察兵"。

《国家中长期教育改革和发展规划纲要(2010—2020 年)》《国家中长期人才发展规划纲要(2010—2020 年)》要求全面提高高等教育水平和人才培养质量,以更好地满足我国经济社会发展和创新型国家建设的需要。根据《教育部关于进一步深化本科教学改革全面提高教学质量的若干意见》,在教材建设过程中,教育部鼓励编写、出版适应不同类型高等学校教学需要的不同风格和特色的教材;积极推进高等学校与行业合作编写教材;鼓励编写和出版不同载体和不同形式的教材,包括纸质教材和数字化教材。2012 年教育部制定的新本科专业目录中,将医学检验专业更名为医学检验技术专业,学制由五年改为四年。

为了更好地适应医学检验技术专业的教学发展和需求,体现最新的教学理念和特色,在认真、广泛调研的基础上,在医学检验技术专业教学指导委员会相关领导和专家的指导和支持下,华中科技大学出版社组织了全国 40 多所医药院校的 200 多位老师参加了本套教材的编写。本套教材由国家级重点学科的教学团队引领,副教授及以上职称的老师占 80％,教龄在 20 年以上的老师占72％。教材编写过程中,全体参编人员进行了充分的研讨,各参编单位高度重视并大力支持教材的编写工作,各主编及参编人员付出了辛勤的劳动,确保了本套教材的编写质量。

本套教材着重突出以下特点:

(1)教材定位准确,体现最新教学理念,反映最新教学成果。紧密联系最新的教学大纲和临床实践,注重基础理论和临床实践相结合,体现高素质复合型人才培养的要求。

(2)适应新世纪医学教育模式的要求,注重学生的临床实践技能、初步科研能力和创新能力的培养。突出实用性和针对性,以临床应用为导向,同时反映相关学科的前沿知识和发展趋势。

(3)以问题为导向,导入临床案例。通过案例与提问激发学生学习的热情,以学生为中心,以利于学生主动学习。

(4)纸质与数字融合发展。全套教材采用全新编写模式,以扫描二维码形式帮助老师及学生在移动终端共享优质配套网络资源,通过使用华中科技大学出版社数字化教学资源平台将移动互联、网络增值、慕课等新的教学理念和学习方式融入教材建设中,开发多媒体教材、数字化教材等新媒体教材形式。

本套教材得到了教育部高等学校医学技术类教学指导委员会和中国医师协会检验医师分会相关领导和专家,以及各院校的大力支持与高度关注,我们衷心希望这套教材能为高等医药院校医学检验技术教学及人才培养做出应有的贡献。我们也相信这套教材在使用过程中,通过教学实践的检验和实际问题的解决,能不断得到改进、完善和提高。

普通高等学校"十四五"规划医学检验技术专业特色教材

建设指导委员会

前　言

QIANYAN

　　正值全国高校积极响应国家"双万计划"号召,认真落实教育部本科教育实现"四个回归",全力打造"金课"的教育背景下,华中科技大学出版社在 2014 年版《临床免疫学检验》的基础上,组织出版了本教材。

　　本教材编写在坚持强化三基(基本理论、基本知识、基本技能)、力求五性(思想性、科学性、先进性、启发性和实用性)的基础上,体现以下特点:一是适应专业调整的新要求,根据《普通高等学校本科专业目录和专业介绍(2012 年)》的规定,医学检验专业教育学制从五年制改为四年制,医学检验专业改为医学检验技术专业,故本教材编写突出的主线为检验技术与方法学评价相结合。二是知识培养与能力塑造相结合,参考卫生专业技术资格考试临床医学检验技术中级考试大纲,既贴近临床,服务临床一线,又高于临床检测。三是继承与创新相结合,本教材保留了学习目标、小结、思考题等特色模块,但对全书框架重新编排,共分为五篇二十四章。五篇分别为临床免疫学检验技术简介、免疫学检验基础、免疫学检验技术、临床免疫指标及其检测和临床免疫相关疾病及其免疫学检验。这五个部分既相互独立又相互关联,循序渐进,脉络清晰。篇有总述,高度提炼出本篇的框架;章有引言,简述本章主要内容,论及与本章主题相关的发展史及新进展;章后有小结,高度凝练本章重点。本教材以期给学生自主学习提供一个总体架构、突出重点、解析难点、有助于学生理解掌握的学习总纲要。

　　在章节内容方面,本教材有如下特点。一是根据临床免疫学检验技术发展新特点和学科新进展,单独列出"POCT 相关的免疫检测技术"和"其他免疫学检验技术"(涉及新的非标记 SPR 技术、免疫-PCR 技术、免疫标记技术在 POCT 中的应用进展等)。二是将免疫标记技术内容编入"免疫原和抗体的制备"一章,在标记免疫技术中只编写与检测相关的标记物特性,这样可以做到有所侧重,突出主题。三是将临床免疫学检验的自动化分析系统分散到各相关章节,既便于学习,又避免了内容重复。四是只保留了 2014 年版教材"其他系统免疫性疾病与免疫学检测"一章中的生殖免疫及其免疫学检验,其他内容本质上应归属于临床生物化学检验范畴,而生殖免疫学具有其独特性,因此独立成章并进行了全新诠释。五是在"临床免疫相关疾病及其免疫学检验"篇中,采用案例导入,在激发学生学习兴趣的同时,培养学生的临床思维能力。在原理或致病机制中体现出检测的项目或指标,让学生明晰指标检测的临床价值。六是在附录中汇集了全书涉及的名词解释、中英文名词对照和主要参考文献,便于学生查阅。

　　本教材内容深入浅出,既有理论深度,也有知识广度,贴近临床,既适合教师课堂讲授使用,又方便学生自学;既可作为医学检验技术专业的教学用书,也可作为卫生专业技术资格考试和临床医学检验工作的参考用书。

　　本教材的编者来自全国 20 所兄弟院校和相关单位,更有入选国家"一流专业"建设的院校。编写人员为来自教学一线的老师或临床一线的检验工作者,优势互补,特色明显。本教材的出版得到编者所在单位领导和同行们的大力支持,在此对所有支持和关心本教材出版的领导和同仁表示感谢。编者深知责任重大,尽管竭尽全力,但难免会有不足之处,恳请各位同行在使用过程中提出宝贵意见和建议,以便修订时进一步完善。

贾天军　李永军　徐　霞

目　录

MULU

第四篇　临床免疫指标及其检测

第五篇　临床免疫相关疾病及其免疫学检验

第一篇

临床免疫学检验技术简介

　　第一篇的内容分为三个部分,第一部分扼要回顾基础免疫学的内容,包括免疫与免疫学概念,免疫系统及其功能以及免疫应答的基本过程。第二部分简单概述了临床免疫学所涵盖的内容,包括免疫病理学、肿瘤免疫学、移植免疫学、感染免疫学以及生殖免疫学的概念及其内涵。第三部分介绍了临床免疫学检验技术的发展历程,包括早期建立、快速发展以及免疫学检验技术的现代化,强调了临床免疫学检验的重要地位和作用。本篇内容循序渐进、概解全书,以期温故而知新,为学生学习本门课程打下良好的铺垫。

第一章　临床免疫学检验技术概论

　　临床免疫学检验技术是建立在基础免疫学之上的一门学科。随着分子生物学、细胞生物学技术的飞速发展，免疫学的基础性关键理论不断拓展和完善，临床免疫学相关疾病的机制研究不断深入，进而推动免疫学检测的内容不断丰富。高特异性、高灵敏度、高通量免疫学检验技术方法的开发与应用，极大地促进了生物高科技产业、药物研制开发、临床诊断等各个领域的发展。本章在回顾免疫学基础知识的基础上，引入临床免疫学所涵盖的内容，进一步概述了临床免疫学检验技术的发展历程、作用及地位，以期为本课程学习起到提纲挈领的作用。

第一节　基础免疫学概述

一、免疫与免疫学概念

　　"免疫(immunity)"来源于拉丁文"immunitas"，原意为免除劳役或赋税，引入医学领域为机体对感染性疾病具有抵抗力。因此，传统的免疫概念认为，免疫是指机体针对病原体的抗感染能力。20世纪中期以后，随着免疫学研究的深入发展，免疫概念被赋予了新的内涵。现代的免疫概念是指机体能够识别和清除抗原性异物的一种生理功能。机体通过免疫系统识别"自我"和"非己"，对"非己"物质引起免疫应答进而清除，识别"自我"发生免疫耐受，以维持机体内环境的平衡与稳定。

　　免疫学(immunology)是研究机体免疫系统结构和功能的科学，主要探讨免疫系统识别抗原后发生免疫应答及清除抗原的规律，并致力于阐明免疫功能异常所致疾病的病理过程及其机制。免疫学的基本理论和技术是诊断、预防和治疗某些免疫相关疾病的基础，在生命科学和医学中有着重要的地位，已成为当今生命科学的前沿学科和现代医学的支撑学科之一。

二、免疫系统及其功能

　　免疫系统(immune system)是执行免疫功能的物质基础，由免疫器官、免疫细胞及免疫分子构成(表1-1)。它与机体内其他系统相互配合，相互制约，共同维持着机体内环境正常的生理功能及动态平衡。

　　机体的免疫系统既能够识别和清除外来入侵抗原，还可识别、清除体内发生突变的肿瘤细胞、衰老损伤细胞、自身变性的反应成分等。机体的免疫功能具体表现在三个方面：①免疫防御(immunologic defense)，是指机体防御外界病原体(如细菌、病毒、真菌、支原体、衣原体、寄生虫等)的入侵，清除已入侵的病原体和其他有害物质的功能。免疫防御功能过低或缺乏，可发生免疫缺陷病。但若应答过强或持续时间过长，则在清除病原体的同时，也可导致机体的组织损伤或功能异常，发生超敏反应。②免疫监视(immunologic surveillance)，是指机体及时发现和清除体内出现的

"非己"成分的功能,如清除由基因突变而发生的肿瘤细胞以及病毒感染的细胞等。免疫监视功能低下,可能导致肿瘤发生和病毒持续感染。③免疫自稳(immunologic homeostasis),是指通过自身免疫耐受和免疫调节两种主要的机制来达到免疫系统内环境稳定的功能。一般情况下,免疫系统对自身组织细胞不产生免疫应答,称为免疫耐受。一旦免疫耐受被打破,免疫调节功能紊乱,就会导致自身免疫病和过敏性疾病的发生。

表 1-1 人体免疫系统的组成

组成部分	免疫器官		免疫细胞		免疫分子	
	中枢	外周	固有免疫细胞	适应性免疫细胞	膜型分子	分泌型分子
内容	胸腺	脾脏	吞噬细胞	T 细胞	TCR	抗体
	骨髓	淋巴结	树突状细胞	B 细胞	BCR	补体
		黏膜相关淋巴组织	NK 细胞		CD 分子	细胞因子
		皮肤相关淋巴组织	ILC		黏附分子	
			NKT 细胞		MHC 分子	
			其他细胞		细胞因子受体	

三、免疫应答的基本过程

免疫应答(immune response)是机体免疫系统对抗原物质进行识别、清除的全部反应过程。免疫应答分为固有免疫应答(innate immune response)和适应性免疫应答(adaptive immune response)两大类。固有免疫应答亦称为固有免疫或天然免疫(innate immunity),个体在出生时即具有,可通过遗传获得,是生物体在长期种系发育和进化过程中逐渐建立起来的,主要针对入侵的病原体产生的天然防御反应。其主要特征是反应迅速,作用范围广,针对性差,又称非特异性免疫(nonspecific immunity)。适应性免疫应答又称为适应性免疫(adaptive immunity),是指个体出生后在环境中不同抗原的刺激下建立的免疫反应。其主要特征是反应较慢,针对某个特定抗原产生反应,特异性高,又称特异性免疫(specific immunity)。二者不仅有时间上的先后顺序,而且有极其丰富的内在联系。固有免疫应答是适应性免疫应答的前提和基础,适应性免疫应答反过来会影响和调控固有免疫应答。固有免疫应答和适应性免疫应答的主要特征见表 1-2。

表 1-2 固有免疫应答和适应性免疫应答的主要特征

主 要 特 征	固有免疫应答(非特异性免疫)	适应性免疫应答(特异性免疫)
获得方式	先天遗传获得	后天环境中抗原刺激产生
针对异物	范围广、无针对性	特定抗原、有针对性
产生时间	迅速、数分钟至数小时	缓慢、数天
表现方式	天然防御屏障	特异性细胞和体液免疫
参与物质	吞噬细胞、溶菌酶、补体等	抗原提呈细胞、T 细胞、B 细胞等
作用	感染早期起防御作用	稍后期起作用,排异效率高

适应性免疫应答按照参与细胞的类型和效应不同分为由 T 细胞介导的细胞免疫应答和由 B 细胞介导的体液免疫应答。免疫应答的基本过程分为三个阶段:①抗原识别阶段(recognition phase):抗原提呈细胞对外来或自身抗原进行识别、摄取、加工、处理,并提呈抗原信息给淋巴细胞,T 细胞和 B 细胞分别通过 TCR 和 BCR 识别抗原。②活化阶段(activation phase):淋巴细胞接受抗原信号后,在一系列免疫分子(协同刺激信号分子、黏附分子、细胞因子等)的参与下,发生活化、增殖、分化的阶段。其中 T 细胞活化后转化为效应 T 细胞,B 细胞活化后转化为浆细胞。③效应阶段(effect phase):即效应细胞、抗体产生,发挥效应的阶段,效应 T 细胞可通过分泌细胞因子或直接对靶细胞发挥免疫效应;浆细胞可通过分泌特异性抗体发挥免疫效应。另有少量 T 细胞和 B

NOTE

3

细胞在增殖分化后不发挥效应,转化为记忆细胞(memory cell),当再次遇到相同抗原时,迅速活化、增殖、分化,发挥再次应答效应。

免疫应答的效应多为生理性的,主要功能是识别、清除"非己"而维持自身稳定,通过自身免疫耐受和免疫调节两种主要的机制来实现。一旦免疫耐受被打破,免疫调节功能紊乱时就会出现疾病,例如,自身免疫病和过敏性疾病的发生。因此,通过学习基础免疫学,深入理解机体各种正常的免疫功能、免疫机制、特点与类型等,有助于更好地学习临床免疫学,为临床免疫学检验打下坚实的基础。

第二节　临床免疫学概述

临床免疫学(clinical immunology)是将免疫学的基础理论和免疫学技术应用于临床疾病的免疫病理机制研究、诊断和鉴别诊断、疾病防治以及疗效评价和预后判断等多个分支学科的总称。临床免疫学包括免疫病理学(immunopathology)、肿瘤免疫学(tumor immunology)、感染免疫学(infection immunology)、移植免疫学(transplantation immunology)、诊断免疫学(diagnostic immunology)、生殖免疫学(reproductive immunology)、免疫治疗学(immunotherapeutics)等亚学科,几乎涵盖了临床的各个方面。临床免疫学检验技术是医学检验技术专业的一门重要主干课程,将免疫学检测的理论、技术和应用相结合,研究临床免疫性疾病的发病机制、免疫诊断与防治,是连接基础免疫学与临床免疫学的桥梁。近年来,基础研究取得的新成果和新进展让我们对免疫系统和免疫应答的具体机制有了更加整体、全面而清晰的了解,也帮助我们深入认识免疫相关重大疾病的具体机制。免疫学基础理论与技术研究的临床转化,促进了免疫学基础理论研究的不断深入和免疫学技术的发展,推动了临床免疫学及相关学科的发展。

一、免疫病理学

免疫病理学是研究因机体免疫应答异常所致的临床疾病发生、发展以及防治的一门分支学科,包括超敏反应、自身免疫病、免疫缺陷病、免疫增殖病等。超敏反应是机体对某些抗原应答过强而产生的以机体生理功能紊乱或组织细胞损伤为主的异常免疫应答。自身免疫病是机体免疫系统对自身组织成分产生应答,导致自身组织器官损伤或功能障碍所致的疾病。免疫缺陷病是免疫系统成分缺损导致的一种或多种免疫功能不全所致的临床综合征。免疫增殖病是指免疫器官、免疫组织或免疫细胞异常(包括良性或恶性)增生所致的一组疾病。这类疾病是由于机体免疫系统、免疫细胞和免疫分子的功能失衡或缺陷导致免疫应答异常所致,也常会导致组织器官的病理损伤,因此免疫病理改变的检测对于临床免疫性相关疾病的治疗、预后评价具有重要的应用价值。

二、肿瘤免疫学

肿瘤免疫学是研究机体的免疫状况与肿瘤发生、发展的关系以及免疫学方法在肿瘤诊治中应用的一门学科。研究内容包括肿瘤的抗原性、肿瘤的免疫逃避机制、机体的抗肿瘤免疫效应、肿瘤免疫学检验以及肿瘤生物治疗、基因治疗等方面。近年来随着研究的深入,在肿瘤发生、发展机制探索和肿瘤免疫治疗领域取得了重要突破,肿瘤的免疫生物治疗和基因治疗等是当前肿瘤免疫学研究的热点。

三、移植免疫学

移植免疫学是研究移植物与受者(又称宿主)之间相互作用引起免疫应答的理论和实践的一门科学。主要内容包括移植物的选择、宿主抗移植物与移植物抗宿主的免疫反应机制、排斥反应预防与检测等内容。移植类型包括自体移植、同种同基因移植、同种异基因移植和异种移植。临床移植以同种异基因移植为主。移植排斥是关键,选择合适的供者(组织配型)、抑制受者免疫应答反应、诱导受者对移植物耐受、及时监测移植后免疫反应等是防治移植排斥反应的主要措施。

四、感染免疫学

感染免疫学是研究病原体与宿主相互关系以及机体免疫系统抵抗感染的学科,是传统免疫学的基础与核心。研究内容包括机体固有免疫与适应性免疫在抗感染中的作用及其相互调节关系、免疫系统杀伤受感染细胞时对宿主的损伤程度、清除病原体(后)效应细胞所发挥的作用和生物疫苗在免疫防治中的作用及特点等。各种感染性疾病都是由病原体入侵易感者机体引起的,病原体在宿主体内生长、繁殖、扩散或释放毒素导致炎症等病理反应,同时诱发机体免疫系统产生体液和(或)细胞免疫应答。机体固有免疫与适应性免疫参与抗感染免疫过程,固有免疫对病原体入侵具有快速反应的能力,适应性免疫则承担着最终清除大多数病原体的重任。机体的免疫功能状态在很大程度上决定着感染性疾病的转归。研制预防性疫苗是抗感染免疫的永恒主题。

五、生殖免疫学

生殖免疫学是研究免疫系统和生殖系统相关组分间关系的学科,主要包括以母-胎免疫耐受机制为主线的母-胎免疫调节和生殖道黏膜免疫调节,是免疫生物学与生殖生物学交叉的边缘学科。母-胎免疫耐受机制的不断深入发展和解析,为妊娠相关疑难疾病的预防、诊断与治疗提供理论依据和指导,以改善母婴健康。生殖道特有的共生菌群与生殖道黏膜上皮及其免疫细胞交互作用,构筑了生殖道黏膜防御系统,对维护人类生殖健康至关重要。随着生殖免疫学的不断发展,人们加深了对生殖生物学及生殖医学的了解,也促进了免疫生物学基础理论体系的发展。

第三节 临床免疫学检验技术概述

临床免疫学检验技术(clinical immunoassay technology)是医学检验技术专业的一门重要主干课程,是将免疫学检测的理论、技术和应用相结合,为临床疾病诊断、病情分析、疗效观察及预后判断等提供有效的实验依据的一门学科。随着免疫学基础理论和技术研究的深入和快速转化,新的临床免疫学检测技术不断涌现,其应用范围已普及临床检验的各个领域,推动了临床免疫学及相关学科的发展,发挥越来越重要的作用。回顾临床免疫学检验技术的发展历程,大致经历了临床免疫学检验技术的早期建立、快速发展及现代化三个阶段。

一、临床免疫学检验技术的早期建立

该阶段是以肉眼可以直接观察实验结果或现象为主要手段而建立系列技术,是随着各种免疫物质的发现而逐步发展起来的,其建立至今已有 100 多年的历史。早在 1883 年,俄国动物学家 E. Metchnikoff 发现了吞噬细胞的吞噬作用,并提出了原始的细胞免疫学说。19 世纪 80 年代,很多学者在传染病患者和动物免疫血清中发现了抗毒素、能与病原体或免疫抗原特异性结合的物质(称为抗体,并将能引起抗体产生的物质称为抗原)。1894 年,波兰细菌学家 R. Pfeiffer 等发现了溶血素,同年比利时血清学家 J. Bordet 发现了补体,由此提出了体液免疫学说。与此同时,人们开始对抗原与抗体之间的血清学反应进行研究,1896 年,G. F. Widal 等利用伤寒患者血清与伤寒杆菌发生特异性凝集的现象,有效诊断伤寒,开启了免疫学检验的先河。1897 年,R. Kraus 发现了沉淀现象,同年 P. Ehrlich 建立了中和反应。1900 年,J. Bordet 等在研究补体溶血机制的基础上建立了补体结合试验,同年,K. Landsteiner 发现了人类 ABO 血型,此后血型鉴定成为临床检验中的重要检测项目。1902 年,A. Ascoli 建立了环状沉淀试验。1905 年,H. Bechhold 发明了以明胶为介质的沉淀反应。1945 年,R. Cooms 等建立了用于检测溶血性贫血时红细胞不完全抗体的抗人球蛋白试

验。1946 年,J. Oudin 报道了试管免疫扩散技术,随后被改进发展为多项凝胶沉淀反应技术。

由于当时制备的特异性抗体都来源于动物免疫血清,检测的标本也多采用血清,故将这种体外抗原抗体反应称为血清学反应,主要包括凝集反应、沉淀反应、补体参与的反应、中和反应等。这些经典的血清学反应为鉴定病原菌、检测特异性抗体等提供了可靠的方法,被广泛应用于传染病的诊断和流行病学调查。

二、临床免疫学检验技术的快速发展

早期的方法建立,尽管存在多种缺陷,但奠定了免疫学技术在临床中的应用。随着标记技术、分子生物学技术、单克隆抗体技术、基因工程技术等技术的发展,免疫学检测技术取得了快速发展,在保持特异性的基础上逐渐凸显出检测技术的灵敏、定量、快速、简便等优势。

(一)沉淀反应方法学改进

在前述免疫学技术的基础上,不断地改进和探索新的技术。1948 年,O. Ouchterlony 等以琼脂为介质建立了双向免疫扩散技术,用于检测、分析抗体或抗原,如免疫球蛋白和可提取的核抗原等,现在仍然是抗原、抗体鉴定的基本方法之一。1953 年,P. Grabar 和 C. Williams 报道了免疫电泳,将电泳技术与抗原抗体反应有机结合,在提高反应灵敏度的同时,缩短了反应时间。随后陆续出现了免疫固定电泳(immunofixation electrophoresis,IFE)、对流免疫电泳(counter immunoelectrophoresis,CIEP)、火箭免疫电泳(rocket immunoelectrophoresis,RIEP)、交叉免疫电泳(crossed immunoelectrophoresis)等免疫电泳技术。1965 年,G. Mancini 提出了平板单向放射免疫扩散试验,开启了定性测定向定量分析转变的时代。其在 20 世纪的后半期成为临床上较为常用的抗原定量方法,应用极为广泛,直到自动化免疫电泳技术和免疫比浊技术的出现而逐渐被取代。

该时期另一重要的技术改进是受到颗粒性抗原与相应的抗体反应出现凝集现象的启发,在保留抗原、抗体活性的基础上通过物理或化学方法与颗粒性载体结合成为致敏颗粒,由此缩短反应时间,同时提高检测的灵敏度,衍生出多种间接凝集反应,比如间接血凝试验、胶乳凝集试验等。

(二)标记免疫技术

标记免疫技术早期见于 1941 年 A. Coons 等首次用异氰酸荧光素标记抗体,检测可溶性肺炎链球菌荚膜多糖抗原,建立了荧光抗体技术(fluorescent antibody technique,FAT)。后续化学、生物化学与分子生物学技术以及免疫学技术的快速发展推动了标记免疫技术的发展。该技术集抗原抗体反应的高度特异性与标记物的放大效应于一体,极大地提高检测的灵敏度,推动了免疫学检测向微量化的发展。1959 年,R. Yalow 和 S. Berson 将放射性核素引入抗原抗体反应,创立了放射标记免疫技术,并首先用于糖尿病患者血浆中胰岛素含量的测定。1971 年,E. Engvall 等用酶代替放射性核素创立酶免疫技术,典型代表为酶联免疫吸附试验(enzyme-linked immunosorbent assay,ELISA),目前已广泛用于医学和生物学的各个领域。1972 年,K. Rubenstein 等建立了酶放大免疫试验技术(enzyme multiple immunoassay technique,EMIT),主要用于小分子物质的测定。1982 年,O. Meurman 等将时间分辨荧光免疫试验用于临床风疹病毒抗体的测试。化学发光免疫分析(chemiluminescence immunoassay,CLIA)是继放射免疫分析、酶联免疫分析、荧光免疫分析和时间分辨荧光免疫分析之后发展起来的免疫测定技术,首先由 H. Arakawe 等于 1977 年报道,是将具有高灵敏度的化学发光测定技术与高特异性的免疫反应相结合,已经发展成为一种成熟的、先进的超微量活性物质检测技术。特别是胶体金免疫技术呈现出简便、快速、灵敏度高(可达到 ELISA 的水平)等优点,不需 γ 计数器、荧光显微镜、酶标检测仪等仪器,更适合现场应用,推动了即时检验(POCT)技术的发展。近年来,光激化学发光技术、免疫芯片技术、纳米技术、量子标记物的出现,为高通量、高灵敏度的免疫测定提供了更为广阔的发展空间。

三、免疫学检验技术的现代化

检验医学是随着科学技术进步和临床医学的发展而不断发展的,从最原始的人工操作发展到目前的自动化、信息化、质控化和标准化工作状态。免疫学检验成为检验科有机组成的部分,自进入 20 世纪 80 年代以后,大量现代自动化免疫分析仪器,如全自动化生物化学分析仪、自动化酶联免疫分析仪、自动化免疫浊度分析仪、自动化发光免疫分析仪、自动化荧光免疫分析仪、流式细胞仪、双光子显微镜等的投入使用,使临床免疫学检验从主要由人工操作(费时、效率低)转变为计算机控制,由单个标本、单台设备操作向模块化发展,实现快速、简便、准确和自动化,并向超微量、高灵敏度、高特异性、更方便、更人性化的方向发展,使得免疫学技术服务临床能力步入更高水平。

伴随着免疫学研究的不断深入,临床免疫学检验也经历了 100 余年的发展历程,围绕体液的免疫学检测技术得到了迅速发展,极大地满足了临床需求。令人遗憾的是关于细胞免疫方面尤其是用于临床检测的技术发展相对缓慢,亟待解决。临床免疫学检验的经典技术见表 1-3。

表 1-3　临床免疫学检验的经典技术

年　　份	学　　者	经 典 技 术
1883	E. Metchnikoff	吞噬试验
1890	F. von Behring, S. Kitasato	抗毒素制备
1894	J. Bordet	补体与溶菌活性
1896	H. Durham, M. von Gruber	特异性凝集反应
1896	G. F. Widal, A. Sicad	肥达试验
1897	R. Kraus	沉淀试验
1900	J. Bordet, O. Gengou	补体结合试验
1900	K. Landsteiner	人类 ABO 血型及其抗体测定
1906	A. Wassermann	梅毒补体结合试验
1935	M. Heidelberger, F. Kendall	纯化抗体,定量沉淀反应
1941	A. Coons	免疫荧光标记
1946	J. Oudin	单向免疫扩散技术
1948	O. Ouchterlony, S. Elek	双向免疫扩散技术
1953	P. Grabar, C. Williams	免疫电泳
1959	R. Yalow, S. Berson	放射免疫试验
1966	S. Avrames, J. Uriel 等	酶标免疫技术
1971	E. Engvall, P. Perlmann 等	ELISA
1972	K. Rubenstein	酶放大免疫试验技术
1975	G. Köhler, C. Milstein	杂交瘤技术与单克隆抗体技术
1977	H. Arakawe 等	化学发光免疫分析
1982	O. Meurman 等	时间分辨荧光免疫试验
1983	I. Wecks	吖啶酯标记直接化学发光免疫试验
1990	J. Leland	电化学发光免疫试验
1992	T. Sano	免疫-PCR 技术
1999	E. Ullman	发光氧通道均相化学发光免疫试验

四、临床免疫学检验的重要作用与地位

临床免疫学检验是医学检验专业的重要主干课程之一,它与临床微生物学检验、临床生物化学检验、临床血液学检验、临床寄生虫学检验等学科既广泛联系,又相互交叉,是医学检验的重要组成部分,已成为医学和生命科学发展的关键技术平台和重要保障。

随着临床免疫学检验技术的发展,免疫学检验在临床医学中的应用越来越广泛,已成为临床医

NOTE

生对免疫相关疾病进行分析和诊断的重要依据。临床免疫学检验根据检测的靶物质的不同大致分为两大类,第一大类是检测免疫活性物质,评价机体免疫功能,如免疫活性细胞、抗原、抗体、补体、细胞因子与细胞黏附分子等;第二大类是利用免疫学检测原理和技术分析体液中其他与免疫非直接相关的微量物质。如激素、酶、血浆微量蛋白、血液药物浓度、微量元素等。理论上讲,只要能获得该物质的抗体,就可以用免疫学检验技术的检测分析,因此其应用范围极为广泛。总之,由于单克隆抗体技术、基因工程抗体技术、合成多肽技术、新型标记物、自动化设备和信息化管理等形成合力,免疫学检验技术不断提升,在特异性、灵敏度、稳定性等方面取得质的飞跃。其在发病机制研究、临床疾病诊断、治疗方案调整及判断预后等应用中发挥着重要作用。

小　结

基础免疫学研究内容包括免疫系统结构、组成以及如何行使其功能即免疫应答等诸多方面。免疫系统由免疫器官、免疫细胞和免疫分子组成,行使免疫防御、免疫自稳和免疫监视三大免疫功能。免疫功能是机体通过免疫系统识别"自我"和"非己",引起免疫应答,免疫应答分为固有免疫应答和适应性免疫应答,二者既有内在联系又各有其特点。

临床免疫学是利用免疫学的基础理论和基本技术来解决临床实际问题,包括免疫病理学、肿瘤免疫学、感染免疫学、移植免疫学、诊断免疫学、生殖免疫学、免疫治疗学等亚学科,几乎涵盖了临床的各个方面。

临床免疫学检验技术是将免疫学检测的理论、技术和应用相结合,研究临床免疫性疾病的发病机制、免疫诊断与防治,连接基础免疫学与临床免疫学的桥梁。就技术方面而言,其包括经典免疫技术、标记免疫技术;就检测内容来看,其既可以测定免疫细胞和免疫分子等免疫相关成分,又可以分析体液中的非免疫物质成分。随着免疫学的发展,免疫学检测的范围也在不断扩大,实现快速、简便、准确和自动化,并向超微量、高灵敏度、高特异性、更方便、更人性化的方向发展。

思考题

1. 人体免疫系统由哪些成分组成?它具有哪些基本功能?
2. 免疫应答的基本类型及其特点是什么?
3. 简述临床免疫学的概念与范畴。
4. 简述免疫学检验技术的概念、发展概况。

(贾天军)

第二篇

免疫学检验基础

第二篇的内容包括抗原抗体反应、免疫原和抗体的制备两章。抗原抗体反应章节主要阐述了反应的原理、特点、影响因素以及常见反应类型。免疫原和抗体的制备章节主要阐述了免疫原和免疫佐剂的制备,免疫血清、单克隆抗体及基因工程抗体的制备,免疫标记物的制备以及免疫原、抗体的应用等内容。

抗原抗体反应是免疫学检验技术的核心与基础。熟悉抗原抗体反应的基本原理、特点及其影响因素,可以为建立免疫检测方法提供理论指导和参考,更加充分地利用抗原抗体反应为临床服务。抗原(免疫原)、抗体是抗原抗体反应的原料,其质量又是抗原抗体反应的关键所在。免疫原是能激活机体体液免疫应答产生抗体的物质,免疫原的质量成为制备优质抗体的关键。抗体的特异性直接关系到抗原抗体反应的特异性,抗体的亲和力直接关系到免疫反应的灵敏度和检测下限,因此,制备高质量的抗体是保证免疫学检验技术准确可靠的前提。标记物的特性以及标记免疫技术助推免疫学检验技术的快速发展。本篇内容有助于学生掌握抗原抗体反应的相关内容、免疫原和抗体的制备以及标记技术,更好地服务于第三篇免疫学检验技术。

第二章 抗原抗体反应

掌握:抗原抗体反应的概念、特点;抗原与抗体的亲和力和亲合力;抗原抗体反应的影响因素。

熟悉:抗原抗体反应的类型。

了解:抗原抗体反应的结合力。

抗原抗体反应是指抗原与相应抗体在体内或体外发生特异性结合。在体内,通过抗原抗体反应可中和毒素与病毒、抑制细菌感染,进而引发溶解与杀伤病原体,或引起免疫病理损伤。在体外,基于抗原抗体反应建立免疫测定方法而达到通过抗原(抗体)检测分析抗体(抗原)的目的。早期建立的免疫学检测技术通常是直接通过抗原抗体反应所产生的现象来判断试验结果,如凝集现象、沉淀现象、补体结合试验等。随着现代生物技术的快速发展,许多新的更加灵敏、简便、稳定的方法不断出现,尤其是标记免疫技术的快速发展,极大地推动了免疫学技术在临床的应用。由于抗体主要存在于机体血清中,因此,又将体外的抗原抗体反应称为血清学反应(serological reaction)。本章仅介绍体外的抗原抗体反应,涉及反应的原理、特点、影响因素以及类型,以期为后期免疫学检测方法的建立奠定基础。

第一节 抗原抗体反应的基本原理

抗原抗体反应(antigen-antibody reaction)是指抗原与相应抗体在体内或体外发生的特异性结合。抗原与抗体的特异性结合基于抗原表位(抗原决定簇)和抗体超变区的结构互补性与亲和性。这些特性由抗原分子与抗体分子的空间构型所决定。两者的结合除需要彼此分子构型高度互补外,也需要抗原表位与抗体超变区的紧密接触,才能产生足够的结合力。当抗原与抗体通过结合力结合后,发生亲水胶体向疏水胶体的转变,最终形成肉眼可见的或仪器可检测到的抗原抗体复合物。

一、抗原与抗体的结合力

抗原与抗体之间虽是特异性互补结合,但不形成牢固的共价键,而是通过非共价键结合。一般情况下,抗原与抗体通过静电引力、范德华力、氢键结合力和疏水作用力等分子间的引力结合在一起(图 2-1)。

(一)静电引力

静电引力(electrostatic force)又称库伦引力(Coulombic force),指抗原分子与抗体分子带有相反电荷的氨基与羧基基团之间相互吸引的能力。例如,抗原(抗体)分子上所带氨基酸的游离氨基($—NH_3^+$)或游离羧基($—COO^-$)可与抗体(抗原)分子上带相反电荷的对应基团相互吸引,促进抗原与抗体的结合。这种引力的大小与两个电荷间距离的平方成反比,与它们所带电量的乘积成正比。两个电荷距离越近,静电引力就越大;带电量的乘积越大,静电引力就越大。

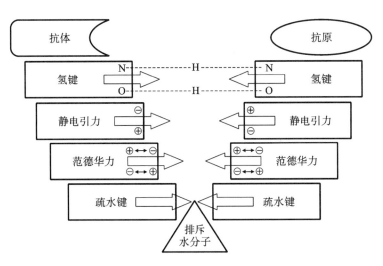

图 2-1 抗原与抗体的结合力示意图

（二）范德华力

范德华力（van der Waals force）是指抗原分子与抗体分子相互接近时，由于分子的极化作用而发生的一种吸引力，引力大小与两个相互作用基团的极化程度的乘积成正比，与它们之间距离的 7 次方成反比。范德华力的作用强度小于静电引力。

（三）氢键结合力

氢键结合力（hydrogen binding force）是指供氢体上的氢原子与受氢体上原子间的引力。在抗原抗体反应中，羟基（—OH）、氨基（—NH_2）、羧基（—COOH）是主要的供氢体，而羧基氧、羧基碳、氨基氮等原子则是主要的受氢体。故抗原（抗体）分子中的供氢体氢原子和抗体（抗原）分子中电负性大的受氢体氮、氧等原子相互吸引的力，为氢键结合力。氢键结合力强于范德华力，由于其需要供氢体与受氢体的互补才能实现氢键的结合，所以更具有特异性。

（四）疏水作用力

疏水作用力（hydrophobic force）是指在水溶液中抗原分子、抗体分子的疏水基团相互接触，对水分子的排斥而趋向聚集所产生的力。当抗原表位与抗体超变区靠近时，相互间正、负极性消失，周围亲水层也失去，从而排斥两者间的水分子，使抗原与抗体进一步相互吸引和结合。疏水作用力是这些结合力中最强的一种力，因而对维系抗原与抗体结合的作用最大。

二、抗原与抗体的亲和力和亲合力

（一）亲和力

亲和力（affinity）是指抗体分子的一个抗原结合部位与抗原分子表面一个相应表位之间的结合强度，它是抗原与抗体之间固有的结合力。亲和力可用平衡常数 K（$K=K_1/K_2$，K_1 表示结合常数，K_2 表示解离常数）来表示，K 值越大，亲和力越高，与抗原结合也越牢固。

（二）亲合力

亲合力（avidity）是指一个抗体分子的两个或两个以上的抗原结合部位与抗原分子表面数个相应表位之间的结合强度。亲合力与抗体结合价相关，所谓多价优势，如 IgG 抗体为 2 价，其亲合力为单价的 10^3 倍；IgM 抗体为 5～10 价，其亲合力为单价的 10^7 倍。

由于抗原抗体反应是非共价可逆的结合反应，它们空间构象的互补程度决定了其亲和力的高低。抗体分子的超变区与抗原表位的互补程度越高，则亲和力越高，与抗原结合得就越牢固，不易解离；反之，则容易解离（图 2-2）。

NOTE

11

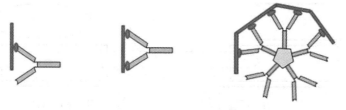

图 2-2　抗原、抗体亲和力与亲合力示意图

三、亲水胶体转化为疏水胶体

抗体和大多数抗原同为蛋白质,在通常的抗原抗体反应条件(pH 7.2～7.4)下,它们均带有负电荷,使其周围水分子极化,并在其周围形成水化层,成为亲水胶体,因此,抗原与抗体溶解在水中为胶体溶液,不会相互聚集发生自然凝集或沉淀。而抗原与抗体结合后,抗原抗体复合物表面电荷减少或消失,水化层变薄甚至消失,抗原抗体复合物转变成疏水胶体。此时,如再加入适量的电解质(如 NaCl),则可以中和胶体粒子表面的电荷,进一步使各疏水胶体相互靠拢,形成可见的抗原抗体复合物(图 2-3)。

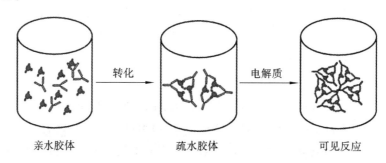

亲水胶体　　　　　　　　疏水胶体　　　　　　　　可见反应

图 2-3　亲水胶体转化为疏水胶体示意图

第二节　抗原抗体反应的特点

一、特异性

特异性(specificity)是指一种抗原通常只能与其刺激机体产生的相应抗体结合的专一性,是抗原抗体反应的重要特征之一。这种特异性如同钥匙和锁的关系。抗原与抗体的结合实质上是抗原分子表面的抗原表位与抗体分子的互补决定区(complementarity determining region,CDR)之间,在化学结构和空间构型上的互补结合,二者之间的互补程度越高,抗原与抗体之间的结合力就越强。针对不同抗原的抗体,其 CDR 以及形成的沟槽形状有所不同,只有与其结构互补的抗原表位才能如楔状嵌入,所以抗原与抗体的结合具有高度的特异性。例如白喉抗毒素只能与白喉外毒素结合,而不能与破伤风外毒素结合。由于抗原抗体反应具有高度特异性,故可用已知的抗原(抗体)来检测相应的未知抗体(抗原)。

天然抗原分子通常具有多种抗原表位,可刺激机体产生多种特异性抗体。若两种不同的抗原分子表面具有相同或类似的抗原表位,则二者均能与对方免疫血清中的相应抗体结合,即发生交叉反应(cross reaction)(图 2-4)。从抗原表位与 CDR 的角度来看,交叉反应仍具有高度的特异性,但对临床诊断可能产生干扰,采用单克隆抗体进行检测可有效避免交叉反应的出现。但临床有时也可利用交叉反应来进行疾病的诊断,例如,变形杆菌 OX19、OX2、OXk 与立克次体之间有相同的抗原表位,故可用变形杆菌 OX19、OX2、OXk 株抗原代替立克次体抗原与斑疹伤寒患者血清进行凝集试验,协助斑疹伤寒的诊断,即外-斐(Weil-Felix)试验。

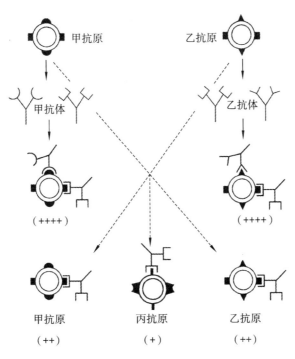

图 2-4 交叉反应示意图

二、可逆性

可逆性(reversibility)是指抗原与相应抗体结合成复合物后,在一定条件下又可解离为游离的抗原与抗体的特性。抗原与抗体的结合是分子之间的非共价键结合,所以形成的抗原抗体复合物不牢固,在改变溶液 pH 或溶液离子强度等条件下,又可解离为游离的抗原与抗体。因此,抗原与抗体结合形成复合物的过程是一个动态平衡过程。根据质量作用定律,复合物形成的速度与反应物的浓度成正比;平衡时,结合与解离的速度相等。抗原抗体反应的动态平衡式如下:

$$[Ag]+[Ab] \underset{K_2}{\overset{K_1}{\rightleftharpoons}} [Ag\text{-}Ab]$$

式中,K_1 为结合常数;K_2 为解离常数。

抗原抗体复合物的解离取决于两方面的因素:一是抗体与相应抗原的亲和力;二是环境因素对复合物的影响。高亲和力抗体形成的抗原抗体复合物不易解离;反之,则较易解离。在进行抗原抗体反应的环境因素中,凡是减弱或消除抗原与抗体亲和力的因素(如 pH 过高或过低、增加离子强度等)都会使逆向反应速度加快,复合物解离增加。免疫学技术中常用于纯化抗原或抗体的亲和层析法,就是利用抗原抗体反应的可逆性特点,通过改变反应液的 pH 和离子强度促使抗原抗体复合物的解离,从而纯化抗原或抗体。经上述解离后的抗原和抗体仍能保持原有的理化特性和生物学活性。升高温度也可增加分子间的热动能,加速已结合复合物的解离,但由于温度变化易致蛋白质变性,其在实际工作中极少应用。

三、比例性

比例性(proportionality)是指抗原与相应抗体特异性结合,在二者的浓度或比例合适时,形成的复合物大而多的特性,进而易出现肉眼可见的现象。以沉淀反应为例,若在加入固定量抗体的一排试管中依次向各管加入递增量的相应可溶性抗原,结果发现,随着抗原量的增加,其沉淀物(抗原抗体复合物)很快大量出现,当抗原量增加到一定程度后,其沉淀物出现的速度和量则随抗原量的增加反而逐渐降低。这说明在一定浓度范围内,抗原与抗体的比例合适时,可出现肉眼可见的反应物;若比例不合适,当抗体或抗原过剩时,所形成的抗原抗体复合物为小分子复合物,不能为肉眼所见。根据所形成的沉淀物及抗原与抗体的比例关系,可绘制出反应曲线,也称为"海德堡

NOTE

13

(Heidelberger)曲线"(图2-5)。图2-5中曲线的高峰部分是抗原与抗体浓度比例合适的范围,称为抗原抗体反应的等价带(equivalence zone)。在此范围内,抗原与抗体结合充分,沉淀物形成快而多。其中有一管反应最快,沉淀物形成最多,上清液中几乎无游离的抗原与抗体存在,表明抗原与抗体浓度的比例最为合适,称为抗原与抗体浓度的最适比(optimal ratio)。在等价带前后,由于抗体或抗原过剩,形成的沉淀物少,上清液中可测出游离的抗体或抗原,这种现象称为带现象(zone phenomenon)。当抗体过剩时称为前带(prezone phenomenon),抗原过剩时称为后带(postzone phenomenon)。

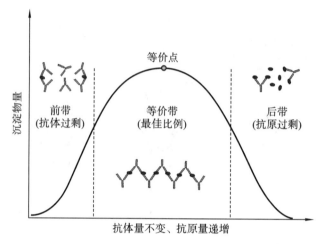

图 2-5　沉淀反应中沉淀物量与抗原、抗体的比例关系

　　1934 年,Marrack 提出的网格学说(lattice theory)解释了抗原抗体反应比例性的形成机制,后经电子显微镜观察抗原抗体反应的现象,为该学说提供了有力的依据。因为天然抗原大多数是多价的,而抗体大多为 2 价,当抗原与抗体在等价带结合时,抗体分子的 2 个 Fab 段可分别与 2 个抗原分子表面的抗原表位结合,相互交叉连接成具有立体结构的巨大网格状聚集体,形成肉眼可见的沉淀物。当抗原或抗体过量时,由于过量方的结合价不能得到饱和,只能形成较小的沉淀物或可溶性抗原抗体复合物,在上清液中还有较多的游离抗原或抗体存在。因此,在检测抗原或抗体时,尤其是均相免疫测定,应注意调整反应体系中抗原与抗体的比例,以避免带现象的干扰而导致假阴性结果的发生。

四、阶段性

　　抗原抗体反应可分为两个阶段,第一阶段是抗原与抗体特异性结合阶段,其特点是反应快,可在数秒至数分钟内完成,一般不能为肉眼所见;第二阶段为可见反应阶段,根据参加反应的抗原的物理性状的不同,可出现凝集或沉淀等现象。可见反应阶段所需时间较长,数分钟、数小时到数日不等,且受电解质、温度和酸碱度等因素的影响。

第三节　抗原抗体反应的影响因素

　　影响抗原抗体反应的因素很多,主要包括参与反应的抗原、抗体的自身因素,反应的环境因素和反应基质因素。

一、反应物自身因素

(一) 抗原

　　抗原的相对分子质量、理化性状、抗原表位的种类及数目均可影响抗原抗体反应的结果。例

NOTE

如,颗粒性抗原与相应的抗体发生反应后可出现凝集现象;而可溶性抗原与相应的抗体发生反应后可出现沉淀现象;单价抗原与相应的抗体发生反应后不出现凝集和沉淀现象。红细胞与 IgG 类抗体发生反应后不出现直接凝集现象;粗糙型细菌在生理盐水中易发生自凝现象。

（二）抗体

1. 抗体的来源 来源于不同动物的免疫血清,其反应性不同。用沉淀反应对不同来源的免疫血清进行比较后,可将抗体按等价带范围大小分为两种类型,即 R(rabbit) 型抗体和 H(horse) 型抗体。R 型抗体的等价带较宽,具有较宽的抗原与抗体合适比例范围,与相应抗原结合易出现肉眼可见的抗原抗体复合物,仅在抗原过量时,才会出现小分子的可溶性抗原抗体复合物,来源于家兔、羊等大多数动物的免疫血清属此型。H 型抗体的等价带较窄,其抗体与抗原的合适比例范围较窄,抗原或抗体过量均可形成可溶性抗原抗体复合物,来源于马、人等大型动物的免疫血清属此型。单克隆抗体由于只针对一个抗原表位,故一般不用于沉淀或凝集反应。

2. 抗体的浓度 抗体的浓度是相对抗原而言的,只有抗体的浓度与抗原的浓度合适时,二者才易结合出现肉眼可见的现象。因此,在进行抗原抗体反应前应先进行预试验,滴定出抗原与抗体的最佳反应浓度。

3. 抗体的特异性和亲和力 抗体的特异性和亲和力是影响抗原抗体反应的关键因素,特异性高和亲和力强的抗体与相应抗原发生结合时,反应结果出现得迅速、准确。因此,在制备各种免疫检测试剂时,应尽可能选择高特异性、高亲和力的抗体,以保证检验的可靠性。

二、反应的环境因素

适宜的环境条件如电解质、酸碱度、温度等能促进抗原分子与抗体分子的紧密接触,增强分子间的引力,促进抗原与抗体的结合。

（一）电解质

电解质是抗原与抗体结合出现可见反应不可缺少的成分。抗原与抗体发生特异性结合后,由亲水胶体转变为疏水胶体的过程中,需要有适量的电解质参与才能中和抗原抗体复合物表面的电荷,降低电势,破坏水化层,使抗原抗体复合物相互靠拢聚集,形成大块的凝集物或沉淀物。若无电解质参与,则不出现可见反应。为了促成沉淀物或凝集物的形成,常用 0.85% NaCl 溶液或各种缓冲液作为抗原及抗体的稀释液及反应液,以提供适当浓度的电解质。如 NaCl 可在水溶液中解离成 Na^+ 和 Cl^-,分别中和抗原抗体复合物表面的负电荷或正电荷,有利于抗原抗体复合物的聚集。但参与反应的电解质浓度不宜过高,否则会使蛋白质(抗原或抗体)发生非特异性沉淀,出现盐析现象。

（二）酸碱度

适当的 pH 是抗原抗体反应的必要条件之一。抗原抗体反应一般以 pH 6~8 为宜。由于蛋白质具有两性电离性质,每种蛋白质都有固定的等电点,pH 过高或过低,即过碱或过酸,均可影响抗原或抗体的理化性状。例如,当反应液中的 pH 接近抗原的等电点时,可因抗原自沉淀而出现非特异性凝集,即假阳性结果,严重影响检验的可靠性。而在有补体参与的反应中,以 pH 7.2~7.4 为宜,否则也会影响检验结果。

（三）温度

合适的温度有利于抗原与抗体的结合。抗原抗体反应的温度一般为 15~40 ℃,常用的温度为 37 ℃,在一定范围内,温度升高可加速分子运动,抗原与抗体的碰撞机会增多,使反应加速。温度如高于 56 ℃,可导致已形成的抗原抗体复合物再解离,甚至变性或破坏。温度越低,结合的速度越慢,但结合牢固,更易于观察。某些特殊的抗原抗体反应对温度有特殊的要求,如冷凝集素在 4 ℃左右与红细胞结合最好,20 ℃以上时反而解离。

此外,适当的振荡或搅拌也可促进抗原分子与抗体分子的接触,微波也可促使溶液中极性分子运动,加速反应。

三、反应基质因素

反应基质因素是指与抗原、抗体本身无关但影响抗原和抗体反应的非特异性因素,主要包括蛋白质、补体、抗免疫球蛋白抗体(类风湿因子和人抗鼠抗体)、药物、盐和可能污染标本的物质。反应基质因素的影响与测定模式和抗体的选择有较大关系,即对不同的免疫测定模式,该因素的影响方式有所不同,可以通过实验设计减少反应基质因素的影响。

第四节　抗原抗体反应的类型

体外的抗原抗体反应是用来检测标本中未知的抗原或抗体的一类免疫学检验技术,根据抗原和抗体的性质、参与反应的成分、抗原抗体反应出现的现象和结果等,可将抗原抗体反应分为凝集反应、沉淀反应、补体参与的反应、中和反应和标记免疫反应五种基本类型(表2-1)。每种类型的抗原抗体反应又可分为多种试验方法或技术。如标记免疫反应按实际用途可分为定位测定组织或细胞中固定成分的免疫组织化学技术和检测体液标本中抗原或抗体含量的免疫测定技术;按测定反应体系的物理状态可分为均相免疫测定和非均相免疫测定;按标记物的不同可分为荧光免疫技术、放射免疫技术、酶免疫技术、金免疫技术和发光免疫技术等。关于各种类型的抗原抗体反应与检测技术,以后在各章中详述。

表 2-1　抗原抗体反应的基本类型

反 应 类 型	常用的试验方法或技术
凝集反应	直接凝集试验、间接凝集试验、抗球蛋白试验
沉淀反应	液相沉淀试验、凝胶内沉淀试验、凝胶电泳技术
补体参与的反应	补体溶血试验、补体结合试验
中和反应	病毒中和试验、毒素中和试验
标记免疫反应	荧光免疫技术、放射免疫技术、酶免疫技术、金免疫技术、发光免疫技术

小　结

抗原抗体反应的物质基础是抗原表位与抗体互补决定区的空间构象互补性,主要通过静电引力、范德华力、氢键结合力以及疏水作用力等非共价键维系。其中,氢键结合力具有特异性,疏水作用力最强。液相中抗原与抗体结合后将由亲水胶体转化为疏水胶体。

抗原抗体反应具有特异性、可逆性、比例性和阶段性等特点。特异性是指抗原抗体结合反应的专一性;可逆性是指抗原与抗体的结合在一定的条件下可解离为游离抗原与抗体;比例性是指抗原与抗体发生可见反应需遵循一定的量比关系;阶段性是指抗原抗体反应可分为特异性结合和可见反应两个阶段。影响抗原抗体反应的因素包括反应物自身因素、反应的环境因素和反应基质因素。抗原抗体反应的类型可分为凝集反应、沉淀反应、补体参与的反应、中和反应和标记免疫反应(技术),各种类型的抗原抗体反应又可分为多种试验方法或技术。

思 考 题

1. 抗原抗体反应的原理是什么?

2. 抗原抗体反应的特点有哪些？

3. 抗原抗体反应的影响因素有哪些？

（刘晓霞）

第三章　免疫原和抗体的制备

　　学 习 目 标　　

掌握:免疫原和免疫血清的制备方法,单克隆抗体的制备方法。

熟悉:免疫标记物的制备、鉴定和保存等。

了解:基因工程抗体的制备及抗原、抗体的应用。

在生命科学领域,无论是基础性研究,还是临床诊断和生物治疗,抗体的应用范围越来越广,其重要性尤为凸显。抗体质量是其广泛应用的根基,高质量免疫原又是抗体质量保证的重要环节,直接关系到免疫学检验方法的特异性和灵敏度。依据制备技术的不同,抗体的发展经历了三代,即多克隆抗体(polyclonal antibody,PcAb)、单克隆抗体(monoclonal antibody,McAb)和基因工程抗体(genetic engineering antibody)。目前三种抗体并存,各有其特性和适用范围。在抗原抗体反应特异性的基础上,引入具有不同特性的标记物,提升检测的灵敏度。本章将重点介绍免疫原、抗体的制备方法及特点,在此基础上进一步阐述免疫标记物的制备方法、鉴定以及抗原、抗体的应用等,为后期免疫学技术部分奠定基础。

第一节　免疫原的制备

免疫原(immunogen)是能刺激机体免疫系统产生特异性抗体或致敏淋巴细胞的抗原。制备合格的免疫原是获得高质量抗体的前提条件。自然条件下的免疫原,绝大多数是多种成分的混合体(人工合成或基因工程制备的除外);在诊断试剂方面,充当抗原角色的免疫原也必须是纯化的免疫原。要满足上述用途,必须提纯免疫原,即将某个免疫原从复杂的组分中分离纯化而获得单一成分。不同免疫原的理化特性及来源不同,其提纯方法也有所不同。

一、颗粒性免疫原的制备

颗粒性免疫原(particulate immunogen)主要是指细胞抗原、细菌抗原和寄生虫抗原等,这类免疫原的制备相对比较简单。

最常用的细胞抗原为制备溶血素用的绵羊红细胞,制备方法如下:采集健康绵羊的静脉血,立即注入盛有玻璃珠的无菌三角烧瓶内,充分摇动15~20 min,去除纤维蛋白,即得抗凝全血。取适量抗凝全血置于无菌离心管中,用无菌生理盐水悬匀后离心洗涤(2000 r/min,离心10 min)3次,最后取压积红细胞,配成浓度为10^6/mL的细胞悬液,即可应用。

细菌抗原制备如下:选用鉴定合格的纯培养物接种于液体或固体培养基中,经37 ℃培养24 h增菌后处理。H抗原需用有鞭毛的菌株,菌液用0.3%~0.5%甲醛处理;O抗原需100 ℃加温2~2.5 h,杀菌破坏鞭毛抗原后方可使用;Vi抗原则应在杀菌后加0.5%~1%氯化钙溶液处理方可使用。

此外,虫卵也可充当免疫原,如日本血吸虫卵抗原可制成悬液供免疫用。有些细胞膜成分,如组织细胞膜、血细胞膜经打碎后亦可制成颗粒性抗原。

二、可溶性免疫原的制备

蛋白质(包括糖蛋白、脂蛋白)、酶、补体、细菌毒素、免疫球蛋白片段等均为良好的可溶性免疫原(soluble immunogen),但这些免疫原多来源于组织和细胞,成分较为复杂,因此免疫前常需纯化。制备过程一般包括破碎组织和细胞、粗提、纯化及鉴定等步骤。

(一)组织和细胞的破碎

通常需要先将来源于人和动物的组织和细胞破碎,再经一定的方法纯化,才能获得所需的免疫原。

1. 组织匀浆的制备 所用组织必须是新鲜的或低温(−40 ℃以下)保存的。获得材料后应立即去除表面的包膜或结缔组织以及一些大血管。脏器应用含 0.05 g/L NaN$_3$ 的生理盐水灌注,除去血管内残留的血液,洗去血迹及污染物。然后将洗净的组织剪成小块,进行粉碎,制成组织匀浆。粉碎的方法有以下两类。①高速组织捣碎机法:将组织加生理盐水(约 1/2)装入捣碎机筒内以约 1000 r/min 的速度间断进行,每次 30～60 s,时间过长会产热。②研磨法:研磨法可用于韧性较大的组织,如皮肤、空腔器官等;可用玻璃匀浆器或乳钵研磨。

2. 组织细胞或培养细胞破碎 制备免疫原用的细胞包括正常细胞、病理细胞(如肿瘤细胞)或传代细胞。组织细胞的制备一般为通过上述机械破碎离心后取得,或通过胃蛋白酶或胰蛋白酶等酶消化获得游离的单个细胞。细胞免疫原一般分为三个组分,即膜蛋白、细胞质(主要为细胞器)和细胞核及核膜。三种免疫原的制备皆要将细胞破碎,动物细胞容易破碎,而微生物细胞因有细胞壁等结构而较为坚韧,难以破碎。常用的细胞破碎方法如下。

(1)反复冻融法:冷冻可使细胞内水分形成冰晶以及细胞外浓度突然改变而导致细胞膜与细胞内颗粒破坏。其方法为将待破碎的细胞置 −20 ℃冰箱内冻结,然后让其在 30～37 ℃环境中缓慢地融化。如此反复 2 次,大部分组织细胞及细胞内的颗粒均可破裂。该法适用于组织细胞的破碎,而对微生物细胞的作用较差。

(2)超声波破碎法:将电能通过换能器转换为声能,这种能量通过液体介质(如水)而变成一个个密集的小气泡,这些小气泡迅速炸裂,从而起到破碎细胞等物质的作用(俗称"空化效应")。超声波所使用的频率为 1～20 kHz 不等,通过超声波破坏细胞时,必须进行间歇处理,可采用冰水浴以避免因长时间超声产热而导致免疫原破坏。该法简单、省时,一般组织细胞皆易破碎,而微生物尤其是真菌的厚膜孢子的效果不佳。

(3)酶处理法:利用各种水解酶,如溶菌酶、纤维素酶、蜗牛酶和酯酶等,在一定条件下可以专一性地将细胞壁分解,释放出细胞内含物,此法适用于多种微生物。例如在碱性条件(pH 8.0)下溶菌酶可破坏细菌细胞壁;常采用蜗牛酶(来自蜗牛)裂解酵母细胞。该法具有作用条件温和、不易破坏细胞内含物成分、可以控制细胞壁损坏程度等优点。

(4)自溶法:细胞结构在自身所具有的各种水解酶(如蛋白酶和酯酶等)的作用下发生溶解,使细胞内含物释放出来,此法称为自溶法。使用时要特别小心操作,因为水解酶不仅可以使细胞壁和细胞膜破坏,同时也可能会分解某些要提取的有效成分。对动物组织细胞而言,自溶的温度常选 0～4 ℃,而对微生物常选室温。自溶时常需加入少量防腐剂,如甲苯或氯仿等,NaN$_3$ 不宜使用,因其能抑制酶的活力。

(5)冷热交替法:操作时,将材料投入沸水浴中,90 ℃左右维持数分钟,立即置于冰浴中使之迅速冷却,绝大部分细胞被破坏。该法适用于细菌或病毒中蛋白质及核酸提取。

(6)表面活性剂处理法:在适当的 pH、温度及离子强度的条件下,表面活性剂可与脂蛋白形成微泡,使细胞膜的通透性改变而导致细胞溶解,常用的表面活性剂有十二烷基磺酸钠(SDS,阴离子型)、二乙胺十六烷基溴(阳离子型)、聚山梨酯(非离子型)、去氧胆酸钠、新洁尔灭等。此法作用比较温和,多用于裂解细菌,提取核酸时常用。

（二）可溶性免疫原的粗提

上述组织匀浆经 2000～3000 r/min 离心 10 min 后分成两个部分:沉淀物含有大量的组织细胞和碎片;上清液作为提取可溶性免疫原的材料。上清液以及经过破碎的细胞经过高速离心,以除去微小的细胞碎片,即为初提液。

（三）可溶性免疫原的提纯

上述初提液中除了含有目的免疫原外,还含有其他的蛋白质、多糖、脂类和核酸等成分。提纯的目的就是去除其他成分。下面以蛋白质类免疫原提纯为例介绍常用的提取和纯化方法。

1. 制备超离心法　可用来分离细胞、亚细胞结构或生物大分子,往往是进一步纯化的第一次过筛。根据分离的原理不同,制备超离心法又可分为差速离心法和密度梯度离心法。差速离心法又称为分级分离法,用于分离大小差别较大的颗粒。梯度密度离心法是一种区带分离的方法,通过梯度密度来维持重力的稳定性,样品中各颗粒在一定的密度梯度介质(多用甘油、蔗糖、氯化铯或氯化铷等)中沉降或漂浮速度的不同,而使具有不同沉降速度的物质处于不同密度的梯度层内,从而达到分离目的。

用差速离心或密度梯度离心分离和纯化免疫原只是一种根据免疫原的相对密度分离的方法,除个别成分外,极难将某一免疫原成分分离出来。目前仅用于小部分大分子物质,如 IgM、C1q、甲状腺球蛋白等,以及一些相对密度较低的物质如载脂蛋白 A、载脂蛋白 B 等。大多数中、小分子物质不适宜用该法纯化。

2. 选择性沉淀法　根据各种蛋白质分子理化特性的差异,采用各种沉淀剂或改变某些条件促使免疫原成分沉淀,从而达到纯化目的。最常用的方法为盐析法。

（1）盐析沉淀法:蛋白质在水溶液中的溶解度是由蛋白质周围亲水基团与水形成水化膜的程度以及蛋白质分子带有电荷的情况决定的。当蛋白质溶液加入中性盐时,中性盐对水分子的亲和力大于蛋白质,于是蛋白质分子周围的水化膜层减弱乃至消失。同时,中性盐改变蛋白质溶液的离子强度,蛋白质表面电荷被大量中和,进一步导致蛋白质溶解度降低,使蛋白质分子之间聚集而沉淀。因各种蛋白质在不同盐浓度中的溶解度不同,其出现盐析的先后顺序也不同,可使某种蛋白质与其他蛋白质分离。最常用的盐析剂是 33%～50%饱和度的硫酸铵。盐析法是最古老而又经典的蛋白质纯化分离技术。该方法具有简便、有效、不损害蛋白质活性等优点,至今仍被广泛应用于免疫原的粗筛、浓缩以及丙种球蛋白的提取等,但其提纯的免疫原纯度不高,只适合用于初步纯化。

（2）有机溶剂沉淀法:水溶性溶液中加入有机溶剂可降低介质的介电常数,使溶质分子之间的静电引力增加,聚集形成沉淀。另外,水溶性有机溶剂本身的水合作用降低了自由水的浓度,压缩了亲水溶质分子表面原有水化层的厚度,降低了它的亲水性,从而破坏了蛋白质分子的稳定性而导致脱水凝集,故蛋白质在一定浓度的有机溶剂中可被沉淀析出。常用的有机溶剂为乙醇和丙酮。由于高浓度的有机溶剂易引起免疫原变性、失活,因此加入有机溶剂时必须在低温下搅拌均匀。

（3）水溶性非离子型聚合物沉淀法:常用的聚合物为聚乙二醇(polyethylene glycol,PEG)及硫酸葡聚糖。以 PEG 为例,相对分子质量为 2000～6000 的 PEG 均适用于沉淀蛋白质。此法主要受pH、离子强度、蛋白质浓度和 PEG 的相对分子质量等因素影响。通常,蛋白质相对分子质量越大,被沉淀时所需的 PEG 浓度越低。一般认为,PEG 浓度在 3%～4%时可沉淀免疫复合物,6%～7%时可沉淀 IgM,8%～12%时可沉淀 IgG,12%～15%时可沉淀其他球蛋白,25%时可沉淀白蛋白。

（4）核酸沉淀剂法:从微生物或细胞中提取蛋白质类免疫原时,其中常含有大量核酸成分,需要使用沉淀剂去除核酸。常用的方法是在提取液中加入氯化锰、硫酸鱼精蛋白或链霉素等核酸沉淀剂,使核酸沉淀而除去。另外,可使用 DNA 酶或 RNA 酶与提取液共同作用使核酸降解而有效地除去。

3. 凝胶过滤法　凝胶过滤法又名分子筛层析或分子排阻法,是一种高效分离纯化蛋白质的方法。凝胶过滤法所用的介质为凝胶珠,其内部为多孔网状结构。一定型号的凝胶网孔大小一定,只允许相应大小的分子进入凝胶颗粒内部,大分子则被排阻在外。洗脱时,大分子随洗脱液从颗粒间隙流下来,洗脱体积小;小分子则在颗粒网状结构中穿梭,历程长,后洗脱下来,洗脱体积大。通过凝胶的分子筛作用,蛋白质分子由大到小依次分离,通过分段收集,达到纯化目的。

4. 离子交换层析法 以离子交换剂为固定相,依据流动相中的组分离子与交换剂上的平衡离子进行可逆交换时的结合力大小的差别而进行分离的一种层析方法。常用的离子交换剂有离子交换纤维素、离子交换葡聚糖和离子交换树脂。当蛋白质处于不同的 pH 条件下时,其带电状况也不同。阴离子交换基质结合带有负电荷的蛋白质(阳离子交换基质结合带有正电荷的蛋白质),然后通过提高洗脱液中的盐浓度、改变洗脱液的 pH 等措施,将吸附在交换柱上的蛋白质洗脱下来,依此达到分离不同等电点蛋白质的目的。

5. 亲和层析法 亲和层析是利用生物大分子间所具有的专一亲和性而设计的层析技术。例如抗原和抗体、酶和酶抑制剂(或配体)、酶蛋白和辅酶、激素和受体等之间有特殊的亲和力,在一定条件下,它们能紧密地结合成复合物。如果将复合物的一方固定在不溶性载体上,则可从溶液中专一地分离和提纯另一方。与上述其他纯化方法相比,亲和层析能产生相当高的纯化作用。此法的优点是迅速,有时仅一步即可达到纯化目的。

6. 电泳法 各种蛋白质在同一 pH 条件下,因相对分子质量和电荷数量不同而在电场中的迁移率不同,进而得以分开。本法可用于分析和制备各种蛋白质,常用的是等电聚焦电泳。

(四) 免疫球蛋白片段的制备

免疫球蛋白具有免疫原性,可用于免疫动物制备相应的抗体。五类免疫球蛋白皆可用前述的纯化方法获得。如将这些免疫球蛋白分解成片段(如 Fc 段、Fab 段、轻链等)作为免疫原制备的抗体,再用于检测免疫球蛋白,将具有更高的分辨率。免疫球蛋白片段的主要制备方法如下。

1. 解离二硫键法 免疫球蛋白是借助链间二硫键将轻链与重链连接而成的。因此,解离二硫键可将轻链与重链分开。解离的方法多采用氧化法和还原法。目前常用还原法,其原理是将二硫键还原成巯基,但还原的巯基极不稳定,易再重新结合成二硫键,必须及时用碘乙酸或碘代乙酰胺进行羧甲基化以封闭巯基。氧化法的优点是切开二硫键后,肽链不能重新形成二硫键,有利于肽链纯化,缺点是蛋氨酸(甲硫氨酸)被氧化成亚砜,色氨酸侧链可能因氧化而被破坏。

2. 解离非共价键法 肽链亚单位之间以氢键、疏水键、静电引力等非共价键结合,这些键结合力较弱,可经酸、碱、胍或脲等试剂断开以制备片段。常用的方法有两种:①改变 pH 法:蛋白质解离的临界值为 pH 3~4(羧基滴定范围)和 pH 9~10(赖氨酸-酪氨酸滴定范围),当加入酸或碱使 pH 低于 3 或高于 10 时,肽链亚单位就会解离。②变性剂法:多数蛋白质在 8 mol/L 脲或 6 mol/L 盐酸胍中会发生变性,使肽链亚单位解离。此法也可用于载脂蛋白抗原的解离和胶原肽的提取。

3. 断裂肽链法 为了获得免疫球蛋白的 Fab 段或 Fc 段,需要断裂免疫球蛋白的肽链,常用的方法有以下两种。

(1) 酶解法:酶解法的专一性较好,不同的片段可用不同的酶进行裂解。如木瓜酶水解 IgG 可获得 1 个 Fc 段和 2 个 Fab 段;胃蛋白酶水解 IgG 可获得 F(ab')$_2$ 和数个小片段。实际应用中,常用木瓜酶水解获得的 Fc 段作为免疫原来制备针对重链的抗体,胃蛋白酶水解得到的 F(ab')$_2$ 作为抗体试剂。

(2) 溴化氰裂解法:溴化氰与蛋白质中蛋氨酸侧链的硫醚基发生反应,生成溴化亚胺内酯,后者与水反应,将肽链断裂。

(五) 纯化免疫原的鉴定

纯化免疫原的鉴定内容主要包括含量、相对分子质量、纯度和免疫活性等,鉴定方法较多,但每一种方法只能鉴定免疫原性质的某一方面,实际应用时可选用几种方法联合进行鉴定。

1. 蛋白质含量测定 采用紫外光吸收法、双缩脲法、酚试剂法等,常用的是紫外光吸收法,该法测定 280 nm 和 260 nm 的吸光度(A)值,并根据公式(蛋白质含量(mg/mL)= $A_{280} \times 1.45 - A_{260} \times 0.74$)计算蛋白质含量。

2. 纯度鉴定 采用 SDS-PAGE、毛细管电泳、等电聚焦、高效液相色谱法和结晶法等方法。需

NOTE

注意的是,电泳谱中呈现单一区带也不能排除这一条带中含有其他成分。有时虽出现几个条带,也可能是同一物质的聚合体或降解物。结晶法不是纯度鉴定的标准方法,因结晶中往往含有其他成分。

3. 相对分子质量测定 常采用聚丙烯酰胺凝胶电泳(SDS-PAGE)法。

4. 免疫活性鉴定 采用双向免疫扩散法、免疫电泳法或 ELISA 法等。

三、人工免疫原的制备

用化学合成法或基因重组法制备的含有已知化学结构决定簇的免疫原,称为人工免疫原。它可包括人工结合免疫原、人工合成免疫原和基因工程免疫原。

(一)人工结合免疫原

半抗原(hapten)是指仅有抗原性而无免疫原性的物质,如多糖、多肽、甾体激素、药物、脂肪胺、核苷以及化学物质等。只有与蛋白质等大分子(载体)结合后才能刺激机体产生应答。将无免疫原性的简单化学基团与蛋白质载体偶联,或将无免疫原性的有机分子与蛋白质载体结合,形成载体-半抗原结合物,均属人工结合免疫原。因半抗原种类、动物类别、载体种类及结合方法的不同,所得免疫原的免疫效果也不同。实际应用时,应多采用几种载体或方法。

1. 载体选择

(1)蛋白质类:蛋白质是结构复杂的大分子胶体物质,是一种良好的载体。常用的有人血清白蛋白、牛血清白蛋白、牛甲状腺球蛋白和血蓝蛋白等,其中以牛血清白蛋白最为常用。

(2)多肽类聚合物:多肽类聚合物是人工合成的,常用的是多聚赖氨酸(polylysine),其相对分子质量可达十几万到几十万,是良好的载体。这种多聚合物与半抗原结合后,可诱发动物产生高滴度、高亲和力的抗体。

(3)大分子聚合物和某些颗粒:聚乙烯吡咯烷酮、羧甲基纤维素等均可与半抗原结合,再加入福氏完全佐剂则可诱发产生良好的抗体。

2. 半抗原与载体的连接 半抗原与载体结合的方法有物理法和化学法。物理吸附的载体有聚乙烯吡咯烷酮(PVP)、羧甲基纤维素等,是通过电荷和微孔吸附半抗原。化学法是利用功能基团将半抗原连接到载体上,这些载体包括蛋白质类和人工合成的多聚赖氨酸。根据半抗原所拥有的基团不同,它们与载体的连接方式也不同,主要有以下三种。

(1)带游离氨基或游离羧基以及两种基团皆有的半抗原:多肽激素类(例如,脑啡肽、胃泌素、ACTH、前列腺素等),它们有游离的氨基或羧基。羧基可用混合酸酐法和碳化二亚胺法与载体氨基形成稳定的肽键。而带氨基的半抗原则可与载体羧基缩合。也可用双功能试剂如戊二醛与载体氨基连接。脂肪胺可用碳化二亚胺缩合剂或对硝基苯酰氯反应,将脂肪胺变为对硝基苯酰胺,通过加氢还原为氨基苯酰衍生物,再用重氮化反应。

(2)带有羟基、酮基、醛基的半抗原:醇、酚、多糖、核苷以及甾体激素等,不能直接与载体连接,需要用化学方法对其进行适当的改造,转变为带有羧基或氨基的衍生物,然后才能与载体连接。

(3)芳香族半抗原:由于其环上带有羧基,它邻位上的氢很活泼,极易被取代。一般先将羧基芳香胺与氨基苯丙酸或对氨基马尿酸等进行重氮化反应,然后用碳化二亚胺法使半抗原上的羧基与载体氨基缩合形成肽键,也可让半抗原的羧基先与载体缩合,再进行重氮化反应。

3. 人工结合免疫原的鉴定 人工结合免疫原的免疫原性与结合到载体上的半抗原的数目相关。一般认为要有 20 个以上的半抗原分子连接到一个载体分子上,才能有效地诱导机体产生抗体。因此,在半抗原与载体连接后,应测定半抗原与载体的比例,常用的方法如下。

(1)吸收光谱分析法:如果半抗原有适宜的吸收光谱,测定在一定波长下复合抗原和载体之间克分子吸光度的差别,然后将这个差别与同样波长下半抗原的克分子吸光度相比较,就可以准确地计算出所结合的半抗原分子数。

(2)放射性核素标记半抗原渗入法:在偶联反应液中加入一定量的放射性核素标记的半抗原,

偶联反应后经充分透析,测量透析袋中的放射性含量,计算结合到载体上的半抗原分子数。

(二)人工合成免疫原

通过化学方法将活化氨基酸聚合,形成合成多肽。只由同一种氨基酸形成的聚合体称为同聚多肽,由两种或两种以上氨基酸形成的聚合多肽称为共聚多肽。应用这种人工合成多肽可研究氨基酸种类、序列与蛋白质抗原性及免疫原性的关系,也可研究机体遗传性与免疫性的关系。

(三)基因工程免疫原

基因重组和蛋白质表达已经成为分子生物学技术的重要内容之一。可以根据需要将编码免疫原的基因克隆并与适当载体(如细菌粒或病毒)DNA 分子相结合,然后引入受体细胞中使之表达,即能获得具有免疫原性的重组蛋白,经纯化后可作为免疫原,此即基因工程免疫原。

四、免疫佐剂

先于抗原或与抗原同时注入体内,可增强机体对该抗原的免疫应答能力或改变免疫应答类型的非特异性免疫增强性物质被称为免疫佐剂(immunoadjuvant),简称佐剂(adjuvant)。本质上,佐剂可视为一种非特异性免疫增强剂,可增强机体对免疫原的免疫应答能力,从而提高抗体的效价。颗粒型免疫原因具有较强的免疫原性,一般不需要佐剂即可获得较好的免疫效果。对于可溶性免疫原来讲,初次免疫必须使用佐剂才能取得较好的免疫效果。

(一)佐剂的种类

佐剂具有极为显著的多样性,因此很难对现有佐剂进行恰当的分类,大致有以下几种分类。

1. 依据是否具有免疫原性分成两类 ①具备免疫原性的佐剂,如卡介苗、枯草芽孢杆菌、短小棒状杆菌、百日咳杆菌、脂多糖、细胞因子等;②不具备免疫原性的佐剂,如氢氧化铝佐剂、磷酸铝、磷酸钙、液体石蜡、羊毛脂、表面活性剂、藻酸钙、多聚核苷酸、胞壁肽以及人工合成的多聚肌苷胞苷酸(polyI:C)、脂质体、MF59 等。

2. 按功能可将佐剂分成两类 ①具有免疫原载体功能的佐剂,如乳剂、免疫刺激复合物(ISCOM)和脂质体等;②具有免疫激活作用的佐剂,如脂多糖(LPS)、胞壁酰二肽(MDP)、CpG 寡聚脱氧核苷酸等。

3. 依据来源将佐剂分成四类 ①来源于植物的佐剂,如皂苷和多糖类提取物等;②来源于病原微生物的佐剂,如 MDP、单磷脂 A、霍乱毒素以及 CpG 寡聚脱氧核苷酸等;③化学合成佐剂,如铝化合物、复合多聚物、丙交酯、乙交酯等;④细胞因子和激素类佐剂,如 IL-2、GM-CSF 以及去氢表雄酮等。

(二)常用佐剂的制备

最常用于免疫动物的佐剂是弗氏佐剂(Freund's adjuvant),而用于人体的佐剂仅限于氢氧化铝、明矾、polyI:C、胞壁酰二肽、细胞因子和热休克蛋白等。

1. 弗氏佐剂 弗氏佐剂是目前动物实验中最常用的佐剂,分为不完全弗氏佐剂和完全弗氏佐剂。不完全弗氏佐剂由液体石蜡与羊毛脂混合而成,组分比为(1~5):1,可根据需要而定,通常为2:1。不完全佐剂中加卡介苗(最终浓度为 2~20 mg/mL)或死的结核分枝杆菌,即为完全弗氏佐剂。现有市售商品化佐剂,也可自行配制,方法如下:按比例将羊毛脂与液体石蜡置容器内,超声使之混匀,高压灭菌,置 4 ℃下保存备用。

一般首次免疫时用 1/2 体积完全弗氏佐剂加上 1/2 体积的免疫原进行乳化,第二次或第三次注射时用不完全弗氏佐剂或不用佐剂。如不加佐剂,则免疫原用量增大 10~20 倍。免疫原用量视其相对分子质量不同及免疫原性及免疫动物不同而有一定差异,无统一标准和固定模式。一般是每只兔(约 2 kg 重)或每只羊(约 20 kg 重)第 1 次注射抗原 1 mg,以后逐次增加剂量,每次不超过 3 mg。在免疫动物前,先将弗氏佐剂与免疫原按一定比例混合,佐剂和免疫原体积比一般为 1:1,制备成油包水型乳状液。

乳化方法要根据抗原和需要而定,有以下几种方法。①研磨法:取加热后适量不完全弗氏佐剂放入无菌的玻璃研钵内,待冷却后加入卡介苗(最终浓度为 2～20 mg/mL),再缓缓滴入等体积的免疫原溶液,边滴边向同一方向研磨,滴加免疫原的速度要慢。待免疫原全部加入后,继续研磨一段时间,使之成为乳白色黏稠的油包水型乳剂即可。本法适用于制备大量的佐剂抗原,缺点是研钵壁上黏附大量乳剂,免疫原损失较多,难以控制无菌操作。②注射器混合法:将等量的弗氏佐剂和免疫原溶液分别吸入两个注射器内,两注射器之间以一细胶管相连,然后交替推动针管,直至形成黏稠的乳剂为止。本法优点是容易做到无菌操作,免疫原损失少,适用于制备少量的免疫原乳剂。③超声法:按比例将弗氏佐剂和免疫原混合后,根据剂量,调制超声细胞粉碎仪到合适的超声频率和时间,进行乳化。该法乳化速度较快,但有时超声容易激发一些自由基,对抗原有未知损害。另外,也可以使用振荡器乳化免疫原,效果也不错。

制备好的乳化剂经鉴定后才能使用。鉴定方法是将乳化剂滴入冷水中,若保持完整不分散,成滴状浮于水面,即乳化完全,为合格的油包水剂。

2. 氢氧化铝佐剂 取 5％硫酸铝溶液 250 mL,在强烈搅拌下加入 5％氢氧化钠溶液 100 mL,用生理盐水离心洗涤沉淀 2 次,再悬入生理盐水中至 250 mL。免疫接种时,取适量氢氧化铝佐剂加等体积免疫原即可免疫。

3. 明矾佐剂 钾铝矾(硫酸铝钾)在一定 pH 条件下产生氢氧化铝胶体吸附免疫原而产生佐剂效应。制备方法是用生理盐水溶解免疫原,在搅拌下缓慢滴入一定量 10％硫酸铝钾溶液,用 NaOH 溶液调 pH 到 6.5,此时溶液变成乳状悬液,离心后去掉上清液,用生理盐水洗涤沉淀 2 次,加入硫柳汞防腐,4 ℃保存备用。明矾佐剂一般用于肌内注射,皮下注射容易引起肉芽肿和脓肿。

4. 脂质体 脂质体包封免疫原后,可使免疫原延缓释放,并且脂质体颗粒有刺激机体免疫反应的作用。因此,用脂质体包封的免疫原免疫动物可提高免疫效果。

5. ISCOM 一类以脂质(lipid)、皂素(saponin)为主的复合型佐剂。在 ISCOM 基质中,皂素分子(Quil A)与固醇类和磷脂酰胆碱结合,可形成稳定的网状结构,其直径在 30～40 nm 间,能够与免疫原的疏水部分结合,从而将其亲水面暴露于免疫细胞。其优点是能够快速、有效地将免疫原提呈给免疫细胞,迅速激活机体的细胞免疫应答和体液免疫应答。

6. CpG 鉴于 CpG 基团对先天性免疫系统的激活作用,有人提出利用含有 CpG 基团的寡核苷酸链(oligodeoxynucleotide,ODN)作为新型佐剂使用。CpG ODN 是在疫苗研究过程中应用广泛的佐剂成分之一。根据功能不同将 CpG ODN 分为 A,B 和 C 三种类型。A 型 CpG ODN 的主要作用是激活细胞免疫应答反应;B 型 CpG ODN 主要作用于 B 细胞,激活体液免疫应答反应;C 型 CpG ODN 对 B 细胞和 NK 细胞都有激活作用。

7. MF59 一种水包油型乳剂,包含 1％鲨烯、0.5％吐温 80 和 0.5％三油酸聚山梨酯。

第二节　免疫血清的制备

将适当的免疫原按一定的程序接种所选择的动物,经过一定时间,动物血清中可出现特异性抗体,这种含抗体的血清称为免疫血清(immune serum)。由于血清中的抗体是针对免疫原分子表面不同决定簇的抗体混合物,所以称为多克隆抗体(PcAb)。优质免疫血清的产生,主要取决于免疫原的纯度和免疫原性,以及动物应答的能力。此外,尚需考虑免疫途径、免疫原的剂量、注射次数、时间间隔等因素。

一、免疫动物的选择

选择合适的动物进行免疫极为重要。选择时应考虑以下几个因素。

(一)免疫原与免疫动物种属的关系

一般来说,免疫原的来源与免疫动物间的亲缘关系越远,免疫效果就越好;亲缘关系太近时不易产生免疫应答。

(二) 免疫血清用量

免疫血清需求量大时,选择大动物如马、骡和绵羊等(一头成年马反复采血可获得 10000 mL 以上的免疫血清)。抗体需要不多时,就选用家兔、豚鼠和鸡等小动物。

(三) 免疫血清的要求

如前所述,免疫血清可分为 R 型和 H 型。R 型是免疫家兔或其他动物产生的抗体,具有较宽的抗原抗体反应合适比例范围,适合用作诊断试剂。H 型是免疫马等大动物产生的抗体,抗原抗体反应合适比例范围较窄,一般用于免疫治疗。

(四) 免疫原的性质

不同性质的免疫原,需要选择不同的动物进行免疫才能获得比较好的效果。蛋白质类免疫原适合大部分动物,常用的是山羊和家兔;甾体激素免疫原多用家兔;酶类免疫原多用豚鼠。由于在某些动物体内有类似于免疫原的物质或其他原因,有些免疫原免疫效果极差,如 IgE 对绵羊、胰岛素对家兔、多种酶类(如胃蛋白酶原等)对山羊等,免疫时皆不易出现抗体。这些免疫原可选择豚鼠(如胰岛素等)、火鸡,甚至猪、犬、猫等进行免疫。

(五) 动物的个体状况

动物的年龄与健康状况可影响免疫原的免疫原性,进而影响抗体的效价,年龄太小容易产生免疫耐受,而年老体弱者,免疫应答能力降低,不易产生高效价抗体。因此用于制备免疫血清的动物必须是适龄、健康、健壮、体重符合要求的正常动物。

二、免疫方法

选择合适的免疫动物后,免疫时要考虑免疫原的剂量、免疫途径、免疫间隔时间、免疫次数及佐剂的选择等因素对免疫效果的影响。

(一) 免疫原的剂量

免疫原合适剂量的选定应考虑免疫原性的强弱、相对分子质量大小、免疫动物和免疫时间。免疫原剂量适当加大,免疫间隔时间长,可获得高效价的抗体。但免疫原剂量过大或过小都容易产生免疫耐受。大动物免疫原剂量(以蛋白质抗原为准)为每只 0.5～1 mg,小动物为每只 0.1～0.6 mg。已有研究证明,几微克的蛋白质也能很好地诱导出免疫血清。

(二) 免疫途径

免疫原进入机体的途径与抗原的吸收、代谢速度有很大的关系。常用的免疫途径有皮内、皮下、肌内、腹腔、淋巴结、脾脏、静脉等。皮内或皮下接种时一般采用多点注射,一只动物注射总数为 8～10 点,包括足掌及肘窝淋巴结周围,背部两侧、颌下、耳后等处。皮内易引起细胞免疫反应,对提高抗体效价有利。如免疫原极为宝贵,可采用淋巴结内微量注射法,只需 10～100 μg 免疫原,方法是先用不完全弗氏佐剂在足部做基础免疫(预免疫),10～15 天后可见肘窝处有肿大的淋巴结(有时在腹股沟处触及),用两手指固定好淋巴结,消毒后用微量注射器直接注射免疫原(一般不需要佐剂)。

(三) 免疫间隔时间

免疫间隔时间是影响抗体产生的重要因素,特别是首次与第二次之间的时间。第一次免疫后,因动物机体正处于识别免疫原和 B 细胞增殖阶段,如很快第二次注入免疫原,极易造成免疫抑制。一般以间隔 10～20 天为好。两次以后每次的间隔时间一般为 7～10 天,不能太长,以防刺激变弱,抗体效价不高。免疫的总次数多为 5～8 次。如为蛋白质免疫原,第八次免疫未获得抗体,可在 30～50 天后再追加免疫一次,如仍不产生抗体,则应更换动物。半抗原的免疫间隔时间较长,可为 30～50 天,有时总免疫时间为一年以上。

三、免疫血清的采集方法

采集免疫血清前,需预先进行抗体效价的测定,一般在免疫动物 3～5 次后进行。如免疫血清鉴定合格,应在末次免疫后 5～7 天及时采血,否则抗体效价将会下降。因故未及时取血,则应补充免疫 1 次(肌内、腹腔或静脉内注射,不加佐剂),5～7 天后取血。常用的动物采血法有以下几种。

(一)颈动脉放血法

这是最常用的方法,对家兔、山羊等动物皆可采用。在动物颈外侧做皮肤切口,拉开皮肤后可见斜行的胸锁乳突肌,将此肌钝性分离并推向后方,即可见到淡红色有弹性的总动脉。将此动脉轻轻游离(连同与之同行的迷走神经),用丝线将远心端结扎,近心端用止血钳夹住,另一止血钳夹住动脉迷走神经,用以固定。沿结扎处剪断血管,用固定止血钳将断端放入瓶口,慢慢打开夹持的止血钳,动脉血立即喷射入瓶。如此放血的速度快,动物死亡也快,取血量略少于其他放血法。如在放血量约总量的一半时,暂时将动脉夹住片刻,再继续放血,获得血量可以多些。

另外一种慢放血法是在动脉内插入一采血器,用闭式放血。在颈动脉内插入一较粗的玻璃管,将血管与玻璃管用线扎牢,玻璃管接一橡皮管引血入瓶,也极为方便。

(二)静脉多次采血法

家兔可用耳中央静脉,山羊可用颈静脉。如需采集多量血液,可隔日一次。如用耳静脉切开法,一只家兔可采百余毫升血液(用颈动脉放血最多可获 80 mL,一般只有 50 mL 左右)。用颈静脉采集山羊血,一次可放 300 mL,放血后立即回输 10% 葡萄糖盐水,三天后仍可采血 200～300 mL。动物休息一周,再加强免疫一次,又可采血两次。如此,一只羊可获 1500～2000 mL 血液。小鼠取血常采取断尾或摘除眼球法,每只取血一般不超过 2 mL。

(三)心脏采血法

此法多用于豚鼠、大鼠、鸡等小动物。采血技术应熟练,穿刺不准容易导致动物猝死。

免疫血清的分离多采用室温自然凝固,或放置 37 ℃ 或 4 ℃,待凝块收缩后收集血清。前者迅速,但获得血清较少;后者时间长,有时还会出现溶血,但获得血清多,而且效价不会下降。

四、免疫血清的纯化、鉴定与保存

(一)免疫血清的纯化

尽管经过纯化,有些免疫原还会含有微量的杂免疫原,制得的免疫血清中会出现杂抗体。为了保证免疫血清的单价特异性(血清只与其特异性抗原发生反应),有时需要对提取的免疫血清进行纯化。

1. 特异性抗体的纯化　通常有如下两种方法。①亲和层析法:将交叉杂抗原交联到琼脂糖珠4B 上,将预吸收的抗体通过亲和层析柱,杂抗体吸附在柱上,流出液则是单价特异性抗体。②吸附剂方法:用不含特异性免疫原的抗原液,通过双功能试剂交联做成固相吸附剂。将这种吸附剂直接加到免疫血清中(约 1/10),抗原则与杂抗体结合,上清液则为无杂抗体的单价特异性抗体。

2. IgG 类抗体的纯化　①盐析法粗提 γ 球蛋白:大多采用硫酸铵盐析法或硫酸钠盐析法。硫酸铵盐析须经过多次沉淀,溶液饱和度依次为 40%、35%、33%,经三次提取后的 γ 球蛋白基本属于IgG。硫酸钠法更简便,用 20% 硫酸钠溶液即可将 γ 球蛋白沉淀出来。经盐析后的 γ 球蛋白大多属于 IgG。②离子交换层析法提取 IgG:常用的离子交换剂有 DEAE 纤维素或 QAE 纤维素,以QAE-葡聚糖凝胶(Sephadex)最为理想,取 QAE-Sephadex A25 或 QAE-Sephadex A50 经酸处理并在 0.05 mol/L pH 7.5～8.6 的磷酸盐缓冲液中平衡,将水抽干,称湿重 1 g 加于 10 mL 血清中,在室温中放置 30 min 后,离心或过滤除去离子交换剂。上清液再如此处理一次,即获得较纯的 IgG。该技术既简便又不影响抗体活性,既可小量提取,也可大量制备。③亲和层析法提取特异性 IgG:将纯化免疫原或粗制免疫原(如是单价特异性则对免疫原要求不高)交联 Sepharose 4B 制成亲和层析柱,将免疫血清过柱后洗去未结合的杂蛋白,再用硫氰酸钾洗脱,流出的是纯的特异性 IgG 抗体。因硫氰酸钾对抗体有破坏作用,应及时透析除去。纯化的 IgG 因含量低,失去保护作用,应及时应用或冻干保存,加入三乙醇胺或甘油可起保护作用。

(二) 免疫血清的鉴定

动物血采集后,分离出的血清经过纯化,往往会造成抗体的绝对含量和活性的损失。此免疫血清在保存或应用前,必须做效价、特异性、纯度以及亲和力等鉴定。

1. 抗体效价的测定 根据免疫原的性质选择不同的检测方法。颗粒型抗原可采用凝集试验,可溶性抗原常用双向免疫扩散试验、ELISA 等方法。

如因抗原特殊,沉淀线不易出现,特别是制备的免疫血清将用于某种试验时,则考虑用其他方法(如血凝试验、抑制试验、中和试验、放射免疫技术等)测定其效价。

2. 抗体特异性的鉴定 抗体的特异性关系到免疫测定的特异性,因此特异性是抗体鉴定的一项极为重要的指标。鉴定方式有两种:第一种是证明特定的抗体只与相应的抗原发生反应,与其他的相近抗原无交叉反应性;第二种是证明抗体对原始的特定抗原的结合反应中,其他相近的抗原分子对这种结合反应物无干扰作用。一般用特异性抗原及相似抗原与待鉴定的抗体进行双向免疫扩散试验。如果出现交叉反应说明有杂抗体的存在。

3. 抗体纯度的鉴定 抗体纯度的鉴定可采用 SDS-PAGE、高效液相色谱、高效毛细管电泳。常用 SDS-PAGE 鉴定,纯化抗体经过电泳后若只出现一条目的区带说明抗体纯化已经达到要求,否则说明不纯。

4. 抗体亲和力的鉴定 抗体的亲和力是指抗体的单个 Fab 片段对相应抗原的单个决定簇的特异结合能力,抗体的亲和力越高,则其对相应抗原的结合力越强,反之亦然。抗体的亲和力与免疫测定的灵敏度密切相关,是评价抗体质量的另一重要指标。抗体的亲和力大小常以亲和常数表示。测定方法较多,如平衡透析法、ELISA 和固相放射免疫测定等。ELISA 由于简便快速,具有很好的实用性。

(三) 免疫血清的保存

免疫血清保存原则为冷藏防腐,冷冻防融,适量分装,久存尽干。根据使用要求不同有三种方法。第一种是 4 ℃保存,保存时要加入 0.1%～0.2% NaN$_3$ 以防腐,可以存放 3 个月到半年。第二种方法是低温保存,在 −20 ℃ 或 −80 ℃ 可长期保存,一般保存 5 年效价不会有明显下降,但应防止反复冻融。在 −20 ℃保存时可加 50%的甘油到抗体中防止反复冻融。第三种方法是冷冻干燥,最后制品内水分不应高于 0.2%,封装后可以长期保存,在普通冰箱中可保存 5～10 年而效价无明显降低。

第三节 单克隆抗体的制备

1975 年 Köhler 和 Milstein 首先报道用细胞杂交技术使经绵羊红细胞(SRBC)免疫的小鼠脾细胞与骨髓瘤细胞融合,建立起第一个 B 细胞杂交瘤细胞株,并成功地制得抗 SRBC 的单克隆抗体(McAb)。经筛选和克隆化的杂交瘤细胞仅能合成及分泌的抗单一抗原表位的特异性抗体称为单克隆抗体。单克隆抗体的出现极大地促进了生命科学的发展,两位发明者于 1984 年获得诺贝尔生理学或医学奖。兔源单克隆抗体的问世,弥补了鼠源单克隆抗体的缺陷(后续)。本节以鼠源单克隆抗体为例阐述单克隆抗体的制备技术,制备流程示意图见图 3-1。

一、杂交瘤抗体技术

(一) 基本原理

杂交瘤(hybridoma)抗体技术的基本原理是在细胞融合技术的基础上,将具有分泌特异性抗体

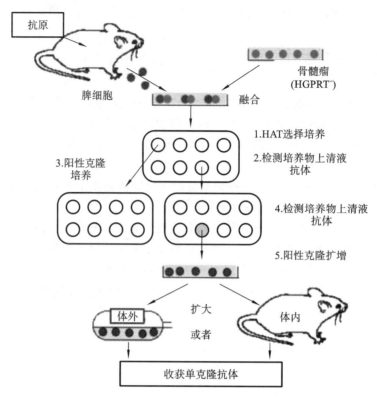

图 3-1　单克隆抗体制备流程示意图

能力的致敏 B 细胞和具有无限繁殖能力的骨髓瘤细胞融合为 B 细胞杂交瘤。这种杂交瘤细胞具有两种亲本细胞的特性,既有 B 细胞合成抗体的能力,又具有骨髓瘤细胞在培养条件下无限分裂、增殖的特性。用具备这种特性的单个杂交瘤细胞培养的细胞群,可制备针对一种抗原表位的特异性抗体,即单克隆抗体。具体过程包括两种亲本细胞的选择与制备、细胞融合、杂交瘤细胞的筛选与克隆化、鉴定等步骤。

（二）亲本细胞的选择与制备

1. 骨髓瘤细胞的选择与制备　用于杂交瘤技术的骨髓瘤细胞应该符合以下要求:①本身不分泌任何免疫球蛋白或细胞因子;②细胞株稳定,易于传代培养;③次黄嘌呤鸟嘌呤磷酸核糖基转移酶(hypoxanthine-guanine phosphoribosyl transferase,HGPRT)缺陷型;④与 B 细胞融合率高且形成的杂交瘤稳定。

目前应用最多的细胞瘤株是 Sp2/0 细胞株。在融合前应先用含 8-氮鸟嘌呤的培养基进行选择培养,融合时应选择处于对数生长期、细胞形态和活性佳的细胞(活性应大于 95%)。一般情况下,在细胞融合的前一天用新鲜培养基调细胞浓度为 $2×10^5$/mL,培养次日即为对数生长期细胞。

2. 致敏 B 细胞的制备　选择与所用骨髓瘤细胞同源的 BALB/c 健康小鼠,常采用腹腔或皮内多点注射法免疫。一般免疫 3～5 次,测试血清抗体效价达到要求后,加大剂量加强免疫 1 次。3～4 天后摘取脾脏,分离脾细胞即为致敏 B 细胞。

（三）饲养细胞的制备

在体外培养条件下,细胞的生长依赖适当的细胞密度,因而,在培养融合细胞或细胞克隆化培养时,有时还需加入其他饲养细胞(feeder cell)。常用的饲养细胞为小鼠的腹腔细胞,制备方法为将冷冻果糖液(或培养基)注入小鼠腹腔,轻揉腹部数次,吸出的液体中即含小鼠腹腔细胞。饲养细胞浓度调至 $1×10^5$/mL,提前一天或当天置板孔中培养。

（四）细胞融合

细胞融合(fusion)是杂交瘤技术的中心环节,融合的方法包括物理方法(如电场诱导)、化学方法(如聚乙二醇)以及生物学方法(如仙台病毒)等。聚乙二醇(PEG 1000～2000)是目前最常用的细胞融合剂,一般应用浓度为30%～50%。

不同的实验室细胞融合的具体方法不尽相同,基本步骤是将两种细胞混合后加入PEG使细胞彼此融合,其后加入培养液稀释消除PEG的作用。将融合后的细胞适当稀释,分置培养板孔中培养。融合过程应特别注意以下几点。①细胞比例:骨髓瘤细胞与B细胞的比例可从1:2到1:10不等,常用1:4的比例。应保证两种细胞在融合前都具有较高的活性。②融合时间:在两种细胞的混合悬液中,加入PEG(根据实验设计,可控制滴加PEG的速度)后的1 min滴加4.5 mL培养液,间隔2 min滴加5 mL培养液,而后加培养液50 mL。③培养液的成分:对融合细胞,良好的培养液尤其重要,其中的胎牛血清、各种离子和营养成分均须严格配制。

(五) 阳性杂交瘤细胞的筛选与克隆化

1. 选择培养基的应用 细胞DNA合成通常有两条途径(图3-2):其一为主要途径,是由糖和氨基酸合成核苷酸,进而合成DNA,叶酸作为重要的辅酶参与这一合成过程;其二为补偿途径,是在次黄嘌呤和胸腺嘧啶存在的情况下,经HGPRT和胸腺嘧啶核苷激酶(thymidine kinase,TK)的催化作用合成DNA。

细胞融合的选择培养基中有三种关键成分:次黄嘌呤(hypoxanthine,H)、氨基蝶呤(aminopterin,A)和胸腺嘧啶(thymidine,T),因此取三者的字头称为HAT培养基。氨基蝶呤是叶酸的拮抗剂,可阻断细胞DNA合成的主要途径,而融合所用的瘤细胞是HGPRT⁻细胞株,所以不能在该培养基中生长。只有融合细胞(融合的B细胞和瘤细胞)具有亲代双方的遗传性能,可在HAT培养基中生长繁殖。

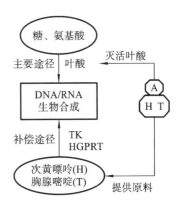

图 3-2 核酸生物合成途径示意图

2. 杂交瘤细胞的筛选 细胞融合是一个随机的物理过程,经融合后细胞将以多种形式出现。如融合的B细胞和瘤细胞、融合的B细胞和B细胞、融合的瘤细胞和瘤细胞、未融合的B细胞、未融合的瘤细胞以及细胞的多聚体形式等。经过HAT培养基培养,融合后的细胞只有杂交瘤细胞得以生长而被筛选出来。

3. 杂交瘤细胞的克隆化 经过HAT培养基培养后得到的杂交瘤细胞中,有相当比例为无关细胞的融合体,另外,有的培养孔中生长有多个细胞克隆,分泌的抗体可能有不同的抗原表位。因此必须做到及时筛选培养物上清液中是否有所需的抗体,产生抗体的孔的细胞是否为单一克隆,如果一孔中有多个克隆且抗体检测为阳性时必须进行克隆化。为了防止阳性克隆的丢失,需要尽早进行。

克隆化有以下几种方式:①有限稀释法(limiting dilution):将融合的阳性孔的细胞进行充分稀释,使分配到培养板的每一孔中的细胞平均数为0至1个,培养3～5天,选择单个细胞群且能分泌抗体的阳性孔,反复多次克隆,便可获得由单个细胞增殖而形成同源性的杂交瘤细胞克隆。本法不需要特殊设备,克隆阳性率高,为实验室常用的方法。②显微操作法:在倒置显微镜下,用弯头毛细滴管将单个细胞吸出,分别放入含有饲养层细胞的96孔板中培养。此法直观可靠,但操作时间较长,容易增加污染机会。③荧光激光分选仪分选法:先用荧光抗体标记待分离的杂交瘤细胞,然后用流式细胞仪分选。本法筛选效率高,纯度高达90%,但仪器价格昂贵。④软琼脂培养法:由于操作比较繁杂,克隆阳性率不稳定,一般不用。

(六) 杂交瘤细胞的冻存与复苏

1. 杂交瘤细胞的冻存 在杂交瘤细胞培养的过程中,随时可能发生细胞污染、抗体分泌能力丧失的情况。如未冻存原始细胞,一旦发生意外则前功尽弃,因此,应及早冻存选出的阳性克隆细胞。目前均采用液氮冻存细胞,冻存方法与其他细胞一样。

2. 杂交瘤细胞的复苏 冻存细胞要定期复苏,检查细胞的活性和分泌抗体的稳定性。细胞复

NOTE

苏方法同其他细胞一样。复苏后移入含有前一天已制备好的饲养层细胞的培养瓶内,当细胞形成集落时,检测抗体活性。

要注意的是,冻存细胞复苏后的活性多在 50%～95% 之间。如果低于 50%,则说明冻存复苏过程有问题。

（七）单克隆抗体的鉴定

对制备的单克隆抗体进行系统的鉴定是十分必要的,应从以下几个方面进行鉴定。

1. 特异性的鉴定　除用免疫原进行抗体的检测外,还应该用与其抗原成分相关的其他抗原进行交叉试验,方法可用 ELISA、IFA 法。

2. Ig 类与亚类以及型的鉴定　在筛选抗体时已经确定了 IgG 类,至于型以及亚类则需要用标准抗型、亚类血清系统进行双向免疫琼脂扩散试验或夹心 ELISA 来确定,也可以用基于免疫胶体金原理设计的商品化分型试纸条进行类、型以及亚类的检测。

3. 效价以及中和活性的鉴定　效价以腹水或培养物上清液的稀释度表示,稀释度越高,则抗体效价也越高。采用凝集反应,腹水效价可达 1∶5 万以上,采用 ELISA 法,腹水效价可达 1∶100 万以上。如果 ELISA 法所测腹水效价低于 1∶10 万,用于诊断时会影响灵敏度,应考虑重新制备。

如制备的单克隆抗体用于中和毒素或感染,则要用动物或细胞的保护实验来确定单克隆抗体的中和活性。

4. 识别表位的鉴定　经典的方法是用酶或同位素标记单克隆抗体,然后检查标记抗体与未标记抗体是否可竞争抗原的同一表位。本法较精确,但需要对被检的一株或数株单克隆抗体进行纯化和标记,并且每对抗体均需做稳定的竞争性试验。另一种方法是用基因重组、化学法或酶"切割"抗原等,分离抗原的不同区,然后研究它们与不同单克隆抗体的相互作用,该法最可靠,但难度较大。

目前简便易行的分析单克隆抗体识别表位是否相同的方法有双向免疫扩散试验、双位点夹心 ELISA、ELISA 相加试验、ELISA 竞争抑制试验等。

5. 亲和力的鉴定　见前面免疫血清制备中的内容。

6. 染色体分析　正常鼠的脾细胞染色体数为 40,全部为端着丝粒。小鼠骨髓瘤细胞染色体如下:SP2/0 细胞染色体数为 62～68,NS-1 细胞染色体数为 54～64。大多为非整倍性,有中部和亚中部着丝点。杂交瘤细胞的染色体数目接近两亲本细胞染色体数目的总和,在结构上除多数为端着丝粒染色体外,还应出现少数标志染色体。染色体数目多且较集中的杂交瘤细胞常分泌高效价的抗体。

二、单克隆抗体的批量生产及纯化

（一）单克隆抗体的生产

随着培养时间延长,融合细胞发生污染、染色体丢失和死亡的概率会增高,因此筛选出阳性的杂交瘤细胞株后应及早进行抗体制备。大量制备单克隆抗体的方法有两种:一种是动物体内诱生法,另一种是体外培养法。

1. 动物体内诱生法　杂交瘤细胞具有亲本细胞的遗传特性,如接种到遗传背景相同的动物体内,杂交瘤细胞则可无限扩增,直到宿主死亡。常选用 BALB/c 小鼠或与 BALB/c 小鼠杂交的 F1 代小鼠。接种前 1 周左右,于小鼠腹腔内注入降植烷或医用液体石蜡 0.5 mL。每只小鼠腹腔注射 $0.5×10^6$～$1×10^6$ 个杂交瘤细胞。接种后 7～10 天,可诱生出腹腔肿瘤并产生含单克隆抗体的腹水。接种后 10～14 天,分次采集腹水,可获得更多单克隆抗体(1 只小鼠可得浓度为 5～20 mg/mL 的腹水 10～20 mL)。

2. 体外培养法　将杂交瘤细胞接种到培养瓶中,常规培养数天后,收集上清液可获得均一的单克隆抗体。本法所得抗体含量不高,为 5～25 pg/mL。但仍可满足部分实验的要求。此外,还有一种方法,杂交瘤细胞高密度培养,分两种类型:一类是悬浮培养系统,即采用转瓶或发酵罐式的生物反应器;另一类是细胞固定化培养系统,包括中空纤维细胞培养系统和微囊化细胞培养系统。高密度培养可使单位体积单克隆抗体含量明显增高,产量可高达 1 g/L。

(二) 单克隆抗体的纯化

从培养液或腹水中获得的单克隆抗体,不需要纯化即可用于日常诊断或定性研究。如果用于标记免疫测定,则需进一步纯化。单克隆抗体的纯化方法同免疫血清抗体的纯化,目前最有效的单克隆抗体纯化方法为亲和纯化法。

三、单克隆抗体的特性

单克隆抗体的问世是生物技术领域划时代的飞跃,与传统的免疫血清(多克隆抗体)相比,单克隆抗体有其独特的优势,其与多克隆抗体的比较见表 3-1。

表 3-1 单克隆抗体与多克隆抗体的特性比较

比 较 内 容	多克隆抗体	单克隆抗体
抗体来源	动物血清,多个 B 细胞克隆产生	杂交瘤培养物上清液或腹水,单个 B 细胞克隆产生
识别表位	识别多个不同抗原表位	只识别单一相同抗原表位
Ig 类、亚类	混杂,不均一	同一类属,均一
特异性与亲和力	批与批之间不同	特异性高,抗体均一
有效抗体含量	差异大,不确定	0.5~5.0 mg/mL(小鼠腹水) 0.5~10.0 μg/mL(培养物上清液)
可见免疫复合物	可以	不能
在免疫学检验中的应用	可用,经典实验	应用广泛,尤其是标记免疫技术

四、兔源单克隆抗体简介

兔源单克隆抗体(rabbit monoclonal antibody,RabMAb)是基于兔骨髓瘤样肿瘤细胞与兔脾细胞融合形成针对单一抗原表位的杂交瘤产生的抗体。其源于 1995 年,芝加哥莱奥那大学的 Katherine Knight 博士成功地在转基因兔中获得骨髓瘤样肿瘤。其后,Robert Pytela 博士和 Weimin Zhu 博士改进此技术,使其能高效地产生兔源单克隆抗体。

与鼠源单克隆抗体相比,兔源单克隆抗体有以下优势:①兔免疫血清通常含有高亲和力抗体,识别表位的种类更多;②兔源单克隆抗体能够识别许多在小鼠中不产生免疫应答的免疫原,例如小分子化合物药物、多肽等;③由于兔脾脏较大,可以进行更多的融合实验,使得高通量筛选融合细胞成为可能。因此,兔源单克隆抗体技术的出现,一定会弥补鼠源单克隆抗体的不足,在科研、诊断和治疗以及药物开发方面得到广泛使用。

第四节 基因工程抗体的制备

尽管单克隆抗体和多克隆抗体在基础研究和临床诊断方面是不可或缺的试剂,但它们还有许多不足,限制了其应用。特别是在临床治疗方面,由于它们来源于异种动物,具有高度反应原性,但对于人体来说是异物,因而具有很强的免疫原性,反复使用时常常会诱导机体产生免疫应答,从而减弱或失去疗效,并增加超敏反应的发生机会。这促使研究者们去思索如何避免抗体应用于人体时可能产生的副作用,也就是如何保留其抗原性的同时尽可能减少其免疫原性。

基因工程抗体是指以重组 DNA 技术和蛋白质工程技术等高新生物技术为平台,对抗体基因进行加工改造及重新装配,经转染至适当受体细胞后所表达的生物药物总称,又称重组抗体。目前基因工程抗体包括人源化抗体、小分子抗体、双特异性抗体、抗体融合蛋白以及抗体库技术制备的抗体等。

一、人源化抗体

人源化抗体（humanized antibody，HAb）主要是指以基因克隆及DNA重组技术改造鼠源单克隆抗体，使其大部分氨基酸序列被人源序列取代而重新表达的抗体。基本保留亲本鼠源单克隆抗体的亲和力和特异性，又降低了其异源性，有利于临床应用。人源化抗体包括嵌合抗体（chimeric antibody）、改型抗体（reshaped antibody，RAb）或CDR植入抗体（complementarity determining region grafting antibody）、完全人源化抗体等（图3-3、文后彩图1）。

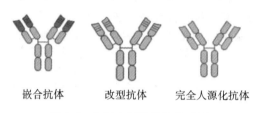

嵌合抗体　　　改型抗体　　　完全人源化抗体

图3-3　常见人源化抗体模式图

深色代表人的成分，浅色代表鼠的成分，斜线代表鼠的CDR

二、小分子抗体

小分子抗体是指通过基因重组技术，在保持原有抗原结合活性的基础上，将完整的抗体分子改造成的较小的分子。其包括抗原结合片段（fragment of antigen binding，Fab）、可变区片段（fragment of variable，Fv）、单链抗体（single-chain Fv，ScFv）、单区抗体（single-domain antibody，SdAb）以及微型抗体（minibody）和超变区多肽（hypervariable region polypeptide）等。此类抗体相对分子质量小，可在大肠杆菌等原核细胞中表达，在人体内穿透力强，半衰期短，不激活补体，毒副作用小，有利于应用于人体。

1. Fab　由一条完整的L链及H链的VH和CH1区组成（图3-4）。具有与完整抗体相同的抗原结合特性，但只有一个抗原结合位点。将L链及VH和CH1区的cDNA连接转化大肠杆菌便可直接表达有功能的Fab片段。Fab抗体只有完整IgG的1/3，主要发挥抗体的抗原结合功能。

2. Fv　抗体分子中保留抗原结合部位最小的功能性片段（图3-4），是由VH和VL组成的单价小分子，为完整抗体分子的1/6。目前采用基因工程技术制备，转化大肠杆菌表达VL和VH获得有功能的Fv，在低浓度时很容易分解为VL和VH，因此有时需要通过化学方法或引入半胱氨酸的方法连接以维持其结构的稳定性。

3. ScFv　用基因工程方法将抗体VH和VL（重链和轻链可变区）通过一个连接肽连接而成的小分子抗体（图3-4）。一般在设计时要引入一个由10～25个富含甘氨酸、丝氨酸、苏氨酸残基组成的连接短肽（臂），使其具有柔韧性和可溶性。该抗体具有较好的抗原结合能力，且相对分子质量小、穿透力强、免疫原性低等。可与其他效应分子构建成多种具有新功能的抗体分子，是构建免疫毒素和双特异性抗体等理想的基本元件。ScFv应用于肿瘤的导向治疗、肿瘤的影像分布、基因治疗以及研究基因结构与功能的关系等方面。

在ScFv的基础上，通过连接两个ScFv而获得双价ScFv（divalent scFv，di-scFv或bivalent scFv，bi-ScFv），或者通过五肽连接臂介入促使ScFv二聚体形成双链抗

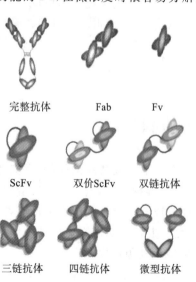

完整抗体　　　Fab　　　Fv

ScFv　　　双价ScFv　　　双链抗体

三链抗体　　　四链抗体　　　微型抗体

图3-4　小分子抗体结构模式图

体(diabody),其解离常数明显低于 ScFv,因而体现出更强的抗原结合能力。如果引入一个或两个氨基酸组成连接短肽则可形成三链抗体(triabody)及四链抗体(tetrabody)等(图 3-4)。二价以上的 ScFv 中 Fv 可以针对不同的抗原表位,因而可以是一种双特异性抗体。

4. 微型抗体 采用不同的接头将单链抗体(VL-VH)的 VH 结构域与 IgG 的 CH3 结构域融合,形成 VL-VH-CH3 的结构,称之为微型抗体(图 3-4)。此种抗体合成后通过 CH3 结构域形成稳定二聚体式,发挥其双价微抗作用。

5. SdAb 由一个 VH 或 VL 功能结构域,约 110 个氨基酸组成的多肽链。其相对分子质量仅为整个 Ig 分子的 1/12,故也称为小抗体。具有与完整抗体相似的亲和力,耐热(90 ℃)且对变性剂稳定。

6. 超变区多肽 识别抗原具有高亲和力的 CDR 多肽而成的小分子抗体。这种只含有一个 CDR 多肽的抗体,称为超变区多肽,亦称为最小识别单位(minimal recognition unit,MRU)。超变区多肽直接用于诊断或治疗,有望获得理想的结果。

三、双特异性抗体(双功能抗体)

双特异性抗体(bispecific antibody,BsAb)是指经过基因工程技术得到的由两个不同的抗原结合位点组成的抗体,可同时与两种不同的抗原决定簇结合,能在靶细胞和功能分子(细胞)之间架起桥梁,激发具有导向性的免疫反应,这种具有双价双特异性的抗体又称为双功能抗体(bifunctional antibody,BfAb)。

四、抗体融合蛋白

抗体融合蛋白(antibody fusion protein)是指利用基因工程技术将抗体分子片段与其他蛋白质融合而得到的具有多样性生物功能的融合蛋白。常见以下几种:①含 Fv 段的抗体融合蛋白:将 Fv 与某些毒素、酶、细胞因子基因拼连,通过这些抗体的引导,可将其生物活性物质导向靶细胞特定部位,所谓"生物导弹"。②嵌合受体:将 ScFv 与某些细胞膜蛋白分子融合而形成的融合蛋白,可表达于细胞表面,称为嵌合受体。由于其介导的杀伤效应不受 MHC 限制,在过继性免疫治疗中有潜在应用价值。③含 Fc 的抗体融合蛋白:CD4 分子细胞膜外部分与 Fc 融合后由真核细胞表达。此融合蛋白能竞争结合 HIV,阻断 HIV 对敏感细胞的感染,还可介导 ADCC。因 CD4 分子属于黏附分子,故 CD4-Fc 融合蛋白又称为免疫黏附素。

五、抗体库技术

抗体库技术(antibody library technique)是指用细菌克隆代替 B 细胞克隆来表达抗体谱。即用基因克隆技术将全套抗体重链及轻链可变区基因克隆出来,重组到质粒表达载体,通过大肠杆菌直接表达有功能的抗体分子片段,最后筛选得到特异的可变区基因进而表达功能性抗体分子或片段。抗体库技术主要过程包括克隆出抗体全套可变区基因;与有关载体连接,导入受体菌系统,形成组合文库;利用受体菌蛋白合成分泌等条件,将这些基因表达在细菌、噬菌体等表面,进行筛选与扩增,建立抗体库。

发展较快的抗体库技术是噬菌体抗体库技术(antibody phage display technique)。它是将体外克隆的抗体基因片段插入噬菌体载体,转染工程细菌进行表达,然后用抗原筛选即可获得特异的单克隆噬菌体抗体。

抗体库技术不仅可以模拟动物免疫系统产生抗体的过程,还具有许多独特的优点:抗体库技术模拟天然抗体库,不需要免疫人和动物;利用抗原即可直接从非免疫动物抗体库中筛选出特异性抗体,并能筛选到针对该物种自身抗原的抗体;从人的抗体库中可以得到完全人源化单克隆抗体,克服了难以用杂交瘤技术获得人源化单克隆抗体的障碍;抗体工程菌比杂交瘤细胞稳定、易保存;细菌细胞增殖快,培养成本低廉,适用于大规模工业化生产,有利于大量制备高纯度抗体,进行蛋白质晶体结构研究和应用。因此,抗体库技术又是单克隆抗体发展史上的里程碑,将对生物学和医学的发展起着重要的推动作用。乔治·史密斯以及英国科学家格雷戈里·温特由于在该领域的突出贡献,获得了 2018 年诺贝尔化学奖。

第五节　标记免疫结合物的制备

标记免疫技术是抗原抗体反应的免疫技术与标记技术相结合的高特异性、高灵敏度的免疫学检测方法。其是指将标记物(示踪物)与抗原或抗体交联结合得到标记物-抗原或抗体结合物(标记免疫结合物)的技术。标记免疫结合物既是标记免疫技术的关键试剂,也是高灵敏免疫测定的物质基础。由此可见,制备高质量的标记免疫结合物是标记免疫技术成败的关键因素之一。

一、常见标记物的种类

临床免疫学检验中常用的标记物有荧光物质、放射性核素、酶、化学发光剂、胶体金和量子点等。标记物类型和标记物名称见表 3-2。

表 3-2　标记物类型和标记物名称

标记物类型	标记物名称
放射性核素	^{125}I(常用)、^{131}I、^{3}H 和^{14}C
荧光物质	有机化合物:FITC(常用),RB200、TRITC、PE(常用) 稀土离子:铕(Eu^{3+})(常用)、钐(Sm^{3+})、铽(Tb^{3+})、钕(Nd^{3+})、镝(Dy^{3+})等 其他荧光物质:4-甲基伞酮-β-D 半乳糖苷酶
酶	辣根过氧化物酶(horseradish peroxidase,HRP)(常用)、碱性磷酸酶(alkaline phosphatase,AP/ALP)、β-半乳糖苷酶(β-galactosidase,β-Gal)
化学发光剂	直接化学发光剂:吖啶酯(常用)、三联吡啶钌 酶(HRP/ALP)促反应发光剂:鲁米诺及其衍生物
量子点	Ⅱ～Ⅵ族元素或Ⅲ～Ⅴ族元素
胶体金	胶体金

二、标记免疫结合物的制备与鉴定

(一) 放射性核素的标记与鉴定

1. 放射性核素的标记　常用的放射性核素的标记方法有直接标记法和间接标记法。以放射性核素^{125}I标记物的制备为例。

(1)直接标记法:在氧化剂作用下将$^{125}I^{-}$氧化成$^{125}I^{+}$,取代蛋白质酪氨酸苯环羟基邻位上的氢,直接结合在蛋白质侧链酪氨酸残基的苯环上,形成单碘酪氨酸或双碘酪氨酸。最常用于肽类、蛋白质和酶的碘化标记。该法操作简便,结合效率高,故标记物具有高比放射性。不足之处在于只能标记含酪氨酸的化合物,有时可能会损害蛋白质的特异性和生物活性。常用的方法如下:①氯胺T(ch-T)法:对苯磺基酰胺的 N-氯衍生物钠盐在水中易分解成具有氧化性的次氯酸,它可将$^{125}I^{-}$氧化成带正电的$^{125}I^{+}$,后者可取代被标记物分子中酪氨酸残基苯环上的氢原子,使蛋白质或多肽被碘化,加入还原剂偏重亚硫酸钠($Na_2S_2O_5$)可终止反应。基本反应式如下:

$$^{125}I^+ + R-\bigcirc-O^- \longrightarrow H^+ + R-\bigcirc^{125I}-O^-$$

$$^{125}I^+ + R-\bigcirc^{125I}-O^- \longrightarrow H^+ + R-\bigcirc^{125I}_{125I}-O^-$$

此法简便、迅速、高效且重复性好。为避免损伤被标记物的免疫活性并得到高比放射性的标记免疫结合物,标记过程中应注意使用无还原剂的高比放射性碘源(Na^{125}I),被标记物用量要少,氯胺 T 用量要少,控制总反应体积(<200 μL)、反应时间(1~2 min)和弱碱性反应条件(pH 7.4~7.6)。②乳过氧化物酶标记法:其基本原理是乳过氧化物酶催化过氧化氢释放活泼的新生态氧,后者使^{125}I 离子活化成^{125}I$_2$ 而取代被标记物分子中暴露的酪氨酸残基苯环的氢原子。该标记方法反应温和,可减少对被标记物免疫活性的损伤,而且酶活性有效期不长,稀释后即可终止反应,易于控制被标记物上^{125}I 的标记数量。

(2) 间接标记法:该法是先将^{125}I 标记在含酪氨酸残基并容易与蛋白质交联的载体(如 N-羟基琥珀酰亚胺酯(NSHPP))上,然后与蛋白质交联。标记方法分两步进行,第一步是先用氯胺 T 法使NSHPP 碘化,第二步是将碘化 NSHPP 分子与蛋白质或多肽分子偶联。主要用于甾体化合物、环核苷酸、前列腺素等小分子化合物的标记。其优点是避免了标记反应中加入的氧化剂对被标记物免疫活性的损伤,尤其适用于对氧化敏感的肽类化合物、不含酪氨酸残基的蛋白质(如半抗原)和酪氨酸残基未暴露在分子表面的抗原碘标记。缺点是由于操作较复杂,标记蛋白质的比放射性显著低于直接法,且标记物的添加基团可能影响被标记物的免疫活性。

2. 放射性标记结合物的纯化与鉴定

(1) 放射性标记结合物的纯化:放射性纯化标记结合物的方法有凝胶过滤法、离子交换层析法、电泳法以及高效液相色谱法、透析法等方法。放射性标记结合物长期储存后可因脱碘和自身辐射造成蛋白质破坏而形成碎片,需要重新进行纯化。

(2) 放射性标记结合物的鉴定:理想的放射性标记结合物应有高放射化学纯度、适当的比放射性和免疫活性。①放射化学纯度(radiochemical purity):结合于抗原上的放射强度占总放射强度的百分率,即碘化蛋白质的放射强度占总放射强度的百分率,一般要求大于95%。常用的测定方法是利用三氯乙酸(预先在待鉴定样品中加入白蛋白助沉淀)将所有蛋白质沉淀、离心后测定沉淀物(标记结合物)的放射强度,并计算其占总放射强度的百分率。此参数也是观察标记结合物在储存期内脱碘程度的重要指标(称为放射性游离碘的含量),如果游离碘含量超过5%则应重新纯化去除游离碘。②比放射性(specific radioactivity):单位质量标记结合物的放射强度,也可理解为每分子被标记物平均所结合的放射性原子数目。常用 Bq(Becquerel)/μg、Ci(Curie)/g 或 Ci/mmol 等单位表示。比放射性计可通过计算法或自身置换法获得。标记抗原的比放射性越高,实验系统的灵敏度越高。但过高的比放射性可能会损伤抗原的免疫活性,且储存的稳定性差。③免疫活性(immunoreactivity):指标记抗原结合于抗体的放射强度占总放射强度的百分率,即制备的标记结合物与抗体结合的能力,用以反映抗原标记后免疫活性的损失情况。检测免疫活性的方法是取少量标记抗原与过量抗体反应,测定结合部分(B)和游离部分(F)的放射强度,计算出 $B/(B+F)$ 值,此值应大于80%。该值越大,说明抗原损伤越少;值过小时,标记抗原应重新提纯或废弃重做。

(二) 荧光物质的标记与鉴定

1. 荧光素抗体结合物的制备

(1) 抗体的荧光素标记:常用的方法有搅拌法和透析法两种。①搅拌法:将一定浓度的荧光染料溶液逐滴加入待标记的抗体溶液中,室温持续搅拌一段时间后,离心取上清液。此法适用于标记

NOTE

体积较大、蛋白质含量较高的抗体溶液。优点是标记时间短,荧光素用量少,缺点是常会有较强的非特异性荧光染色。②透析法:将待标记的蛋白质溶液置于透析袋中,再放入荧光素溶液中反应过夜。此法适用于标记样品量少、蛋白质含量低的抗体溶液。优点是标记比较均匀,非特异性荧光也较少,不足之处是标记时间长,荧光素用量多。

(2)标记抗体的纯化:抗体标记后,应立即进行纯化处理以消除或降低非特异性染色和特异性交叉染色。分三步进行:首先可采用透析法或凝胶过滤法去除游离荧光素;其次用 DEAE-纤维素和 DEAD-葡聚糖凝胶层析法去除过度标记或未标记的蛋白质分子(这些分子是降低染色效价和出现非特异性染色的主要因素);最后常用肝粉吸收法去除特异性交叉染色抗体(如有必要)。

(3)荧光素抗体结合物的鉴定:鉴定内容包括荧光素与蛋白质的结合比率、抗体特异性及抗体效价。①荧光素与蛋白质的结合比率:荧光素抗体结合物中荧光素与蛋白质各自的摩尔浓度的比值(F/P 值),这一比值表示每个抗体分子上平均结合的荧光素分子数。F/P 值越高,说明抗体分子上结合的荧光素越多,标记抗体的灵敏度就越高,反之则越低。F/P 值以 1~2 为合适,1~3.5 为合格。具体方法是将制备的荧光素抗体结合物稀释至 A_{280} 约为 1.0,分别测读 A_{280}(蛋白质特异吸收峰)和标记荧光素的特异吸收峰(如 FITC 为 A_{495}),按以下公式计算:F/P 值 $= 2.87 \times A_{495}/(A_{280} - 0.35 \times A_{495})$。一般用于固定标本的荧光素抗体结合物以 F/P 值为 1.5 为宜,用于活细胞染色的以 F/P 值为 2.4 为宜。②荧光素抗体结合物的特异性:鉴定方法包括对照试验(分别用制得的荧光素抗体结合物与已知相应抗原和非相应抗原染色,结果应分别为阳性和阴性)、类属性抗原染色试验(用制得的荧光素抗体结合物与同已知抗原相近的类属抗原反应,如为阴性结果,说明特异性强;如出现不同程度荧光,说明具有类属反应,特异性较差)、抗体吸收试验(荧光素抗体结合物与过量的相应抗原充分反应后,再用相应抗原染色,应无荧光或荧光显著消退)、染色阻抑试验(用未标记的抗体与相应抗原反应,洗涤后,再加入荧光素抗体结合物染色,应观察不到荧光)等。③荧光素抗体结合物的效价:可用双向免疫扩散试验进行测定,当抗原含量为 1 g/L 时,效价大于 1∶16 者较为理想;或将荧光素抗体结合物倍比稀释,对切片标本做荧光素抗体结合物染色,能清晰显示特异性荧光,且非特异性染色弱的最大稀释倍数即为该荧光素抗体结合物的染色滴度。

(4)荧光素抗体结合物的保存:荧光素抗体结合物的保存应注意防止抗体失活和荧光猝灭。最好小量分装,并加入 1∶(1000~5000)的叠氮化钠防腐,−20 ℃ 冻存,可保存 3~4 年。稀释后的抗体不宜长时间保存,在 4 ℃ 仅可保存 1~3 天。

(5)荧光素抗体结合物制备的影响因素:①抗体:需特异性强、纯度高、亲和力高。一般为单克隆抗体,或经特异性免疫血清提纯后的高效价免疫球蛋白。②荧光素:具有能与蛋白质分子形成共价键的化学基团,与蛋白质结合后不易解离,未结合的荧光素及其降解产物易于清除;荧光效率高,偶联物产生的荧光颜色与背景组织的自发荧光对比鲜明,易于辨析;与蛋白质结合后不影响蛋白质原有的生化与免疫性质;标记方法简单、安全无毒;标记后的结合物稳定,易于保存。③标记时注意事项:以粉末状 FITC 为例,荧光素与蛋白质溶液浓度,FITC 以 0.025~0.05 mg/mL 为宜,抗体以 20~25 mg/mL 为宜;pH 以 9.0~9.5 最好,过低时标记速度慢,过高(大于 10)时蛋白质容易变性;温度在 4~25 ℃ 均可,温度低时反应时间长;反应时间在 0~4 ℃ 时以 6~12 h 为宜,20~25 ℃ 时以 1~2 h 为宜。透析法以 4 ℃ 较长时间反应为好。另外,标记过程中应注意避光操作。

2. 镧系元素标记物的制备 镧系元素作为金属离子,很难直接与抗原或抗体结合,在标记时需要一种双功能基团的螯合剂。螯合剂分子内带氨基和羧基,或带有异硫氰酸基和羧酸基,一端与镧系元素离子连接,另一端与抗原或抗体的自由氨基(组氨酸,酪氨酸)连接,形成镧系元素离子-螯合剂-抗原(抗体)复合物。目前常用于镧系元素标记的双功能螯合剂有异硫氰酸-苯基-EDTA(ICB-EDTA)、β-萘甲酰三氟丙酮(β-NTA)、二乙烯三胺五乙酸(DTPA)等。标记时,不同蛋白质的反应性依赖于蛋白质表面的游离氨基酸数目和蛋白质特异等电点。一般来说,游离氨基酸数目越多,蛋白质等电点越高,标记率就越高。标记最佳条件为 pH 9.0~9.3,反应时间 14~24 h,温度以 (10±2) ℃ 为宜。理想的标记率为 5~15 Eu^{3+}/IgG。在标记系统中引入生物素-亲和素系统可进一步提高检测灵敏度,一般以链霉亲和素(streptavidin,SA)标记 Eu^{3+},而制备生物素(B)偶联的抗体或抗原,在反应中可形成 Eu^{3+} SA-B-IgG 复合物,可进一步提高荧光信号。

(三)酶的标记与鉴定

酶标记的抗原或抗体称为酶结合物(enzyme conjugate),是酶免疫技术的核心组成部分。酶结合物是通过适当的化学反应或免疫学反应,让抗体或抗原分子以共价键或其他形式与酶蛋白分子相偶联,形成酶标抗体或酶标抗原。酶结合物直接影响酶免疫技术的效果且决定了酶免疫测定试剂盒的有效使用期限。

1. 酶结合物的制备 常用的制备方法有交联法和直接法两种。交联法是以双功能试剂作为"桥",分别与酶和抗体(抗原)形成结合物。因此交联试剂具有至少两个与蛋白质结合的反应基团,如果反应基团相同即为同源双功能交联剂,反之则为异源双功能交联剂。以 HRP 标记抗体为例,分别介绍两种标记方法的基本原理。

(1)戊二醛交联法:戊二醛为双功能试剂,它具有对称醛基,可分别与酶和蛋白质分子中游离的氨基、酚基结合,生成 Schiff 碱而形成酶结合物。此方法比较温和,可以在 4~40 ℃范围的缓冲液中进行,要求缓冲液 pH 在 6.0~8.0 之间,分为一步法和二步法。一步法是直接将一定量的酶、抗体和戊二醛一同加入溶液中进行交联,然后用透析法或凝胶过滤除去未结合的戊二醛即可得到酶结合物。此法虽然简单,操作方便,但由于抗体(抗原)和酶的赖氨酸数目不同,交联产物不均一,除了酶-抗体结合物外,还会形成酶-酶、抗体-抗体的交联产物,因此产率较低。二步法则是先将相对过量的戊二醛与酶进行交联,透析除去未反应的戊二醛,再加入抗体(抗原),形成酶-戊二醛-抗体(抗原)的复合物。此法优点是酶结合物均一,产率较高。

(2)直接法——改良过碘酸钠法:HRP 标记蛋白质最常用的方法。过碘酸钠能将与酶活性无关的多糖(主要是甘露糖)的羟基氧化为醛基,后者即可与抗体蛋白中的游离氨基形成 Schiff 碱而交联,再加入硼氢化钠还原后,生成稳定的酶结合物。为防止酶蛋白分子中氨基与醛基发生自身偶联反应,标记前需用 2,4 二硝基氟苯(dintro-fluorobenzene,DNFB)封闭酶蛋白中残存的 α-氨基和 ε-氨基。改良过碘酸钠法产率比戊二醛法高 3~4 倍。

2. 酶结合物的纯化 常用的纯化方法是饱和硫酸铵沉淀法和凝胶层析纯化法等。

3. 酶结合物的鉴定 通常包括酶结合物的免疫活性、酶活性和酶标记率等方面。免疫活性通常用琼脂扩散试验和免疫电泳来鉴定,良好的酶结合物的琼脂扩散试验的效价应该在 1:16 以上。酶活性的测定可以用 ELISA 法直接测定,加入酶结合物后再添加底物,如果显色则具有酶活性。酶标记率测定常用分光光度法分别测定酶结合物中的酶和抗体(抗原),再用 A_{403}/A_{280} 计算其标记率(A_{403} 表示酶中正铁血红素辅基的吸光度,即酶量;A_{280} 表示抗体(抗原)-酶中色氨酸、酪氨酸的吸光度),它们的比值与酶和抗体(抗原)的物质的量比值呈高度正相关。

4. 酶结合物的保存 酶结合物可以冻干长期保存,也可以分装小瓶于 4 ℃或 0 ℃以下保存(加甘油或者牛血清白蛋白效果更好),避免反复冻融,一般保存一年至两年活性不变。

(四)化学发光剂的标记与鉴定

1. 化学发光剂结合物的制备 通过化学反应将化学发光剂连接到抗体或抗原上,形成结合物,亦称为发光标记物。根据标记反应的类型和形成结合物的特点不同,可将标记反应分为直接偶联和间接偶联两种方式。直接偶联是指通过偶联反应,使标记物分子中的反应基团直接连接到被标记物分子的反应基团上。方法有过碘酸钠氧化法、重氮盐偶联法、碳二亚胺缩合法等。间接偶联法是以功能交联剂在标记物分子和被标记物分子之间插入一条链或一个基团,使两种物质桥连在一起。方法有琥珀酰亚胺活化法、O-(羧甲基)羟胺法、硫氰酸酯法、戊二醛法等。常用标记方法如下。

(1)碳二亚胺(EDC)缩合法:水溶性碳二亚胺可作为大分子与大分子、大分子与半抗原衍生物的交联剂。经过碳二亚胺缩合反应,蛋白质分子中的游离羧基能与发光剂分子中的氨基形成较为稳定的酰胺键。反应条件比较温和,应用范围广,标记反应如下:

蛋白质—C—OH + R—N=C=N—R′ ⟶ R—N—C—N—R′ $\xrightarrow{\text{L—NH}_2(\text{发光剂})}$

(蛋白质)　　　　(EDC)

蛋白质—C—NH—L + R—HN—C—NH—R′

（2）重氮盐偶联法:此法也称为重氮化法,是在酸性和低温条件下,用亚硝酸盐将发光剂的伯氨基重氮化得到重氮盐,再与蛋白质作用生成发光剂-蛋白质结合物。该法具有简便易行、成本低、重复性好等优点。但因反应是建立在 NO_2^- 与—NH_2 作用的原理上,若标记物结构中无伯氨基则不宜选用此方法。反应式如下:

$$L—NH_2 + NaNO_3 \xrightarrow{HCl} L—N^+\equiv NCl^- \xrightarrow{\text{蛋白质}} L—N=N$$

(发光剂)　　　　　　　(重氮盐)　　　　　　　　(发光剂–蛋白质偶氮化合物)

（3）过碘酸盐氧化结合法:此方法又称过碘酸钠氧化法,是先利用过碘酸盐氧化糖蛋白中的糖基成为醛基,再通过醛基与发光剂的伯氨基反应形成 Schiff 碱。后者经 $NaBH_4$ 还原—N=C—键而成为稳定的结合物。此法形成的结合物稳定,适用于含有芳香伯胺或脂肪伯胺的标记物和含有糖基的蛋白质的标记。

（4）混合酸酐法:含有羧基的分子(标记物或被标记物)在三乙胺或三正丁胺等的存在下与氯甲酸酯类反应,生成活泼的混合酸酐中间体,混合酸酐能与另一分子的氨基反应形成酰胺键连接的共价结合物。反应式如下:

$$R—COOH + Cl—C—O—R′ \xrightarrow{\text{三乙胺}} R—C—O—C—O—R′ \xrightarrow{\text{L—NH}_2} R—C—NH—L + R′—OH + CO_2$$

（5）N-羟基琥珀酰亚胺活化法:含有羧基的抗原,经 N-羟基琥珀酰亚胺活化后再与发光剂的氨基偶联成酰胺键。同样,含有羧基的发光剂和催化剂(如血红素类)也可以经过活化用来与抗原的氨基偶联。反应式如下:

(N-羟基琥珀酰亚胺)　　　　　　　　　　　　　(发光标记物)

（6）环内酸酐法:这是一种通过"桥"连接成结合物的标记方法。因较常采用琥珀酸酐作为连接的"桥",所以又称为琥珀酸酐法。该方法是利用环内酸酐与分子中的羟基或氨基反应形成半酯或半酰胺,再经碳二亚胺法或混合酸酐法使其与另一分子中的氨基作用形成酰胺键。该方法的优点是保证标记物和蛋白质分子间的单向定量缩合,得到的结合物具有较高的标记率。某些发光剂与琥珀酸酐作用的中间产物已经商品化(如 ABEI-琥珀酰胺)。临用时略经活化就可制备成结合物。

2. 化学发光剂结合物的纯化　常采用透析法、凝胶过滤层析法或盐析法等,目的是去除反应中游离的发光剂和交联剂。

3. 化学发光剂结合物的鉴定　内容包括蛋白质含量的测定、免疫学活性以及发光效率等指标,具体见相关章节。

4. 化学发光剂结合物的保存 化学发光剂种类偏多,性质有所不同,保存期限有所不同。一般应该分装低温保存,最好冷冻干燥保存。例如,吖啶酯和吖啶酰胺在酸性溶液(pH<4.8)中都很稳定,该类化合物及其与蛋白质的结合物在室温下保存 4 周,其光子产率不降低;冻干品在−20 ℃下可保存一年以上。

（五）胶体金的标记与鉴定

1. 免疫金的制备 免疫金是指胶体金与抗原或抗体等大分子物质的结合物,其制备原理一般认为是胶体金颗粒表面的负电荷与蛋白质表面带正电荷的基团通过静电吸附而使蛋白质分子包被到胶体金颗粒表面。这种结合过程主要是物理吸附作用,不影响蛋白质的生物活性。基本方法是在确定和调整胶体金溶液 pH 以及胶体金与蛋白质的最适用量比例后,在磁力搅拌下,将蛋白质溶液逐滴加入胶体金溶液中,数分钟后再加入一定量的稳定剂如 5％牛血清白蛋白(BSA)或加入 1％聚乙二醇(PEG 20000)。

注意:胶体金对蛋白质的吸附主要取决于 pH,在接近蛋白质的等电点或偏碱性的条件下,两者容易形成牢固的结合物,如果胶体金的 pH 低于蛋白质的等电点,则会聚集而失去结合能力。常用 0.1 mol/L K_2CO_3 溶液上调 pH,用 0.1 mol/L HCl 溶液下调 pH 至选定值。一般标记 IgG 时,pH 调至 9.0;标记 McAb 时,调至 8.2;标记亲和层析抗体时,调至 7.6;标记 SPA 时,调至 5.9～6.2;标记 ConA 时,调至 8.0;标记亲和素时,调至 9～10。

2. 免疫金的纯化 采用超速离心法或凝胶过滤法。

3. 免疫金的保存 免疫金最终用稀释液配制成工作浓度保存。稀释液通常是含稳定剂的缓冲液。缓冲液常用中性的 PBS 或 Tris 缓冲液,PEG 和 BSA 是常用的稳定剂。如在结合物内加入 50％甘油于−18 ℃可保存 1 年以上。

（六）量子点的标记与鉴定

1. 量子点标记结合物的制备 量子点(quantum dots,QDs)是一种重要的低维半导体纳米级材料,一般为球形或类球形,其直径常在 2～20 nm 之间。常见的量子点由 Ⅳ、Ⅱ～Ⅵ、Ⅳ～Ⅵ 或 Ⅲ～Ⅴ族元素组成。对量子点施加一定的电场或光压,它们便会发出特定频率的光,而发出的光的频率会随着这种半导体材料尺寸的改变而变化。

量子点标记的方法有静电吸附法、生物素-亲和素法及共价结合法等,其中最常用的方法是共价结合法(亦称为双功能交联剂法)。通过化学反应将量子点表面进行羧基、氨基、羟基或环氧基等活性基团修饰改性,使之能与生物分子共价偶联。量子点表面含有羧基的偶联方法主要是混合酸酐法和碳二亚胺法,含有氨基的偶联方法主要是戊二醛法,表面功能基为羟基的量子点偶联主要通过琥珀酸酐法实现。

2. 量子点标记结合物的纯化 可以采用凝胶过滤法、高效液相色谱法等方法进行分离。多余的抗体可采用凝胶柱层析法或 50％饱和度的硫酸铵沉淀提纯法去除。

3. 量子点标记结合物的鉴定 量子点标记结合物的鉴定内容包括光谱学特征、凝胶电泳、荧光成像、凝胶柱层析、点印记亲和分析等。

4. 量子点标记结合物的保存 一般储存于 2～8 ℃,避光保存。如果持续强光照射,长期暴露于潮湿的空气中会影响量子点材料的光学性能。

第六节　免疫原、抗体的临床应用

一、临床检验诊断试剂

1. 检测抗体 用已知的抗原设计相应的方法检测分析特异性抗体,可以用于协助临床诊断、疗效观察、预后判断及预防接种效果的观察,另外,在传染病的流行病学调查中,其也具有特殊的、

NOTE

重要的意义。检测抗体的方法除传统的沉淀反应、凝集试验外,标记免疫测定已成为主要的测定技术。

2. 分析抗原 用已知的抗体检测分析相对应的抗原,是检验医学实验室的重要方法之一。涉及的抗体有多克隆抗体、单克隆抗体以及基因工程抗体。单克隆抗体以其特异性强、纯度高、均一性好等优点,除个别经典的免疫学试验外,已逐渐取代多克隆抗体,尤其是在标记免疫技术领域。既可以对抗原进行定性、定量分析,又可以定位分析;既可以体外诊断,又可以体内免疫显像。广泛应用于免疫细胞及其亚群的检测,细胞因子的测定,病原微生物抗原的检测,肿瘤标志物的检测,内分泌系统激素测定,以及生物化学指标的测定等方面。

二、免疫预防和免疫治疗

1. 免疫预防 应用免疫接种预防、控制和消灭传染病有着悠久的历史,接种牛痘苗消灭了天花就是有力的例证之一。用于免疫预防接种的免疫原即为疫苗(vaccine),其基本原理就是应用了抗原的免疫原性,激发机体产生可记忆的免疫应答,达到预防和控制的目的。该法已经经历过灭活疫苗、减毒活疫苗和类毒素,亚单位疫苗和重组疫苗,以及基因疫苗三代。研究者在此基础上致力于新型疫苗的研发。计划免疫接种是预防、控制和消灭传染病的重要手段,在预防与微生物相关的肿瘤(抗肿瘤)方面也显示出其独特的作用,例如 EB 病毒疫苗可预防鼻咽癌,人乳头瘤病毒疫苗可预防宫颈癌等。

2. 免疫治疗 免疫治疗是指利用免疫学原理,针对疾病的发生机制,人为地干预或调整机体的免疫功能,达到治疗疾病目的所采取的措施。

(1)多克隆抗体:主要包括抗感染的免疫血清和抗淋巴细胞的丙种球蛋白。前者用于治疗和紧急预防,例如破伤风和 Rh 血型不符的新生儿溶血症等;后者主要用于阻止移植排斥反应,某些自身免疫病的治疗。

(2)单克隆抗体:目前应用最多。单克隆抗体类生物治疗药物多为免疫球蛋白,或来自单一克隆细胞的具有特异性靶点的免疫球蛋白片段,以及基于全抗体分子或片段构成的融合蛋白或偶联药物。从第一个抗 CD3 鼠源单克隆抗体(1986 年美国 FDA 批准)临床使用以来,研究者通过基因工程方法对抗体进行人源化改造(基因工程抗体),消除鼠源抗体的副作用,拓展其应用。单克隆抗体类生物治疗药物主要包括重组嵌合抗体、人源化单克隆抗体、重组全人源单克隆抗体及重组抗体融合蛋白等。美国 FDA 已经批准了多个治疗性单克隆抗体,用于肿瘤、自身免疫病、感染性疾病、心血管疾病和移植排斥反应等方面。其中,免疫检查点疗法(抗 PD1 抗体)在癌症免疫治疗领域取得了开拓性贡献,彻底改变了人类对抗癌症的格局,已然成为癌症治疗的新希望。詹姆斯·艾利森和京都大学教授本庶佑因发现了"抑制负面免疫调节的癌症疗法"而获得 2018 年诺贝尔生理学或医学奖。

小 结

免疫原是能激发机体免疫系统产生免疫应答的物质,可分为颗粒性和可溶性以及人工免疫原。可溶性免疫原制备过程一般经过破碎组织细胞、粗提、纯化及鉴定等步骤。

佐剂可增强机体对抗原的免疫应答能力,最常用于免疫动物的佐剂是弗氏佐剂,用于人体的佐剂仅限于氢氧化铝、明矾等。

优质多克隆抗体的产生,主要取决于免疫原的纯度和免疫原性,以及动物应答的能力。免疫血清一般需要经过纯化以及效价、特异性、纯度和亲和力等方面的鉴定,保存原则为冷藏防腐、冷冻防融、适量分装、久存尽干。单克隆抗体是针对单个抗原表位的 B 细胞产生的均一抗体,包括鼠源性和兔源性两种,两种单克隆抗体各有其特点,两者优势互补促进了单克隆抗体的应用。基因工程抗体是从基因的角度对抗体进行加工改造及重新装配而成,包括人源化抗体、小分子抗体、双特异性抗体、抗体融合蛋白以及抗体库技术制备的抗体等。

标记免疫技术是指将标记物与抗原(抗体)结合形成结合物的标记技术。常用的标记物有荧光物质、放射性核素、酶、化学发光剂、胶体金和量子点等,标记方法因标记物特性不同而异,但标记产物必须经过鉴定合格方可使用。

由于抗原和抗体有其各自的特点以及二者发生高特异性结合的特征,它们在临床诊断、预防以及治疗等领域发挥着举足轻重的作用,既可以分析免疫活性物质,又可以检测非免疫活性物质;既可以充当免疫预防的疫苗,又可以充当生物治疗的制剂。

思 考 题

1. 简述可溶性抗原制备的基本过程。
2. 免疫血清制备过程中应该注意的事项有哪些?
3. 简述单克隆抗体的制备过程及其特点。
4. 简述基因工程抗体的种类。
5. 简述常见的免疫标记物种类及其常用的制备方法。
6. 简述抗原和抗体在临床中的应用价值。

(蒋丽娜)

第三篇

免疫学检验技术

第三篇主要讲述基于抗原抗体反应的体液免疫检测技术以及分析(免疫)细胞所涉及的技术。其中,抗原抗体反应包括经典的凝集反应、沉淀反应。标记免疫技术按照标记物的不同分为荧光免疫技术、放射免疫技术、酶免疫技术、化学发光免疫分析技术、胶体金免疫技术以及免疫-PCR技术等。另外,还介绍了基于细胞特性或是利用抗体分析检测组织细胞而采用的免疫组织化学技术、流式细胞术、生物素-亲和素技术以及日益成熟的非标记SPR技术等内容。

体液免疫检测技术是用已知的抗原(抗体)检测未知的抗体(抗原)的免疫学技术,其可以定性,也可以定量,发展迅速,尤其是标记免疫技术在临床检验中得到广泛应用。细胞免疫技术基于细胞的特殊标志对液相中的细胞进行质和量的分析,也可以对组织细胞进行定性、定量、定位检测。

本篇是在第二篇基础上的进一步深入,侧重于基于各种不同特性的抗原(抗体)而建立相应免疫检测方法,并对其进行方法学评价。本篇知识的学习将为相关临床方法学的选择和应用提供技术支撑。

第四章 凝集反应

学 习 目 标

掌握:凝集反应的概念;直接、间接凝集反应的类型、原理。

熟悉:凝集反应的常用类型、原理及方法学评价。

了解:凝集反应在临床检验中的应用。

凝集反应(agglutination reaction)是指细菌、螺旋体和红细胞等颗粒性抗原或表面包被抗原(抗体)的颗粒性载体,在一定条件下与相应抗体(抗原)特异性结合后,形成肉眼可见的凝集现象。早在1896年,Widal发现在一定浓度的伤寒杆菌中加入伤寒患者的血清可使伤寒杆菌发生特异性凝集,利用这种凝集现象可有效地诊断伤寒,这就是最早的用于病原体感染诊断的免疫凝集试验,亦即著名的肥达试验。Landsteiner于1900年发现一些人的血浆能使另一些人的红细胞凝集,从而发现了人类ABO血型系统,并于1930年获得诺贝尔生理学或医学奖。本章主要介绍凝集反应的类型、检测原理、特点、影响因素及其临床应用。

第一节 直接凝集反应

细菌、螺旋体和红细胞等颗粒性抗原,在适当电解质的参与下,可直接与相应抗体结合,出现肉眼可见的凝集现象,称为直接凝集反应(direct agglutination reaction)。其中,参与凝集反应的抗原称为凝集原(agglutinogen),抗体称为凝集素(agglutinin)。常用的直接凝集试验有玻片凝集试验和试管凝集试验两种。

一、玻片凝集试验

玻片凝集试验(slide agglutination test)为定性试验,一般用已知抗体作为诊断血清,与受检颗粒性抗原如菌液或红细胞悬液混匀,同时用生理盐水或正常血清作为对照,置室温反应数分钟后,肉眼观察凝集现象,出现凝集者为阳性反应(图4-1)。此法简便、快速、特异,可用于从患者标本中分离得到菌种(如沙门菌属或志贺菌属)的诊断或分型以及红细胞ABO血型的鉴定。

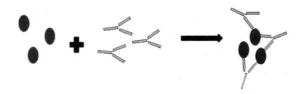

图4-1 玻片凝集试验原理示意图

二、试管凝集试验

试管凝集试验(tube agglutination test)为半定量试验,用已知凝集原与一系列倍比稀释的受检血清在试管内反应,观察每管内抗原凝集程度,通常以产生明显凝集现象的血清最高稀释度作为血清中抗体的效价,也称为滴度。

临床上常用的直接试管凝集试验为诊断伤寒和副伤寒的肥达试验(Widal test)以及诊断斑疹伤寒的外-斐试验(Weil-Felix test)。临床输血时,也常用于受体和供体的红细胞和血清的交叉配血试验。此外,试管凝集试验亦可用已知的抗体鉴定未知的抗原,如用于钩端螺旋体鉴定的显微镜凝集试验。

第二节 间接凝集反应

可溶性抗原(抗体)先吸附于适当大小的颗粒性载体的表面,成为致敏颗粒,然后与相应抗体(抗原)作用,在电解质存在的适宜条件下,出现肉眼可见的凝集现象,称为间接凝集反应(indirect agglutination reaction)或被动凝集反应(passive agglutination reaction)。

一、常用载体的种类及制备方法

(一)常用载体种类

可用于凝集反应的载体颗粒有很多,常用的有动物或人红细胞、聚苯乙烯胶乳颗粒,其次为明胶颗粒、炭粉颗粒、火棉胶等。

1. 红细胞 常用的有绵羊、家兔、鸡的红细胞及人 O 型红细胞。新鲜红细胞具有吸附蛋白质的能力较差、致敏新鲜红细胞容易污染和溶血、不易保存(只能使用 2~3 天)等特性,因此常在致敏前先使红细胞醛化,醛化红细胞不易溶血、耐 60 ℃、可反复冻融、保存时间长(−20 ℃可保存 1 年以上)。如再用鞣酸处理,还可增强其吸附蛋白质的能力,提高试验的灵敏度。

2. 胶乳颗粒 聚苯乙烯胶乳颗粒是直径为 0.8 μm 的球形颗粒,带有负电荷,可吸附蛋白质分子,但结合不牢固。若将其制成带化学活性基团的颗粒,抗原或抗体则能以共价键交联在胶乳颗粒表面,使致敏颗粒的性能更加稳定,可以更长久地保存。

3. 炭粉颗粒 炭粉颗粒最佳大小在 0.12~0.15 mm 之间,可以吸附蛋白质分子,形成炭粉抗体复合物,用于间接凝集试验。

(二)常用载体的制备方法

1. 致敏红细胞的制备

(1)戊二醛一步法:戊二醛有两个反应活性的醛基,可与蛋白质抗原(抗体)及红细胞表面的自由氨基或胍基结合,从而使抗原(抗体)与红细胞连接。具体制备方法如下:先将绵羊或人 O 型红细胞用 0.11 mol/L、pH 7.2 的 PBS 洗 3 次,取压积红细胞 0.1 mL,加至含 0.1 mg 抗原的 PBS 或含适量抗体的 0.1 mol/L、pH 4.0 醋酸盐缓冲液 1.2 mL 中。电磁搅拌下,缓慢滴加 2.5% 戊二醛缓冲液 0.25 mL,继续于室温搅拌 2 h 后,用 PBS 洗 3 次,然后用稀释液配成 0.5% 致敏红细胞悬液。

(2)戊二醛两步法:将绵羊或人 O 型红细胞用 0.11 mol/L、pH 7.2 的 PBS 洗 3~5 次,取压积红细胞用 1% 戊二醛缓冲液配成 2% 悬液,于 4 ℃醛化 30 min。用 PBS 洗 5 次,然后用 PBS(或 pH 4.0 醋酸盐缓冲液)配成 5% 醛化红细胞悬液。取此悬液 10 份加入 6 份用 PBS 配制的抗原或用 pH 4.0 醋酸盐缓冲液配制的抗体溶液(含纯化 IgG 浓度约为 200 μg/mL),放入 37 ℃水浴中作用 1 h,间歇摇动数次。致敏完毕,用 PBS 洗 3 次,然后用稀释液配成 0.5% 致敏红细胞悬液。

(3)戊二醛-鞣酸法:将戊二醛两步法醛化的红细胞用 0.15 mol/L、pH 7.2 的 PBS 配成 0.5% 悬液。加入等量用生理盐水配制的 1:2000 鞣酸溶液,37 ℃作用 10 min,离心沉淀。用含 0.4% 正常兔血清的 0.15 mol/L、pH 7.2 的 PBS 洗 3 次,配成 0.5% 致敏红细胞悬液。由于不同厂家生产的鞣酸质量不一,致敏红细胞所需的最适浓度需经过预试验选定。

(4)氯化铬法:铬、铝、铁、铍等多价金属离子,在一定 pH 条件下,既能与红细胞表面的羧基结合,又能与蛋白质(抗原或抗体)的羧基结合,从而将抗原或抗体连接到红细胞表面。金属离子中目前以铬离子($CrCl_3$)最常用。抗体致敏鞣酸化甲醛红细胞时,结果往往不能令人满意,如用 $CrCl_3$ 与鞣酸合用处理已醛化的细胞,则效果更好。取洗过 5 次的 2% 红细胞悬液 10 mL,加入 0.2 mL

抗原(抗体)溶液,混合后在电磁搅拌下缓慢滴入最适浓度的 CrCl₃ 溶液,置于室温 5 min,其间摇动 1~2 次。加入等体积 PBS 终止反应,用 PBS 洗 2 次后,配成 0.5%~0.75%细胞悬液。

除上述致敏方法外,还有用戊二醛-丙酮醛、双偶氮联苯胺(BDB)及 N-羟基琥珀酰亚氨基-3-(2-吡啶基二硫)-丙酸酯(SPDP)等交联剂将抗原(抗体)与红细胞连接的致敏方法。

2. 致敏胶乳颗粒的制备

(1) 物理吸附法:本法所用胶乳为聚苯乙烯。先用蒸馏水配制 1%~2%胶乳悬液,逐滴加入溶于缓冲液的抗原或抗体溶液中。室温放置 30 min,离心,弃去上清液,沉淀用缓冲液恢复至悬浮状态。

(2) 化学交联法:该法采用羧化聚苯乙烯胶乳与抗原(抗体)化学交联法结合。为降低空间位阻效应,应先结合 ε-氨基乙酸(手臂),以增大配基与载体表面的距离,其灵敏度、特异性及试剂稳定性均高于物理吸附法。

3. 致敏炭粉颗粒的制备 将市售炭粉过 300 目/寸的标准筛,以 300 r/min 离心去沉淀,再以 3000 r/min 离心去上清液,收集沉淀物即可得到。取湿炭粉与免疫血清充分摇匀,置 37 ℃致敏 30 min,不时摇动,取出后用 pH 7.2 的 PBS 洗涤,最后一次用含 1%硼酸和 1%兔血清的 PBS 洗涤,离心去上清液即可。

二、间接凝集反应的类型

1. 正向间接凝集反应(positive indirect agglutination reaction) 用可溶性抗原致敏载体,检测标本中的相应抗体。其原理见图 4-2(a)。

2. 反向间接凝集反应(reverse indirect agglutination reaction) 用特异性抗体致敏载体,检测标本中的相应抗原。其原理见图 4-2(b)。

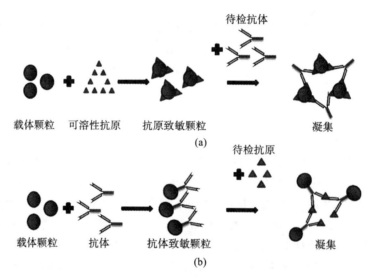

图 4-2 正、反向间接凝集反应原理示意图

3. 间接凝集抑制反应(indirect agglutination inhibition reaction) 以抗原致敏的颗粒性载体及相应的抗体作为诊断试剂,检测标本中是否存在与致敏抗原相同的抗原成分。检测方法:将标本先与抗体试剂作用,然后加入致敏的载体,观察凝集现象。如出现凝集现象,说明标本中不存在相同抗原;如无凝集现象,说明标本中存在相同抗原,导致凝集反应被抑制(图 4-3)。同理,可用抗体致敏的载体及相应的抗原作为诊断试剂,检测标本中的抗体,此时称为反向间接凝集抑制反应。

4. 协同凝集反应(co-agglutination reaction) 与反向间接凝集反应的原理类似,但所用载体是细胞壁含有葡萄球菌 A 蛋白(staphylococcus protein A,SPA)的金黄色葡萄球菌,SPA 具有与 IgG(IgG₃ 除外)的 Fc 段结合的特性。因此,当这种葡萄球菌与 IgG 类抗体连接时,就成为抗体致敏的颗粒性载体,如与相应抗原接触,即出现反向间接凝集反应(图 4-4)。协同凝集反应可用于毒素、细菌、病毒及各种可溶性抗原的检测。

5. 血凝试验(hemagglutination test) 红细胞凝集试验的简称。它是以红细胞作为载体的间接

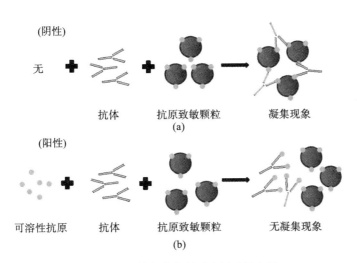

图 4-3 间接凝集抑制反应原理示意图

（a）标本中不含抗原；（b）标本中含抗原

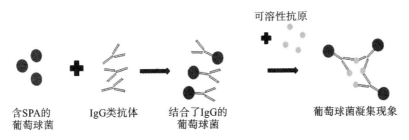

图 4-4 协同凝集反应原理示意图

凝集试验，与正向间接凝集反应的原理类似，所用载体为天然的红细胞。结果观察类似于试管凝集试验。

三、自身红细胞凝集试验

自身红细胞凝集试验（auto-erythrocyte agglutination test）是利用抗人 O 型红细胞的单克隆抗体与待测抗原（抗体）对应的抗体（抗原）连接形成的双功能试剂与待检全血的反应。根据红细胞凝集现象检测抗原或抗体。凝集现象与间接血凝试验相同，抗人 O 型红细胞的单克隆抗体能与各种血型的红细胞相结合，但不会引起凝集反应。

自身红细胞凝集试验的特点是受检标本为全血，无须分离血清，采指血或耳垂血进行试验，即刻可知检测结果。其曾用于抗 HIV 抗体、HBsAg 的快速检测。

四、颗粒凝集试验

1. 胶乳颗粒凝集试验（latex agglutination test，LAT） 一种间接凝集试验，分试管法与玻片法。试管法先将受检标本在试管中以缓冲液倍比稀释，然后加入致敏的胶乳试剂，反应后观察胶乳凝集结果。玻片法操作简便，一滴受检标本和一滴致敏的胶乳试剂在玻片上混匀后，连续摇动 2～3 min，即可观察结果。出现凝集颗粒的为阳性反应，保持均匀乳液状为阴性反应。胶乳为人工合成的载体，因此其性能比生物来源的红细胞稳定，均一性好。但胶乳与蛋白质的结合能力以及凝集性能不及红细胞，因此胶乳颗粒凝集试验的灵敏度不及血凝试验。该方法简单、快速，临床可用于对类风湿因子 IgM 的检测。

2. 甲苯胺红颗粒凝集试验 间接凝集试验的一种，所用载体为甲苯胺红颗粒。临床用甲苯胺红颗粒凝集试验检测受检血清中可能存在的、能与性病研究实验室（venereal disease research laboratory，VDRL）抗原发生凝集反应的反应素的方法，称为甲苯胺红不加热血清学试验（toluidine red untreated serum test，TRUST）。将纯化的心磷脂、卵磷脂和胆固醇配制的 VDRL 抗原重悬于

NOTE

含甲苯胺红的特制溶液中制成致敏甲苯胺红颗粒,将其与待检血清混合,如血清中有反应素存在,则可与其发生凝集,出现肉眼可见的粉红色凝块。本试验常用于梅毒患者的辅助诊断和疗效监测及献血者的筛选。

3. 明胶颗粒凝集试验(gelatin agglutination test,GAT) 该试验属于间接凝集试验。将全病毒抗原或重组抗原吸附于粉红色明胶颗粒表面,当致敏明胶颗粒与标本血清作用时,若血清中含有抗病毒抗体,则可形成肉眼可见的粉红色凝集现象。该方法具有灵敏度较高、简便、快速等优点,临床上也可用于梅毒螺旋体抗体和抗精子抗体等的检测。

4. 炭粒凝集试验(charcoal agglutination test,CAT) 简称炭凝,是以炭粉颗粒为载体制备致敏颗粒的间接凝集试验。将已知的抗体球蛋白吸附于炭粉颗粒上,形成炭粉抗体复合物,当炭粉颗粒上的抗体与待检标本中相应抗原相遇时,两者可发生特异性结合,形成肉眼可见的炭粉颗粒凝集块。目前,炭粉颗粒凝集试验可用于炭疽、鼠疫和马副伤寒性流产等疾病的诊断。

第三节 抗球蛋白试验

抗球蛋白试验(antiglobulin test)由 Coombs 于 1945 年建立,故又称为 Coombs 试验,是检测抗红细胞不完全抗体(IgG 类)的一种很有用的方法。所谓不完全抗体,多是指 7S 的 IgG 类抗体,能与相应的抗原牢固结合,但因其相对分子质量较小,不能起到桥联作用,在一般条件下不出现可见反应。Coombs 利用抗球蛋白抗体(IgM 类)作为第二抗体,连接与红细胞表面抗原结合的特异性抗体,使红细胞凝集。抗球蛋白试验包括两类方法。

一、直接 Coombs 试验

直接 Coombs 试验主要用于检测结合于红细胞表面的不完全抗体。将含抗球蛋白的试剂直接加到患者红细胞悬液中,若红细胞表面结合有不完全抗体,即可见红细胞凝集现象(图 4-5)。临床常用于新生儿溶血症、自身免疫性溶血症、特发性自身免疫性贫血和医源性溶血性疾病等的检测。

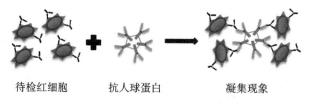

待检红细胞　　　抗人球蛋白　　　凝集现象

图 4-5 直接 Coombs 试验原理示意图

二、间接 Coombs 试验

间接 Coombs 试验主要用于检测血清中游离的不完全抗体。将受检血清与正常人 O 型红细胞混合,若受检血清中有不完全抗体,则可吸附于红细胞上,形成致敏红细胞,再加入抗球蛋白抗体,与致敏红细胞表面的不完全抗体结合,就可出现可见的红细胞凝集现象(图 4-6)。此试验多用于检测母体 Rh(D)抗体,以便尽早发现和避免新生儿溶血症的发生,亦可对红细胞不相容的输血所产生的血型抗体进行检测。

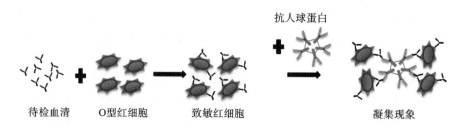

抗人球蛋白

待检血清　　　O型红细胞　　　致敏红细胞　　　　凝集现象

图 4-6 间接 Coombs 试验原理示意图

Coombs 试验除了广泛应用于血液病的检测外,还可采用专一特异性的抗球蛋白的血清如抗 IgG 血清、抗 IgA 血清或抗 IgM 血清以及抗补体血清等,分析结合于红细胞表面的不完全抗体的免疫球蛋白亚类。

第四节　方法学评价及临床应用

一、方法学评价

（一）特点

凝集试验为一种定性(或半定量)的检测方法。

直接凝集试验具有操作简单、快速、结果易于观察、灵敏度较高、无需大型(特殊)设备等优点,但偶有假阳性。适用于常量物质的分析,目前仍为常用的免疫学检测技术之一,广泛用于细菌的鉴定与分型、抗原抗体分析检测和疾病筛查诊断等临床检验。

间接凝集试验由于有载体颗粒,增加了可溶性抗原的反应面积,提升了检测的灵敏度(比直接凝集试验高 2～8 倍),其应用范围更为广泛。尽管近年来随着荧光免疫技术及酶联免疫技术等的广泛开展,其有被取代的趋势,但因其本身检测方法也在不断改进,故其仍是重要的免疫检测方法,并显示出独特优势。

（二）影响因素

凝集试验主要的影响因素有如下几种。

1. 抗原因素　凝集试验的灵敏度不定,可随所用抗原的不同而不同。例如,细菌凝集试验的灵敏度受细菌种类和数量影响;某些细菌有共同抗原,会出现交叉反应;抗原悬液如不稳定,也容易使抗原自凝,出现非特异性凝集现象而导致假阳性。不同厂家生产的商品化类风湿因子检测试剂的灵敏度也存在较大差异。因此,在凝集试验中,为了保证试验结果具有可重复性,抗原的浓度、稀释剂、温育时间等条件应保持一致。

2. 抗体因素　抗原、抗体在比例适当时,才会出现肉眼可见的凝集现象。如体系中抗体的浓度过高,凝集反应会出现前带现象。有时血清中的非特异性凝集抗体也可引起前带现象。

抗体应保证在有效期内使用,除遵循抗体保存的基本原则外,应该按照产品的说明书进行操作,以免效价降低或被细菌污染。

3. 致敏颗粒试剂　致敏所用的抗原或抗体纯度要高,必须具有良好的免疫活性。致敏颗粒试剂在使用前应平衡至室温(23～29 ℃),并充分混匀。未致敏的颗粒不能参与反应体系中的任何反应。

4. 血清标本　选用新鲜、无污染、无溶血的血清标本,可在 2～8 ℃保存数天,若需要存放更长时间,应置于－20 ℃保存。血清一旦污染,效价便会随着污染时间的延长而逐渐下降,造成试验结果的假阴性。

5. 试验条件　反应时间、温度、酸碱度、离子强度、振荡等因素都可能对试验结果造成影响。商品化的试剂要严格按照说明书操作。一般情况下,试验应在室温(23～29 ℃)的条件下进行,反应时间一般不得少于 10 min,以免较弱的凝集现象不易出现,造成假阴性。反应 pH 一般设为 6～8,过高或过低都可能影响抗原与抗体的理化性质,如 pH 达到或接近抗原等电点,即使无相应抗体存在,也会引起颗粒性抗原非特异性凝集,造成假阳性。观察结果时切勿先振荡试管,以免破坏试管内上清液的透明度和凝集块的大小与性状,影响结果判定。

二、临床应用

凝集反应方法操作简便,灵敏度较高,因而在临床检验中被广泛应用。

NOTE

（一）直接凝集试验的临床应用

玻片凝集试验主要用于定性检测，用已知抗体检测未知的颗粒性抗原，临床用于细菌菌种的鉴定及分型、ABO 血型鉴定等。此法操作简便、快速，但灵敏度较低。

试管凝集试验可用于半定量检测，多用于测定血清中某种特异性抗体的效价，以协助临床诊断或供流行病学调查。临床上常用的有辅助诊断伤寒或副伤寒的肥达试验（Widal test），辅助诊断斑疹伤寒和恙虫病等立克次体病的外-斐试验（Weil-Felix test）以及辅助诊断布鲁菌病的瑞氏试验（Wright test）等。在输血时也常用于受体和供体的红细胞和血清的交互配血试验。用颗粒性抗原免疫动物后，也可用该法测定免疫血清中特异性抗体的效价，判定抗体生成情况。

（二）间接凝集试验的临床应用

间接凝集试验具有快速、灵敏、操作简便、无需特殊的设备等特点，而且能用于抗原或抗体的测定，因此在临床检验中应用较广，特别是对某些疾病的诊断、药物治疗效果的观察及疾病预后的判断等均有重要参考价值。

小 结

凝集反应是指颗粒性抗原或覆盖了可溶性抗原（抗体）的致敏载体颗粒与相应抗体（抗原）特异性结合后，在适宜条件下出现的肉眼可见的凝集现象。颗粒性抗原直接与相应抗体结合出现的凝集现象为直接凝集反应，可溶性抗原（抗体）致敏的载体颗粒与相应抗体（抗原）结合出现特异性凝集现象为间接凝集反应。根据载体以及凝集反应的方式不同，凝集反应有多种试验类型，如协同凝集试验、胶乳颗粒凝集试验、甲苯胺红凝集试验、Coombs 试验等。

凝集反应可用于定性检测，根据凝集现象的出现与否可判定结果为阳性或阴性；同时，凝集反应也可用于半定量检测，即将待检标本做一系列倍比稀释后进行反应，以出现明显凝集现象的最高稀释度作为滴度。凝集反应的方法简便、快速、灵敏度较高，为迄今通用的免疫学技术之一，被广泛应用于临床检验。

思 考 题

1. 凝集反应有哪些主要类型？
2. 凝集试验和凝集抑制试验有何不同？
3. 协同凝集反应和自身红细胞凝集试验的原理及应用是什么？
4. 直接 Coombs 试验和间接 Coombs 试验有何不同？其主要用途有哪些？
5. 常用的颗粒凝集试验有哪几种类型？

（汪光蓉）

第五章 沉 淀 反 应

 学 习 目 标

掌握:沉淀反应、免疫浊度测定、凝胶内免疫沉淀试验、免疫电泳的概念及分类,免疫透射浊度法、免疫散射浊度法的原理及用途。

熟悉:絮状沉淀试验的原理及分类;免疫浊度测定的影响因素;单向免疫扩散试验、双向免疫扩散试验、对流免疫电泳、火箭免疫电泳、免疫电泳、免疫固定电泳、交叉免疫电泳的原理及应用。

了解:沉淀反应在医学检验中的应用。

沉淀反应(precipitation reaction)是可溶性抗原与相应抗体在适当条件下发生特异性结合出现可见沉淀的现象。1897 年,Kraus 发现,细菌培养液与相应免疫血清混合时可发生沉淀现象。1902 年,Ascoli 建立环状沉淀试验,即将澄清的可溶性抗原沿管壁滴加到已装有相应抗体的沉淀管中,在交界面处可形成环状沉淀物。1905 年,Bechhold 发现沉淀反应可在凝胶中进行。1946 年,Oudin 报道了试管免疫扩散技术。1953 年,Grabar 和 William 首次将凝胶扩散置于直流电场中进行,创建了免疫电泳技术。1965 年,Mancini 提出单向免疫扩散技术,使定性免疫试验向定量化发展。20 世纪 70 年代,免疫浊度法的出现使沉淀反应进入快速、定量、自动化的新阶段。

沉淀反应的基础是抗原抗体反应。根据沉淀反应介质和检测方法的不同,沉淀反应可分为液体内沉淀反应、凝胶内沉淀反应和免疫电泳技术。本章将分类介绍各类沉淀反应的原理、特点、方法学评价、影响因素以及临床应用,重点叙述了目前临床上应用较广泛的免疫浊度测定技术。

第一节 液体内沉淀反应

经典的液体内沉淀反应包括絮状沉淀试验与环状沉淀试验,该方法存在样本用量大、检测灵敏度低等缺点,目前已较少应用。免疫浊度测定(immunoturbidimetry)是沉淀反应与现代光学测量仪器以及自动分析测量系统相结合的发展产物,具有灵敏度高、检测速度快、可自动化等优点,被临床广泛应用。

一、絮状沉淀试验

絮状沉淀试验是将溶解状态的抗原与抗体溶液混合在一起,使其在适量电解质存在的条件下结合凝聚成为可见的絮状沉淀物。该方法的结果受抗原与抗体比例的直接影响,故常用作确定免疫反应抗原与抗体最适比例的方法。根据稀释物的不同,可将絮状沉淀试验分为以下三种类型。

(一)抗原稀释法

抗原稀释法(Dean-Webb 法)是将可溶性抗原进行一系列稀释,与特定浓度的抗体等量混合,置室温或 37 ℃反应后,产生的沉淀物随抗原的变化而不同,以出现沉淀量最多的管作为抗原最适比例管。

(二)抗体稀释法

抗体稀释法(Ramon 法)是将抗体进行一系列稀释,与特定浓度的可溶性抗原等量混合,置室

NOTE

温或 37 ℃反应后,产生的沉淀物随抗体的变化而不同,以出现沉淀量最多的管作为抗体最适比例管。

(三)方阵滴定法

方阵滴定法又称棋盘滴定法,是将上述两种方法相结合,将抗原、抗体同时进行系列稀释,根据出现最大沉淀量的抗原、抗体稀释度确定抗原与抗体的最适比例,表 5-1 所示抗原-抗体系统的最适比例是 1:16。

表 5-1　方阵滴定法测定抗原与抗体的最适比例

抗体稀释度	抗原稀释度							
	1:20	1:40	1:80	1:160	1:320	1:640	1:1280	对照
1:5	+	++	+++	++	++	+	±	−
1:10	+	++	++	+++	++	++	+	−
1:20	+	+	++	++	+++	++	+	−
1:40	−	±	+	+	++	+++	++	−
1:80	−	−	−	+	+	+	++	−

注:"+"为沉淀量;"□"为最适比例

二、免疫浊度测定

免疫浊度测定是利用抗原、抗体在液相中特异性结合,形成小分子免疫复合物(immune complex,IC),在增浊剂作用下,形成较大的免疫复合物,使反应液出现浊度。当反应液中保持抗体过量且浓度固定时,形成的免疫复合物随抗原量增加而增多,反应液的浊度也随之增加,即待测抗原量与反应液的浊度呈正相关(详见后叙)。与标准曲线对照,即可计算出待测样品中抗原的含量。该方法灵敏度高、快速简便、易于自动化,已广泛用于临床各种微量物质测定。

(一)免疫浊度测定的分类

根据抗原抗体反应的动力学差异分为速率比浊法和终点比浊法;根据检测仪器的位置及光信号性质分为免疫透射浊度法和免疫散射浊度法。

免疫浊度测定对浊度有一定的要求,多需要延长反应时间或增加抗体量。为了克服此缺陷,目前多采用胶乳增强免疫浊度测定,即免疫胶乳比浊法。该方法是将抗体吸附在大小合适、均匀一致的胶乳颗粒上,当遇到相应抗原时,胶乳颗粒发生凝集。单个胶乳颗粒在入射光波长范围内不阻碍光线透过,两个或两个以上胶乳颗粒凝聚时透过光减少,减少的程度与胶乳颗粒凝聚程度成正比,即与待测抗原量成正比。免疫胶乳比浊法也大幅提高了测定的灵敏度。

(二)免疫浊度测定的影响因素

1. 抗原与抗体的比例　如第二章所述,抗原抗体反应有最适比例,是浊度形成的关键因素。依据海德堡曲线原理,当抗体过量时,IC 的形成随着抗原量递增;在抗原与抗体最适比例处达到最高峰;当抗原过量时,形成的 IC 不增反而减少。IC 减少会使浊度下降,光散射亦减少,这就是高剂量钩状效应(hook effect)。为此,免疫浊度测定的基本原则就是反应体系中保持抗体过量,如抗原过量则造成测定的准确度降低。

2. 抗体的特异性　理想的抗体应只与某一种抗原反应,与其他抗原无交叉反应,特异性抗体和相应抗原结合后形成的浊度代表真实的试验结果。

3. 抗体的效价　抗体的效价是根据抗体的量而言的,若使用低效价(<1:20)抗体会增加非特异性浊度(伪浊度)的产生。

4. 抗体的亲和力　亲和力反映了抗体与抗原结合的牢固程度。亲和力强则抗体的活性高,不仅可以加快抗原抗体反应的速度,而且形成的 IC 较牢固,不易发生解离,这在速率比浊法中尤为

NOTE

重要。

5. R 型和 H 型抗体　由于 R 型抗体亲和力较强,抗原与抗体结合后不易发生解离;而 H 型抗体亲和力弱,抗原与抗体结合后极易再解离。因此免疫浊度测定须选择 R 型抗体。

6. 反应溶液　抗原抗体反应液的最适 pH 为 6.5～8.5,超过此限度则不易形成 IC,甚至引起 IC 解离。在一定范围内,离子强度大,IC 形成快。离子的种类也可影响 IC 的形成,由慢到快依次为 SCN^-、ClO_4^-、NO_3^-、Br^-、SO_4^{2-}、$H_2PO_4^-$、HPO_4^{2-}。因此,一般常使用磷酸盐缓冲液作为免疫浊度测定的反应液。

7. 增浊剂　某些非离子型亲水剂对促进 IC 的形成有显著的增强作用,如聚乙二醇、吐温 20,其作用是消除抗原或抗体分子周围的电子云和水化层,促进能特异性结合的抗原、抗体分子靠近,结合形成大分子 IC。

三、自动化免疫浊度分析系统

自动化免疫浊度分析系统是将免疫浊度测定过程中的加标本、加试剂、混合、温育、信号检测、数据处理、结果报告及检测后仪器清洗等步骤由计算机控制,仪器自动完成整个免疫浊度测定过程的检测。根据工作原理的不同,自动化免疫浊度分析系统可分为免疫透射浊度分析系统与免疫散射浊度分析系统两大类。

（一）免疫透射浊度分析系统

1. 工作原理　可溶性抗原与相应抗体反应后形成的 IC,使介质浊度发生改变,光线通过抗原抗体反应后的溶液时,被其中的 IC 微粒吸收,在保持抗体过量的情况下,吸光度(A)与 IC 量呈正相关(图 5-1)。与已知浓度的抗原标准品相比较,可确定标本中抗原的含量。

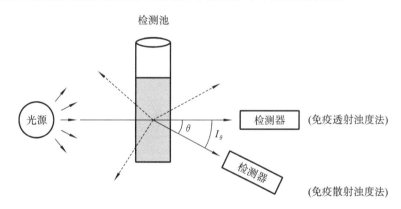

图 5-1　免疫透射浊度法和免疫散射浊度法光路示意图

由于 IC 颗粒大小为 35～100 nm,对近紫外的光线可见最大吸收峰,故选择 290～410 nm 的波长测定最佳,目前多用 340 nm。

2. 仪器工作过程

（1）将待检标本和抗原参考品进行适当稀释。

（2）将稀释后的待检标本和标准抗原溶液与适当过量的免疫血清混合,在一定条件下抗体反应完成后在 340 nm 波长处测定各管吸光度。

（3）按 log-logit 转换成 $y = ax^3 + bx^2 + cx + d$ 方程进行曲线拟合,制备剂量-反应曲线,由计算机计算出标本中的待测抗原浓度。

3. 方法学评价

（1）免疫透射浊度法灵敏度比单向免疫扩散法高 5～10 倍,重复性好,结果准确,操作简便,能用全自动或半自动生化分析仪进行检测。

（2）不足之处:①抗体用量较大;②溶液中存在的抗原抗体复合物分子应足够大,分子太小则阻挡不了光线的通过;数量要足够多,如果数量太少,则溶液浊度变化太小;对光通量影响不大,若

NOTE

光度计的灵敏度不高,微小的浊度变化不易影响透光率的改变,因此灵敏度较免疫散射浊度法低;③免疫透射浊度测定在抗原抗体反应的第二阶段,需在抗原抗体反应达到平衡后进行检测,耗时较长。

(二)免疫散射浊度分析系统

1. 工作原理 免疫散射浊度法是利用抗原与抗体在液相中特异性结合后产生一定大小的 IC,当一定波长的光通过该溶液遇到 IC 时发生散射现象,散射光的强度与 IC 的含量和散射夹角成正比,与入射光波长成反比。当散射夹角和入射光波长一定时,散射光的强度与 IC 量成正比,而当反应体系保持抗体过剩时,形成的 IC 量又与抗原含量成正比。通过检测散射光强度可计算出待测抗原的含量。免疫散射浊度测定根据散射光检测时间及方式不同分为定时散射浊度法(fixed time nephelometry)、速率散射浊度法(rate nephelometry)两种。

2. 定时散射浊度分析系统 定时散射浊度法是基于终点比浊法,在抗原抗体反应达到平衡时测定散射光的强度。在保证抗体过量的情况下,加入待测抗原,在反应的第一阶段,溶液中产生的散射光信号波动较大,通过所获得的信号计算出的结果会产生较大的误差。定时散射浊度法是避开抗原抗体反应的不稳定阶段,在抗原抗体反应的最佳时段(即开始反应 7.5～120 s 内)第一次读数,将误差降到最低(图 5-2)。

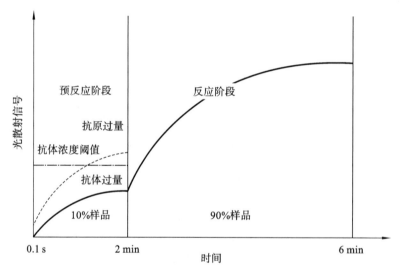

图 5-2 定时散射浊度法测定示意图

为保证检测时获取的信号峰值真实地反映抗原的量,检测试剂中抗体量应保持过量,且抗体的亲和力要高。另外,系统还可对抗原过量进行阈值限定,即在预反应时间段内加入患者 1/10 的样本与抗体反应,当预反应时间段内抗原抗体复合物的光散射信号超过预设阈值,提示该待测样本浓度过高,反应不会进行;将待测样本进一步稀释后重新测定,如散射光信号未超过预设阈值,提示该样本浓度符合设计要求,遂进行第二时段的全量样本测定,从而保证在检测中不出现因抗原过量导致的不准确检测。

3. 速率散射浊度分析系统 速率散射浊度法是速率比浊法,即检测抗原抗体反应在单位时间内形成 IC 的量,而不是 IC 累积产生的量。在抗体过量的前提下,抗原抗体反应速度呈动态变化,由慢到快,随后逐渐减慢,连续动态监测此过程,可发现在某一时间点抗原抗体反应速度最快,单位时间内 IC 形成的量最多,散射光强度变化最大,即为速率峰(图 5-3)。速率峰的峰值与抗原浓度呈正相关,据此制作剂量-反应曲线,通过计算可获得被测抗原浓度。

为保证检测时获取的信号峰值真实反映抗原的量,在测试结束时再次加入已知的相同抗原,如出现第二次速率峰值信号,由此证明第一次速率峰值信号全部由待测抗原产生。若不出现第二次速率峰值信号,表明第一次速率峰值信号可能仅由部分待测抗原产生(图 5-4),其测定结果不准确,提示应将待测样本稀释后,重新进行测定。

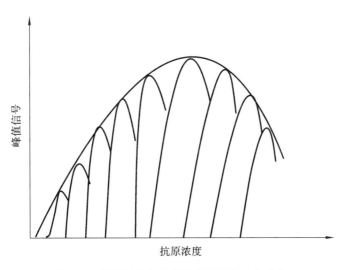

图 5-3 抗原浓度与散射信号峰值的动态变化

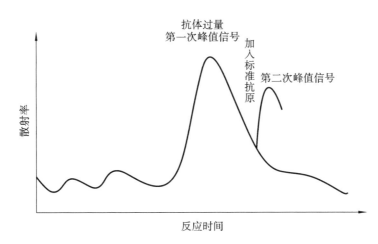

图 5-4 抗原过量检测示意图

免疫散射浊度法是目前临床应用较多的一种方法,具有自动化程度高、快速、灵敏、准确等优点。但其仪器和试剂价格比较贵,对抗体的质量要求高。

第二节 凝胶内沉淀反应

凝胶内免疫沉淀试验是利用可溶性抗原和相应抗体在凝胶中扩散,形成浓度梯度,在抗原与抗体比例恰当的位置形成肉眼可见的沉淀线或沉淀环。适宜浓度的凝胶呈网状结构,将水分固相化,抗原和抗体等蛋白质可在此凝胶内扩散。大分子(相对分子质量在 20 万以上)物质在凝胶中扩散较慢,可利用这一点来识别不同待测物相对分子质量的差别。另外,抗原与抗体结合后,复合物的相对分子质量在百万以上,由于凝胶网孔有一定的限度,这种超大分子将被网络在凝胶中,经盐水浸泡也只能去除游离的抗原或抗体,极大地方便了后续分析。

常用的凝胶介质为琼脂、琼脂糖、葡聚糖或聚丙烯酰胺凝胶,以琼脂糖最为常用。根据抗原与抗体反应的方式和特性,凝胶内免疫沉淀试验分为单向扩散试验和双向扩散试验。

一、单向扩散试验

单向扩散试验(single diffusion test)是在琼脂中加入一定量抗体,使待测抗原溶液从局部向琼脂内自由扩散,在一定区域形成可见的沉淀环。其根据试验形式可分为试管法和平板法两种。

NOTE

（一）试管法

试管法由 Oudin 于 1946 年报道。该法是将免疫血清或纯化抗体均匀混入一定浓度的琼脂糖溶液（约 50 ℃）中，注入小口径试管内，待凝固后，在凝胶中加入抗原溶液，让抗原自由扩散入凝胶内，在抗原与抗体比例恰当的位置形成沉淀环，根据沉淀环的数目和形态判定抗原和抗体性质，目前较少应用。

（二）平板法

平板法由 Mancini 于 1965 年提出，曾是最常用的简易抗原定量技术。其要点如下：将抗体或免疫血清均匀混入一定浓度的琼脂糖（约 50 ℃）内，未凝固前倾注成平板，凝固后在琼脂板上打孔（一般直径为 3～5 mm），孔中加入抗原溶液，放室温或 37 ℃让其向四周扩散，24～48 h 后可见周围出现沉淀环（图 5-5），沉淀环直径或面积的大小与抗原含量呈对数相关。同时，这种沉淀环还与相对分子质量和扩散时间有关。

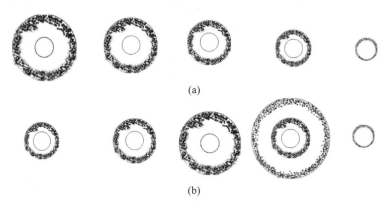

图 5-5 单向扩散试验（平板法）结果示意图

（a）不同浓度的标准品；（b）患者血清

抗原含量与沉淀环直径的关系有两种计算方法。

1. Mancini 曲线 适用于大分子抗原和长时间扩散（48 h 以上）的结果处理。抗原抗体反应终止时，扩散环直径的平方（d^2）与抗原浓度（C）呈线性关系（图 5-6）。常数 $K=C/d^2$，此为 Mancini 曲线。

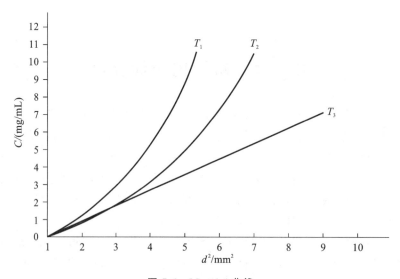

图 5-6 Mancini 曲线

T_1 为 16～24 h；T_2 为 24～48 h；T_3 为 48 h 以上

2. Fahey 曲线 适用于小分子抗原和较短时间（24 h）扩散的结果处理。浓度的对数（$\lg C$）与扩散环直径（d）之间呈线性关系（图 5-7）。常数 $K=\lg C/d$，此为 Fahey 曲线。

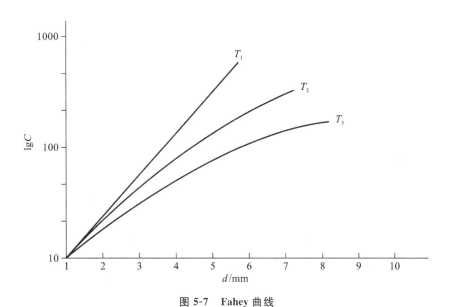

图 5-7 Fahey 曲线

T_1 为 16～24 h；T_2 为 24～48 h；T_3 为 48 h 以上

采用平板法对待检蛋白质进行定量测定需具备以下三个条件：①有仅针对某待测抗原的单价特异性免疫血清；②有已知含量的标准品；③待测品含量在 1.25 μg/mL 以上（单向扩散试验的灵敏度较低）。在检测标本的同时，用已知含量的标准抗原做 5～7 个稀释度，同时测量圈的大小。按扩散时间的不同得出标准曲线（Fahey 曲线和 Mancini 曲线），可计算出待测标本中的抗原含量。该方法可用于 IgG、IgA、IgM、C3、C4、转铁蛋白、抗胰蛋白酶等多种血清蛋白的检测。

（三）影响因素

单向扩散试验作为抗原的定量方法，其重复性和线性都很好，但灵敏度稍差（不能测浓度在 1 μg/mL 以下的蛋白质）。实际应用时，应注意以下影响因素。

（1）免疫血清不但要求亲和力强、特异性好、效价高，而且还应注意存放的方法，防止效价下降。

（2）标准曲线必须在标本检测时制作，决不可一次做成，长期应用。

（3）测定时必须同时加测质控血清，以保证测量的准确性。

（4）有时出现扩散圈呈两重沉淀环的双环现象。这是由于出现了不同扩散率但抗原性相同的两个组分。例如 α 型重链病患者血清中出现的 α 重链和正常 IgA 发生反应，就形成内、外两重环。相反，如用多克隆抗体测定单克隆病（M 蛋白），则抗原相对过剩（单一抗原决定簇成分），致使沉淀圈呈不相关的扩大，从而造成某一成分的假性增加。

（5）在单向扩散试验中，有时会出现结果与真实含量不符的问题，这主要出现在 Ig 测定中。如用单克隆抗体或用骨髓抗原免疫动物获得的免疫血清，都存在结合价单一的现象，若用此作为单向扩散试剂测量正常人的多态性抗原，则抗体相对过剩，使沉淀圈直径变小，测量值降低。

二、双向扩散试验

双向扩散试验（double diffusion test）是使琼脂内的抗原和抗体各自向对方扩散，在最恰当的比例处形成抗原抗体沉淀线，通过观察这种沉淀线的位置、形状，可做出对抗原或抗体的定性分析。根据试验形式，双向扩散试验可分为试管法和平板法两种方法。

（一）试管法

试管法是先在试管中加入含抗体的琼脂，凝固后在中间加一层普通琼脂，冷却后将抗原液体加到上层。放置后，下层的抗体和上层的抗原向中间琼脂层内自由扩散，在抗原与抗体浓度比例恰当处形成沉淀线。此法操作烦琐，在临床检验中很少使用。

NOTE

（二）平板法

平板法是抗原与抗体鉴定的基本方法之一。该方法是在琼脂板上相距 3～5 mm 处打一对孔，或者打梅花孔、双排孔、三角孔等。在相对的孔中加入抗原或抗体，置室温或 37 ℃ 18～24 h，琼脂中各自扩散的抗原和抗体可在浓度比例适当处形成沉淀线。根据沉淀线的形态和位置等可做如下几种分析。

1. 抗原或抗体的存在与否及其相对含量的估计　沉淀线的形成是基于抗原与抗体两者比例的。沉淀线如靠近抗原孔，则指示抗体含量较高；如靠近抗体孔，则指示抗原含量较高。不出现沉淀线则表明抗体或抗原过剩。

2. 抗原或抗体相对分子质量的分析　抗原或抗体在琼脂内的扩散速度受相对分子质量的影响，相对分子质量小者扩散快，反之则较慢。由于慢者扩散圈小，局部浓度较大，形成的沉淀线弯向相对分子质量大的一方。若两者相对分子质量相等，则形成直线（图 5-8）。

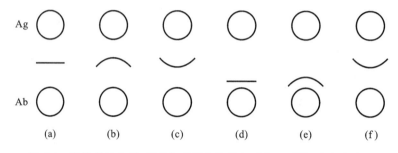

图 5-8　沉淀线的位置、形状与抗原和抗体相对分子质量、浓度的关系
（a）Ag、Ab 浓度及相对分子质量近似；（b）Ag、Ab 浓度近似，相对分子质量 Ag<Ab；
（c）Ag、Ab 浓度近似，相对分子质量 Ag>Ab；（d）浓度 Ag>Ab，相对分子质量近似；
（e）浓度 Ag>Ab，相对分子质量 Ag<Ab；（f）浓度 Ag<Ab，相对分子质量 Ag>Ab

3. 抗原和抗体性质的分析　两种受检抗原的性质完全相同、部分相同或完全不同。这三种情况在双向扩散试验中表现的基本图形见图 5-9：图 5-9（a）中形成一个完全融合的沉淀线，说明两种受检抗原完全相同；图 5-9（b）中抗体为双价，两种抗原完全不同；图 5-9（c）沉淀线部分相切，说明两种抗原之间有相同部分。

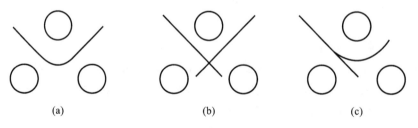

图 5-9　双向扩散试验结果示意图

4. 用于抗体效价的滴定　双向扩散试验是免疫血清抗体效价滴定的常用方法。固定抗原的浓度，稀释抗体；或者抗原、抗体双方皆进行不同的稀释，经过自由扩散，形成沉淀线。出现沉淀线的最高抗体稀释度为该抗体的效价。

5. 抗原或抗体纯度鉴定　平板法结果如出现一条沉淀线，说明抗体或抗原为单一成分，出现多条沉淀线则说明抗原和抗体皆不是单一的成分。

第三节　免疫电泳技术

免疫电泳技术（immunoelectrophoresis technique）是将电泳分析与沉淀反应相结合的检测技术，是指一定量可溶性抗原与相应抗体以凝胶为载体在一定电场强度下以合适的比例加速结合形

NOTE

成复合物,并以沉淀线或沉淀峰的形式表现出来,通过观察和分析沉淀线或沉淀峰的性质对抗原和抗体进行定性分析的技术。这种技术有三大优点,一是加快了沉淀反应的速度;二是电场限定了抗原和抗体的扩散方向,使其集中,提高了检测灵敏度;三是可利用某些蛋白质组分所带电荷不同将其分离,再分别与抗体反应。免疫电泳技术的种类很多,常用的有对流免疫电泳、火箭免疫电泳、免疫电泳、免疫固定电泳等,广泛用于科研和临床试验诊断分析。

一、对流免疫电泳

对流免疫电泳(CIEP)是将双向免疫扩散与电泳相结合的定向加速免疫扩散技术。在 pH 8.4 以上的缓冲液中,大部分蛋白质抗原带负电荷,电场力大于电渗力,向正极移动;而作为抗体的 IgG 因其相对分子质量大,暴露的极性基团较少,解离也少,电渗力大于电场力,移向负极,在抗原与抗体最适比例处形成乳白色沉淀线。试验时在琼脂板上打两排孔,一侧加入待测抗原,另一侧加入相应抗体,电泳时,抗原端放在阴极侧,抗体在阳极侧。通电后,带负电荷的抗原向阳极抗体侧泳动,而抗体向阴极抗原侧移动,相对而行,在两者之间或抗体的另一侧(抗原过量时)形成沉淀线。若抗原浓度超过抗体,沉淀线靠近抗体孔,抗原浓度更高时,在抗体孔边缘出现弧形沉淀线,甚至超越抗体孔(图 5-10)。

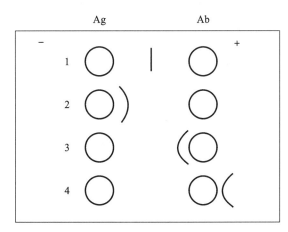

图 5-10 对流免疫电泳结果示意图
1—Ag 为阳性;2—Ag 为弱阳性;3—Ag 为强阳性;4—Ag 阳性较样品 3 更强

本试验灵敏度比双向免疫扩散试验高 8~16 倍,可测出的蛋白质浓度达微克每毫升量级。

IgG 作为蛋白质在电泳中比较特殊,其 4 个亚型有不同特征。IgG1 和 IgG2 则因带电荷少,受电渗的作用力大于电泳,所以向阴极移动;而 IgG3 和 IgG4 与一般蛋白质无异,泳向阳极。这就形成了 IgG 的特殊电泳形式:一部分泳向阳极,另一部分泳向阴极,在抗体孔两侧皆有抗体存在。因此,所谓对流只是部分 IgG 的电渗作用所致。

二、火箭免疫电泳

火箭免疫电泳(RIEP)是将单向免疫扩散与电泳相结合的一项检测技术,是加速的单向免疫扩散定量技术。其原理是将抗体混合于琼脂中,在含抗体的琼脂板一端打一排抗原孔,加入待测标本后,将抗原置阴极端电泳。抗原泳向阳极,在抗原与抗体比例恰当处发生结合而沉淀。随着泳动抗原的减少,抗原泳动的基底区越来越窄,抗原抗体复合物形成的沉淀线逐渐变窄,形成一个形如火箭的沉淀峰(图 5-11)。在试验中抗体浓度保持不变,峰的高度与抗原浓度成正比,用不同浓度标准抗原泳动后形成的沉淀峰高度为纵坐标,抗原浓度为横坐标,绘制标准曲线。待测样品浓度即可根据沉淀峰高度在标准曲线中计算获得。

火箭免疫电泳操作时应注意以下几点:①应选择无电渗或电渗很小的琼脂,否则火箭形状不规则。②注意电泳终点时间,如火箭免疫电泳顶部呈不清晰的云雾状或圆形皆提示未达终点。③标

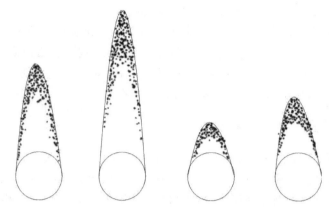

图 5-11　火箭免疫电泳结果示意图

本数量多时,电泳板应先置电泳槽上,搭桥并开启电源(电流要小)后再加样。否则易形成宽底峰形,使定量不准。④进行 IgG 定量时,由于抗原和抗体的性质相同,火箭峰因电渗作用呈纺锤状。为了纠正这种现象,可用甲醛与 IgG 上的氨基结合(甲酰化),使本来带两性电荷的 IgG 变为只带负电荷,加快了电泳速度,抵消了电渗作用,而出现伸向阳极的火箭峰。

火箭免疫电泳只能测定 1 μg/mL 以上的抗原浓度,如低于此水平则难以形成可见的沉淀峰。加入少量125I 标记的标准抗原共同电泳,则可在含抗体的琼脂中形成不可见的放射自显影。根据自显影火箭峰降低的程度(竞争法)可计算出抗原的浓度。放射免疫自显影技术可测出纳克每毫升量级浓度的抗原。

三、免疫电泳

免疫电泳(immunoelectrophoresis,IEP)技术是区带电泳与免疫双向扩散相结合的一种免疫分析技术。其原理是先利用区带电泳技术将带不同电荷和相对分子质量的蛋白质抗原在琼脂内分离开,然后在与电泳方向平行的两侧开槽并加入免疫血清。置室温或 37 ℃使两者扩散,经过 18～24 h 后各区带蛋白质在相应位置与抗体反应形成弧形沉淀线。将沉淀线的数量、位置和形态与已知标准抗原和抗体生成的弧形沉淀线进行比较,可分析待测样品中所含成分的种类和性质(图 5-12)。

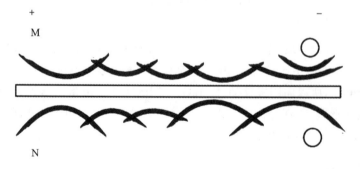

图 5-12　免疫电泳结果示意图

免疫电泳沉淀线的数目和分辨率受许多因素影响。首先是抗原与抗体的比例,同其他沉淀反应一样,要预测抗体与抗原的最适比例;其次是免疫血清的抗体谱,一只动物的免疫血清往往缺乏某些抗体,如将几只动物或几种动物的免疫血清混合使用,则效果更好;电泳条件,如缓冲液、琼脂和电泳等皆可影响沉淀线的分辨率。对于免疫电泳结果的分析,更重要的是经验的积累,只有多看、多对比分析,才能得出恰当的结论。如多发性骨髓瘤患者血清在免疫电泳后,可观察到异常的 M 蛋白沉淀弧,其他类型的免疫球蛋白形成的沉淀弧较对照沉淀弧明显更细、更短。

四、免疫固定电泳

免疫固定电泳(IFE)是区带电泳和免疫沉淀反应相结合的分析技术。血清蛋白在凝胶介质上经电泳分离后,将免疫血清加于已分离的蛋白质泳道上,经孵育后,在适当位置产生抗原抗体复合物并沉淀下来。通过漂洗和染色,并与蛋白质参考泳道对照分析,可对各类免疫球蛋白及其轻链进行分型。

以 M 蛋白的鉴定为例,先将患者血清或血浆在醋酸纤维素膜上或琼脂上做区带电泳(一般做 6 孔),达到预定时间后取下,加入免疫血清,分别依次加抗人全血清、抗 IgG、抗 IgA、抗 IgM、抗 κ 轻链和抗 λ 轻链。必要时还可加抗 Fab、抗 Fc 等特殊免疫血清。参考泳道加抗正常人全血用于区带对照。作用 30 min 后洗去游离蛋白质,染色后则可见固定的相应 M 蛋白成分(图 5-13 及文后彩图 2)。

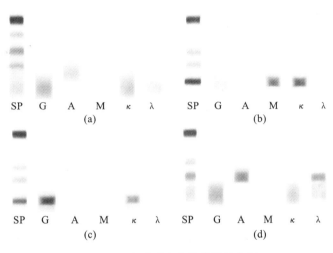

图 5-13 免疫固定电泳结果示意图

(a) 正常人;(b) IgM κ 型;(c) IgG κ 型;(d) IgA λ 型

五、交叉免疫电泳

交叉免疫电泳是将琼脂平板电泳和火箭免疫电泳相结合的免疫电泳分析技术。先将抗原样品在琼脂中进行电泳分离,然后使已分开的各抗原成分与原泳动方向成 90°角的方向泳向含抗体的琼脂中,于是该抗原样品中的各抗原成分和与它相对应的抗体依次形成若干锥形沉淀线,根据沉淀线的位置及面积(或高度)可确定该抗原的质和量。

交叉免疫电泳可用来鉴定抗原,与标准抗原抗体系统相比较,就可知待测样品中抗原的质和量,而且可一次同时对多种抗原进行分析。其也可用于鉴定抗体,将未知的含抗体的样品与标准抗原反应,所得的结果与标准的抗原、抗体反应结果比较,可以确定其中所含抗体成分及其滴度。

第四节　方法学评价及临床应用

一、方法学评价

絮状沉淀试验、环状沉淀试验、单向扩散试验、双向扩散试验等经典的沉淀反应有诸多缺点无法克服,如灵敏度低、精密度差、反应时间长及无法自动化等,在临床检测中的应用逐渐减少。

免疫浊度测定具有稳定性好、灵敏度高、精密度好、简便快速、易于自动化、无放射性核素污染等优点。随着自动化免疫浊度分析仪的出现,免疫浊度分析在临床检测中得到广泛应用。

对流免疫电泳与火箭免疫电泳技术由于电渗的缘故,目前已不推荐使用。免疫电泳所需扩散时间长,沉淀线的数目和分辨率又受许多因素影响,且结果较难分析,必须积累经验,才能做出恰当的结论。

NOTE

免疫固定电泳技术最大的优势是分辨力强,灵敏度高,结果易于分析。全自动免疫固定电泳仪的应用,缩短了操作周期,实现了操作的标准化。

二、临床应用

沉淀反应利用抗原抗体反应可发生沉淀这一特性,用已知抗原或抗体检测未知抗体或抗原的存在及其含量,而达到辅助诊断疾病的目的。目前临床上常用的技术有免疫浊度分析技术和免疫固定电泳分析技术,并且均已经有专门的自动化分析设备。

免疫浊度分析主要用于血液、体液中蛋白质的测定,如免疫球蛋白(如 IgG、IgA、IgM)、补体(如 C3、C4)、急性时相反应蛋白(如前白蛋白、α1 抗胰蛋白酶、α1 酸性糖蛋白、结合珠蛋白、铜蓝蛋白、C 反应蛋白)、载脂蛋白(如 ApoA、ApoB)、尿微量蛋白(如微量白蛋白、α1 微球蛋白、β2 微球蛋白(β2-microglobulin,β2m)、κ 轻链、λ 轻链)、小分子药物(如半抗原甾体激素、治疗药物和毒物)等。

免疫固定电泳分析技术最常用于血清中 M 蛋白的鉴定与分型,并已成为临床实验室的常规检测项目。此外,尿液中本-周蛋白的检测与 κ、λ 分型,脑脊液中寡克隆蛋白的检测与分型或其他体液标本的免疫固定电泳分析技术也在各实验室广泛开展。

小 结

沉淀反应是可溶性抗原与相应抗体在适当条件下特异性结合所出现的沉淀现象。根据沉淀反应介质和检测方法的不同分为液体内沉淀反应、凝胶内沉淀反应和凝胶免疫电泳技术。

免疫浊度测定是利用抗原、抗体在液相中特异性结合,形成小分子免疫复合物,在增浊剂的作用下,迅速形成较大的免疫复合物,使反应液快速出现浊度。反应液的浊度与待测抗原量呈正相关。免疫浊度测定可分为免疫透射浊度测定与免疫散射浊度测定两种。

凝胶内免疫沉淀反应是利用可溶性抗原和相应抗体在凝胶中扩散,形成浓度梯度,在抗原与抗体浓度比例恰当的位置形成沉淀线或沉淀环。根据抗原与抗体反应的方式和特性,可分为单向扩散试验和双向扩散试验。主要用于效价滴定和抗原、抗体性质的分析。

免疫电泳技术是指以凝胶为载体在一定电场强度下进行的沉淀反应,通过观察和分析沉淀线或沉淀峰的特征对抗原和抗体进行定性(定量)分析的技术。其包括对流免疫电泳、火箭免疫电泳、免疫电泳、免疫固定电泳和交叉免疫电泳。

目前临床上常用的技术有免疫浊度分析技术和免疫固定电泳分析技术,均有自动化设备。免疫浊度分析主要用于血液、体液中蛋白质的测定。免疫固定电泳分析技术最常用于血清中 M 蛋白的鉴定与分型。

思 考 题

1. 什么是沉淀反应? 其反应原理是什么?
2. 什么是免疫浊度测定? 如何分类?
3. 免疫散射浊度测定的原理是什么?
4. 速率散射浊度测定如何避免因钩状效应引起的结果偏差?
5. 免疫电泳的原理是什么? 其结果的影响因素有哪些?
6. 免疫固定电泳的原理是什么? 免疫固定电泳用于 M 蛋白鉴定的方法是什么?

(李永军)

NOTE

第六章 荧光免疫技术

荧光免疫技术(immunofluorescence technique)创始于 20 世纪 40 年代初期,1942 年,Coons 等首次报道用异氰酸荧光素标记抗体,检查小鼠组织切片中的可溶性肺炎链球菌多糖抗原,开创了标记免疫技术的先河。其基本原理是将已知的抗原(抗体)标记上荧光染料作为探针检测组织(或细胞)内以及体液中的相应抗体(抗原),既可对被测物质(抗原或抗体)进行定位,又可进行定性和定量分析,具有高灵敏度、高特异性和直观性。

根据被测物质的类型不同,荧光免疫技术可分为经典的荧光抗体技术(FAT)和荧光免疫测定(fluorescence immunoassay,FIA)两大类,前者主要用于组织或细胞上抗原的定位、定性分析;后者主要进行体液中多种微量或超微量可溶性物质的定量检测,并可标准化和自动化。本章在介绍荧光基本特性的基础上,介绍各类技术的原理、技术类型、检测设备、特点、影响因素以及主要临床应用,为临床诊断方法学选择提供支撑。

第一节 荧光的基本特性

一、荧光的概念

荧光(fluorescence)主要是指某些物质吸收外界能量进入激发态,当其恢复至基态时吸收的能量以电磁辐射的形式释放所发出的光(图 6-1)。具备产生荧光特性的物质称为荧光物质。可以引发荧光的能量种类有很多,由光激发所引起的荧光称为光致荧光;由化学反应所引起的荧光称为化学荧光;由 X 线或阴极射线引起的荧光分别称为 X 线荧光或阴极射线荧光。荧光免疫技术一般应用光致荧光物质进行标记。

二、荧光的基本特性

1. 获能发光 荧光物质在接受能量后引发荧光,一旦停止供能,荧光现象随即终止。

2. 特定光谱 每种荧光物质有其特定的激发光谱(excitation spectrum)和发射光谱(emission spectrum),通常激发光波长小于发射光波长。

3. 荧光效率(fluorescence efficiency) 荧光分子将吸收的光能转变成荧光的效率,以荧光强度与激发光强度的比值来表示,光强度通常用光子数来计算。

荧光效率=发射荧光的光子数(荧光强度)/吸收光的光子数(激发光强度)

在一定的范围内,荧光强度与激发光强度呈正相关。因此,激发光波长应选择接近最大吸收峰的波长,测定荧光波长应选择接近于最大发射光的波长。

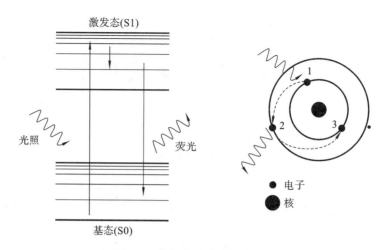

图 6-1　荧光的产生原理示意图

4. 荧光猝灭(fluorescence quenching)　荧光物质分子与溶剂分子之间所发生的导致荧光强度变化、相关的激发峰位变化或荧光峰位变化的物理或化学作用过程。在荧光免疫技术中应当避免荧光猝灭,注意避光(避免紫外线直接照射)保存或与其他有荧光猝灭作用的化合物接触。

5. 荧光寿命(fluorescence lifetime)　荧光分子受激发后处于激发状态的平均时间,即受激发后的荧光分子从激发态回到基态的时间。大部分常用的荧光物质的荧光寿命在 0.5～20 ns 之间。

6. 斯托克斯位移(Stokes shift)　表示分子发光特性的物理常数,指发射峰波长与最大吸收峰波长之间的差,一般将发射峰波长与激发波长的差称为斯托克斯位移(图 6-2)。斯托克斯位移越大,表示发射光谱与激发光谱重叠越少,荧光辨识度越高。

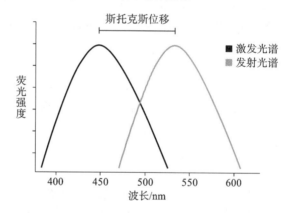

图 6-2　荧光物质的激发光谱、发射光谱以及斯托克斯位移示意图

三、常用的荧光物质

(一) 荧光色素

荧光色素(fluorochrome)又称荧光染料,是指受到某一波长的光激发后能产生荧光的物质。理想的荧光染料应具备水溶性、荧光颜色明亮、灵敏度高、毒性小、稳定性好等特征。目前开发出近2000 种荧光染料。但在临床实验室中常用于标记抗体的荧光色素主要有以下几种:异硫氰酸荧光素(fluorescein isothiocyanate,FITC)、四乙基罗丹明(rhodamine B200,RB200)、四甲基异硫氰酸罗丹明(tetramethylrhodamine isothiocyanate,TRITC)、藻红蛋白(phycoerythrin,PE)、得克萨斯红(Texas red)、花青类(cyanine,Cy,如 Cy2、Cy3、Cy5 等)(表 6-1)。

1. FITC　使用最广泛的荧光染料,为黄色或橙黄色结晶粉末,相对分子质量为 389.4,易溶于水或乙醇等溶剂,室温可保存 2 年,低温干燥可保存多年。FITC 有两种同分异构体,其中异构体Ⅰ型在荧光效率、稳定性、与蛋白质结合能力等方面均更好。

NOTE

表 6-1　临床实验室常用的荧光物质特性及主要应用

荧光物质	最大吸收光谱/nm	最大发射光谱/nm	应用
FITC	490～495	520～530（黄绿色）	FAT，荧光偏振免疫测定
RB200	570～575	595～600（橙红色）	FITC 的衬比染色或双标记 FAT
TRITC	550	620（橙红色）	FITC 的衬比染色或双标记 FAT
PE	490～560	595（红色）	双标记 FAT，流式细胞术
Cy5	649	665（红色）	荧光成像及其他荧光生物分析
Cy3	555	570（黄色）	荧光成像及其他荧光生物分析
Texas red	589	615（橙红色）	FAT
Eu^{3+} 螯合物	340	613（橙红色）	时间分辨荧光免疫测定

2. RB200　橘红色粉末，相对分子质量为 580，不溶于水，易溶于乙醇和丙酮，性质稳定，可长期保存。

3. TRITC　紫红色粉末，较稳定。与 FITC 的黄绿色荧光对比鲜明，通常用于双重标记或对比染色。

4. PE　红藻中提取的一种藻胆蛋白，为天然荧光色素。其相对分子质量达 240000；非特异性吸附能力弱；荧光强而稳定，灵敏度高，具有较小的荧光背景，不易猝灭，是目前流式荧光技术中常用的荧光染料之一。

5. 花青类荧光染料　能与细胞内蛋白质结合，常用的为 Cy3、Cy5 等。这类染料的荧光特性与传统荧光色素类似，但水溶性和光稳定性较强，荧光量子产率高，对 pH 等环境因素不敏感，常用于多重染色。

（二）其他荧光物质

1. 酶作用后产生荧光的物质　某些化合物本身并无荧光效应，一旦经酶作用可形成具有强荧光的物质，这类化合物也被称为荧光底物。碱性磷酸酶（ALP）的底物 4-甲基伞形酮-磷酸酯（4-MUP）、β-gal 的底物 4-甲基伞形酮-半乳糖苷（4-MUG）和辣根过氧化物酶（HRP）的底物对羟基苯乙酸等，都具有荧光底物的特性，可用于荧光免疫测定。

2. 镧系（lanthanide）元素螯合物　某些三价镧系元素如铕（Eu^{3+}）、铽（Tb^{3+}）、铈（Ce^{3+}）等的螯合物经激发后可发射特征性的荧光。镧系元素螯合物具有独特的荧光特性（详细见后叙），主要用于时间分辨荧光免疫测定。

3. 量子点（QDs）　近年来研制的一种新型荧光物质，又称为半导体纳米晶体。与传统的染料分子标记比较，量子点标记具有荧光时间长、灵敏度高、可产生多种颜色、检测方便和应用范围广等优点。量子点还可与抗体、SA 等多种分子进行偶联，检测靶分子的分布和功能。

第二节　荧光抗体技术

荧光抗体技术是发展最早的一种标记免疫技术。它是在免疫学、生物化学和显微镜技术的基础上建立起来的，又可分为显微荧光抗体技术和流式荧光抗体技术，本节重点介绍显微荧光抗体技术。

一、显微荧光抗体技术

（一）基本原理

显微荧光抗体技术即免疫荧光显微技术（immunofluorescence microscopy），是将经典的抗原

NOTE

抗体反应、荧光物质标记技术与显微观察技术相结合的一门技术。应用最多的是用荧光素标记的抗体检测待测组织、细胞的抗原,通过荧光显微镜直接观察呈现特异性荧光的抗原抗体复合物,实现对组织或细胞抗原进行定性、定位的检测方法。近年来共聚焦显微镜的使用,使得这一技术能更准确地检测抗原表达及组织细胞结构的形态学特性,并可做定量分析。

（二）显微荧光抗体技术类型

根据标记物以及抗原抗体反应的结合步骤不同,显微荧光抗体技术可分为直接法、间接法、补体结合法和双重免疫荧光法。

1. 直接法　用荧光素标记特异性抗体,以检查组织、细胞或血清中相应抗原成分的方法(图6-3(a))。优点是简便快速、特异性强,可用于肾穿刺、皮肤活检和病原体的快速检查。缺点是不能用于已知抗原检测未知抗体,并且一种荧光抗体只能检测一种抗原,其灵敏度较差。

2. 间接法　先用特异性抗体与相应的抗原结合,洗去未结合的抗体,再用荧光素标记的二抗(间接荧光抗体)与特异性抗体结合,形成抗原-特异性抗体-间接荧光抗体的复合物,通过荧光现象检测抗原或抗体(图6-3(b))。此种方法由于在形成的复合物上带有比直接法更多的荧光抗体,具有放大效应,其灵敏度较直接法高5～10倍,一种间接荧光抗体可以检测多种抗原、抗体。该法是目前临床实验室中应用最广泛的一种荧光抗体技术。其缺点是容易产生非特异性荧光干扰。

3. 补体结合法　利用荧光素标记抗补体抗体,以鉴定未知抗原或抗体(图6-3(c))。由于此法易出现非特异性染色,操作比较烦琐复杂,因此目前使用较少。

4. 双重免疫荧光法　又称双抗体标记法。即用两种荧光素(FITC和PE)分别标记两种不同的特异性抗体,对同一组织或细胞标本上的两种抗原进行双重荧光染色,在荧光显微镜下观察特异性荧光,根据不同颜色的荧光,确定抗原的有无及其定位(图6-3(d))。

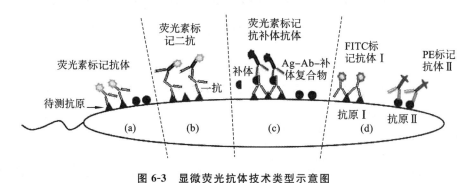

图6-3　显微荧光抗体技术类型示意图

（三）显微荧光抗体技术标本制作要求

1. 样本制备　常见的临床样本材料主要有组织、细胞和细菌。①组织样本:可制备为石蜡切片、冷冻切片和印片,要求切片越薄越好,切片太厚会消耗激发光造成上层标本不能充分激发,细胞重叠也会引起一些非特异性荧光背景。②细胞样本:可制备成涂片或爬片,涂片应薄而均匀,对于培养的贴壁细胞,可以在玻片上直接培养形成单层细胞(爬片),悬浮培养的细胞可以制备成涂片。③细菌样本:可以制备成涂片,也可利用病毒或含有病毒的患者血清感染细胞,制成涂片或爬片后,用荧光抗体染色法检查。

除活细胞外,其他样本在染色前应做适当的固定,丙酮和乙醇是常用的固定剂,尤其是丙酮对冷冻切片的固定效果较好,而乙醇加冰醋酸对于涂片抗原的固定效果较好。固定时间一般为5～15min。制备好的样本应尽快染色观察,或置于-20℃冷冻保存。

2. 荧光探针的选择　选择适合的荧光探针是取得理想试验结果的保障。荧光探针的选择需考虑:①荧光检测设备所采用的激发光源;②荧光探针的光稳定性和光漂白性;③荧光探针的特异性和毒性。

3. 载玻片和盖玻片　载玻片和盖玻片必须无明显自发荧光,表面光洁,厚度均匀,载玻片厚度应在0.8～1.2 mm之间,盖玻片厚度在0.17 mm左右。

4. 封裱剂　必须无自发荧光,无色透明。

(四) 荧光染色结果判定

染色后放置时间过久荧光容易消退,因此最好当天观测结果,且应在暗室中进行。

1. 荧光强度的判断标准　特异性荧光强度的判断标准一般分为四级,"－"表示无或可见微弱的自发荧光;"＋"表示荧光较弱,但清楚可见;"＋＋"表示可见到明亮的荧光;"＋＋＋"表示可见到耀眼的荧光。临床上将特异性荧光强度达到"＋＋"及以上判定为阳性,对照荧光应呈"－"或"±",同时根据呈现"＋＋"的血清最高稀释度判定特异性抗体的效价。

2. 荧光图像　由于荧光很容易减弱褪色,荧光显微摄影技术对于记录荧光图像十分必要,一般研究型荧光显微镜都配有半自动或全自动显微数码相机摄影系统装置,但拍摄时须考虑到光漂白作用,设定适宜的曝光时间,以免荧光猝灭。

(五) 影响因素

1. 非特异性荧光染色　在荧光显微镜检测中,非特异性荧光染色可直接影响检测结果,其可能是某些抗原的自发荧光或交叉反应所引起,可通过对照进行鉴别与排除。阴性对照如下:①用与特异性抗体同种属的动物血清,结果应为阴性;②染色抑制试验,即将未标记荧光素的抗体先与切片的靶抗原反应,然后加荧光素标记的相同抗体,结果应为弱阳性或阴性;③用 PBS 代替荧光抗体,结果应为阴性;④标本自发荧光对照,即切片标本经 PBS 洗涤后,不加入荧光抗体,结果应为阴性。

2. 荧光强度　荧光强度直接影响试验结果,常见的影响因素如下。①激发光源:荧光强度与激发光强度成正比,增大激发光强度可提高荧光分析的灵敏度,但激发光增强也加剧了荧光物质的分解作用。②温度:温度可明显影响荧光染色。当温度超过 20 ℃时,开始出现温度对荧光的猝灭作用,温度越高,猝灭作用越强。③溶液的 pH:H^+ 浓度对荧光强度的影响很大,每种荧光素在其合适的 pH 下,可有最高的发光强度。④细胞固定剂:某些细胞固定剂,如戊二醛、甲醛等,可减弱荧光强度。

(六) 显微荧光抗体技术检测设备

荧光显微镜是显微荧光抗体技术的基本工具,分为透射和落射两种类型。荧光显微镜由光源、滤色系统和光学系统等主要部件组成,它利用一个高发光效率的点光源,经过滤色系统发出一定波长的光作为激发光,照射被检样品,激发荧光物质发射荧光,通过物镜和目镜系统成像、放大以观察样本的荧光图像,分析样本中产生荧光的成分和结构以及定位。荧光显微镜结构示意图见图 6-4。

1. 光源　荧光显微镜多采用 50～200 W 的超高压汞灯作为光源,它可以发射很强的紫外光和蓝紫光,辅以激发滤片,足以激发各类荧光物质。

2. 滤色系统　荧光显微镜的重要组成部分,主要由激发滤色镜和阻断滤色镜组成。①激发滤色镜:利用其对光线选择性吸收的能力从激发光源发出的光谱中选择通过最适宜波段的光线作为被检样品最佳激发光。②阻断滤色镜:位于物镜之上,二向色镜和目镜之间,用于透过相应波长范围的荧光,阻断或吸收剩余激发光。③二向分色镜:位于由激发光源和激发滤色镜构成的平行光轴与目镜和物镜构成的竖直光轴的垂直相交处,

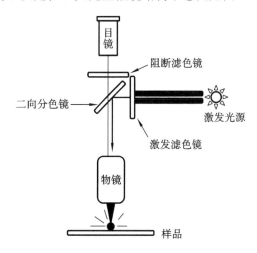

图 6-4　荧光显微镜结构示意图

以 45 ℃角斜向安装。在荧光显微镜中承担色光的"分流"作用,透射长波光线并反射短波光线。

3. 光学系统　包括聚光器、物镜和目镜等。聚光器有明视野、暗视野和相差荧光聚光器等。

NOTE

目镜常用消色差镜头。

二、流式荧光抗体技术

流式荧光抗体技术是免疫荧光抗体技术的一种特殊应用,使用的荧光检测设备为流式细胞仪(flow cytometer),其突出特点是可以在细胞保持完整的情况下,对液相中的细胞或悬浮的颗粒样物质逐个进行分子水平的分析,详见第十一章。

第三节 荧光免疫测定技术

荧光免疫测定技术(FIA)是基于抗原抗体反应的特异性与荧光标记技术的敏感性相结合的技术,用于定量检测液体标本中的微量或超微量物质。FIA 分为均相荧光免疫测定(homogeneous fluorescence immunoassay)和非均相荧光免疫测定(heterogeneous fluorescence immunoassay)。临床实验室常用的非均相荧光免疫测定方法有时间分辨荧光免疫测定和荧光酶免疫测定,常用的均相荧光免疫测定方法为荧光偏振免疫测定。

一、时间分辨荧光免疫测定

时间分辨荧光免疫测定(time-resolved fluorescence immunoassay,TRFIA)技术是 Soini 和 Kojola 于 1983 年建立的一种新型检测技术。其具有灵敏度高、发光稳定、荧光寿命长、不受自然本底荧光的干扰以及标准曲线线性范围宽等特点,目前已在临床实验室中得到广泛应用。

(一)基本原理

以镧系元素螯合物作为荧光标记物,利用其具有较长的荧光寿命且有较大的斯托克斯位移的特点,推迟荧光检测时间,可有效排除检测样本中本底荧光以及非特异性荧光干扰,从而精确推测出待测物的含量。应用解离-增强原理可进一步增大该种方法的检测灵敏度。

1. 镧系元素螯合物的主要优势和特点

(1)超长荧光寿命:镧系元素螯合物荧光的衰变时间(decay time)很长,为传统荧光物质的$10^3 \sim 10^6$倍(表 6-2),这一特点使得其能通过时间分辨方式区别于背景荧光。

表 6-2 常见荧光物质与镧系元素螯合物的荧光寿命

荧光物质	荧光寿命/ns	荧光物质	荧光寿命/ns
非特异性荧光背景	1~10	Sm^{3+}-β-NTA	65000
人血清白蛋白	4.1	Sm^{3+}-PTA	60000
球蛋白	3.0	Eu^{3+}-β-NTA	714000
细胞色素 C	3.5	Eu^{3+}-NTA	925000
FITC	4.5	Tb^{3+}-PTA	96000
罗丹明 B	3.0	Dy^{3+}-PTA	1000

(2)最大斯托克斯位移:镧系元素螯合物的斯托克斯位移可高达 200 nm(Eu^{3+} 270 nm,Tb^{3+} 250 nm),这种大斯托克斯位移的特性可避免激发光谱和荧光发射光谱以及生物基质发射的光谱重合,从而排除激发光和背景荧光的干扰(图 6-5)。

(3)狭窄的荧光发射峰:镧系元素螯合物的激发光谱较宽,最大激发波长在 300~500 nm 之间;而发射光谱很窄,甚至不到 10 nm(图 6-6)。因此,可采用只允许发射荧光通过的滤光片,能进一步降低本底荧光,提高信号检测的特异性和灵敏度。

(4)不同镧系元素螯合物的荧光具有不同的波长和寿命,也具有良好的可分辨性,这使得TRFIA 在多元待测物免疫分析中具有独特的优势。

NOTE

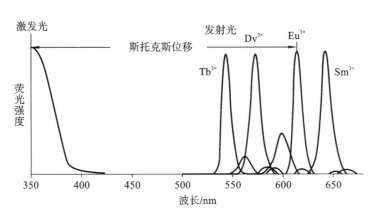

图 6-5 镧系元素螯合物的斯托克斯位移示意图

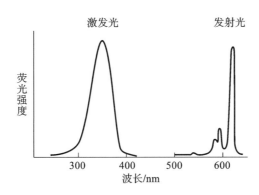

图 6-6 镧系元素螯合物的激发光谱与发射光谱示意图

2. 时间分辨信号原理 利用镧系元素荧光寿命较长、荧光光谱较大的斯托克斯位移、狭窄的发射光谱的特点,当用时间分辨荧光仪测量镧系元素螯合物的荧光时,在脉冲光源激发之后,采用延缓测量时间的方式,即待反应体系中短半衰期荧光衰变消失后,再记录长寿命镧系元素螯合物发射的特异性荧光。时间分辨可极大地降低本底荧光,实现高信噪比,提高检测的灵敏度和精密度。

3. 解离增强原理 镧系元素螯合物(如 Eu^{3+} 螯合物)与待测标本中的抗原或抗体生成的 Eu^{3+}-螯合剂-抗原(抗体)复合物在弱碱性溶液中被激发后的荧光强度较弱,加入酸性荧光增强液使溶液 pH 降至 $2\sim3$,可将 Eu^{3+} 从复合物上解离下来,并与增强液中的另一种螯合剂(如 β-二酮体,Triton X-100 等)螯合形成一种胶态分子团,这种分子团在激发光的激发下能发出极强的荧光,使原来微弱的荧光信号增强百万倍。这种分析方法使用了解离增强步骤,因此又称为解离增强镧系元素荧光免疫测定(dissociation-enhanced-lanthanide fluoroimmunoassay,DELFIA)技术。

(二) TRFIA 的技术类型

目前常用的有固相双位点夹心法、固相抗体竞争法和固相抗原竞争法。

1. 固相双位点夹心法 该反应体系中应用两种针对同一抗原不同表位的单克隆抗体,其中一种抗体用稀土金属标记,属标记抗体,另一种抗体为固相抗体。待测样品(待测抗原)首先与固相抗体结合,洗涤除去未结合的物质后再加入稀土金属标记的抗体,经过免疫反应形成固相抗体-待测抗原-稀土金属标记抗体复合物。再次洗涤后加入酸性增强剂,稀土金属标记物从复合物上完全解离与增强液中的另一种螯合剂结合,在 340 nm 激发光照射下发射出很强的荧光信号,通过检测荧光强度就可以间接测得待测抗原的含量,所得荧光强度与待测抗原浓度成正比(图 6-7)。这一方法通常用于测定蛋白质类大分子化合物。

2. 固相抗体竞争法 稀土金属标记抗原和样品中的待测抗原与固相抗体竞争性结合,温育洗涤后在固相中加入增强液,测定荧光强度。荧光强度与待测样品中的抗原浓度成反比。

3. 固相抗原竞争法 固相抗原、样品中的待测抗原与稀土金属标记抗体竞争性结合,温育洗涤后在固相中加入增强液,测定荧光强度。荧光强度与待测样品中的抗原浓度成反比。

NOTE

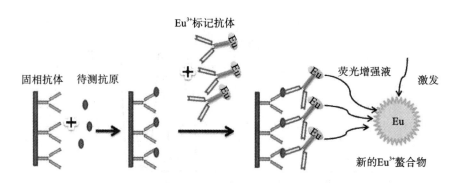

图 6-7　固相双位点夹心法原理示意图

固相抗体竞争法和固相抗原竞争法适用于一些小分子半抗原化合物,如多肽、甲状腺激素类和一些药物等。

二、荧光酶免疫测定

荧光酶免疫测定(fluorescence enzyme immunoassay,FEIA)是 20 世纪 80 年代末在 EIA 的基础上发展起来的一种非放射性标记免疫分析方法。

(一) 基本原理

FEIA 利用酶标抗体(抗原)作为示踪物,与待测抗原(抗体)发生反应后,由高活性的酶催化酶反应荧光底物,生成稳定且高效的荧光物质,通过测定荧光强度确定待测抗原或抗体的含量。荧光酶免疫测定技术中常选用 ALP 及 β-gal,它们的底物分别为 4-MUP 和 4-MUG。这两种底物均不发荧光,但经酶催化后 4-MUP 和 4-MUG 会产生游离的 4-甲基伞形酮(4-MU),4-MU 经紫外光激发后可发出高强度的特征性荧光。通过荧光测量仪记录产生的荧光强度,由此可计算出待测抗原或抗体的含量。

(二) 技术类型

1. 双抗体夹心法　固相抗体和 ALP 标记抗体与待测抗原反应,形成固相抗体-抗原-酶标抗体复合物。洗涤去除未结合的抗原和酶标抗体,加入底物 4-MUP,酶标抗体上的 ALP 将 4-MUP 催化分解成 4-MU,经 360 nm 激发光照射,发出 450 nm 荧光,荧光强度与待测抗原浓度成正比。

2. 双抗原夹心法　与双抗体夹心法类似,此方法是用固相抗原和酶标抗原与待测抗体反应,形成固相抗原-抗体-酶标抗原复合物。洗涤去除未结合的抗体和酶标抗原,加入底物进行酶促反应并发出荧光,荧光强度与待测抗体浓度成正比。

3. 固相抗原竞争法　待测抗原和固相抗原竞争性结合定量的酶标抗体,形成固相抗原-酶标抗体复合物。洗涤除去未结合的部分,加入底物进行酶促发光反应,荧光强度与待测抗原的浓度成反比。

三、荧光偏振免疫测定

荧光偏振免疫测定(fluorescence polarization immunoassay,FPIA)始于 20 世纪 70 年代,是基于荧光偏振现象及免疫学原理发展起来的分析方法。荧光偏振现象是指荧光物质经单一波长的偏振光(蓝光,485 nm)照射后,吸收光能跃入激发态;再恢复至基态时,释放能量并发出相应的偏振荧光(绿光,525~550 nm)。

FPIA 是一种均相竞争荧光免疫分析法(图 6-8)。荧光素标记的小分子抗原和待测样品中的小分子抗原与相应抗体发生竞争性结合。反应平衡后,经偏振光激发,游离的荧光素标记抗原分子小,转动速度快,激发后发射的光子散向四面八方,检测到的偏振荧光信号很弱;而与抗体结合的荧光素标记抗原形成的免疫复合物分子大,转动速度慢,激发后产生的荧光比较集中,偏振荧光信号强。因此,待测抗原越少,荧光标记抗原与抗体结合量越多,偏振荧光信号越强。根据偏振荧光强度与抗原浓度成反比的关系,以抗原浓度为横坐标,偏振荧光强度为纵坐标,绘制竞争性结合抑制标准曲线。通过测定的偏振荧光强度大小,即可得出样品中待测抗原的相应浓度。

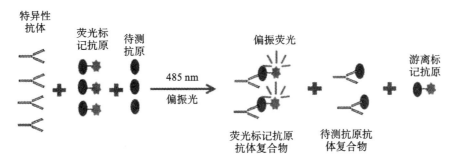

图 6-8 荧光偏振免疫测定原理示意图

四、自动化荧光免疫分析系统

自动化荧光免疫分析是将抗原抗体反应、荧光发光分析技术以及计算机技术结合起来的一项自动化免疫分析技术。根据抗原与抗体反应后是否需要分离结合及游离的荧光标记物,可分为均相和非均相两种类型。非均相荧光免疫测定主要包括时间分辨荧光免疫测定和荧光酶免疫测定,均相荧光免疫测定主要包括荧光偏振免疫测定和底物标记荧光免疫测定。其中时间分辨荧光免疫测定和荧光偏振免疫测定技术的自动化应用较为广泛。

(一)时间分辨荧光免疫自动化分析系统

1. 组成 由全自动样本前处理系统和时间分辨荧光免疫分析系统两部分组成。

(1)时间分辨荧光免疫检测前处理系统:集自动加样(包括加血清、标准品、试剂等)、液面探测、恒温振荡和微孔板洗涤为一体的多功能免疫实验设备,可以完成检测荧光强度之前的全部处理工作,具有高效、快速的处理能力。该类仪器具有高效取样、液位检测以及 Tip 头残留检测功能,移液效率和精度高,且无样本交叉污染,同时还具有强大的软件功能,可实现项目的添加、样本数量的设置和相关实验信息的显示,在实验过程中提示相关出错信息,操作简单、方便。

(2)时间分辨荧光免疫分析系统:其采用现代光学、机械、计算机等先进技术,通过标记稀土金属及其螯合物产生的特异性荧光寿命长、强度高,能消除本底荧光干扰;利用激发光波谱宽、荧光发射波谱窄,增强荧光强度,提高分辨率的原理,对临床样本进行定量分析,为临床提供准确、可靠的检验数据。

2. 检测原理 其检测原理与本章内容中时间分辨荧光免疫测定技术相同。

3. 操作要点 主要包括抗原与抗体结合、加入标记抗体、加入酸性增强液以及荧光信号检测,具体如下。

(1)抗原与抗体结合:以双抗体夹心法为例,按顺序将标准品和待测样本分别加入包被有固相抗体的微孔反应板中,缓慢振荡摇匀,室温孵育,形成固相抗原-抗体复合物,洗涤以去除未结合的待测抗原。

(2)加入 Eu^{3+} 标记抗体:待振荡孵育形成固相抗体-抗原-Eu^{3+} 标记抗体复合物,洗涤除去未结合的 Eu^{3+} 标记抗体。

(3)加入酸性增强液:将复合物上的 Eu^{3+} 解离到溶液中,并与增强液中的有效成分形成高荧光强度的新螯合物。

(4)检测荧光信号:时间分辨荧光读数仪记录荧光强度。利用脉冲光源在 1 s 内发射 340 nm 波长的激发光 1000 次,每次为 1 ms,其中发射脉冲激发光耗时 3 μs,延迟 397 μs,以便非特异性本底荧光衰退,在 401~800 μs 内记录 Eu^{3+} 发出的 613 nm 波长的荧光,停留 200 μs,待荧光基本熄灭,再进入下一循环。记录 1000 次荧光强度后取均值,根据标准曲线仪器自动计算待测抗原量。

4. 技术评价 时间分辨荧光免疫测定克服了一般 FIA 中背景荧光干扰问题,特异性强,应用

NOTE

解离增强原理大大提高了检测灵敏度(可达 0.2～1.0 ng/mL),动态检测线性范围宽(可达 4～5 个数量级),易于自动化。同时,标记物制备简单、稳定性好、无放射污染,是一种很有发展前途的免疫分析技术。但由于其反应在固相载体上进行,因而检测时需在反应包被板上集中进行,不能随机进行急诊检测。

(二)荧光偏振免疫自动化分析系统

1. 组成 由全自动样本前处理系统和荧光偏振免疫分析系统两部分组成。

(1)荧光偏振免疫检测前处理系统 集自动加样、添加试剂、液面探测、恒温振荡和微孔板洗涤为一体的多功能免疫实验设备,操作高效,反应快速,自动化程度高。

(2)荧光偏振免疫分析系统 主要包括光路系统、电路系统和信号采集系统。其中光路系统是荧光偏振免疫分析仪的核心部分,主要由照明系统、荧光激发光学系统和荧光检测光学系统三部分组成。激发光学系统主要包括激发滤光片、激发偏振器、析光镜、共光路物镜和微孔板。荧光检测光学系统是用来检测样本发射荧光强度的装置。光路系统所收集的荧光信号最后转换为电流信号,从而计算样本中待测抗原的含量。

2. 检测原理 其检测原理与本章内容中荧光偏振免疫测定技术相同。

3. 操作要点 主要包括样本预处理、抗原与抗体结合及荧光信号检测,具体如下。

(1)样本预处理:将 EDTA 抗凝的全血标本混匀,然后取待检全血加入标本预处理液混合均匀、高速离心,取上清液待用。

(2)抗原与抗体结合:采用竞争法,将待测上清液、荧光素标记抗原以及抗体一起加入反应体系,待测抗原与荧光素标记抗原竞争性结合定量的抗体。

(3)荧光信号检测:用 485 nm 偏振光照射反应体系,激发出 525～550 nm 的偏振荧光,仪器自动测量偏振荧光强度,根据标准曲线自动计算标本中待测抗原量。

4. 技术评价 均相荧光免疫测定简便,无需洗涤分离步骤,反应可快速、自动化进行,荧光标记物稳定、有效期长、结果可靠,可用空白校正避免标本内源性荧光干扰。该法仅适用于药物等小分子抗原的检测,与非均相免疫测定相比灵敏度较低。

第四节 方法学评价及临床应用

一、方法学评价

荧光免疫技术主要包括荧光抗体技术、时间分辨荧光免疫测定、荧光偏振免疫测定和荧光酶免疫测定等,由于其检测方法学原理不同,在临床上的应用也有所不同,具体方法学评价如下。

(一)荧光抗体技术

荧光抗体技术包括显微荧光抗体技术和流式荧光抗体技术(详见第十一章)。显微荧光抗体技术具有以下特点。

(1)优点:一种免疫组化技术,具有特异性强、灵敏度高、操作简单、既可定性又可定位、直观性强、可同时检测两种以上的抗原(抗体)等特点。

(2)缺点:易出现非特异性背景染色,结果观察(荧光强度)带有主观性。

(二)时间分辨荧光免疫测定

1. 优点

(1)灵敏度高,使得检测下限由普通荧光免疫技术的 10^{-8} mol/L 提高至 10^{-18}～10^{-15} mol/L,其灵敏度可与放射免疫分析技术相媲美。

(2)分析范围宽,可达到 4～5 个数量级。

（3）标记物制备简单，标记结合物稳定，有效期长，测量速度快，无放射性污染。

2. 缺点 易受到实验环境、试剂和容器中镧系元素离子污染的影响，易使本底增高。

（三）荧光偏振免疫测定

1. 优点 与其他非均相荧光免疫分析技术相比，荧光偏振免疫测定具有如下优点。

（1）测定方法操作简便、快速，试剂盒专属性强，样品用量少，自动化程度高，适用于大批量样本的分析检测。

（2）荧光标记试剂稳定，使用寿命长。

（3）方法精密度高，重复性好。

（4）抗原与抗体之间的反应和样品分子的测定在溶液中进行，避免了固相标记过程中反复多次的洗涤，减少了实验误差。

（5）荧光偏振不受内滤作用的影响，对于有颜色和浑浊的标本仍能得到准确的结果。

2. 缺点

（1）仪器设备昂贵，药品试剂盒专属性强，需进口。

（2）灵敏度较非均相荧光免疫分析方法稍低。

（3）不适用于大分子物质的测定。

（四）荧光酶免疫测定

荧光酶免疫测定的优点如下。

（1）灵敏度高，较常规酶免疫技术提高了10～100倍。

（2）标记物稳定，有效期长。

（3）操作简便。

由于血清以及其他生物样本中可能存在背景荧光干扰反应，因此固相荧光酶免疫测定方法效果更好。

二、临床应用

上文介绍的荧光免疫技术根据其原理不同，在检验医学中的应用也不尽相同。可根据各种检测方法的优势和特点来合理选择临床检验项目，以便提供精准的检测结果。各种检测技术的具体临床应用情况如下。

（一）显微荧光抗体技术

显微荧光抗体技术主要用于组织学中抗原或抗体的定位、自身免疫病的诊断，也可用于细菌、病毒和寄生虫的检验。

1. 血清中自身抗体的检测 这是显微荧光抗体技术在临床检验中的重要应用，主要使用间接免疫荧光法检测自身免疫病中的自身抗体。其特点如下：能够用简单的方法同时检测抗体和与抗体发生特异性反应的组织成分，并且能够在同一组织中同时检测抗不同组织成分的抗体。详见后面相关章节。

2. 各种病原体的快速检测和鉴定 在细菌学检验中主要用于菌种的鉴定，是重要的补充手段。利用显微荧光抗体技术进行菌种鉴定比其他血清学检测方法更加简便快速，灵敏度更高。在病毒学检验中可检测病毒及其增殖情况，目前已有多种免疫荧光检测病毒试剂盒面世。在寄生虫感染的诊断中也具有重要地位，利用间接免疫荧光法检测疟疾抗体是目前公认的最有效的方法，对肠外阿米巴尤其是阿米巴肝脓肿也具有很高的诊断价值。

3. 免疫病理检测 常采用直接免疫荧光法，用于组织中免疫球蛋白、补体和抗原抗体复合物的检测，亦可用于肿瘤组织中肿瘤相关抗原、癌基因蛋白、微小转移灶等的检测；对于提高病理诊断的准确性，对肿瘤细胞增殖程度的评价，以及指导肿瘤治疗等都具有非常重要的价值。

（二）流式荧光抗体技术

流式荧光抗体技术可借助流式细胞仪对细胞表面抗原和受体进行检测，对细胞免疫功能检测、

NOTE

白血病分型诊断等具有重要的诊断价值。具体可参见第十一章内容。

（三）时间分辨荧光免疫测定技术

时间分辨荧光免疫测定技术（TRFIA）是目前超微量物质检测分析最有发展前途的一项新技术。目前 TRFIA 的自动化仪器和相应配套试剂在临床上已有广泛应用，TRFIA 适用于体液中极微量生物活性物质的定量检测，如各种激素、蛋白质、酶、药物、肿瘤标志物和病毒等抗原的测定。

（四）荧光偏振免疫测定技术

荧光偏振免疫测定技术（FPIA）尤其适用于血清或体液中小分子物质的测定，是临床药物浓度监测的首选方法。目前已有多种药物、维生素、激素、毒品和常规生化检测项目可使用 FPIA 进行定性和定量检测，如环孢素、卡马西平、苯妥英钠、丙戊酸、地高辛、氨茶碱、苯巴比妥等。

（五）荧光酶免疫测定技术

荧光酶免疫测定技术可用于多种抗原或抗体的检测，如病毒抗体、细菌及毒素抗原、肿瘤标志物、激素、过敏原、心肌损伤标志物以及凝血因子等。

小 结

荧光免疫技术是将抗原抗体反应的特异性与荧光检测技术的敏感性和直观性相结合的一种标记免疫技术。荧光免疫技术分为荧光抗体技术和荧光免疫测定两大类。

显微荧光抗体技术是用荧光标记抗体或抗原与组织、细胞中的抗原或抗体进行反应，借助荧光显微镜或激光扫描共聚焦显微镜观察呈现特异性荧光的抗原抗体复合物及其部位，以此对组织细胞抗原进行定性、定位和定量检测。

显微荧光抗体技术分为直接法与间接法。直接法常用于细菌和病毒等各种病原体的快速检测、肾活检和肿瘤相关抗原的免疫病理检查。间接法则常用于血清中自身抗体的检测。

荧光免疫测定是将抗原抗体反应与荧光物质发光分析相结合，用荧光检测仪检测抗原抗体复合物中特异性荧光强度，对标本中微量或超微量生物活性物质进行定量测定的免疫分析技术，常用的有时间分辨荧光免疫测定、荧光偏振免疫测定和荧光酶免疫测定，广泛应用于蛋白质、激素、肿瘤标志物、药物、各种病原体抗原或抗体等生物活性物质的测定分析中。

思 考 题

1. 简述荧光、荧光效率、荧光寿命及荧光猝灭的概念。
2. 简述荧光抗体技术的基本原理和技术类型。
3. 简述荧光免疫测定的分类及方法学评价。
4. 荧光免疫测定在检验医学中有哪些应用？

（李海侠）

第七章 放射免疫技术

学习目标

掌握：放射免疫分析与免疫放射分析的原理、异同点。

熟悉：放射性核素的特点。

了解：放射免疫技术的临床应用。

放射免疫技术是一种将放射性核素的高灵敏度和抗原抗体反应的特异性相结合,体外测定超微量($10^{-15} \sim 10^{-9}$ g)物质的免疫分析技术。1959 年,Yalow 和 Berson 首先利用此技术测定血浆胰岛素含量,创立了放射免疫分析,Yalow 因此于 1977 年荣获诺贝尔生理学或医学奖。1968 年,Miles 和 Hales 建立了利用放射性核素^{125}I 标记的抗体检测抗原的免疫放射分析。

由于放射免疫技术存在放射性污染、有效期短等缺陷,有逐渐被非放射性标记的免疫试验取代的趋势,但在核医学和生命科学领域,非放射性标记免疫技术始终不能代替放射免疫技术。此外,纳米磁性固相的应用,也推动了放射免疫技术自动化的研制。本章主要介绍放射免疫分析与免疫放射分析的反应原理、方法学评价及临床应用。

第一节 放射免疫分析

放射免疫分析(radioimmunoassay,RIA)利用放射性核素标记抗原,让待测抗原与标记抗原竞争性结合限量抗体,通过测定标记抗原-抗体复合物的放射性强度来反映待测抗原的浓度。此技术因适用于测定小分子抗原及半抗原,被广泛应用于激素、多肽、药物等超微量物质的定量分析。

一、基本原理

RIA 属于竞争性免疫分析,反应原理如图 7-1 所示。在反应体系中,标记抗原(Ag*)与非标记的待测抗原(Ag)具有同等的与 Ab 结合的能力,可分别形成 Ag*-Ab 复合物和 Ag-Ab 复合物。当 Ab 限量且小于 Ag 和 Ag* 所需结合位点数的总和时,Ag 与 Ag* 竞争性结合反应体系中的限量 Ab。当标本中无 Ag 时,Ab 全部与 Ag* 结合,并有游离的 Ag* 存在(图 7-1(a));当标本中有 Ag 时,Ag* 与 Ab 结合将受到抑制(图 7-1(b))。Ag 量与 Ag*-Ab 复合物(B)量成反比,与游离的 Ag*(F)量成正比。

用一系列已知浓度的标准抗原,与定量的 Ag* 和 Ab 反应,将 Ag*-Ab 复合物(B)与游离的 Ag*(F)分离,测定各自的放射性强度,以计算值(B/F 值或 B/(B+F)值)为纵坐标,绘制标准曲线,根据该标准曲线可计算待测抗原的浓度。

二、技术要点

RIA 的操作流程包括标记抗原和抗体的制备、抗原抗体反应、B/F 分离、放射性强度测定、数据处理等。

(一)标记抗原和抗体的制备

1. 抗原、抗体的制备 用于制备放射性核素标记的抗原必须是高纯度的,否则将影响 RIA 的

NOTE

75

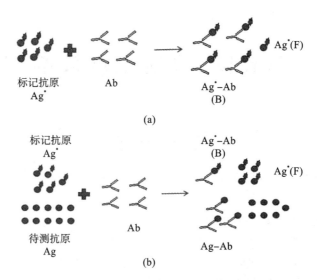

图 7-1　RIA 竞争性抗原抗体结合反应示意图

特异性和灵敏度。抗体是 RIA 测定中的关键因素之一，须选用亲和力高（亲和常数 A 应达到 $10^9 \sim 10^{12}$ mol/L）、特异性强、效价高的抗体。具体制备方法见第三章第五节。

2. 标记物　目前常用的放射性核素是 ^{125}I（γ 衰变），其优点如下：①化学性质活泼，容易标记，可以用较简便的方法标记抗原或抗体；②衰变过程不产生 β 射线，对标记蛋白质、多肽等抗原的免疫活性影响小；③可用晶体闪烁计数仪直接测量 γ 射线，方法简便，易于推广应用；④半衰期较长（60 天）、比活度高（>95%）。具体标记与鉴定方法见第三章第五节。

（二）抗原抗体反应

抗原抗体反应是 RIA 的重要环节，指将待测抗原或标准抗原、标记抗原和抗体加入反应体系中，并在一定条件（温度、时间及酸碱度）下进行竞争性结合反应。根据加样顺序不同，可分为两种类型。

1. 平衡法　在反应体系内同时加入待测抗原或标准抗原、标记抗原和限量的抗体，混匀后，在一定温度下孵育一定时间，使三种成分的反应概率相同。平衡法的反应时间较长，灵敏度相对较差，但操作方便，方法稳定。

2. 顺序饱和法　在反应体系内先加待测抗原（或标准抗原）和限量抗体，使待测抗原（或标准抗原）优先与抗体结合并达到平衡，然后加入标记抗原，与剩余的抗体结合。此法使非标记免疫复合物的形成概率大于标记免疫复合物，结果使标准曲线的斜率增加，有利于提高分析的灵敏度，但其稳定性不如平衡法。

（三）B/F 分离

RIA 是在液相中进行的竞争性反应，由于标记抗原和抗体的用量极微，达到平衡后形成的 Ag^*-Ab 复合物不能自行沉淀。此时，反应体系中的 Ag^*-Ab 复合物（B）和游离的 Ag^*（F）均带有放射性，只能采取适当的分离技术将二者分离，然后测定其中一个组分（一般测定 Ag^*-Ab 复合物），才能获得标准曲线。因此，B/F 分离也是 RIA 的重要环节，分离效果将直接影响测定结果的准确性和重复性。

理想的分离技术应满足以下几点：①分离应迅速、彻底，适合批量操作；②反应平衡不受分离过程的影响，且反应介质不干扰分离效果；③操作简单、重复性好、成本低且适应自动化分析的要求。目前常用的 B/F 分离技术有以下几种。

1. PEG 沉淀法　PEG 为一种有机溶剂，可将不易在水中沉淀的蛋白质的电荷和水化层破坏，使大分子蛋白质（如抗原抗体复合物）沉淀下来，而小分子蛋白质（如游离的标记抗原）则不会沉淀，仍游离在上清液中，经离心后弃上清液，即可获得免疫复合物，选用分子质量为 6000 Da 的 PEG，终浓度为 7%～9%,pH 6～9,可取得较好的分离效果。此法被广泛用于 RIA 的沉淀,方法快速、简便,沉淀完全;但非特异性结合率较高,受温度、酸碱度、离子强度等影响较大,当温度高于 30 ℃时,沉淀物易复溶。

2. 双抗体法 双抗体法用第二抗体(Ab2 以第一抗体(Ab1)动物源性 IgG 免疫动物获得)作为沉淀剂来分离 B、F。在 RIA 分析中,标记抗原(Ag*)先与 Ab1 结合形成 Ag*-Ab1 复合物,随后加入 Ab2,与 Ag*-Ab1 复合物结合形成更大且易沉淀的 Ag*-Ab1-Ab2 复合物,通过离心便可将 B、F 分离。但因第一抗体含量甚微,不易沉淀,因此在分离时还需加入一定量的与第一抗体同源的动物 IgG,提高分离效果。此法的特异性强、重复性好、非特异性结合少,但第二抗体与第一抗体反应时间较长,第二抗体的用量较大,会增加经济成本。

3. PR 试剂法 又称双抗体-PEG 法,将双抗体法的特异性沉淀与 PEG 沉淀法的快速沉淀相结合,同时减少二者的用量,从而减少非特异性结合,分离效果好,适用范围广。

4. 活性炭吸附法 活性炭可吸附小分子游离抗原或半抗原,而大分子蛋白质(如抗体和免疫复合物)则留在溶液中。如用葡聚糖包被活性炭颗粒,使其表面具有一定孔径的网眼,仅允许小分子游离抗原或半抗原逸入而被吸附,大分子复合物被排斥在外,效果更好。在抗原抗体反应后,加入葡聚糖-活性炭颗粒,使游离的标记抗原吸附到颗粒上,离心使颗粒沉淀,上清液含有标记抗原-抗体复合物。此法简便、分离迅速、完全、价廉,尤其适用于小分子抗原或药物的测定。但此法的分离效果和重复性常受吸附剂、相对表面积、被吸附抗原分子大小、电荷分布及其作用时间、温度、离子强度、pH 等因素影响。在使用前过筛,选择一定大小的活性炭颗粒,如颗粒越小、孔隙扩散速度越快,活性炭的吸附能力就越强。

5. 固相分离法 将抗体或抗原结合于固相载体(如磁性微粒子、聚苯乙烯管或磁珠等)表面,利用固相抗体或固相抗原分离 B、F。近年来,磁性微粒子应用于 RIA,发展了磁性固相第二抗体 RIA 竞争法和磁性固相第一抗体 RIA 竞争法。

磁性固相第二抗体 RIA 竞争法采用两种不同的第二抗体制成磁性固相供快速分离 B、F。一种是制备抗第一抗体的二抗磁性微粒子固相作为分离剂,另一种是将第一抗体 IgG 标记 FITC、抗 FITC 抗体和磁性微粒子结合作为分离剂,两种分离剂的检测结果高度一致。与常规试剂盒相比,此法优点是省去加复合二抗分离剂以及离心沉淀分离步骤,简化了手工程序,缩短了时间,提高了精密度。

磁性固相第一抗体 RIA 竞争法将第一抗体制成磁性微粒子固相,检测程序较磁性固相第二抗体 RIA 竞争法更简便,可一步完成。检测时只需将待测样品、[125]I 标记抗原和磁性微粒子固相抗体加至塑料管中,温育后置磁性分离器上倾出上清液,经一次洗涤后即可测量放射性强度。此法非特异性结合过高,降低了检测技术的灵敏度和精密度,影响检测的准确性。

6. 微孔滤膜分离法 通常采用醋酸纤维素滤膜或玻璃纤维素滤膜,在放射免疫反应达到平衡后,将反应液加入装有微孔滤膜的滤器中,抗原抗体复合物保留在滤膜上,游离的标记抗原被过滤掉。此法应注意微孔直径,若抗原分子过小,可能被滤掉。

(四)放射性强度测定

B、F 分离后,即可测定放射性强度。目前 RIA 多使用 [125]I 作为标记物,普遍使用晶体闪烁计数仪检测放射性强度。计数单位是仪器输出的电脉冲数,单位为计数/分(cpm)或计数/秒(cps);若要计算核素的放射性衰变,则以衰变/分(dpm)或衰变/秒(dps)表示。

(五)数据处理

以标准抗原的浓度(或用对数 lg 或 ln 表示)为横坐标,对应的放射性强度或计算值(B/(B+F) 值、B/F 值或 B/B$_0$ 值)为纵坐标,绘制标准曲线,通过标准曲线即可获得待测抗原的含量。其中,B$_0$ 为零标准管(不含标准抗原)的测定值。图 7-2 所示为以标准抗原浓度为横坐标,B/B$_0$ 值为纵坐标,采用拟合软件经四参数 Logistic 获得的标准曲线。

NOTE

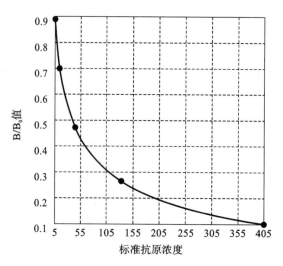

图 7-2　RIA 标准曲线

第二节　免疫放射分析

免疫放射分析(immunoradiometric assay,IRMA)是在 RIA 的基础上发展而来的,其以放射性核素标记抗体,采用固相免疫吸附方法分离免疫复合物和游离的标记抗体。此技术采用过量抗体,缩短了反应达到平衡所需时间,固相免疫吸附分离不需要离心,缩短了反应时间,其灵敏度和测定范围也均优于 RIA,操作程序亦较 RIA 简单。

一、基本原理

IRMA 的原理为非竞争性免疫结合反应,让过量的标记抗体(Ab*)与待测抗原(Ag)反应形成 Ag-Ab* 复合物(B),待充分反应后,分离并除去游离的 Ab*(F),根据标准曲线即可得知待测抗原含量,Ag-Ab* 复合物的放射性强度与 Ag 的含量成正比。IRMA 有以下几种类型。

(一) 单位点 IRMA 法

单位点 IRMA 法先用过量的 Ab* 与 Ag 温育,结合形成 Ag-Ab* 复合物,反应平衡后,加入固相抗原(Ag#)与游离的 Ab* 结合形成 Ag#-Ab* 复合物沉淀,离心去除沉淀物,测定上清液中 Ag-Ab* 复合物的放射性强度。

(二) 双位点 IRMA 法

双位点 IRMA 法采用固相抗体(Ab#)和标记抗体(Ab*)同时与待测抗原(Ag)的两个位点结合,形成 Ab#-Ag-Ab* 复合物,洗涤除去游离的 Ab*,测定 Ab#-Ag-Ab* 复合物(B)的放射性强度(图 7-3),放射性强度与样品中 Ag 的含量成正比。此法仅适用于检测有多个抗原决定簇的多肽和蛋白质抗原,非特异性结合率较低,灵敏度较高。

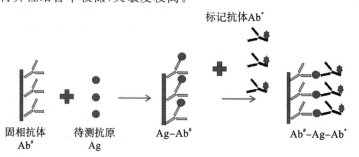

图 7-3　双位点 IRMA 法原理示意图

（三）标记第三抗体法

标记第三抗体法是在双位点 IRMA 法的基础上,进一步改良为用^{125}I标记第三抗体(Ab3*,即抗 Ab2 抗体),反应后形成 Ab#-Ag-Ab2-Ab3* 四重免疫复合物。标记第三抗体可作为通用试剂,用于同种属 Ab2 的各种 IRMA,省去标记针对不同抗原的特异性抗体。

（四）BAS-IRMA 法

BAS-IRMA 法是将生物素-亲和素系统(biotin-avidin system,BAS,详见第十三章)引入 IRMA,以生物素化抗体和^{125}I标记亲和素(或 SA)为示踪剂,使检测方法的灵敏度、特异性和精密度大大提高。目前,一些高灵敏度的 IRMA 分析试剂盒就是基于此法制成的。图 7-4 所示为 BAS-IRMA 反应模式图,固相抗体(Ab#)、待测抗原(Ag)、生物素化抗体(Ab^B)与^{125}I标记的亲和素(A*)结合形成 Ab#-Ag-Ab^B-A* 复合物。

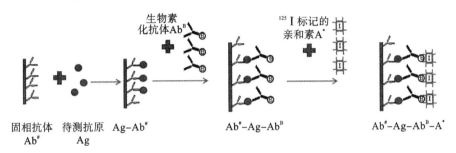

图 7-4　BAS-IRMA 反应模式

（五）双标记液相 IRMA 法

双标记液相 IRMA 法是将两株高特异性克隆抗体分别以^{125}I和异硫氰酸荧光素(fluorescein isothiocyanate,FITC)作为标记试剂,将待测样品和标记抗体加至试管中,温育后加入磁性固相抗 FITC,反应后置于磁性分离器上可将 B、F 分离,洗涤后即可测量放射性强度。此法优点如下:①双标记液相 IRMA 法比普通的 IRMA 法节省时间;②对于中小化合物,双标记液相 IRMA 法的灵敏度明显高于酶联免疫法和化学发光法;③双标记液相 IRMA 法检测量程宽、特异性强,适用于大量样品检测。

二、技术要点

IRMA 的操作流程包括制备标记抗体、抗原抗体反应、B/F 分离、放射性强度测定、数据处理等。

单位点 IRMA 法需要加入固相抗原免疫吸附剂吸附游离的标记抗体。固相抗原免疫吸附剂是将纯化的抗原连接在固相载体上制成,所用载体要求对抗原的结合力强,对非特异性蛋白质的吸附能力弱,并具有高度分散性,能大量结合游离的标记抗体,一般采用重氮化纤维素、溴化氰活化的纤维素、琼脂糖 4B 珠、聚丙烯酰胺凝胶、葡萄糖凝胶和玻璃粉作为固相载体,特异性抗体和标记抗体的制备见第三章第五节。IRMA 具体测定方法如下。

（一）抗原抗体反应

将待测样品/标准抗原和标记抗体同时加入固相抗体反应管,进行抗原抗体反应,在一定条件下温育,使反应达到平衡。

（二）B/F 分离

IRMA 采用固相吸附分离方法,以聚苯乙烯试管作为反应容器和固相吸附材料,能够吸附抗体并保留其原有结合抗原的特性,具有操作简便、省时的优点。固相抗体捕获液相中的抗原,在固相材料表面结合形成复合物,而未结合物质(如游离的标记抗体)存在于液相中,通过洗涤弃去液相中的未结合物质,即可分离 B、F。

NOTE

此技术的重点不是分离,而是固相吸附(包被),是指在不损伤吸附抗体活性的基础上,使抗体分子均匀涂布于固相材料表面。固相吸附一般采用物理吸附法:用 pH 9.6 的碳酸盐缓冲液将预包被抗体稀释到一定浓度(3~10 μg/mL),加入试管中室温过夜;弃包被缓冲液并洗涤去掉结合不牢固的抗体,再加入 1‰牛血清白蛋白溶液,以高浓度蛋白质封闭未结合抗体的空白位点,防止在以后的反应中发生非特异性吸附,此过程称为封闭,经上述处理的塑料试管经真空干燥后保存备用。

(三) 放射性强度测定

测定固相标记结合物(B)的放射性强度。

(四) 数据处理

以标准抗原浓度为横坐标,固相标记结合物的放射性强度为纵坐标绘制标准曲线,根据标准曲线计算待测样品的抗原含量。在实际工作中,通过不同的数学模型经计算机处理,可获得不同的标准曲线。由于实验系统不同,各种数据处理方法的拟合程度不同,但不论何种方式,均应以获得较好相关系数(绝对值接近 1)为标准。

三、RIA 与 IRMA 的比较

RIA 与 IRMA 在方法学上各有差异,RIA 属于竞争性结合反应,而 IRMA 则为非竞争性结合反应,RIA 与 IRMA 的比较见表 7-1。

表 7-1　RIA 与 IRMA 的比较

比 较 点	RIA	IRMA
标记物质	抗原	抗体
标记物用量	限量	过量
反应方式	竞争性反应	非竞争性反应
反应速度	较慢	较快
反应特异性	较低	较高
反应灵敏度	较低	较高
检测范围	窄	宽
B、F 分离方法	双抗体-PEG 法	固相吸附法
测定对象	小分子半抗原	大分子抗原或抗体

第三节　方法学评价及临床应用

一、方法学评价

放射免疫技术是三大经典标记免疫技术之一,它的建立为生物医学的发展发挥了重要作用。放射免疫技术自创立以来,由于其灵敏度高、特异性强、重复性好,市场上有各种试剂盒供应,已经广泛用于抗原和半抗原的定量测定。虽然放射免疫技术存在放射性污染以及试剂有效期短等缺点,已逐渐被非放射性标记的免疫技术取代,但在一些特殊的检测项目(如小分子半抗原等)中,放射免疫技术仍然具有优势。

(一) RIA 方法学评价

1. 优点

(1)灵敏度高,能测到微克每升量级,甚至到纳克每升或皮克每升水平。

(2)特异性强,与结构类似物质间的交叉反应少。

NOTE

（3）精密度高，重复性好，批间批内误差少。

（4）需样本量少。

（5）操作简便，使用的试剂大部分有配套的试剂盒供应。

2. 缺点

（1）放射性核素污染，对人体会产生一定的危害。废物的储存和销毁会对环境造成污染。

（2）放射性核素易衰变和放射性标记物不稳定，导致试剂有效期短，在应用中有诸多不便。

（二）IRMA 方法学评价

1. 优点

（1）灵敏度高：IRMA 测定的灵敏度明显高于 RIA，主要原因如下：①抗体分子含酪氨酸多，可结合多个放射性碘原子；②IRMA 中抗原与抗体为非竞争性结合，过量抗体能与微量抗原充分结合，而 RIA 中标记抗原因待测抗原的竞争，与有限抗体的结合不充分。

（2）特异性高：双位点 IRMA 法要求待测抗原必须同时具备两个结合位点，才能形成有效的双抗体夹心复合物，不易发生交叉反应，低剂量区没有不确定因素。

（3）标记物稳定，且标记容易。

（4）检测范围较宽：由于 IRMA 抗体量大，能结合较多的抗原，用于抗原浓度较高的标本测定时，结果也较 RIA 好。IRMA 标准曲线工作范围较 RIA 宽 1～2 个数量级。

（5）稳定性好：因标记抗体与固相抗体均过量，不易受外界环境的影响；也不易受实验操作和加样误差的影响。

（6）效率高、操作简便：①加入过量的抗体缩短了反应达到平衡所需时间；②IRMA 采用固相分离吸附方法，不需要离心，操作步骤相对简单，有效节省检测时间。

2. 缺点 需要特殊的分离方法，抗体用量大，抗体的纯化较难，且抗体的特异性要求高。由于 IRMA 中需要分离的是游离抗体和抗原抗体复合物，都属于大分子，非特异性的分离方法很难起效，主要是靠单克隆抗体作为分离剂，因此在 IRMA 反应系统中需要两种抗体，至少需要两个抗原决定簇，不适用于小分子的半抗原。

二、临床应用

（一）激素水平检测

放射免疫技术最早用于胰岛素的测定，如今可用于大多数激素的测定。①垂体激素：黄体生成素、卵泡刺激素等。②性激素：雌二醇、雌三醇、孕酮、前列腺素等。③生殖激素：胎盘催乳素、人绒毛膜促性腺激素等。④甲状腺疾病有关激素：游离三碘甲腺原氨酸、游离甲状腺素、促甲状腺激素等。⑤肾上腺有关激素：促肾上腺皮质激素。⑥代谢类疾病有关激素：胰岛素、瘦素等。⑦骨和矿物质代谢有关激素：降钙素、甲状旁腺激素等。⑧其他：生长激素、胰泌素、胃泌素等。

（二）药物监测

监测患者血液中的药物浓度可以指导临床用药，确保用药安全，并提高疗效。尤其对一些治疗指数低的药物（如强心苷类药物和抗心律失常药物），必须进行血药监测才能保证用药安全。放射免疫技术可用于药物的吸收、分布和代谢研究，检测违禁药物、药物中毒和治疗药物浓度等，如地高辛、苯妥英钠、可待因、苯巴比妥等。

（三）肿瘤标志物的检测

放射免疫技术可用于多种肿瘤标志物的检测，如甲胎蛋白、癌胚抗原、糖蛋白抗原、铁蛋白、前列腺特异抗原等。

（四）流行病学调查

放射免疫技术检测病原体感染的抗原和抗体，用于免疫球蛋白（Ig）分型。如乙肝两对半检测对乙型肝炎的临床诊断、感染分期具有重要价值。

NOTE

（五）心血管疾病辅助诊断

运用放射免疫技术测定患者血清中肌红蛋白的含量,可对早期急性心肌梗死进行先兆诊断。采用 RIA 测定肾素、血管紧张素、醛固酮可以鉴别诊断患者属于何种类型的高血压(原发性或继发性),尤其适用于老年人群高血压的普查与防治。

（六）劳动与环境卫生

放射免疫技术可用于环境中有毒物质的检测和职业病的辅助诊断。如检测水中农药、微量元素的含量,通过检测尿、血的 β2 微球蛋白以了解铅中毒的情况。

（七）自身抗体及抗原

放射免疫技术可用于检测甲状腺球蛋白抗体、甲状腺微粒体抗体和甲状腺球蛋白抗原等。

（八）其他

放射免疫技术还用于胆酸、白细胞介素、叶酸、维生素 B_{12}、表皮生长因子等的检测。

小　结

放射免疫技术是一种将放射性核素测定的高灵敏度、精确性和抗原抗体反应的特异性相结合的一类标记免疫技术,常用放射性核素 ^{125}I 制备标记物。它的基本原理如下:①放射免疫分析(RIA):以放射性核素标记抗原与反应系统中的待测抗原竞争性结合限量抗体,来测定待测样品中抗原浓度;②免疫放射分析(IRMA):以放射性核素标记的过量抗体与待测抗原非竞争性结合,采用固相免疫吸附方法分离结合与游离的标记抗体。

由于待测抗原与过量抗体的结合属于非竞争性结合,因此 IRMA 的灵敏度、反应速率及测定范围均优于 RIA,而且双抗体可结合不同的抗原决定簇形成双抗体夹心复合物,提高了检测的特异性。

思　考　题

1. 放射免疫技术的核心是什么?
2. 放射免疫分析中标记/未标记抗原、抗体的用量特点及与免疫复合物的量变关系如何?
3. 反应结束后,如何分离免疫复合物与游离标记物?
4. 放射免疫分析中,如何确定待测抗原的浓度?
5. 免疫放射分析与放射免疫分析的反应原理有何不同?
6. 在灵敏度、特异性和测定范围方面,免疫放射分析与放射免疫分析有何区别?

（吴俐莎）

第八章 酶免疫技术

学 习 目 标

掌握:酶联免疫吸附试验(ELISA)的基本原理,四种基本反应模式(双抗体夹心法、间接法、竞争法、捕获法)的原理和应用。固相膜酶免疫技术的类型、原理和应用。

熟悉:酶免疫技术的分类及其原理;HRP和AP的特性及其常用的底物。

了解:酶免疫技术的基本要素。

酶免疫技术(enzyme immunotechnique)是以酶标记的抗体(抗原)作为试剂,将抗原抗体反应的特异性与酶催化底物反应的高效性和专一性相结合的一种对抗原(抗体)进行定位、定性或定量分析的标记免疫技术。该技术是继荧光免疫技术和放射免疫技术之后建立的一种非放射性标记免疫技术,属于三大经典标记技术之一。自 1971 年分别由瑞典学者 Engrall 和 Perlmann、荷兰学者 van Weeman 和 Schuurs 报道以来,该技术已广泛应用于临床检验医学、基础医学和生物科学的各个领域,尤其是 ELISA 开创了运用酶免疫技术进行液体标本微量物质测定的试验方法。本章介绍酶免疫技术的要素、类型、各种方法的基本检测原理,方法学评价及临床应用,重点阐述非均相酶免疫测定。

第一节 酶免疫技术的分类

按照应用目的不同,酶免疫技术可分为酶免疫组织化学(enzyme immunohistochemistry,EIH)技术(详见第十章)和酶免疫测定(enzyme immunoassay,EIA)。EIA 主要用于体液标本中抗原(抗体)的定性和定量检测。根据是否需要分离反应后的酶标记物,将 EIA 分为均相酶免疫测定(homogeneous enzyme immunoassay)和非均相(或异相)酶免疫测定(heterogeneous enzyme immunoassay)两种类型(图 8-1)。为了使条理清晰,本节在详述酶免疫技术要素的基础上进一步解释酶免疫测定的类型。

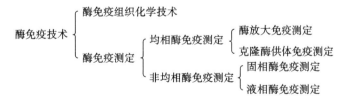

图 8-1 酶免疫技术的类型

一、酶免疫技术的基本要素

酶免疫技术的类型很多,基本原理不尽相同,但其基本要素是相同的,归结如下。

(一) 标记酶和相应底物

1. 标记酶的要求 用于标记的酶须具备以下特点:①活性高且酶活性稳定;②作用底物专一性强;③性质稳定,易与抗体或抗原偶联形成稳定酶结合物;④酶和相应底物对人体无害、价廉易得,底物溶液易于配制且稳定性好;⑤易于判断,灵敏度和重复性好。

NOTE

常用并符合上述条件的酶主要有两种:辣根过氧化物酶(HRP)和碱性磷酸酶(AP/ALP),尤以HRP 最为常用。

2. 常用的酶及底物

(1) HRP 及其底物:HRP 因在蔬菜植物辣根中含量丰富而得名。其分子质量约为 40 kD,由糖蛋白(主酶)和亚铁血红素(辅基)结合而成。主酶为无色糖蛋白,最大吸收光谱为 275 nm;辅基是酶的活性中心,最大吸收光谱为 403 nm。最适 pH 范围为 5～9。用于标记的 HRP 的纯度(Reinheit Zhal,RZ)应大于 3.0,且活力应大于 250 U/mg。

HRP 常用的供氢体底物及其特性见表 8-1。较早应用在 EIA 中的底物为 OPD,酶作用后显黄色,灵敏度高,便于检测。但其溶解后不稳定,需新鲜配制,有致癌的危险等。近年来最常用的是TMB,经酶作用后显天蓝色,目测对比度鲜明,加酸终止酶的反应后显黄色,易于比色定量测定。TMB 不溶于水溶液,需先用二甲基亚砜溶解后再配成工作液,而 TMBS 为盐溶液,溶于水,易于配制。通常将 H_2O_2(显色液 A)和 TMB(显色液 B)分别置于不同缓冲液中,临用前等体积混合后使用,TMB 见光易分解,应避光保存。

表 8-1　HRP 常用的供氢体底物及其特性

底　　物	产物特性	终　止　剂	测定波长
邻苯二胺(OPD)	黄色、可溶性	0.5 mol/L H_2SO_4	492 nm
四甲基联苯胺(TMB)	蓝色(黄色)、可溶性	0.5 mol/L H_2SO_4	450 nm
四甲基联苯胺硫酸盐(TMBS)	蓝色、可溶性	0.5 mol/L H_2SO_4	450 nm
5-氨基水杨酸	棕色、可溶性	3 mol/L NaOH	550 nm
二氨基联苯胺(DAB)	棕色、不溶性	—	—
联苯胺(benzidine)	蓝色、不溶性	—	—

在免疫组化技术和固相膜酶免疫试验中,常用底物为 DAB,经酶作用后其反应产物聚合为不溶性的棕色吩嗪衍生物。其产物沉积于组织细胞间隙,可通过光镜观察;此种多聚物能被还原和螯合四氧化锇(OsO_4),形成具有电子密度的产物,便于电镜观察;棕色沉积在固相膜载体表面,可肉眼观察。

HRP 因具有以下特点而最常用于酶免疫技术:①与 AP 相比,HRP 分子量较小,标记物穿透性强;②标记方法简单;③酶及酶标记物比较稳定,有效期长;④溶解性好(100 mL 缓冲液中可溶解 5g HRP);⑤价格较低廉;⑥易于标准化;⑦底物种类多。但要注意的是,NaN_3 可抑制 HRP 的活性,故进行试验设计时,各种缓冲液及标本禁用 NaN_3 防腐。

(2) AP 及其底物:AP 为一种磷酸酯的水解酶。由大肠杆菌提取的 AP 分子质量为 80 kD,最适 pH 为 8.0;由小牛肠黏膜中提取的 AP 分子质量为 100 kD,最适 pH 范围为 9～10。后者的活性高于前者。用于标记的 AP 的活力应大于 1000 U/mg。AP 的灵敏度高于 HRP,空白值也较低。但与 HRP 相比,其稳定性差、分子量较大、组织穿透力弱、获取困难等。另外,因 PBS 能抑制 AP 的活性,所以对说明书注明是 AP 标记物的试剂盒,不能使用 PBS 作为洗涤液。

在 EIA 中,底物常为对硝基苯磷酸酯(p-nitrophenyl phosphate,p-NPP),产物为黄色的对硝基酚,最大吸收峰在 405 nm 波长处,经 NaOH 终止酶反应后,颜色维持比较稳定。

在固相膜酶免疫技术中,最佳底物组合是 5-溴-4-氯-3-吲哚基磷酸盐(5-bromo-4-chloro-3-indolyl phosphate,BCIP)和四唑硝基蓝(tetranitroblue tetrazolium chloride,NBT)。BCIP＋NBT的产物为深蓝色,在 AP 的催化下,BCIP 会被水解产生强反应性的产物,该产物会和 NBT 发生反应,形成不溶性的深蓝色至蓝紫色的 NBT-甲臜,沉积于固相膜表面,可经肉眼直接观察。

在酶促发光免疫技术中,常用底物为 4-甲基伞形酮磷酸盐(4-methylumbelliferyl phosphate,4-MUP)(详见第九章)。

(3) β-Gal 及其底物:β-Gal 来源于大肠杆菌,分子质量为 540 kD,最适 pH 范围为 6～8。β-Gal

的底物为 4-甲基伞形酮-β-D 半乳糖苷(4-MUG),经 β-Gal 作用后产生高强度荧光物质 4-MU(类似 AP),可用于发光免疫技术中,其灵敏度较 HRP 高 30～50 倍。因人血中缺乏此酶,测定时不易受到内源性酶的干扰,常用于均相酶免疫测定中。

（二）酶标记物

酶标记物包括酶标记抗原或抗体的制备、纯化以及鉴定与保存,见第三章。

（三）最佳工作浓度的确定

比例性是抗原抗体反应的重要特点之一,是定量分析的重要理论依据。抗原、抗体最佳工作浓度的选择需要考虑以下几点:①剂量曲线范围是否满足要求;②最大吸光度(A)是否在 2.0 左右;③临界点是否落在斜率最大范围,即待测物质浓度略有变化,检测信号变化也很大,确保临界点附近的标本较为精确;④非特异性结合较弱,及零点的 A 接近 0,确保检测方法的灵敏度。

以双抗体夹心法检测抗原为例,说明如何确定最佳工作浓度。在该方法中,需对包被抗体和酶标抗体工作浓度进行滴定。这二者的工作浓度与待测抗原的浓度范围有关。因此,应优先根据待测指标的临床意义确定待测抗原的浓度范围。如前列腺特异性抗原(prostate specific antigen, PSA)的正常参考值为浓度≤4 ng/mL,测定范围为 0～100 ng/mL。因此,方法学设计中,需考虑在此范围内的检测信号强度应与待测抗原浓度呈较好剂量关系。采用棋盘滴定法确定最佳工作浓度,抗原、不同抗体的稀释度以及测定结果见表 8-2。

表 8-2　抗原、不同抗体的稀释度以及测定结果

| 包被抗体 | 1:2000 | | | 1:4000 | | | 1:8000 | | |
Ab-HRP	1:1000	1:2000	1:4000	1:1000	1:2000	1:4000	1:1000	1:2000	1:4000
0	0.071	0.051	0.047	0.053	0.063	0.046	0.050	0.051	0.054
2	0.333	0.223	0.126	0.299	0.237	0.126	0.260	0.173	0.113
10	0.746	0.459	0.459	1.015	0.673	0.419	0.841	0.522	0.375
25	1.309	1.123	0.900	1.468	1.539	0.918	1.760	1.139	0.903
50	1.285	1.423	1.307	1.404	2.033	1.378	2.453	1.772	1.424
100	1.051	1.290	1.615	1.725	2.223	1.758	2.468	2.247	1.803

（前列腺特异性抗原浓度/(ng/mL)：0、2、10、25、50、100）

从以上结果可以看出:①当包被抗体稀释度为 1:2000,酶标记抗体稀释度为 1:4000 时可显示良好线性关系;②当包被抗体稀释度为 1:8000,酶标记抗体稀释度为 1:2000、1:4000 时均可显示良好线性关系。综上,再结合试剂成本等因素,最终工作浓度应确定为包被抗体为 1:8000,酶标记抗体为 1:4000。

（四）固相载体的选择与包被

1. 固相载体的选择　固相载体是非均相酶免疫测定必备的介质。理想的固相载体应具备如下条件:①与抗体(抗原)有较高的结合容量,且结合稳定;②生物大分子固相化后仍保持生物活性,且有利于反应充分进行;③具有较好的可塑性以便于制备成各种形状(试管、微孔或微球),并且透明度高,利于比色;④材料成本低,包被方法应简便易行、快速经济。常用的材料有聚苯乙烯、硝酸纤维素、磁性微球、聚丙烯酰胺、琼脂糖、聚乙烯、聚偏二氟乙烯等,根据酶免疫技术类型介绍常用的前三种固相载体。

（1）聚苯乙烯塑料:制备方法简便、经济、透光性好;结合抗体或抗原的方法简单(非共价键或物理吸附);易于制成小试管、微球和微量反应板等形状。在酶联免疫吸附试验中,使用最多的是微量反应板。

聚苯乙烯微量反应板的缺点是抗体(抗原)结合容量不高,解离及吸附程度不均一,影响测定的灵敏度、精确性及检测范围等。目前,通过间接包被技术较好地解决了此缺陷。此外,由于制作时原料及生产工艺的差别,各种聚苯乙烯微量反应板的质量差异大,常需在使用前进行质量评价。

NOTE

85

（2）微孔滤膜：一种多孔薄膜过滤材料的固相膜载体，孔径为 0.25~14 μm，液体可穿透固相膜形成渗滤，也可通过毛细作用在固相膜上移行形成层析，据此建立了不同的检测模式。常用的固相膜有硝酸纤维素（nitrocellulose，NC）膜、聚偏二氟乙烯（polyvinylidene fluoride，PVDF）膜、尼龙膜和玻璃纤维素膜等。微孔滤膜通过非共价键吸附蛋白质，吸附能力很强。如 NC 膜对大多数抗体（抗原）的吸附率近 100%，而且当样品量微少（体积<1 μL）时，吸附也完全，故已广泛应用于定性或半定量斑点 ELISA、免疫印迹试验、酶联免疫斑点试验、胶体金免疫技术、膜荧光免疫技术和与POCT 相关的各类检测技术中。

（3）磁性微球：由高分子单体聚合而成的微球或颗粒，其内包裹磁性物质，制成磁化微颗粒。其直径多为微米（μm）级。磁性微球由于带有能与蛋白质结合的功能团（如—NH$_2$、—COOH、—OH、—CHO 等），故易与抗体（抗原）形成化学偶联，且结合容量大。磁性微球可均匀地分散到整个反应溶液中，反应速度相对快，加之分离步骤简单，已普遍应用在自动化的荧光酶免疫测定及化学发光免疫测定等技术中。

2. 包被技术　包被（coating）是指将抗体（抗原）与固相载体连接的过程。将抗原或抗体固定于固相载体表面并保留原有免疫活性的稳定。一般情况下，制备固相抗体（抗原）就是将抗体（抗原）涂布于固相载体表面，且不发生脱落。

（1）直接包被：即将抗体（抗原）非特异性直接包被于固相材料表面。常用的包被缓冲液有 pH 9.6 的碳酸盐溶液和 pH 7.4 的磷酸盐溶液。用包被缓冲液将欲包被的抗原或抗体稀释到一定浓度。包被条件为 37 ℃ 2~6 h 或 4 ℃ 过夜。

注意，用于包被的抗原或抗体浓度不宜过大，以免过多的蛋白质分子在固相载体表面形成多层聚集，洗涤时易脱落，影响随后形成免疫复合物的稳定性和均一性。直接包被的抗体（抗原）空间分子构象不同于液相，势必影响其利用效率，导致抗原与抗体之间的亲和力降低。此外，包被溶液中抗原或抗体的最适浓度，需经预试验筛选确定。

（2）间接包被：将固相载体吸附上附着力强的特殊包被物，再将包被物和欲包被的抗体（抗原）相连形成复合物。间接包被是分子之间的连接，包被的抗体（抗原）分布比较均匀，试验时抗原（抗体）能充分结合，大大提高了灵敏度，解决了直接法的问题。

（3）封闭：封闭（blocking）是指将包被后的反应板用试验无关蛋白（常用 1%~5%牛血清白蛋白或 5%~20%小牛血清）等再包被一次。高浓度蛋白质占据固相载体表面剩余未吸附的空白位点，以消除非特异性干扰。

（4）包被效果评价：制备好的固相载体应具有良好的均一性和稳定性。如良好的微量反应板应该吸附性能好，空白值低，孔底透明度高，各板之间、同一板各孔之间性能相近。

二、均相酶免疫测定

均相酶免疫测定不需要分离步骤，只需将酶标试剂、待测样品溶液置于同一反应体系，抗原抗体反应均在液相中进行，反应达平衡后直接加入底物测定结果。方法学的关键是利用酶结合物与相应的抗原（抗体）结合后影响酶标记抗原抗体复合物中酶的活性，进而根据反应体系中酶活性的变化来推算样品中待测物的含量。

（一）酶放大免疫测定

酶放大免疫测定（EMIT）主要用于小分子抗原或半抗原的测定，属竞争性结合分析模式。EMIT 的基本原理是半抗原与酶结合形成酶标半抗原，保留半抗原和酶的生物活性，当酶标半抗原与抗体结合后，半抗原分子上的酶蛋白与抗体密切接触，导致酶的活性中心受到影响而使酶活性受到抑制。因此在反应体系中，如果待测标本中半抗原浓度低，与抗体结合的酶标半抗原的比例就高，游离酶标半抗原少，反应显色就浅，反之亦然。即显色的深浅与标本中待测半抗原的浓度呈正相关。

（二）克隆酶供体免疫测定

克隆酶供体免疫测定（cloned enzyme donor immunoassay,CEDIA）是用与酶活性相关酶的供体（enzyme donor,ED）标记抗原,若标记抗原与抗体结合将会干扰 ED 与酶受体（enzyme acceptor,EA）的结合,从而使酶的活性受抑制。标本中的抗原和 ED 标记的抗原与特异性抗体竞争性结合,形成两种抗原抗体复合物。反应平衡后,剩余的 ED 标记抗原与 EA 结合,形成具有活性的酶,加入底物测定酶活性,酶活性强弱与待测抗原浓度呈正相关。

三、非均相酶免疫测定

非均相酶免疫测定是指当抗原抗体反应不影响标记物中酶活性时,检测中必须分离结合标记物和游离标记物,以检测结合标记物酶活性,实现对抗原（抗体）的定量分析。根据检测中是否使用固相支持物作为抗体（抗原）的载体,又可将非均相酶免疫测定分为固相酶免疫测定和液相酶免疫测定两种类型。

1. 固相酶免疫测定 将抗原（抗体）吸附在固相载体表面,使免疫反应在固相载体表面进行,待测物、酶标抗体（抗原）均可通过免疫反应结合在固相材料表面,未结合物（含游离标记物）存在于液相中,再弃去液相并洗涤,便可去除游离标记物。如今,固相酶免疫测定为最常用的技术,尤以酶联免疫吸附试验应用最广。

2. 液相酶免疫测定 将酶标抗原、待测抗原与特异性抗体同时混合（平衡法）,或先将待测抗原与特异性抗体混合反应一定时间,再加入酶标抗原（非平衡法）,抗原抗体反应达到平衡后,加入二抗,经离心,弃上清液（游离的酶标记物）,测定沉淀物中（酶标抗原-抗体-二抗复合物）酶的活性,根据吸光度绘制标准曲线,即可得知待测抗原的浓度。因抗原抗体反应在液相中进行,故称为液相酶免疫测定。

第二节 酶联免疫吸附试验

一、基本原理

酶联免疫吸附试验（ELISA）是将已知抗原或抗体吸附到固相载体表面并保持其免疫活性,检测时将待测标本和酶标记抗体或抗原（酶结合物）,按一定次序与固相载体表面的抗原或抗体反应,形成的免疫复合物结合于固相载体表面,未结合的标记物游离于液相中,用洗涤的方法去掉未结合的标记物和杂质,通过加入酶所对应的底物后显色,根据显色反应程度,对标本中的抗原（抗体）进行定性或定量分析。

二、方法类型与反应原理

根据检测目的、标记物性质、加样顺序等因素的不同,ELISA 可分为双抗体夹心法、间接法、竞争法、捕获法和双抗原夹心法等基本类型。

（一）双抗体夹心法

双抗体夹心法是将抗体包被于固相载体表面,再与待测标本中的抗原结合,形成固相抗体-抗原复合物,洗涤去除未结合物,再加入酶标抗体,形成固相抗体-抗原-酶标抗体的双抗体夹心复合物,洗涤去除未结合的酶标抗体,加入底物,酶催化底物生成有色物质,可测定溶液吸光度,从而确定待测抗原浓度。由于反应体系中固相抗体和酶标抗体相对于待测抗原是过量的,因此,在可检测范围内复合物的形成量与待测抗原的浓度成正比。该法主要用于测定具有两个或两个以上不同抗原表位的大分子抗原（图 8-2）。

双抗体夹心法通常采用"两步法"。如果固相抗体和酶标抗体针对的抗原表位不同,也可以采用"一步法"。将待测抗原和酶标抗体同时加入反应体系中,可简化流程,缩短试验时间。但是,如

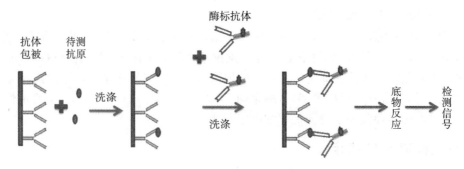

图 8-2 双抗体夹心法检测原理示意图

果待测标本中抗原浓度过高,过量的抗原则会分别与固相抗体和酶标抗体结合,形成钩状效应。钩状效应严重时,可出现假阴性结果,必要时可将待测标本适当稀释后重新进行测定。

本法应注意类风湿因子(RF)的干扰。RF 是一种自身抗体,能和多种动物变性 IgG 的 Fc 段结合。如果待测标本中含有 RF,其可同时与固相抗体和酶标抗体结合,形成固相抗体-RF-酶标抗体复合物,产生假阳性结果。使用抗体的 F(ab')$_2$ 或 Fab 片段作为酶标抗体可消除 RF 的干扰。

双抗原夹心法检测抗体是双抗体夹心法的改良试验。同理,制备酶标抗原,同时将抗原分子与固相载体连接形成固相抗原,加入待测抗体后,同样会形成固相抗原-待测抗体-酶标抗原复合物。

(二) 间接法

间接法是将抗原包被到固相载体表面,样品中待测抗体与之结合形成固相抗原-待测抗体复合物,洗涤后去除未结合物,再用酶标二抗与固相免疫复合物中的待测抗体结合,形成固相抗原-待测抗体-酶标二抗的复合物,通过洗涤去除反应体系中的游离标记物,再加入底物,酶催化底物变色,测定溶液吸光度即可确定待测抗体的含量(图 8-3)。间接法是测定抗体最常用的方法,属非竞争性结合试验。采用的酶标二抗是针对免疫球蛋白分子同种型抗原表位(如羊抗人 IgG、兔抗鼠 IgG 等)的抗体,能与该种属所有个体免疫球蛋白分子结合,而与待测抗体的特异性无关。酶标二抗具有更广的通用性,该法只需变换固相抗原,即可用一种酶标二抗检测同一种属中各种与抗原相对应的抗体。

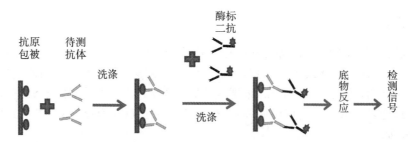

图 8-3 ELISA 间接法检测原理示意图

(三) 竞争法

竞争法主要用于小分子抗原或半抗原的定量检测,也可对抗体进行测定。以测定半抗原为例,其原理是先将定量的特异性抗体包被在固相载体表面,待测抗原和定量的酶标抗原竞争性结合固相抗体,结合于固相的酶标抗原量与待测抗原浓度呈负相关(图 8-4)。

竞争法需注意以下几点:①酶标抗原和非标记抗原与抗体结合的能力应相同;②在反应体系中,固相抗体限量且结合位点小于酶标抗原和非标记抗原的总量,确保形成竞争性反应。

当抗原中杂质难以去除或抗原的特异性不稳定时,可用改良竞争法检测抗体。如 HBcAb 测定,就是将抗原包被于固相载体表面,加入相应酶标抗体和待测抗体,同样形成竞争性反应,用于测定抗体(图 8-5(a))。如 HBeAb 测定,是将抗体包被于固相载体表面,已知抗原和待测抗体加入后,固相抗体与待测抗体竞争已知抗原,再加入相应的酶标抗体,形成双抗体竞争抗原,可用于检测抗体(图 8-5(b))。

NOTE

88

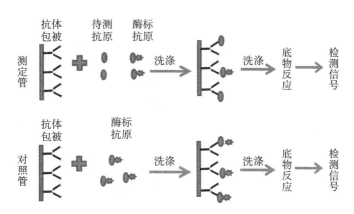

图 8-4 ELISA 竞争法检测原理示意图

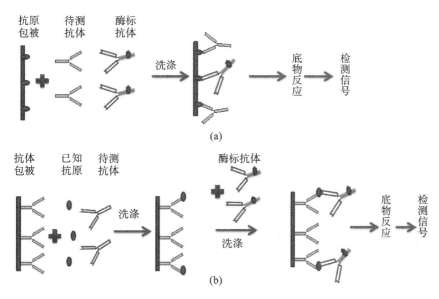

图 8-5 ELISA 改良竞争法检测原理示意图

（四）捕获法

捕获法用于血清中 IgM 类抗病原体抗体的测定。其原理为先用抗人 IgM（抗人 μ 链抗体）包被固相载体，用以捕获标本中所有 IgM，洗涤去除未结合物，加入已知抗原与相对应的待测 IgM 结合形成免疫复合物，再加入针对已知抗原的酶标抗体，与免疫复合物中的抗原发生特异性结合，形成固相抗人 IgM 抗体-IgM-抗原-酶标抗体复合物，加入底物，酶催化底物生成有色物质，测定溶液吸光度即反映出待测标本中 IgM 的浓度（图 8-6）。

三、自动化酶联免疫分析系统

自动化酶联免疫分析系统是将 ELISA 中的各个步骤，从加样、温育、洗涤、振荡、比色到定性或定量分析、报告存储与打印、滤光片自动转换等功能全部集成在一台仪器中，根据用户事先设计的程序自动运行，整板测量。其基本特征是采用多任务、多通道，完全实现平行过程处理。

（一）主要性能

1. 测量高速化 整板测量速度在 10 s 以内，有利于防止测量过程中各微孔吸光度的微小变化，尽可能减小环境对结果的影响，同时可以满足动力学测量的要求。

2. 更宽的吸光度测定范围 目前酶标仪的吸光度测定范围为 0~4，个别读数范围甚至更高，但不必刻意追求大的吸光度测定范围，主要是保证在一定的吸光度范围内的线性和精密度。

3. 紫外光检测功能 由于各种酶标仪都配有放置滤光片的自动转换结构，可以同时安装多种滤光片。

NOTE

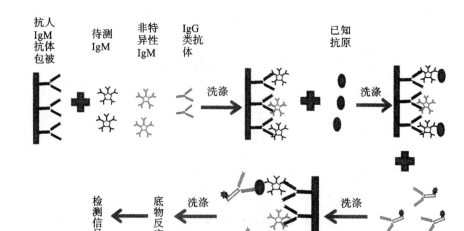

抗人IgM抗体包被　待测IgM　非特异性IgM　IgG类抗体　已知抗原　酶标抗体　检测信号　底物反应　洗涤

图 8-6　ELISA 捕获法检测原理示意图

4. 温育、振荡功能　可以精确控制反应温度,使酶标板的温育过程在仪器内部完成,降低外界干扰,简化操作步骤。比色测定前对其进行振荡混匀,使板孔内颜色均一,避免沉淀对测定的影响。

5. 动力学检测功能　通过测定反应过程中吸光度的变化速率来计算相应的待测物质的浓度,在酶标仪的测量速度加快后,只要增加相应的软件,就可以使用酶标仪完成某些生化指标的动力学测量。

6. 增加定性和定量测定统计分析软件功能　对定性测定有"灰区"(可疑区)分析功能外,对定量测定也有多种曲线拟合功能,从而可以适应各种定性和定量 ELISA 测定的要求。

（二）技术参数

仪器厂家生产的板式 ELISA 自动分析仪(8×12、96 孔微量板标准模式)均为"开放式"的,即适用于各厂家的试剂产品,不同的是在测定波长、吸光度测定范围、光学系统、检测速度、振板功能、温度控制、定性和定量测定的软件等方面。

1. 测定波长　各种酶标仪都配有放置滤光片可自动转换的部件,可以同时安装 6～8 片滤光片,所配滤光片均应包括 450 nm 和 492 nm 两个波长的滤光片。除了这两个基本滤光片外,由于双波长比色的需要,还应配有 630 nm(或 620 nm、650 nm、405 nm 等)波长的滤光片,可根据需要进行选择。

2. 吸光度测定范围　酶标仪的吸光度测定范围在 0～2.5 之间即可满足 ELISA 测定的要求。

3. 光学系统　酶标仪光学系统采用的是垂直光路多通道检测,一般为硅光管或光导纤维,除测定通道外,有的酶标仪还有一个参比通道,每次测定可进行自我校准。测定的精密度与测定通道之间的均一性有直接关系。

4. 分析系统　对 ELISA 定性和定量测定进行统计分析并报告结果是通过软件功能来完成的。在 ELISA 定性测定中,酶标仪如具有阳性判断值(cut-off,即临界点)和测定"灰区"(即测定吸光度处于临界点周围的一定区域,此区域内结果应为"可疑")的统计计算功能。在 ELISA 定量测定中,酶标仪的软件应有曲线回归方程计算功能。其他功能如质控记录、质控曲线、数据保存等可根据需要而定。

第三节　固相膜酶免疫技术

固相膜酶免疫技术是一种以微孔膜为固相载体的酶免疫技术。常用的膜为 NC 膜和 PVDF 膜。类型包括斑点酶免疫吸附试验、酶联免疫斑点试验、免疫印迹试验、酶免疫渗滤试验和酶免疫层析试验,其中后两者逐渐被胶体金免疫技术取代,检测原理详见第十二章。

NOTE

一、斑点酶免疫吸附试验

斑点酶免疫吸附试验(dot-ELISA)是一种经典的固相膜酶免疫技术。操作时在 NC 膜上用铅笔画 5 mm×5 mm 的小方格,将少量已知抗原(1~2 μL)点加于小格中央,干燥后经封闭液处理,按 ELISA 方法操作,最后将膜放入底物溶液中(如 HRP 采用 DAB),如在膜上出现不溶性有色沉淀的斑点,即为阳性。dot-ELISA 也包括间接法测抗体、双抗体夹心法测抗原和直接法测抗原等类型。若将 NC 膜裁剪成膜条,并在同一张膜条不同位置点上多种抗原,将整张膜条放置于同一份血清中反应,可同时获得对多种抗体的检测(图 8-7)。临床常用此法检测自身抗体谱。

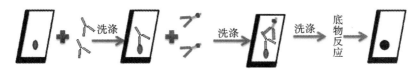

图 8-7 斑点酶免疫吸附试验间接法基本原理示意图

二、酶联免疫斑点试验

酶联免疫斑点(enzyme-linked immunospot,ELISPOT)试验是细胞培养技术与 ELISA 相结合的方法,是从单细胞水平检测细胞分泌的细胞因子或抗体的一项免疫学检测技术。其原理如下:在细胞培养板中先将抗细胞因子的单克隆抗体(McAb)包被于固相载体上,再加入不同来源的待测细胞,与特异性刺激物如多肽、基因表达产物或提取抗原等经一段时间孵育后,待测细胞分泌细胞因子并与固相 McAb 结合,再洗涤去除细胞,随后加入相应的酶标抗体和底物,孵育,显色形成斑点。用立体显微镜或计算机辅助成像分析系统计算斑点数,并用斑点形成单位记录结果。每一个斑点代表一个分泌细胞因子的细胞(图 8-8)。

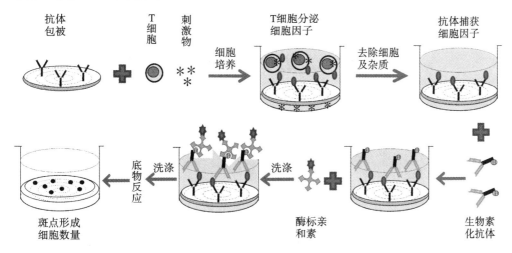

图 8-8 酶联免疫斑点试验基本原理示意图

三、免疫印迹试验

免疫印迹试验(immuno-blotting test,IBT)是将蛋白质电泳分离、抗原抗体反应和酶染色技术相结合形成的一项生物技术,亦称酶联免疫电转移印斑法(enzyme-linked immunoelectrotransfer blotting,EITB)或蛋白质印迹法(Western blotting,WB)。其可分三个阶段进行。

1. 蛋白质分离 常采用 SDS-PAGE 将组分复杂的蛋白质样品分离。蛋白质电泳后根据分子量大小和所带电荷的多少分成若干区带。此时分离效果肉眼不可见(染色后可见),若应用预染分子量标准可显示电泳分离效果。

2. 蛋白质电转印 将蛋白质转印到固相膜(NC 膜或 PVDF 膜)表面的过程。有两种方法:一种是湿转印法,即将凝胶-固相膜组合夹在滤纸之间完全浸入缓冲液中,放入铂丝电极的缓冲液槽中电泳。另一种是半干转印法,将凝胶-固相膜组合夹在浸有缓冲液的滤纸之间,再将其整体置于两个石墨平板电极之间电泳。

3. 免疫检测 将印有蛋白质条带的 NC 膜(相当于包被了抗原的固相载体)依次与特异性抗体和酶标二抗作用后,加入不溶性显色底物,使区带染色。此时由电泳分离的各蛋白质区带中只有能与特异性抗体起反应的抗原成分显示颜色(也可采用化学发光法检测)。常用的 HRP 底物为二氨基联苯胺(DAB,显棕色)和 4-氯-1-萘酚(显蓝紫色)。阳性反应的条带清晰可辨,在 SDS-PAGE 时加入不同分子量的蛋白质参考品,染色后与显色的抗原条带的位置进行对比,即可确定各抗原组分的分子量(图 8-9)。

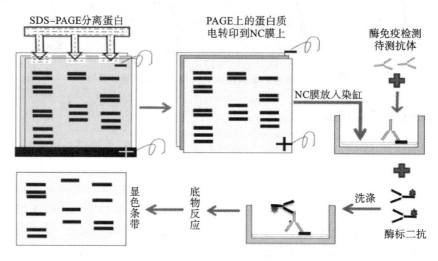

图 8-9 酶免疫印迹试验基本原理示意图

第四节 方法学评价及临床应用

一、方法学评价

目前,酶免疫技术已经成为临床检验中的主导技术,几乎所有的可溶性抗原和抗体的检测都可采用酶免疫技术,除共性外,每种方法又有其各自的特点,根据检测目的不同可选择不同的最佳试验方法。

(一) 共同的特点

1. 灵敏度高 酶标记的抗体(抗原)与抗原(抗体)结合,通过酶催化底物显色或发光后进行测定,放大了反应的强度,提高了检测的灵敏度。

2. 操作简便 试验条件要求不高,如采用显色底物,检测结果可通过酶标仪检测,也可用分光光度计检测,还可直接目测。适合基层医疗单位开展。

3. 安全环保 无放射性污染,除邻苯二胺有一定的致癌作用危险外,大多数酶标试剂对环境和操作者本身无不良影响。

4. 对抗体(抗原)分子天然构象有一定影响 由于酶分子量较大,标记抗体或抗原时,有可能对其分子的天然构象产生一定影响。尤其用酶标记小分子半抗原时,与未标记的半抗原相比,已标记的半抗原在结合抗体能力方面受到一定的影响。

5. 特异性强 这既是其优点,也是不足。如检测抗原时,由于基因改变导致某些待测抗原的表位缺失或抗原表位的结合位点被封闭或阻断,尽管抗原存在,但因与抗体结合受限而不能被检出。

（二）均相酶免疫测定

均相酶免疫测定主要适用于小分子半抗原测定，抗原、抗体分子分布于液相并保持原有天然蛋白结构，能够保证原有生物活性。同时，液相中抗原与抗体分子碰撞率高，反应在较短时间内达到平衡，缩短了检测时间，具有简便、快速、利于自动化等优点。其缺点是易受样品中非特异的内源性酶、酶抑制剂和交叉反应物的干扰；由于采用竞争性结合分析原理，灵敏度不及非均相酶免疫测定。此外，多数情况下抗原抗体反应不会导致标记物中酶的活性发生改变，因此，均相酶免疫测定技术实际应用较少。

（三）非均相酶免疫测定

ELISA 由于检测方法众多，各自的特点已在前叙述，目前应用比较广泛的测定项目都有试剂盒出售，且易于保存。固相膜酶免疫技术的 NC 膜对蛋白质抗原有较强的吸附性能，蛋白质印迹或蛋白质电泳转膜等过程由试剂生产厂家完成，具有保存时间长等优势，临床实验室只需进行免疫反应、显色过程，因此本法操作简单、技术要求低，适合基层医疗单位开展。免疫印迹法综合了 SDS-PAGE 技术的高分辨率和酶免疫技术的高特异性与高灵敏度，广泛应用于抗原组分及其免疫活性的分析，也可用于疾病的诊断。

二、临床应用

（一）病原体（抗原）及其抗体检测

病原体（抗原）及其抗体检测是证实病原体感染的有效指标之一，适用于传染病的诊断、病情与病理分析以及预后判断等。如肝炎病毒、结核分枝杆菌、弓形体等病原体的感染，均可应用酶免疫技术进行检测，判断机体的感染或免疫状况。

（二）微量蛋白或激素检测

体内许多微量蛋白具有很好的免疫原性，均可应用 ELISA 测定，有助于疾病的（辅助）诊断、预后判断及疗效观察等。如肿瘤相关抗原（AFP、CEA、NSE 等）、肽类激素（HCG、FSH、TSH 等）和非肽类激素（T3、T4、雌二醇、睾酮）等。

（三）自身抗体检测

自身抗体是针对自身抗原的特异性抗体的总称，是自身免疫病的特征之一，对自身免疫病的诊断、疗效评价及预后均具有重要价值。与免疫荧光抗体技术相比，ELISA 可对自身抗体进行精确定量。免疫印迹试验可同时检测多种抗体，实现相关抗体的联合测定。

（四）总 IgE 和特异性 IgE 检测

过敏性疾病时 IgE 浓度可升高。血清总 IgE 水平用于过敏性疾病的筛查，特异性 IgE 水平可用于判断某一过敏原性质，指导临床进行脱敏治疗和预防。总 IgE 测定一般采用 ELISA 双抗体夹心法，特异性 IgE 测定可采用 ELISA 间接法或酶免疫印迹法。

（五）药物检测

应用 ELISA 监测药物浓度有助于指导临床正确用药和避免滥用兴奋剂。如吗啡、兴奋剂、FK506、地高辛、抗生素等的快速检测。

小 结

酶免疫技术是以酶为标记物，将酶催化底物的高效性和专一性与抗原抗体反应特异性相结合的免疫技术，可分为酶免疫组织化学技术和酶免疫测定，后者用于体液标本中抗原或抗体浓度测定。根据抗原抗体反应后是否将游离的和结合的酶标记物分离，将其分为均相酶免疫测定和非均相酶免疫测定。

NOTE

非均相酶免疫测定最常用的方法是 ELISA,其有四种常用的基本反应模式:双抗体夹心法、间接法、竞争法和捕获法,其原理和应用各不相同。此外,固相膜酶免疫技术的反应原理与 ELISA 类似,斑点酶免疫吸附试验、酶联免疫斑点试验和免疫印迹试验为常见技术类型。均相酶免疫测定的基本模式有酶放大免疫测定和克隆酶供体免疫测定。

常用的标记酶是 HRP 和 AP,其各自所对应的底物具有专一性,生成的产物颜色各异。酶免疫技术因具有灵敏度高、特异性强、操作简便、安全环保、技术类型多、应用灵活等优点,已被广泛应用于临床检验医学、基础医学和生物技术各个领域。

思 考 题

1. 简述 HRP 和 AP 的特性及其各自底物的作用特点。
2. 简述均相酶免疫测定的基本原理与类型。
3. 简述非均相酶免疫测定的基本原理与类型。
4. 简述 ELISA 的基本原理、方法类型及其应用。
5. 简述免疫印迹试验的基本原理与应用。
6. 简述酶联免疫斑点试验的基本原理与特点。
7. 简述酶免疫技术的方法学评价及其干扰因素。

(李 波)

第九章　化学发光免疫分析技术

学习目标

掌握:化学发光免疫分析技术的原理及类型。

熟悉:化学发光的定义;化学发光酶免疫分析技术、电化学发光免疫分析技术、氧途径发光免疫分析技术的临床应用;吖啶酯标记化学发光免疫分析仪、电化学发光免疫分析仪、自动化发光免疫分析系统在临床免疫检测中的应用。

了解:化学发光效率,化学发光剂;直接化学发光免疫分析。

发光免疫分析(luminescence immunoassay)技术是将发光分析和免疫反应相结合而建立起来的检测微量抗原或抗体的标记免疫分析技术。早在 1977 年,Halman 等将高特异性的抗原抗体反应与高灵敏度的化学发光反应结合,建立了化学发光免疫分析(CLIA)。Arakawe 于 1979 年首次报道用发光信号进行酶免疫分析。1990 年,Leland 等建立了电化学发光免疫分析(electrochemiluminescence immunoassay,ECLIA)技术。Ullman 等于 1994 年报道的氧途径发光免疫分析(luminescent oxygen channeling immunoassay,LOCI)技术为均相光激化学发光免疫分析技术。

化学发光免疫分析技术既有发光分析的高灵敏度,又具有抗原抗体反应的高特异性,具有分析速度快、线性范围宽、无散射光干扰、无放射性污染、可实现自动化等优势。近年来,随着吖啶酯类、鲁米诺类、发光免疫微粒等制剂研究不断成熟完善,超弱光检测技术以及化学发光反应增强剂的发展,化学发光免疫分析技术在临床医学、生物研究、环境科学等领域得到了广泛应用。本章主要讲解发光、化学发光的定义,着重阐述了化学发光剂和化学发光免疫分析的类型、原理、方法及其临床应用。

第一节　概　　述

一、发光

发光(luminescence)是指分子或原子中的电子吸收能量后,由基态(较低能级)跃迁到激发态(较高能级),然后返回到基态,以光子形式释放能量的过程。根据形成激发态分子的能量来源不同可分为光照发光(photoluminescence)、生物发光(bioluminescence)、化学发光(chemiluminescence)等。

光照发光是指发光剂经短波长入射光照射后,电子层吸收能量进入激发态,当回复至基态时发出较长波长的可见光的过程。

生物发光的典型例子为萤火虫发光。反应底物为萤火虫荧光素(firefly luciferin),在荧光素酶(luciferase)的催化下利用 ATP 产能,生成激发态的氧化荧光素(oxyluciferin),后者在回复到基态时多余的能量以光子形式释放出来。

二、化学发光

1. 概念　化学发光是指常温下经化学反应所产生的发射光,是伴随化学反应过程所产生的光的发射现象。某些物质(发光剂)在进行化学反应时,吸收了反应过程中所产生的化学能,使反应的

NOTE

产物分子或反应的中间态分子中的电子跃迁到激发态,当电子从激发态回复到基态时,以发射光子的形式释放出能量,这一现象称为化学发光。

2. 化学发光条件 化学发光的首要条件是反应过程必须提供足够的化学能。化学发光与荧光的区别是形成激发态分子的激发能不同,荧光是吸收光能使分子激发而发射光,而化学发光是吸收化学能使分子激发而发射光。化学发光的第二个条件是吸收了化学能而处于激发态的分子或原子,必须能释放出光子或者能将能量转移到另外一个物质的分子上并使其激发,当这种激发分子回复到基态时释放出光子。

大多数化学发光反应为氧化还原反应。通常只有反应速度相当快的放能反应,才能在可见光范围内观察到化学发光现象,而氧化还原反应所提供的能量正好符合化学发光的条件。

3. 化学发光分类 在化学发光技术中,化学发光可分为直接化学发光和间接化学发光两大类。一些化学反应能释放足够的能量将参加反应的物质激发到能发射光的电子激发态,若被激发的是一个反应产物分子,则这种反应过程称为直接化学发光。反应过程可简单地描述如下:

$$A+B \longrightarrow C^* \longrightarrow C+h \cdot \nu$$

其中 C^* 表示 C 处于单线激发态。

若激发能传递到另一个未参加化学反应的分子 D 上,使 D 分子激发到电子激发态,D 分子从激发态回到基态时发光,这种过程称为间接化学发光。反应过程可表示如下:

$$A+B \longrightarrow C^*$$
$$C^*+D \longrightarrow C+D^*$$
$$D^* \longrightarrow D+h \cdot \nu$$

在化学发光分析中,可以通过标记反应过程中的反应物、催化剂、增敏剂、抑制剂等物质来检测其他物质,扩大化学发光分析的应用范围。

三、化学发光效率

化学物质在化学反应过程中,生成激发态分子的化学激发效率(φ_{CE})和发射效率(φ_{EM}),称为化学发光效率(φ_{CL}),又称为化学发光反应量子产率。化学发光效率与电子激发态的生成效率(φ_{EX})和发射效率(φ_L)有关,它们三者之间的关系为 $\varphi_{CL}=\varphi_{EX} \cdot \varphi_L$。而化学发光强度(ICL)取决于化学发光效率和单位时间内反应的分子数(dc/dt),$ICL=\varphi_{CL} \cdot dc/dt$。在化学发光分析中,化学发光效率越高,单位剂量发光剂的发光强度就越高,化学发光检测的灵敏度就越高。

化学发光反应的发光效率、光辐射的能量大小以及光谱范围由发光物质的本身性质所决定,不同的发光反应具有各自特征性的化学发光光谱和不同的化学发光效率。

四、化学发光剂

化学发光剂(luminescence reagent)是指在化学发光反应中参与能量转移并最终以发射光子的形式释放能量的化合物,又称化学发光底物。能作为化学发光剂的有机化合物一般必须具备下列条件:①发光的量子产率高;②物理、化学特性要与被标记或测定的物质相匹配;③能与抗原或抗体形成稳定的偶联化合物;④其化学发光常是氧化反应的结果;⑤在所使用的浓度范围内对生物体没有毒性。

在化学发光反应中所使用的标记物主要分为三类:直接化学发光剂(如吖啶酯)、可激发化学发光的酶(如辣根过氧化物酶、碱性磷酸酶)制剂以及电化学发光剂。

(一)直接化学发光剂

直接化学发光剂在化学发光免疫分析过程中不需要酶的催化作用,直接参与发光反应,它们在化学结构上有产生发光现象的特有基团,可直接标记抗原或抗体。常用的直接化学发光剂有吖啶酯、鲁米诺等,但鲁米诺用于酶促化学发光优于直接化学发光,故吖啶酯是目前最常用的直接化学发光剂。电化学发光剂三联吡啶钌也常直接标记抗原或抗体。

1. 吖啶酯 在碱性条件下被 H_2O_2 氧化,发出波长为 470 nm 的光(图 9-1),其激发态产物 N-甲基吖啶酮是该发光反应体系的发光体,具有很高的发光效率,可直接标记半抗原和蛋白质。吖啶酯用于标记抗体时,结合稳定,结合过程中不减少光子的产生,可获得高的比活性,常用于双位点化学发光免疫分析。

图 9-1 吖啶酯发光反应原理

2. 三联吡啶钌 三联吡啶钌$[Ru(bpy)_3]^{2+}$是电化学发光剂,它和电子供体三丙胺(TPA)在阳极表面可同时失去一个电子而发生氧化反应。$[Ru(bpy)_3]^{2+}$被氧化为具有强氧化性的$[Ru(bpy)_3]^{3+}$,TPA 失去电子被氧化为 TPA^+(阳离子自由基),TPA^+很不稳定,自发失去 H^+,形成强还原剂 TPA·,然后与具有强氧化性的$[Ru(bpy)_3]^{3+}$发生反应,形成激发态$[Ru(bpy)_3]^{2+}$。激发态$[Ru(bpy)_3]^{2+}$很不稳定,迅速衰减并发出 1 个波长为 620 nm 的光子而返回基态$[Ru(bpy)_3]^{2+}$。这一过程可在电极表面周而复始地进行,产生许多光子,使光信号增强(图 9-2)。三联吡啶钌作为直接发光剂标记抗原或抗体,广泛应用于电化学发光免疫分析技术中。

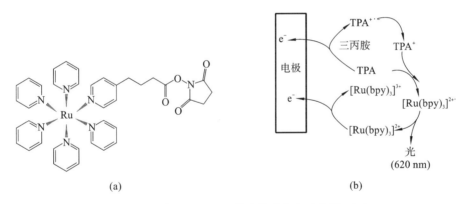

(a) (b)

图 9-2 三联吡啶钌(a)及其电化学发光反应原理(b)

(二)间接化学发光剂

1. 酶促反应发光剂 利用标记酶的催化作用,使发光剂(底物)发光,这类需酶催化后发光的发光剂称为酶促反应发光剂。目前化学发光酶免疫分析中常用的标记酶有辣根过氧化物酶(HRP)和碱性磷酸酶(AP 或 ALP)。辣根过氧化物酶催化的发光剂为鲁米诺(3-氨基邻苯二甲酰肼)、异鲁米诺(4-氨基邻苯二甲酰肼)及其衍生物;碱性磷酸酶催化的发光底物为金刚烷(AMPPD)。

(1)鲁米诺及其衍生物:鲁米诺在 pH 8.6 的条件下,与 H_2O_2 反应,在 HRP 的催化下可发出较强的光(图 9-3),发光时间长且稳定,解决了单纯与 H_2O_2 反应强度弱、持续时间短、本底高的缺点,并且能够提高检测的灵敏度和重复性,最大发光波长为 425 nm。

(2)金刚烷(AMPPD):AMPPD 分子结构有两个重要部分,一个是连接苯环和金刚烷的二氧四节环,可以断裂并发射光子;另一个是磷酸基团,维持着整个分子结构的稳定。在碱性条件下,碱性磷酸酶使 AMPPD 脱去磷酸基团,形成一个不稳定的中间体 AMPD,随即二氧四节环断裂并自行分解,发射光子(图 9-4)。金刚烷发射的光稳定,持续时间可长达几十分钟。

NOTE

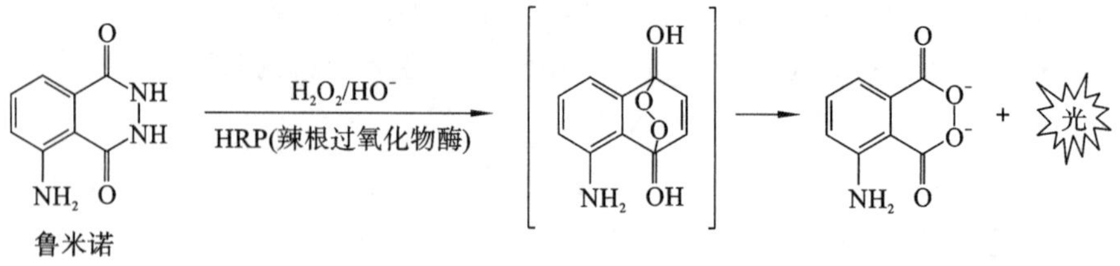

图 9-3 鲁米诺发光反应原理

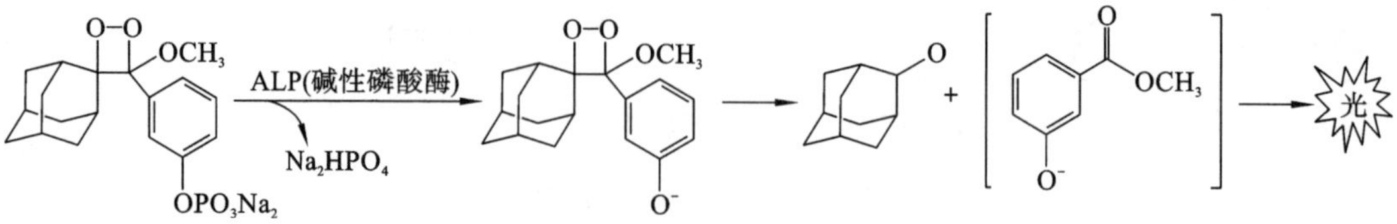

图 9-4 AMPPD 发光反应原理

2. 酞菁、二甲基噻吩衍生物及 Eu³⁺ 螯合物 通过活性离子氧传递连接的间接化学发光剂。酞菁结构(图 9-5)在 680 nm 激发光照射下产生瞬间的离子氧,可在 200 nm 范围内瞬间再传递给二甲基噻吩衍生物,二甲基噻吩衍生物产生的紫外光又激发 Eu³⁺ 螯合物(图 9-6),Eu³⁺ 螯合物释放 612 nm 的光。其核心原理是高能态的离子氧的产生和传递。离子氧的生存时间仅为 4 μs,短暂的时间要求酞菁结构和二甲基噻吩衍生物相邻(在 200 nm 范围内),才能实现离子氧的有效传递。

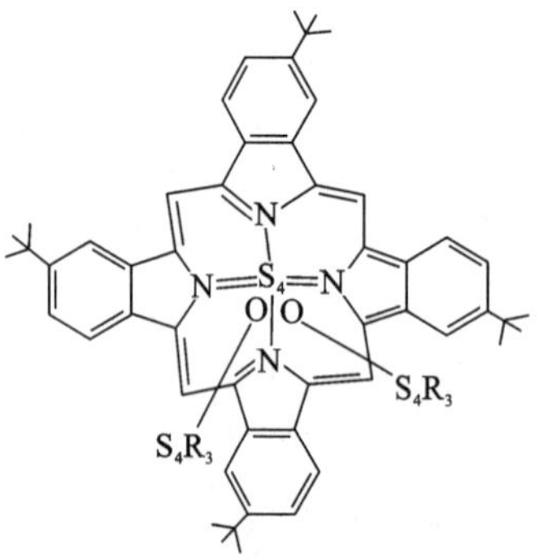

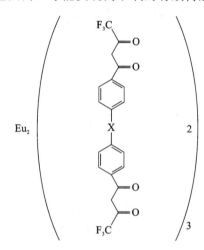

图 9-5 酞菁结构式

图 9-6 Eu³⁺ 螯合物结构式

第二节 化学发光免疫分析的类型

化学发光免疫分析(CLIA)技术是将化学发光和免疫反应相结合而建立起来的检测微量抗原或抗体的标记免疫分析技术。CLIA 具有灵敏度高、特异性强、无放射危害等优点,已基本取代放射免疫分析,广泛应用于临床诊断和医学研究工作中。

化学发光免疫分析根据待测分子的大小可设计成双抗原(体)夹心法、竞争法等多种反应模式;根据游离标记物和结合标记物是否分离,可设计成均相和非均相测定两种测定模式;根据标记物及反应原理不同,可分为直接化学发光免疫分析、化学发光酶免疫分析、电化学发光免疫分析和氧途径发光免疫分析四种反应类型。

NOTE

一、直接化学发光免疫分析

(一)原理

直接化学发光免疫分析是用化学发光剂(如吖啶酯)等直接标记抗体(抗原),与待测标本中相应的抗原(抗体)发生免疫反应后,形成固相包被抗体(抗原)-待测抗原(抗体)-吖啶酯标记抗体(抗原)复合物,这时只需加入氧化剂(H_2O_2)和 NaOH 使其成碱性环境,吖啶酯就可在不需要催化剂的情况下分解、发光(图 9-7)。由集光器和光电倍增管接收、记录单位时间内所产生的光子能,该部分光的积分与待测抗原(抗体)浓度成正比,可从标准曲线上计算出待测抗原(抗体)的浓度。

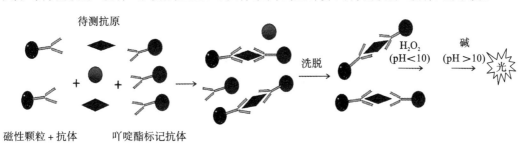

图 9-7 直接化学发光双抗体夹心法原理

(二)技术要点

直接化学发光免疫分析的技术要点包括抗原抗体反应、标记物游离部分(F)和结合部分(B)的分离、直接发光反应及检测三个部分。

1. 抗原抗体反应 抗原抗体反应类型有双抗体夹心法、双抗原夹心法和固相抗原竞争法三种主要模式,以双抗体夹心法为例说明。将包被单克隆抗体的磁性颗粒和待测标本加入反应管中,标本中待测抗原与磁性颗粒上的抗体结合,再加入吖啶酯标记抗体,经过温育,形成磁性颗粒抗体-待测抗原-吖啶酯标记抗体复合物。

2. B/F 分离 常用磁性颗粒分离技术,在电磁场中进行 2~3 次洗涤,很快将未结合的多余抗原和吖啶酯标记抗体洗去,而将磁性颗粒抗体-待测抗原-吖啶酯标记抗体复合物和磁性颗粒抗体保留。

3. 直接发光反应及检测 经过洗涤的磁性颗粒中,加入 pH 纠正液(NaOH)使其呈碱性,然后加入氧化剂(H_2O_2),在不需要催化剂的情况下吖啶酯可直接分解并发光,由集光器进行接收,经光电倍增管放大,记录 1 s 内所产生的光子能,该部分光的积分与被测抗原浓度成正比,根据标准曲线,仪器可以自动计算出待测抗原浓度。

(三)方法学评价

吖啶酯发光的氧化反应简单快速,无需催化剂,只需要在碱性环境中即可进行;反应体系中加入 H_2O_2 和 NaOH 溶液后,发光迅速,背景噪声低,测定的灵敏度高;吖啶酯可直接标记抗原或抗体,结合稳定,不影响标记物的生物学活性和理化特性;吖啶酯发光为瞬间发光,持续时间短,对信号检测仪的灵敏度要求比较高。

二、化学发光酶免疫分析

化学发光酶免疫分析(chemiluminescence enzyme immunoassay,CLEIA)是用参与催化某一化学发光反应的酶如 HRP 或 ALP 来标记抗体(抗原),在与待测标本中相应的抗原(抗体)发生免疫反应后,形成固相包被抗体-待测抗原-酶标记抗体复合物,经洗涤后,加入底物(发光剂),酶催化和分解底物发光,由光子阅读系统接收,光电倍增管将光信号转变为电信号并加以放大,再将它们传送至计算机数据处理系统,计算出测定物的浓度。

NOTE

（一）原理

1. HRP 标记的化学发光酶免疫分析 用 HRP 标记抗体（抗原），在与反应体系中的待测标本和固相载体发生免疫反应后，形成固相包被抗体-待测抗原-酶（HRP）标记抗体复合物，然后加入鲁米诺发光剂、H_2O_2 和化学发光增强剂，产生化学发光（图 9-8）。

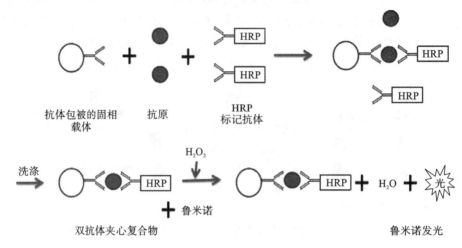

图 9-8　HRP 标记的化学发光酶免疫分析（双抗体夹心法）示意图

2. ALP 标记的化学发光酶免疫分析 用 ALP 标记抗体（抗原），在与反应体系中的待测标本和固相载体发生免疫反应后，形成固相包被抗体-待测抗原-酶（ALP）标记抗体复合物，然后加入 AMPPD 发光剂，ALP 使 AMPPD 脱去磷酸基团而发光（图 9-9）。

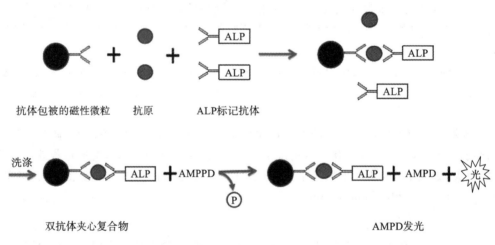

图 9-9　ALP 标记的化学发光酶免疫分析（双抗体夹心法）示意图

（二）技术要点

化学发光酶免疫分析的技术要点包括抗原抗体反应、标记物游离部分（F）和结合部分（B）的分离、酶促发光反应及检测三个部分。

1. 抗原抗体反应

（1）双抗体夹心法：用固相抗体和酶标抗体与待测标本中相应抗原反应，生成固相抗体-待测抗原-酶标抗体免疫复合物，经 B/F 分离，加入底物经酶促反应后发光。其发光量与待测标本中抗原浓度成正比。

（2）双抗原夹心法：用固相抗原和酶标抗原与待测标本中相应抗体反应，生成固相抗原-待测抗体-酶标抗原免疫复合物，经 B/F 分离，加入底物进行酶促发光反应，其发光量与待测标本中抗体浓度成正比。

（3）固相抗原竞争法：常用于多肽类小分子抗原的测定，用已知固相抗原和待测标本的相应抗原与酶标抗体发生竞争性结合，反应平衡后经 B/F 分离，固相抗原与酶标抗体形成复合物被留下来，加入底物进行酶促发光反应，其发光量与待测标本中抗原浓度成反比。

2. B/F 分离 将游离酶标记物和结合酶标记物的免疫复合物进行分离的过程。有如下分离技术。

（1）磁性颗粒分离法：用抗原或抗体包被的磁性颗粒与标本中相应抗原或抗体和酶标抗体或抗原通过一定模式的免疫学反应后，最终通过磁场将结合酶标记物的免疫复合物和游离酶标记物进行分离。

（2）微粒子捕获法：用无磁性的微粒子作为抗体或抗原的包被载体，然后用纤维膜柱将结合状态和游离状态的酶标记物进行分离。

（3）包被珠分离法：用聚苯乙烯等材料制成小珠，在小珠上包被抗原或抗体，经抗原抗体反应后，将结合状态和游离状态的酶标记物进行分离。

（4）固相分离：应用于板式或管式的化学发光免疫分析中，捕获抗体被包被在固相的微孔板或塑料管底，通过免疫反应，使免疫复合物固相化，通过洗涤，达到与游离物分离的目的。

3. 酶促发光反应及检测 以碱性磷酸酶标记的化学发光免疫分析为例，AMPPD 被结合在磁性微粒表面的碱性磷酸酶催化，迅速去磷酸基团，生成不稳定的中间体 AMPD，并很快分解，从激发态回到基态，发出光子，通过光子阅读系统记录发光强度，按照标准曲线计算待测物含量。

（三）方法学评价

化学发光酶免疫分析属于酶免疫范畴，方法与 ELISA 相似，仅最后一步酶反应的底物改为发光剂和光信号检测；酶标抗原或抗体结合稳定，酶催化鲁米诺、AMPPD 等发光剂发出的光稳定，持续时间长，便于记录和测定；在反应过程中，经酶和发光两级放大，加入发光增强剂，以提高灵敏度和发光稳定性，故灵敏度较高。血清中其他来源的过氧化物酶类物质由于洗涤不够彻底，易产生非特异性酶化学发光反应，影响测定结果。酶标抗体或酶标抗原因非特异性吸附而易造成本底较高，评价时应引起注意。

三、电化学发光免疫分析

（一）原理

电化学发光免疫分析（ECLIA）是以电化学发光剂三联吡啶钌标记抗体（抗原），以三丙胺（TPA）为电子供体，在电场中因电子转移而发生特异性化学发光反应，它包括电化学和化学发光两个过程。

在电化学发光免疫分析系统中，磁性微粒为固相载体包被抗体（抗原），用三联吡啶钌标记抗体（抗原），在反应体系内待测标本与相应的抗原（抗体）发生免疫反应后，形成磁性微粒包被抗体-待测抗原-三联吡啶钌标记抗体复合物，这时将上述复合物吸入流动室，同时引入 TPA 缓冲液。当磁性微粒流经电极表面时，被安装在电极下面的电磁铁吸引住，而未结合的标记抗体和标本被缓冲液冲走。与此同时电极加压，启动电化学发光反应，使三联吡啶钌和 TPA 在电极表面进行电子转移，产生电化学发光，光的强度与待测抗原的浓度成正比（图 9-10）。

（二）技术要点

电化学发光免疫分析的技术要点包括抗原抗体反应、标记物游离部分（F）和结合部分（B）的分离、电化学发光反应及检测三个部分。

1. 抗原抗体反应 抗原抗体反应类型同发光酶免疫分析技术，主要有双抗体夹心法、双抗原夹心法和固相抗原竞争法三种主要模式。现以双抗体夹心法为例，三联吡啶钌标记抗体和生物素标记抗体与待测标本同时加入一个反应杯中孵育，然后加入 SA 包被磁珠，再次孵育，使生物素通过与亲和素的结合将磁珠、抗体连接为一体，形成双抗体夹心物 $[Ru(bpy)_3]^{2+}$-抗体-抗原-抗体-生

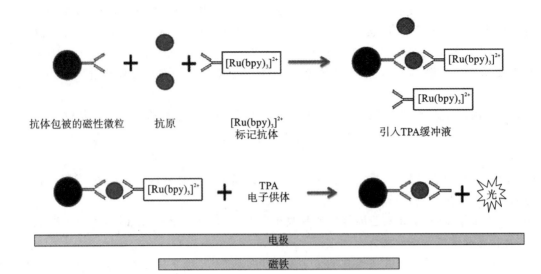

图 9-10　电化学发光免疫分析示意图

物素-SA-磁珠复合体。

2. B/F 分离　常用磁性颗粒分离技术,蠕动泵将形成的双抗体夹心物吸入流动测量室,磁性微粒被工作电极下面的磁铁吸附于电极表面。同时,游离的抗体(生物素结合的抗体和 $[Ru(bpy)_3]^{2+}$ 结合的抗体)被吸出测量室。

3. 电化学发光反应及检测　向蠕动泵加入含 TPA 的缓冲液,同时电极加压,启动 ECL 反应过程。该过程在电极表面周而复始地进行,产生许多光子,光电倍增管检测光强度,光强度与 $[Ru(bpy)_3]^{2+}$ 的浓度呈线性关系,根据标准曲线算出待测抗原的浓度。

（三）方法学评价

三联吡啶钌在电场中因不断得到 TPA 提供的电子,可周而复始地发光,信号强度高,持续时间长,容易测定和控制;三联吡啶钌可直接标记抗体或抗原,结合稳定,不影响本身理化性质;试剂灵敏度高,可达皮克每毫升水平,稳定性好,线性范围宽。

四、氧途径发光免疫分析

氧途径发光免疫分析(LOCI)技术为一种均相化学发光检测技术。该分析技术不仅具有高灵敏度和高特异性的特点,而且以独特的能量传递机制和化学发光原理,实现了均相、一步、免清洗和高通量检测。Ullman 等在 1994 年首次报道该分析技术,主要是利用两个纳米级微球分别作为供体和受体,微球表面覆盖一层水凝胶,试剂中存在待测生物分子时,会将供体和受体微球拉近,在激光(波长 680 nm)照射下,供体微球上的光敏剂将周围环境中的氧气转化为高能态的单体氧。单体氧扩散至受体微球,与受体微球上的发光剂反应而发光(波长 520～620 nm)。我国科研工作者在学习国外技术的基础上,对该技术从试剂到设备进行了进一步改良,开发了拥有自主知识产权的光激化学发光系统。

（一）原理

LOCI 非竞争法的原理类似 ELISA,而竞争法类似放射免疫分析法。以双抗体夹心法为例,参与免疫反应的一个生物素标记抗体与 SA 包被感光珠(sensibead)连接,另一个抗体上包被了发光珠(chemibead),感光珠在波长 680 nm 激发光照射下,使周围氧分子激发变成单线态氧(带有 1 个激发态电子的氧分子),后者扩散至发光珠并传递能量,发光珠发射 520～620 nm 荧光信号并被单光子计数器探测。此过程中,单线态氧的半衰期只有 4 μs,在反应体系中只能扩散约 200 nm。因此,只有结合态发光珠才能获得单线态氧的能量并发光;非结合态发光珠由于相距较远,无法获得能量而不发光(图 9-11)。

NOTE

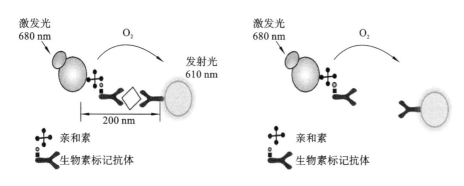

图 9-11 LOCI 检测原理示意图

（二）技术要点

LOCI 的技术要点包括抗原抗体反应、发光信号检测两个部分。

1. 抗原抗体反应 分为非竞争法和竞争法两类。非竞争法以双抗体夹心法常用。反应分两步进行，第一步是 SA 包被感光珠连接的生物素标记抗体与待测标本一起温育一定时间；第二步是加入包被抗体的发光珠，形成感光珠-SA-生物素-抗体-待测抗原-抗体-发光珠复合物。反应结束后，加入增强液，调整反应液 pH，待测。

2. 发光信号检测 该方法属于均相免疫分析，无须进行 B/F 分离，待反应结束时，测定发光值，并将数据用化学发光检测仪定量软件进行定量分析。

（三）方法学评价

1. 高灵敏度 光信号的产生是逐级放大的化学反应的结果。感光微粒富含感光化合物，在 680 nm 激发光照射后，每个微粒每秒会释放出 60000 个离子氧，离子氧作用于发光微粒中的二甲基噻吩衍生物产生大量的紫外光，由此完成第二级放大。紫外光激发镧系元素，最后由包埋在发光微粒中的镧系元素释放光能从而完成第三级放大过程。这种三级梯度递增的放大过程将 LOCI 的实际检测能力提高至 10^{-15} mol 水平。

2. 时间短 均相反应模式，无须进行 B/F 分离，反应时间短。

3. 低本底 形成低本底的三个原因如下。第一，由于绝大部分的天然荧光的寿命短于 100 ns，而发光微粒的稳定发光时间超过 1 s，因此我们采取时间分辨模式采集光信号，也就是在激光器关闭后 50～100 ms 采集光信号。这种模式能有效排除来自样本的非特异性背景荧光的干扰。第二，由于 LOCI 采用 680 nm 红光激发，而红光的能级几乎不可能激发生物样品或微孔板中的荧光物质，因此本底很低。第三，LOCI 发射光的波长比激发光的波长短，能量更高。这与荧光产生原理相反，荧光产生原理是激发光为高能量的而发射光为低能量的。由于生物体内富有天然的荧光物质，用荧光法测定生物样品本底会较高，而 LOCI 检测反其道而行之，采用低进高出，有效降低本底。

4. 检测范围广 可实现多种生物分子，包括 DNA、RNA、蛋白质、多肽、碳水化合物等大、小分子的测定。

5. 高通量 LOCI 技术采用纳米微粒作为生物分子的载体，反应表面积比微孔板或微米级载体提高数十倍。因此，反应所需时间缩短，温育时间控制在十几分钟至半小时内。高通量 LOCI 分析仪以每孔 1 s 的速度检测，通常只需要 5 min 就能完成 288 个检测。

6. 稳定性好 LOCI 试剂中的能量产生、传递和放大过程是由微粒中的有机分子和溶液中的离子氧来完成的。感光有机分子受到微粒的保护。它的环境十分稳定和安全。整个能量（光）的产生、传递和放大过程十分稳定，不易受到 pH、离子强度和温度的影响。

五、自动化发光免疫分析仪

自动化发光免疫分析仪主要由标本区、试剂区、温育反应系统、固相载体分离清洗系统、信号产生和检测系统和计算机数据处理、控制系统组成。

NOTE

（一）自动化发光免疫分析仪的组成

1. 样本区 有圆盘或者条形试管架等类型。提前将所要做的检测项目输入系统，然后用条形码分析装置阅读样本上的条形码信息，进而指令分析仪进行检测。样本的吸取由计算机系统控制，吸样针通过自身携带的液面感应器，防止空吸或者吸入试剂管内的血凝块。

2. 试剂区 有圆盘或者单独试剂通道等类型。可以通过条形码识别装置或者专门通道进行试剂加样。

3. 温育反应系统 固相载体上抗原和抗体反应，以及与标记抗原或抗体反应均需要恒定的温度环境，仪器设计有恒温温育控制系统，根据需要保持所需温度。

4. 固相载体分离清洗系统 自动化免疫分析一般使用聚苯乙烯塑料珠、塑料微珠、塑料管、塑料吸头、塑料板、顺磁性颗粒等作为固相载体，抗原与抗体在固相载体上反应后需要缓冲液进行清洗，将未结合的游离抗原（抗体）、抗体（抗原）、标记抗体（抗原）洗去。不同的固相载体有不同的性质，需要设计不同的清洗和分离装置。例如，顺磁性颗粒作为固相载体时，其核心是三氧化二铁，外包一层聚苯乙烯，使其在电磁场中很快下沉，容易进行结合相和游离相的分离，加快检测速度。

5. 信号产生和检测系统 自动化发光免疫反应过程中发出的光子，由光子阅读系统接收，光电倍增管将光信号转化为电信号后加以放大，最终传递给计算机数据处理系统，计算出测定物浓度。

6. 计算机数据处理和控制系统 计算机是自动化发光免疫分析仪的核心。标本和试剂条形码的识别，恒温环境的维持，反应时间的控制，测定方法的选择，标准曲线的拟合，数据处理，结果上传和打印，质量控制记录，以及仪器设备正常工作都需要在计算机精确控制下完成。

（二）注意事项

（1）使用自动化发光免疫分析仪测定时，更换试剂要进行定标，不同批次样品要进行质控，定期进行室间质量控制，以保证样品测量的准确度和可信度。

（2）定期对自动化发光免疫分析仪进行清洗和维护保养。

第三节　方法学评价及临床应用

一、方法学评价

化学发光免疫分析技术与放射免疫技术相比，不但具有放射免疫技术的高灵敏度和可进行微量物质定量检测，而且标记物为非放射性物质，还实现了自动化，具有快速、简便、灵敏、特异等特点。其主要有以下特点。

1. 灵敏度高，特异性强 化学发光免疫分析技术可以实现纳克甚至皮克水平物质的定量检测。其中单克隆抗体制备技术的不断发展和完善，为其特异性提供了良好保证。

2. 线性范围宽 化学发光免疫分析技术线性范围较宽，可满足 $10^{-6} \sim 10^{-3}$ 数量级内的定量检测。

3. 标记物稳定，试剂有效期较长 化学发光免疫分析技术的试剂较稳定，无放射性污染，试剂有效期一般可达 1 年以上，避免了试剂浪费，经济适用，方便了临床应用。

4. 自动化程度高，检测项目多 随着精密仪器技术和计算机技术的发展，化学发光免疫分析技术逐步实现了自动化检测，有利于批量化样本的检测，提高了检验效率。

二、临床应用

化学发光免疫分析技术无放射性污染，同时具有灵敏度高、线性范围宽、标记物稳定、自动化程度高、检测项目多等特点，已广泛应用于各种激素、肿瘤标志物、药物和微量生物活性物质的测定及感染性疾病等疾病的辅助诊断。

1. 激素 甲状腺激素（T3、T4、FT3、FT4、TU、hTSH 等）；生殖激素类（β-HCG、催乳素、卵泡刺激素、黄体生成素、孕酮、雌二醇、雌三醇、睾酮、硫酸脱氢异雄酮）；肾上腺和垂体激素（醛固酮、皮质醇、抗利尿激素、生长激素、甲状旁腺激素、促肾上腺皮质激素）等。

2. 感染性疾病 衣原体抗原、衣原体抗体、弓形体抗体、风疹病毒抗体、巨细胞病毒抗体、甲型肝炎病毒抗体、乙型肝炎病毒抗原（抗体）、丙型肝炎病毒抗体、HIV 抗体等。

3. 肿瘤标志物 AFP、CEA、PSA、CA19-9、CA125、CA15-3、CA24-2、β2 微球蛋白等。

4. 贫血相关因子 维生素 B_{12}、叶酸、铁蛋白、转铁蛋白等。

5. 糖尿病 胰岛素、血清 C-肽、血浆胰高血糖素等。

6. 心脏标志物 肌酸激酶（CK）、肌酸激酶同工酶（CK-MB）、肌红蛋白、肌钙蛋白、BNP（pro-NT-BNP）等。

7. 骨代谢 骨胶原酶、脱氧吡啶啉。

8. 过敏性疾病 总 IgE、特异性 IgE。

9. 治疗药物 茶碱、地高辛、环孢素、巴比妥、苯巴比妥等。

小 结

发光是指分子或原子中的电子吸收能量后，由基态（较低能级）跃迁到激发态（较高能级），然后返回到基态，以光子形式释放能量的过程。化学发光免疫分析是将化学发光和免疫反应相结合而建立起来的检测微量抗原或抗体的标记免疫分析技术。根据标记物及反应原理的不同，可将化学发光免疫分析分为直接化学发光免疫分析、化学发光酶免疫分析、电化学发光免疫分析和氧途径发光免疫分析。

直接化学发光免疫分析是用化学发光剂（如吖啶酯）直接标记抗体（抗原），化学发光酶免疫分析是用辣根过氧化物酶或碱性磷酸酶标记抗原（抗体），电化学发光免疫分析是以电化学发光剂三联吡啶钌标记抗体（抗原），然后经过一系列的氧化还原反应而发光；氧途径发光免疫分析技术是一种均相反应的化学发光检测技术，利用感光珠和发光珠缺一不可的特点，在形成夹心免疫复合物时，目标抗原可使两个抗体上标记的感光珠和发光珠紧密地连接在一起，通过活性氧离子的形成和有效传递，产生化学发光。

化学发光免疫分析技术不但具有放射免疫技术的高灵敏度和可进行微量物质定量检测，而且标记物为非放射性物质，还实现了自动化，具有快速、简便、灵敏、特异等特点；广泛应用于各种激素、肿瘤标志物、药物和微量生物活性物质的测定及感染性疾病等疾病的辅助诊断。

思 考 题

1. 什么是发光？什么是发光免疫分析？什么是化学发光免疫分析？

2. 化学发光与荧光的区别是什么？化学发光有哪些反应条件？

3. 什么是化学发光剂？作为化学发光剂需要满足哪些条件？

4. 吖啶酯化学发光的原理和特点是什么？

5. 酶促反应的发光剂有哪些？原理和特点是什么？

6. 三联吡啶钌发光的原理和特点是什么？

7. 三丙胺在电化学发光中起什么作用？

8. 什么是直接化学发光免疫分析？特点是什么？

9. 什么是化学发光酶免疫分析？特点是什么？

（庞 森）

NOTE

第十章　免疫组织化学技术

免疫组织化学技术(immunohistochemistry technique,IHC)，又称免疫细胞化学技术，是指用标记的特异性抗体通过抗原抗体反应和组织化学的呈色反应，对相应的组织细胞原位抗原进行定位、定性或定量分析的方法。最早始于 Coons 于 1941 年建立的荧光免疫组织化学技术。伴随着标记酶、胶体金与亲和素-生物素放大技术的发现以及分子生物学的发展，新的免疫组织化学技术相继出现。通过显微镜(包括荧光显微镜、电子显微镜和激光共聚焦显微镜)的显像和放大作用，可对细胞、亚细胞的结构、功能和代谢组分等进行动态观察，为疾病的诊断和发病机制的研究提供强有力的手段，从而成为现代生物学和医学中广泛应用的技术之一。本章将分别介绍免疫组织化学技术的基本要点、类型、方法学评价及临床应用。

第一节　免疫组织化学技术的基本要点

免疫组织化学技术的基本操作流程包括六步。①抗原的提取与纯化；②制备高纯度的特异性抗体；③将标记物与抗体结合形成标记抗体；④组织或细胞标本的处理与制备；⑤抗原抗体反应以及标记物呈色反应；⑥观察结果。

一、标本的处理

(一)标本的主要来源

标本的处理对于免疫组织化学技术至关重要。在组织或细胞标本的准备过程中，不仅要求保持组织或细胞形态的完整性，而且要保持组织或细胞内成分的免疫反应性。标本的来源主要有以下三种。

1. 活体组织　各种实验动物和人体活检组织。标本应取材于病变组织以及病变与正常组织交界处，大小适中，应减少对组织标本的损伤与挤压。

2. 体液及穿刺液　标本量少时可直接涂片或经离心后取沉淀物涂片。

3. 培养细胞　培养的细胞经离心沉淀后做细胞涂片，载玻片上的单层培养细胞直接固定，待其干燥后保存备用。

(二)标本的固定与保存

1. 标本的制备　冷冻切片和石蜡切片是免疫组织化学常用的制片方法。为了使抗原达到最大限度的保存，首选的制片方法是冷冻切片，其操作简便，可避免石蜡切片因固定、脱水、浸蜡等对抗原所造成的损失，适用于不稳定的抗原。石蜡切片是研究形态学的主要制片方法，它不但是观察组织细胞结构的理想方法，而且可用于陈旧石蜡包埋材料免疫组织化学的回顾性研究。石蜡切片薄且有连续性，可长期保存，但对抗原的保存不如冷冻切片。

NOTE

近年来发展了通过显微操作系统对欲选取的材料(组织、细胞群、细胞、细胞内组分或染色体区带等)进行切割分离并收集的技术,即显微切割技术,解决了取材同质性、部位精准微小化的难题。

2. 标本的固定 标本的固定是免疫组织化学技术的基础。固定的意义:使细胞内蛋白质凝固,细胞内分解酶反应终止,以防止细胞自溶,保持细胞形态和结构;保存组织或细胞抗原的免疫反应性;防止标本脱落;除去妨碍抗体结合的类脂,便于保存;抑制组织中细菌的繁殖,防止组织腐败以及在后续组织制备中的细胞结构和成分的改变。标本的固定应以不损伤细胞形态、不干扰固定后抗原的识别和结合为原则。

3. 固定剂的选择 标本固定必须根据其性质及所进行的组织化学反应选择适当的固定剂。蛋白质类抗原可用乙醇或甲醇固定;微生物类抗原可用丙酮或三氯化碳固定;多糖类抗原用10%甲醛溶液固定。如需除去病毒的蛋白质外壳,可应用胰蛋白酶;对于存在的黏液物质,可应用透明质酸酶处理除去;含类脂质丰富的组织进行蛋白质、多糖抗原检测时,需用有机溶剂(如乙醚、丙酮等)处理除去类脂。

4. 标本的保存 标本在固定干燥后,最好立即进行抗体染色及镜检。如必须保存,则应保持干燥,置4 ℃以下保存。一般细菌涂片或器官组织切片经固定后可保存一个月以上,但病毒和某些组织抗原免疫反应性易丢失,需在−20 ℃以下保存。

二、抗原修复

在制片过程中,由于广泛的蛋白质交联可使组织中某些抗原决定簇发生遮蔽,抗原信号减弱或消失。因此,使组织抗原决定簇重新暴露,即抗原修复是免疫组织化学技术中的重要步骤。常用的抗原暴露与修复方法如下。

(一)酶消化法

该法所用酶类根据消化能力强弱可分为轻度消化酶(如无花果蛋白酶)、中度消化酶(如胰蛋白酶)和强消化酶(如胃蛋白酶)。

(二)热诱导的抗原表位修复

将载玻片置于特定的缓冲液中加热煮沸一段时间,才可引起抗原修复。该步骤通常在微波炉、高压锅或水浴锅中进行。一般建议使用微波炉或高压锅加热煮沸,以达到最佳抗原修复效果。

1. 微波炉法 将石蜡切片置于缓冲液中,凭借微波辐射产生的高热效应及高速分子运动能量解开交联蛋白,暴露被掩盖的抗原决定簇。

2. 高压锅法 利用加热暴露抗原,经济简单,适用于大批切片的加热处理。

3. 水浴锅法 利用热效应暴露抗原。

实际操作中,不同的方法可能适用于不同类别抗原的修复,需参照产品说明书或通过预实验探索适用的抗原修复方法及实验条件,如温度、酶浓度等。

三、抗体的保存与处理

(一)抗体的选择

选择抗体时应注意选择具有高度特异性和稳定的抗体,根据需要决定采用单克隆抗体或多克隆抗体。多克隆抗体广泛用于石蜡包埋的组织切片,假阴性率低,但特异性不如单克隆抗体,有时会造成抗体的交叉反应。单克隆抗体特异性强,但灵敏度不够高。

(二)抗体的稀释

抗原抗体反应要求有合适的浓度比例,过量或不足均不能达到预期结果。实际操作中应进行预实验,摸索抗体的最佳稀释度,以便达到最小背景染色下的最强特异性染色。

(三)抗体的保存

抗体是一种具有生物活性的蛋白质。在保存抗体时,要特别注意保持抗体的生物活性,防止因抗体蛋白质变性而导致的抗体效价降低甚至失效。

四、结果判定

(一)阳性结果

阳性细胞的显色可位于细胞质、细胞核和细胞膜表面。免疫组织化学的呈色深浅可反映抗原存在的数量,可作为定性、定位和定量的依据。阳性细胞可呈散在、灶性和弥漫性分布。

(二)阴性结果及抗原不表达

阴性结果不能简单地认为具有否定意义,因为阳性表达有强弱、多少之分,哪怕只有少数细胞阳性(只要是在抗原所在部位)也应视为阳性表达。

(三)特异性和非特异性显色的鉴别

1. 分布位置 特异性反应常分布于特定抗原部位,如细胞质、细胞核和细胞膜表面,具有结构性,而非特异性反应无一定的分布规律,常为切片边缘、刀痕或皱褶部位,坏死或挤压的细胞区域,常成片均匀着色。

2. 显色强度 特异性反应因细胞内抗原含量不同,显色强度不一。如果细胞之间显色强度相同或者细胞和周围结缔组织无明显区别的显色,常提示为非特异性反应。

3. 其他 在过大的组织块中心部位固定不良也会导致非特异性显色,有时可见非特异性显色和特异性显色同时存在。过强的非特异性显色背景可影响结果判断。

(四)免疫组织化学结果与苏木精-伊红染色(HE)切片结果

当免疫组织化学检查结果与 HE 切片诊断结果不一致时,应结合临床资料,如性别、年龄、部位、X 线等影像学及实验室结果综合分析,不能简单地用免疫组织化学检查结果推翻 HE 切片诊断结果。

五、质量控制

对照的设立、试剂和操作步骤的质量控制是取得满意的免疫组织化学染色结果的必要条件。

(一)对照的设立

设立对照的目的在于证明和肯定阳性结果的特异性,主要针对第一抗体进行,常用的对照有阳性对照和阴性对照。

1. 阳性对照 采用已知抗原阳性的标本与待测标本同时进行免疫组织化学染色,对照切片阳性能证明整个显色程序及操作的正确性。特别是在待测标本呈阴性结果时,阳性对照尤为重要。

2. 阴性对照 只有在阴性对照成立时,方可判定检测结果。其主要目的在于排除假阳性,主要有以下几种。

(1)用确定不含已知抗原的标本作为对照,结果呈阴性。

(2)不加第一抗体,结果应为阴性。

(3)替代试验:用与待测抗原的同一动物免疫前血清或同种动物非免疫血清,替代第一抗体进行免疫组织化学染色,结果呈阴性,以确认阳性反应不是异嗜性抗原所致的非特异性反应。

(4)吸收试验:也称阻断试验,其目的在于确认免疫组织化学的阳性反应是与天然抗原相同的抗原抗体反应。操作流程:先用过量已知抗原(可溶性抗原)与第一抗体在 4 ℃下充分反应,离心后再进行免疫组织化学染色,此时的已知阳性片应呈阴性或弱阳性反应。

(二)试剂质量控制

抗体的质量是免疫组织化学染色技术成功的关键。使用前应了解第一抗体(即特异性抗体)和第二抗体(桥抗体)的特异性和敏感性,通过预实验决定抗体的最佳稀释度,在已知阳性和阴性的标本上观察实验结果的符合情况。此外,试剂的质量控制还包括合适的稀释度、稀释剂、孵育温度和

NOTE

孵育时间等。

（三）操作过程质量控制

1. 实验操作 需严格按照标准化操作步骤进行,关注日间和操作人员间的变异情况。此外,还应对试剂的有效性进行质量控制。直接染色法可选择空白试验和替代试验,间接法、三步法可采用替代试验和吸收试验进行质量控制。

2. 标本的质量控制 标本的留取、保存、固定和处理对免疫组织化学染色至关重要。用于质量控制的标本包括阴性、阳性或自身组织对照三种类型,质量控制品的设置可有助于监控标本制备、操作过程、染色步骤、试剂质量等问题引起的误差。有时需要对标本进行前处理,以消除内源性过氧化物酶的干扰,如对基于 HRP 的检测,一般使用 3% H_2O_2 溶液灭活内源性过氧化物酶。

（四）仪器和器具的质量控制

需定期对仪器和器具(含基本实验液体)进行校准。操作相关工具如吸管、试管、加样枪等应消毒并及时更换,以减少抗体污染的机会。

第二节 免疫组织化学技术的类型

一、荧光免疫组织化学技术

荧光免疫组织化学技术是采用荧光素标记的已知抗体(抗原)作为探针,检测待测组织、细胞标本中的靶抗原(抗体),形成的抗原抗体复合物上带有荧光素,在荧光(或激光共聚焦)显微镜下,可以分辨出抗原(抗体)所在位置及性质,并可利用荧光定量技术计算其含量,以达到抗原(抗体)定位、定性和定量测定的目的(详见第六章)。

二、酶免疫组织化学技术

酶免疫组织化学技术是在一定条件下,应用酶标抗体(抗原)与组织或细胞标本中的抗原(抗体)发生反应,催化底物产生显色反应,通过显微镜观察标本中抗原(抗体)的分布和性质,也可通过图像分析技术达到定量的目的。酶免疫组织化学技术可分为酶标记抗体免疫组织化学技术和非标记抗体酶免疫组织化学技术两种类型。

（一）酶标记抗体免疫组织化学技术

将酶标抗体与组织或细胞的靶抗原反应后,通过酶对底物的特异性催化作用,生成不溶性有色产物,沉淀在靶抗原位置,达到对组织或细胞抗原定位、定性、定量检测的目的,常用的方法有直接法和间接法。

1. 直接法 将酶直接标记在特异性抗体上,与组织或细胞内相应的抗原进行特异性反应,形成抗原-抗体-酶复合物,最后加入底物显色。直接法的优点在于操作简便、特异性强,缺点是灵敏度低、抗体种类有限。

2. 间接法 将酶标记在第二抗体上,先将第一抗体(特异性抗体)与相应的组织或细胞抗原结合,形成抗原抗体复合物,再用第二抗体(酶标抗体)与复合物中的特异性抗体结合,形成抗原-抗体-酶标抗体复合物,最后加入底物显色。间接法的优点是检测灵敏度高,制备一种酶标二抗可用于检测多种抗原或抗体,缺点是特异性不如直接法,操作较为烦琐。

（二）非标记抗体酶免疫组织化学技术

在非标记抗体酶免疫组织化学技术中,酶不是标记在抗体上,而是首先用酶免疫动物,制备效价高、特异性强的抗酶抗体,通过免疫学反应将抗酶抗体与组织抗原连接在一起。该方法避免了酶标记时对抗体的损伤,提高了方法的灵敏度,有以下几种类型。

NOTE

1. 酶桥法 抗酶抗体作为第三抗体(Ab3),通过桥抗体(第二抗体,Ab2)将特异性识别组织抗原(Ag)的第一抗体(Ab1)与第三抗体(Ab3)连接起来,形成 Ag-Ab1-Ab2-Ab3-E 复合物,加底物显色(图 10-1)。

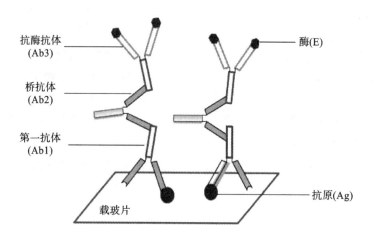

图 10-1 酶免疫组织化学技术(酶桥法)原理示意图

酶桥法较酶标法的灵敏度有所提高,但操作分四步,较为复杂。在酶桥法中,如果抗酶抗体与酶结合弱,在操作中酶常被冲洗掉;如果酶结合到非特异性抗体上,就会存在背景着色问题;如果抗酶抗体液中的非特异性成分与桥抗体结合,就会与抗酶抗体竞争桥抗体结合位点,影响方法的灵敏度,另外,该法要求特异性第一抗体与第三抗体的动物种属必须相同。

2. 过氧化物酶-抗过氧化物酶(PAP)法 PAP法是在酶桥法基础上加以改良而形成的。首先将酶桥法的第三抗体(抗过氧化物酶抗体,AP)与过氧化物酶(P)组成可溶性复合物(PAP复合物)。通过桥抗体(第二抗体,Ab2)将特异性识别组织抗原的第一抗体(Ab1)与 PAP 复合物的抗酶抗体连接起来。

与酶桥法相比,PAP法操作相对简便;PAP复合物结构稳定,避免了酶桥法中标记易脱落的弊端,增强了灵敏度,背景着色淡(因为即使桥抗体液中有非特异性抗体的存在,但其不能与抗酶抗体结合。如果抗酶抗体液中存在非抗酶抗体,当其与桥抗体或组织抗原结合时,由于其不能与酶结合,也不会产生非特异性反应)。

3. 双桥 PAP 法 该法建立在PAP法的基础上,其基本原理是在PAP法中通过两次连接桥抗体和 PAP 复合物,通过双桥结合更多的 PAP 复合物于抗原分子上,以增强灵敏度。这种放大方式重复使用桥抗体,使桥抗体与 PAP 复合物中抗酶抗体的未饱和的 Fc 段结合,或者桥抗体与特异性第一抗体的尚未饱和的 Fc 段结合。该方法对抗原有明显放大作用,对于组织或细胞微量抗原的检测有实用价值。

4. 碱性磷酸酶-抗碱性磷酸酶(APAAP)法 用 AP 代替 HRP 建立的 AP-抗碱性磷酸酶(AAP)法,即简称 APAAP 法,其技术要点与 PAP 法相似,适用于含有内源性过氧化物酶的组织免疫化学。

三、免疫电镜技术

(一)免疫电镜技术的原理

免疫电镜(immunoelectron microscope,IEM)技术是利用高电子密度的颗粒性标记物(如胶体金、铁蛋白等)标记抗体,或用经免疫组织/细胞化学反应能产生高电子密度产物者如辣根过氧化物酶标记抗体,在电子显微镜下对抗原抗体反应中的高电子密度标记的抗原(抗体)进行亚细胞水平定位的技术。IEM 技术较其他免疫组织化学技术在光镜下的定位更为精确,可定位至细胞膜、细胞器,在探索病因与发病机制等方面有其独特的优点。

(二)免疫电镜技术标本的制备要求

免疫电镜技术标本的制备要求是既要保持良好的细胞超微结构,又要注意保持抗原的免疫反应性,因此在组织固定与取材时,选用的固定剂不宜过强。在取材方面,免疫电镜技术较光镜免疫化学技术要求更高、更精细。

该技术的免疫染色方法可分为包埋前染色法、包埋后染色法和超薄冷冻切片染色法三种。

1. 包埋前染色法 优点是切片染色前无需经过锇酸固定、脱水及树脂包埋等过程,抗原未被破坏,易于获得良好的免疫反应性;可定位在免疫反应阳性部位做超薄切片,提高电镜下的检出率,特别适用于抗原含量较少的组织,但由于免疫染色步骤烦琐,常出现超微结构的损伤。

2. 包埋后染色法 优点是超微结构保存较好,方法简便,阳性结构有高度的可重复性,还能在同一张切片上进行多重免疫染色。但抗原的免疫反应性在电镜生物样品处理过程中可能减弱甚至丧失,还有可能发生改变。

3. 超薄冷冻切片染色法 将组织置于 2.3 mol/L 蔗糖溶液中,以液氮速冻,在冷冻超薄切片机上切片,切片厚度可略厚于常规树脂切片。超薄冷冻切片由于无需固定、脱水、包埋等步骤即可直接进行免疫染色,所以抗原的免疫反应性保存较好,兼有包埋前和包埋后染色的优点。

(三)常用的免疫电镜技术

1. 免疫胶体铁细胞化学染色法 胶体铁是一种阳离子胶体,用胶体铁标记抗体分子,可通过普鲁士蓝反应呈色。胶体铁颗粒具有一定的颗粒大小与电子密度,可用于电镜和光镜水平的抗原(抗体)定位研究。

2. 酶免疫电镜技术 利用酶的高效催化底物形成不同的电子密度的作用,借助电子显微镜观察,通过对酶的定位实现对抗原(抗体)定位观察。

3. 免疫胶体金染色法 见本节第五部分。

四、亲和组织化学技术

亲和组织化学(affinity histochemistry)技术是一种利用两种物质之间的高亲和力而建立的方法。一些具有双价或多价结合力的物质,如植物凝集素、生物素(biotin)和葡萄球菌蛋白 A(staphylococcal protein A,SPA)等,对某种组织成分具有高亲和力,可以与标记物如荧光素、酶、放射性核素、铁蛋白及胶体金等结合,采用荧光显微镜、底物显色反应、放射自显影或电子显微镜,在细胞或亚细胞水平进行对应亲和物质的定位、定性或定量分析。此方法具有灵敏度高,操作简便、省时,对抗原的定性、定位或定量分析准确、清晰等优点。

(一)亲和素-生物素法

生物素即维生素 H,是一种碱性蛋白,结构简单。亲和素(avidin)也被称为抗生物素,它是由 4 个相同亚基组成的大分子糖蛋白,具有 4 个与生物素亲和力极高(至少比抗原与抗体的亲和力高一万倍)的结合位点。二者能够彼此牢固结合而不影响彼此的生物学活性。此外,它们还具有与其他示踪剂结合的能力。常用的技术类型如下。

1. 亲和素-生物素过氧化物酶复合物(avidin-biotin-peroxidase complex,ABC)技术 其反应原理:亲和素与酶标生物素按一定比例结合,形成可溶性亲和素-生物素-过氧化物酶复合物(ABC)。当其与检测反应体系中的生物素化抗体(直接法,图 10-2)或生物素化第二抗体(间接法)相遇时,ABC 中未饱和的亲和素结合部位即可与抗体上的生物素结合,使抗原抗体反应体系与 ABC 标记体系连成一体进行检测。

ABC 法的优点:灵敏度高,这种技术将亲和素作为"桥"将生物素化抗体与生物素结合的酶连接起来。生物素与亲和素的结合十分牢固,并且 1 分子亲和素有 4 个生物素结合位点,可以分别和生物素化抗体和酶结合,1 个过氧化物酶或免疫球蛋白分子又可结合多个生物素分子,从而形成网

NOTE

络状复合物。因此,将 ABC 应用于免疫检测体系时,可极大地提高酶在抗原抗体反应中的浓度,提高检测灵敏度。同时,ABC 分子量较 PAP 要小,易于渗透,如此也大大增强了方法的灵敏度。此外,ABC 法具有亲和力强、特异性高、一抗和二抗工作浓度低、操作时间短、可以多重标记等特点。需注意的是,有些组织如肝、肾、白细胞、脂肪组织和乳腺等含有内源性生物素活性,染色时需要对组织进行预处理;ABC 在中性环境中带正电荷,容易与细胞核等带负电荷结构非特异性结合;亲和素为糖蛋白,其也可与凝集素等碳水化合物结合。

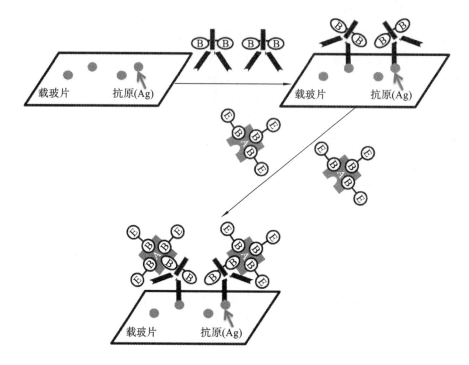

图 10-2　酶免疫组织化学(ABC 法)原理示意图

2. 桥联亲和素-生物素(bridged avidin-biotin,BRAB)技术　该技术不同于 ABC 法,是以游离的亲和素作为桥联剂,利用亲和素的多价性,将检测反应体系中的抗原、生物素化抗体复合物与标记生物素(如酶标生物素)连接起来,达到检测反应分子的目的。由于生物素化抗体分子上连有多个生物素,因此,最终形成的抗原-生物素化抗体-亲和素-酶标生物素复合物可积聚大量的酶分子;加入相应酶作用底物后,即会产生强烈的酶促反应,从而提高检测的灵敏度。间接 BRAB 法则是在抗原与特异性抗体反应后,再用生物素化第二抗体与抗原抗体复合物结合,使反应增加一个层次,从而使灵敏度进一步提高。

3. 标记亲和素-生物素(labelled avidin-biotin,LAB)技术　以标记亲和素直接与免疫复合物中的生物素化抗体连接进行检测。该法具有非常高的灵敏度,由于省略了加标记生物素的步骤,操作较 BRAB 法简便。间接 LAB 法采用的是生物素化第二抗体,可以进一步提高检测灵敏度。

（二）葡萄球菌蛋白 A 法

葡萄球菌蛋白 A(SPA)是一种从金黄色葡萄球菌细胞壁分离的蛋白质,它具有独特的免疫学特性,目前已成为免疫学上一种极为有用的工具。该法是根据 SPA 能与多种动物 IgG 的 Fc 段结合的原理,用 SPA 标记物(如酶、荧光素、放射性物质等)显示抗原与抗体结合反应的免疫检测方法。SPA 具有与人及多种动物如豚鼠、兔、猪、犬、小鼠、猴等的 IgG 结合的能力,可解决不同动物样本检测时需分别标记相对应的二抗的问题。SPA 结合部位是 Fc 段,这种结合不会影响抗体的活性。SPA 具双价结合能力,每个 SPA 分子可以同时结合两个 IgG 分子,也可一方面与 IgG 结合,另一方面与标记物如荧光素、过氧化物酶、胶体金和铁蛋白等结合。但需注意的是,SPA 对 IgG 亚型的结合有选择性,如 SPA 与人 IgG1、IgG2 和 IgG4 可发生结合,但不结合 IgG3;结合 IgA2,但不结合 IgA1。SPA 与禽类血清 IgG 不结合。因此,应注意可能出现的假阴性结果。SPA 常用 HRP 标记,可应用于间接法。SPA 法的染色程序基本同酶标法,仅二抗改用 SPA-HRP。

（三）凝集素法

凝集素(lectin)是一类从各种植物种子、无脊椎动物和较高等动物组织中提纯的糖蛋白或结合糖的蛋白质。它可使红细胞凝集,故称凝集素。凝集素多按照其提取植物的名称命名,如花生凝集素(PNA)、刀豆素(ConA)等。凝集素具有与特定糖基专一结合的特性。所有生物膜都有含糖结合物,主要以糖蛋白或糖脂形式存在。因此,凝集素可以作为一种探针来研究细胞上的糖基,特别是细胞膜的微小化合物结构,从而探索细胞的生物学结构和演变过程。

凝集素受体是存在于细胞膜上的糖蛋白和糖脂中的寡糖,在胚胎不同发育阶段、细胞成熟过程及代谢改变、细胞恶性转化等过程中都有不同程度的改变,可用于肿瘤细胞的起源以及良、恶性肿瘤分化的标记。凝集素是研究肿瘤细胞膜糖分子变化的一种理想工具。

凝集素法可采用直接法和间接法。①直接法:将标记物直接结合在凝集素上,使其与组织细胞相应的糖蛋白或糖脂结合。②间接法:先将凝集素与组织细胞膜糖基结合,然后用标记的抗凝集素抗体(即用凝集素免疫动物制备的抗凝集素抗体)与结合在细胞上的凝集素反应。间接法还有糖-凝集素-糖法,该方法是利用生物细胞膜的特殊糖基与凝集素结合后,再用标记的已知糖基与其反应,形成一个"三明治样"结合物。

（四）链霉亲和素-生物素法

链霉亲和素(SA)是从链霉菌培养物中提取的一种纯蛋白质,不含糖基,有 4 个生物素结合位点,并且具有高度的亲和力,其功能类似亲和素。利用生物素结合的二抗与酶标记的链霉亲和素就构成了酶标链霉亲和素-生物素(labelled streptavidin-biotin,LSAB)法。

LSAB 法是目前较常用的亲和组织化学染色技术,具有以下特点:①灵敏度高:在酶标记的链霉亲和素中与生物素结合的所有位点都呈游离状态。与 ABC 法相比,可结合更多的生物素化二抗,因此放大效应远远超过 ABC 法。同时链霉亲和素分子量小,易于穿透组织或细胞,增强灵敏度。②低背景着色:链霉亲和素的等电点为 6～6.5,而亲和素的等电点为 10,因此 LSAB 所带正电荷比 ABC 少得多,从而与组织内结缔组织的负电荷静电吸引少,明显减少了非特异性着色,染色背景清晰。③一抗工作浓度低:与 ABC 法相比,LSAB 法一抗的工作浓度更低,不仅节约抗体,也明显降低背景着色。④操作简便:ABC 法的流程约需 100 min,而 LSAB 法加微波技术仅需 35 min,更适用于快速诊断。

五、金免疫组织化学技术

金免疫组织化学技术是在免疫胶体金技术的基础上建立的一种免疫组织化学技术。免疫胶体金技术是以胶体金作为示踪标记物应用于抗原(抗体)检测的一种新型的标记免疫技术。

不同的胶体金水溶胶因粒子大小不同,颜色亦不同。颗粒在 5～20 nm 之间,吸收波长为 520 nm 时,呈葡萄酒红色;颗粒在 20～40 nm 之间,吸收波长为 530 nm 时,呈深红色;颗粒为 60 nm,吸收波长为 600 nm 时,呈蓝紫色;若离心去掉较大的金颗粒,溶胶呈红色。

胶体金既可用于透射电镜,又可用于扫描电镜,其最大的优点就是可以通过应用不同大小的颗粒或结合酶标进行双重或多重标记。

在 TEM 中,根据染色步骤,可将胶体金标记方法分为直接法和间接法;根据标记与包埋前后的关系,可分为包埋前标记法和包埋后标记法。

在扫描电镜中,由于胶体金颗粒有很强的发射二次电子的能力,用作标记物尤为合适。但因为扫描电镜分辨率的限制,用于扫描电镜的金颗粒不能太小,也不能太大(太大会因空间位阻影响标记率),故常选用 20～75 nm 的胶体金进行扫描电镜标记。到目前为止,胶体金扫描电镜标记技术主要用于细胞表面成分的标记,它是研究细胞表面成分的理想方法。

在电镜水平,胶体金技术还可与其他技术结合。如胶体金技术与冷冻蚀刻技术结合,可对细胞膜不同膜蛋白颗粒或细胞膜表面的其他成分进行精细定位；与荧光技术结合，可将荧光素和胶体金同时结合于某种生物大分子，制成探针，同时进行荧光显微镜和电镜定位，使定位方便、准确，提高了工作效率；与分子杂交技术结合，产生了电镜原位杂交技术，在超微结构水平上精确定位出基因位点，为深入研究生物体功能提供了有利的工具。

第三节　方法学评价及临床应用

一、方法学评价

免疫组织化学技术具有特异性强、灵敏度高、定位准确、对比度好、可用普通光镜或电镜观察、可观察细胞的细微结构、染色标本能长期保存的特点。其最大的优点是能将形态学改变与功能和代谢结合起来，一方面保持了传统形态学（包括光学显微镜和电子显微镜水平）对组织和细胞观察客观、仔细的优点；另一方面克服了传统免疫学反应只能定性和定量而不能定位的缺点。免疫组织化学技术定位的精确度目前可达到亚微结构水平。随着图像分析技术的发展，免疫组织化学已经进入多标记和定量研究的阶段。这使得该技术成为生物学和医学各个领域中应用日益广泛的研究和诊断方法，尤其是在肿瘤病理学中已经成为常规的诊断方法。

二、临床应用

（一）荧光免疫组织化学技术的应用

1. 在自身免疫病中的应用　对自身免疫病患者进行组织或器官的细针穿刺，用获得的组织或细胞标本制片，检测组织中的自身抗体。补体荧光法等可检测免疫复合物沉积在组织、器官、细胞上的位置，对于了解肾小球性肾炎、类风湿性关节炎病变部位与程度极有帮助。

2. 细菌和病毒的快速鉴定　在细菌学诊断方面，可用于淋病双球菌、百日咳杆菌等的快速诊断。荧光免疫组织化学技术在病毒诊断领域应用更为广泛，可用于病毒和病毒抗原在感染细胞内的定位，也可用于病毒感染过程的研究。

3. 寄生虫的检测与研究　荧光免疫组织化学技术在寄生虫研究方面应用极广，可用于疟原虫、阿米巴原虫、利什曼原虫、纤毛虫、滴虫、钩虫、绦虫、蠕虫等的诊断工作。其近来在血吸虫及疟原虫方面研究较多，诊断效果较好。通常用尾蚴和成虫作为血吸虫抗原，用感染的或实验动物的血清作为疟疾抗原。

（二）酶免疫组织化学技术的应用

相较荧光免疫组织化学技术，酶免疫组织化学技术具有灵敏度更高的特点，因此，其在临床诊断中的应用更为广泛。

1. 提高病理诊断的准确性　石蜡切片病理诊断仅仅依靠形态学的判断可能误诊。采用酶免疫组织化学技术对肿瘤特异性相关抗原进行检测、定位，可以大大提高肿瘤的诊断水平。如用酶免疫组织化学技术对肿瘤的组织起源进行鉴别诊断，如上皮性、间叶性、肌源性、血管源性、淋巴细胞源性等。

2. 癌基因蛋白的临床应用　癌基因（oncogene）在肿瘤生物学中的价值已有大量的研究，其常表现为癌基因的扩增、突变、移位等。活性异常可通过癌蛋白（oncoprotein）的 mRNA 及蛋白水平变化显示。采用酶免疫组织化学技术可对癌蛋白进行定位和定量检测，以探讨其临床意义。

3. 对肿瘤细胞增殖程度的评价　肿瘤细胞增殖的活跃程度直接影响着临床的治疗和预后。传统方法是依靠病理组织学观察细胞分裂相的多少来决定的，但由于计数不准确以及影响因素太多，临床应用价值有限。其他方法还有核仁组成区嗜银蛋白的染色技术、^{3}H-胸腺嘧啶摄入放射自显影技术、流式细胞术等，但实践证明，以酶免疫组织化学技术对肿瘤细胞增殖抗原进行定位和定量检测最为简便,结果也最为可靠,如利用 Ki-67、增殖细胞核抗原(proliferating cell nuclear antigen, PCNA)等判断肿瘤的增殖程度。

4. 发现微小转移灶 用常规病理组织学方法在一个组织中识别单个或少数转移性肿瘤细胞非常困难,而采用酶免疫组织化学方法则有助于微小转移灶的发现,这对于进一步的治疗和预后意义重大。

5. 判断肿瘤分期 酶免疫组织化学技术有助于临床判断肿瘤是原位癌还是浸润性癌,以及有无血管、淋巴结转移,这对临床选择治疗方案、判断预后有十分重要的意义。

6. 指导肿瘤治疗 目前许多靶向药物已被应用于临床治疗。如抗表皮生长因子受体(epidermal growth factor receptor,EGFR)单克隆抗体西妥昔单抗(cetuximab)可用于治疗标准化疗无效且 EGFR 阳性的转移性结直肠癌。曲妥珠单抗(trastuzumab)是一种人源化单克隆抗体,用于治疗 HER2 高表达的乳腺癌和其他实体瘤,如卵巢癌、前列腺癌和非小细胞肺癌。组织细胞中 EGFR 和 HER2 的表达可以用酶免疫组织化学技术检测。

(三)免疫组织化学技术的拓展——激光共聚焦显微镜技术

随着荧光免疫组织化学技术在生物学研究领域的广泛应用,人们注意到,荧光显微照片的分辨率较低。传统光学显微镜使用的是场光源,入射光照射到一定厚度的标本上,标本上每一点的图像都会受到邻近结构(细胞或亚细胞结构)产生的衍射光或散射光的干扰,使图像的信噪比降低,影响了图像的清晰度和分辨率。激光扫描共聚焦显微镜(laser scanning confocal microscope,LSCM)可以解决以上问题。

1. 工作原理 利用激光扫描束照射经照明针孔形成点光源,对标本内焦平面上的每一点进行扫描,标本上的被照射点在探测针孔处成像,由探测针孔后的光电倍增管或冷电耦合器逐点逐线接收,迅速在计算机屏幕上形成荧光图像。

2. 光源特征 LSCM 的光源和探测器前方都各有一个针孔,分别称为照明针孔和探测针孔。两者的几何尺寸一致,$0.1 \sim 0.2~\mu m$:照明针孔与探测针孔相对于物镜焦平面是共轭的,即焦平面上的光点通过一系列的透镜最终可同时聚焦于照明针孔和探测针孔,这正是"共聚焦"含义之所在。其他来自焦平面上方或下方的散射光,都被挡在探测针孔之外而不能成像。以激光逐点扫描样品,探测针孔后的光电倍增管也逐点获得对应光点的共聚焦图像,转为数字量传输至计算机,最终在屏幕上聚合成清晰的整个焦平面的共聚焦图像。

3. 光学薄片与光学切片 每一幅焦平面图像实际上是标本的光学横断面,这个光学横断面有一定厚度,又被称为光学薄片(optical slice)。共聚焦显微镜的光学分辨率及其光学薄片厚度与光的波长有关,也取决于物镜的孔径和针孔的直径。如果探测器的针孔较大,光学薄片即变得较厚,那么所获得的图像与传统的荧光显微镜无异。LSCM 以一个微动步进马达(最小步距可达 0.1 μm)控制显微镜载物台的升降,使焦平面依次位于标本的不同层面,从而逐层获得物体光学横断面的图像,这称为光学切片(optical sectioning)。LSCM 可获得真正意义上的标本的三维数据,可以利用多种计算机图像处理及三维重建软件,沿 X、Y、Z 轴或其他任意角度来表现标本的外形剖面,十分灵活、直观地进行细胞或组织各个横断面的形态学观察。

4. 应用 LSCM 在医学、生物学领域中应用广泛,主要体现在以下几个方面。

(1)细胞器研究:特异性的荧光探针能够渗透到细胞内,选择性地与细胞器结合,不但可以获得线粒体、内质网、溶酶体、高尔基复合体等细胞器的清晰荧光图像,而且可以动态观察活细胞的形态学变化。

(2)细胞间通信研究:LSCM 可用于测定细胞间通信与由细胞缝隙连接介导的分子转移,并可用于研究细胞的增殖和分化,是肿瘤学研究的常用工具之一。目前,LSCM 在肿瘤细胞间通信研究中主要用于以下几个方面:①从形态学上观察细胞间连接的结构变化以及某些连接蛋白的变化,阐明肿瘤细胞间通信的形态学基础;②测量由缝隙连接介导的分子转移;③测定某些因子或药物对肿瘤细胞间通信的影响,寻找破坏肿瘤细胞间通信的方法,抑制肿瘤细胞的无限增殖,从而筛选有效

NOTE

的抗肿瘤药物;④荧光猝灭后的恢复技术,即借此监测荧光标记分子通过缝隙连接的情况。

(3)分层扫描、三维重建生物结构分析:LSCM 可对样品进行无损伤的光学切片,即分层扫描的"细胞 CT"功能;可将多层影像进行叠加,经计算机三维重建得到标本的三维立体结构图像,并可以从任意角度进行观察;可同时研究细胞核和染色体的三维立体形态;可利用光学切片功能对DNA、RNA、蛋白质的含量、分子扩散、细胞骨架等进行准确的定性、定量和定位。

(4)免疫荧光定位、定性及定量:LSCM 借助荧光免疫标记方法,可对细胞内荧光标记的物质进行定性、定量和定位监测;可测定细胞周长及面积等,使形态学研究量化;可采用荧光免疫标记对肿瘤细胞的抗原表达、细胞结构特征、抗肿瘤药物的作用及机制等进行定量观察和监测。

(5)细胞内离子测定:通过使用多种荧光探针,LSCM 可以准确地对细胞内各种离子如 Ca^{2+}、K^+、Na^+、Mg^{2+} 及 pH 等进行定量分析。应用最广泛的是胞内 Ca^{2+} 的测定。因为 Ca^{2+} 在细胞生命活动中作为信息传递、递质合成与释放等的第二信使,明显影响诸如细胞运动、分化、增殖及电兴奋等生理功能的改变。

(6)细胞膜流动性测定:LSCM 有专用的软件用于细胞膜流动性的定量和定性测定。细胞膜荧光探针受到激发后,其发射光极性依赖于荧光分子的旋转,而此运动的自由度依赖于荧光分子周围的膜流动性,因此极性测量可间接反映细胞膜的流动性。细胞膜流动性测定在膜的磷脂酸组成分析、药物效应和作用位点、温度反应测定等方面有重要作用。

(7)其他:LSCM 还可用于荧光光源漂白恢复——活细胞的动力学参数测定、激光显微外科手术、光陷阱(optical trap)技术、笼锁-解笼锁测定及对黏附细胞进行分离筛选等。

LSCM 是一项全新的检验手段和强有力的研究工具。随着应用的拓展、软件的开发及多学科间的相互渗透,必将拥有更为广阔的发展前景,并将引导生命科学的基础研究到一个新的高度。

小 结

免疫组织化学技术应用标记的特异性抗体,通过抗原抗体反应和组织化学的呈色反应,对相应的组织或细胞原位抗原进行定位、定性或定量测定。该技术便于在细胞、亚细胞水平检测各种抗原物质(如蛋白质、多肽、激素、病原体以及受体等),为疾病的诊断、鉴别诊断和发病机制的研究提供强有力的手段。

经过近几十年的迅速发展,免疫组织化学技术已从一项技术演化成一门科学。目前,其常见的类型主要有荧光免疫组织化学技术、酶免疫组织化学技术、金免疫组织化学技术、亲和组织化学技术、免疫电镜技术等。它还与基因探针、核酸分子杂交、原位 PCR、原位端粒重复序列扩增法、组织芯片、冷冻细胞芯片、显微切割技术、活细胞原位荧光杂交等技术相结合,从而产生了大量新的免疫组织化学技术。同时,它与图像分析以及流式细胞术联合运用,使细胞化学定量分析技术提高到更精确的水平。

在免疫组织化学技术的实际操作中,标本的处理,抗原的保存与修复,抗体的选择、处理与保存,抗体、仪器和操作过程的质量控制以及结果判断,均直接影响免疫组织化学技术的应用。免疫组织化学技术目前在临床上应用非常广泛,主要应用于自身免疫病诊断、细菌和病毒鉴定、寄生虫检测、肿瘤抗原检测、血液中淋巴细胞及其亚群鉴定、特殊染色体鉴定、激素和酶的局部组织定位等领域。

思 考 题

1. 什么是免疫组织化学技术?它的基本操作流程是什么?
2. 常用的免疫组织化学技术有哪些?
3. 酶免疫组织化学技术的基本原理是什么?有哪些类型?

NOTE

4. 荧光免疫组织化学技术的原理是什么？

5. 何为亲和组织化学技术？有哪些类型？

6. 免疫电镜技术的基本原理是什么？

7. 常见的非标记抗体酶免疫组织化学技术包括哪些类型？它们各自的原理是什么？

8. 如何判定免疫组织化学染色结果？

（孙艳丽）

NOTE

第十一章 流式细胞术

学习目标

掌握:流式细胞术的基本原理、常见参数及数据显示方式。

熟悉:流式细胞术样品的制备、荧光染色方法及在免疫学检测中的应用。

了解:流式细胞术的质量控制。

流式细胞术(flow cytometry,FCM)是利用流式细胞仪对处在流动状态的单个颗粒进行多参数定量分析和分选的技术。它集合了激光、荧光、计算机及流体力学等多学科知识,在极短时间内高速从分子水平获取细胞的多种信号,从而达到定量分析或纯化分选的目的。流式细胞术源于1934年,Moldavan使悬浮的红细胞从一个毛细玻璃管中流过,每个通过的细胞可被一个光电装置记录下来,即为流式细胞仪的雏形。20世纪60年代,流式细胞术得到快速发展。1973年,世界上第一台商用流式细胞仪诞生。20世纪80年代,流式细胞仪的数据采集、存储、显示、分析功能日趋完善,随着样品制备方法的增多,新的荧光染料和细胞标记物的出现,流式细胞仪的应用范围逐渐扩大。20世纪90年代,随着配套的标本制备仪和自动进样器的问世,流式细胞仪成为现代化检验科必备的设备。本章主要介绍流式细胞术的基本原理、技术要点、方法学评价、质量控制及其临床应用。

第一节 流式细胞术的基本原理

流式细胞仪可对细胞悬液中单个细胞的大小、胞内颗粒复杂程度、细胞表面分子、胞内蛋白质、核酸及其他超微结构进行多参数快速分析。具有分选功能的流式细胞仪还可按照实验要求分选出具有相同特征的细胞群体,用于培养或后续的研究。

一、流式细胞仪的基本结构

流式细胞仪的基本结构包括三个系统:液流系统、光学系统、电子系统/数据分析系统。此外,分选型流式细胞仪还具有分选系统。

1. 液流系统 由样品流和鞘液流组成。样品流在鞘液流的环包下形成流体动力学聚焦,使样品流不会脱离液流的轴线方向,并且保证每个细胞通过激光检测区的时间相等,这样确保了细胞荧光信号的准确性。

2. 光学系统 流式细胞仪的光学系统由光学激发系统和光学收集系统两部分组成。光学激发系统由激光和透镜组成,多采用气冷式氩离子激光器(如发射488 nm波长的蓝激光器)发射激光,透镜使激光束成形并聚焦。光学收集系统由收集透镜、光镜和滤光片组成。滤光片是流式细胞仪光路系统的重要组成部分,包括长通(long pass,LP)滤光片、短通(short pass,SP)滤光片和带通(band pass,BP)滤光片三种。当混合光照射到长通滤光片时,其中波长大于滤光片特定波长的光可以自由通过,波长小于滤光片波长的光将被反射;短通滤光片则与长通滤光片相反。带通滤光片相对特殊,混合光照射到带通滤光片时,波长在特定范围内的光可以通过,在该范围外的光将被反射。如630/30 nm的带通滤光片,混合光中波长位于615～645 nm的光可以自由通过。

3. 电子系统/数据分析系统 该系统的作用是将光信号转换成电信号,再进行数据分析。前

NOTE

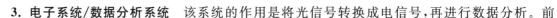

者由光电二极管和光电倍增管完成,后者由计算机系统完成。光电二极管对光的灵敏度低,主要用于检测较强的前向散射光信号;光电倍增管能识别较弱的信号,用于检测侧向散射光信号和荧光信号。通道(channel)的概念与光电倍增管紧密相连,经滤光片分离的光信号进入各自的通道,其实就是进入各自的光电倍增管。

4. 分选系统 包括电荷加载系统、超声压电晶体、液流断点监控系统、偏转电极和细胞收集系统等组成部分。其中电荷加载系统是给具有特定荧光信号的目的细胞加载电荷,超声压电晶体主要使液流形成单细胞液滴。偏转电极使带电荷细胞在电场中发生偏转,从而进入细胞收集系统。

二、流式细胞仪的工作原理

(一)流式细胞仪的基本工作原理

将待测样品制成单细胞悬液,经荧光染色后放入上样管。样品在气体的压力下进入流动室,并在鞘液的包裹下单列通过检测区。激光在光学收集系统作用下垂直照射到样品流上,细胞上的荧光染料经激发产生荧光信号。同时,细胞本身会因大小、胞内颗粒的不同而产生不同散射光信号。这两种信号被光电二极管和光电倍增管接收放大并转换为电信号,这些信号经计算机系统处理后以数据和图像的形式呈现出来,包括直方图、散点图、平均荧光强度、阳性细胞百分率等参数资料(图 11-1 及文后彩图 3)。

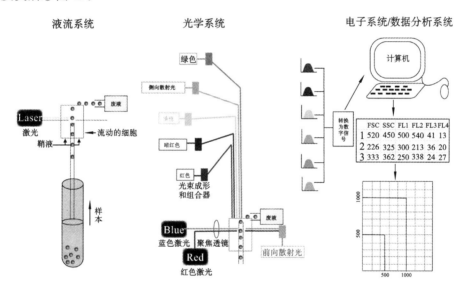

图 11-1 流式细胞仪的基本结构和基本工作原理

1. 基本参数 基本参数包括散射光信号和荧光信号。散射光信号是细胞对光照反射、折射及衍射等综合的结果,是细胞自然属性的反映,不依赖任何荧光染料。荧光信号是激光激发细胞标记的荧光染料发出的,可反映细胞生物学特性。荧光信号的强度反映了细胞含有荧光染料的数量。

(1)散射光信号:散射光信号是细胞在液流中与激光束相交时向其周围 $360°$ 方向散射的光信号。流式细胞术中涉及的散射光信号包括前向散射光(forward scatter,FSC)和侧向散射光(side scatter,SSC)。

①FSC 信号:激光束照射细胞时,光沿细胞轴线较小角度($0.5°\sim10°$)向前方散射的光信号。FSC 信号由位于激光束正前方的探测器收集,信号的强弱与细胞的大小呈正相关。细胞体积越大,其 FSC 值就越大(图 11-2)。利用 FSC 值可对细胞进行分群。FSC 信号较强,经分光后由光电二极管接收分析。

②SSC 信号:激光束照射细胞时,光以 $90°$ 角散射的光信号。SSC 信号由位于激光束垂直方向的探测器收集,SSC 信号的强弱与细胞的颗粒度呈正相关,细胞越不规则,细胞表面的突起越多,细胞内能够引起激光散射的细胞器或者颗粒物质越多,其 SSC 值越大(图 11-3)。SSC 信号较弱,经过分光后由光电倍增管接收分析。

NOTE

119

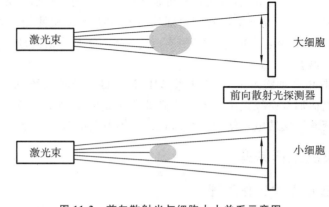

图 11-2　前向散射光与细胞大小关系示意图

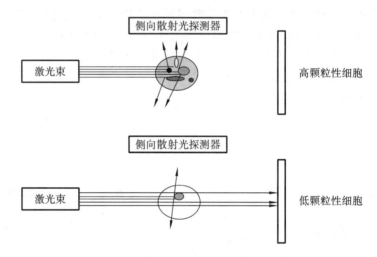

图 11-3　侧向散射光与细胞内结构关系示意图

（2）荧光信号：荧光信号由待测细胞上标记的荧光染料受激光激发产生。光学系统可将不同波长的散射光和荧光区分开，并送到不同的光电倍增管检测，经过信号转换、放大和数字化处理，就可通过计算机直观地展示不同荧光染色细胞群体的比例。

①荧光信号的测量：通常采用线性放大器或对数放大器测量。线性放大器对信号的输入与输出是线性关系；对数放大器对信号的输入与输出是对数关系。DNA 染色后荧光信号强度变化较小，主要采用线性放大器检测。在样品检测中，不同细胞表达某种抗原的丰度不同，相对应的阳性荧光信号强度差异较大，再加上又有阴性细胞群，线性放大器很难将这些复杂的荧光信号展现和分开。而对数放大器能对这些信号进行足够的放大，以区分不同荧光信号强度的细胞亚群，同时，对数信号可使超出线性范围的强信号落在可测量范围内。

②荧光补偿（fluorescence compensation）：去除因光谱重叠而进入其他荧光探测器荧光信号的过程。当细胞携带两种以上荧光素，受激光束激发而发射两种以上不同波长的荧光时，从理论上讲，可以通过滤光片等光学组件将它们分开，使一种荧光仅被一种探测器收集检测。但由于目前使用的荧光染料都具有宽发射光谱性质，因此它们的发射光谱有一定重叠。如图 11-4 所示 FITC 和 PE 发射的荧光由滤光片过滤后分别送入 FL1 和 FL2 探测器。由于 FITC 和 PE 发射光谱有重叠现象，FL1 探测器检测到 PE 发射的荧光信号，FL2 探测器检测到 FITC 发射的荧光信号。此时，就需要进行一系列仪器设置去除这部分干扰。

荧光补偿分人工补偿和自动补偿。例如，检测 FITC 和 PE 双标记的样品，人工补偿时，先测定 FITC 单标管，此时，FL1 探测器应该可以检测到荧光信号，如果 FL2 探测器也检测到荧光信号，这时需启动补偿系统，将 FL2 探测器检测到的荧光信号调至阴性区域（零信号）。在检测 PE 单标管

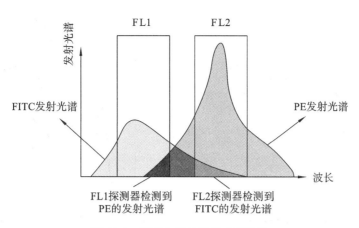

图 11-4 荧光染料的发射光谱重叠

时,将 FL1 探测器检测到的荧光信号调至零(图 11-5)。自动补偿是新一代流式细胞仪采用数字化荧光波长分布分析技术及数字化校正技术,完成全矩阵荧光自动补偿,无需人工条件,操作简便、快捷。

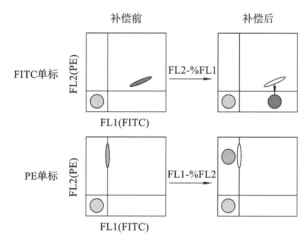

图 11-5 荧光补偿示意图

2. 数据显示方式 流式细胞术的数据显示方式通常有如下几种。

(1)单参数直方图:单参数直方图在一维资料中广泛使用,一般由单维参数(荧光或散射光信号)与细胞相对数量构成,可用于定性、定量分析。图 11-6 中横坐标表示荧光信号或散射光信号的强度,其单位是道数。道数与仪器内荧光强度产生的脉冲信号相关,可以是线性的,也可以是对数的。纵坐标表示的是细胞在某一信号强度下出现的频率,一般是指相对细胞数量,而不是绝对细胞数量。直方图一般用线性门确定阳性细胞,使用阳性细胞百分率、平均荧光强度或中值作为检测值。单参数直方图只能反映一个参数与细胞相对数量之间的关系。

(2)双参数图:双参数图能够显示两个参数与细胞相对数量的关系,包括散点图、等高线图等。

①二维散点图:二维散点图的横坐标和纵坐标分别代表被测细胞的两个参数,图中每一个点表示同时具有两个坐标轴参数的一个细胞(图 11-7)。参数信号可以是线性信号,但通常是对数信号。一个二维散点图可以获得两个单参数直方图。

②二维等高线图与二维密度图:二维等高线图与二维散点图一样,也包含两个参数。在等高线图中,类似于地图上的等高线,每条等高线代表的是细胞密度相同的区域,等高线聚集越多的地方表示此区域细胞密度变化越快(图 11-8)。二维密度图则依据细胞分布的密度大小,细胞密度大的地方点的密度大,反之,细胞密度小的地方点的密度小,这样使数据显示更直观(图 11-9)。

③假三维图:假三维图并非用来显示被测细胞三个参数情况的图形,而只是在二维参数图的基础上,以细胞数量为 Z 轴,展示立体的二维细胞分布(图 11-10)。由于图中有一维不是参数,而是细

NOTE

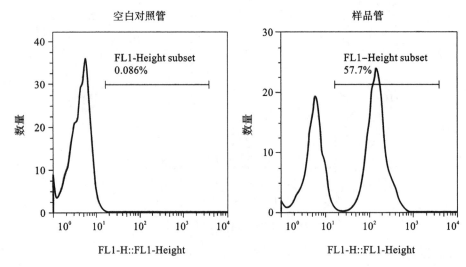

图 11-6　单参数直方图

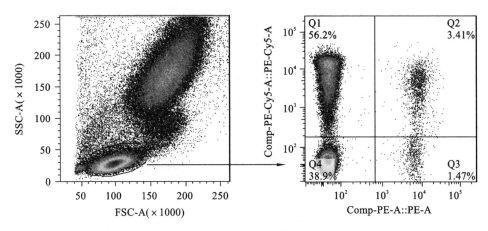

图 11-7　二维散点图

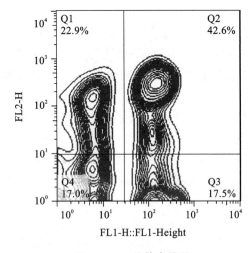

图 11-8　二维等高线图

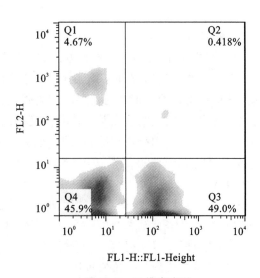

图 11-9　二维密度图

胞数量,因而称为假三维图。

（3）三参数图:三维坐标均为实质性的参数(散射光或荧光信号),而非细胞数量。任意选择三个参数为 X、Y、Z 轴,构成一个三维图。在三维图空间中,每一群细胞都依据其参数处于一个相对独立的空间。三参数图对复杂细胞亚群的显示更加直观(图 11-11)。

NOTE

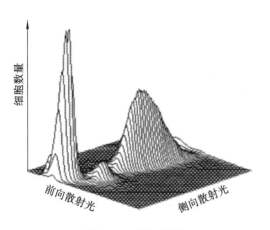

图 11-10 假三维图

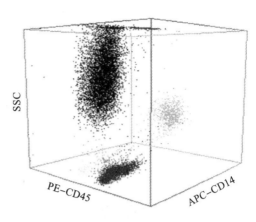

图 11-11 三参数图

（4）设门分析：采用流式细胞术分析各种图形数据时，首先要明确的是所要研究的目标细胞群，而细胞群的选定与设门（gating）技术相关。设门是指在某一张选定参数的直方图或散点图上，根据图中细胞群的分布特征，选定其中想要分析的特定细胞群的过程。门根据形状包括线性门、矩形门、椭圆形门、多边形门、任意形状门及十字象限门。

与门相对应的是区域（region，R），其与门的概念相类似。在非逻辑设门中，门与区域相对应，没有区别，如 G1＝R1。但在逻辑设门中，门与区域并不相对应，如 G1＝R1 和 R2 或 G1＝R1 或 R2。

（二）细胞分选工作原理

流式细胞术细胞分选是基于带有某种特征的细胞需进一步培养和研究而进行的。只有带有分选装置的流式细胞仪才有分选功能。当细胞液通过流动室时，流动室上装配的超声压电晶体产生高频振动，使液流断裂成液滴。当含有设定分选参数细胞的液滴通过检测区时，会带正电荷或负电荷。带电荷的液滴流经偏转高压静电场时，向正极或负极偏转，落入分选收集管中，不带电荷的液滴垂直落入废液收集管，达成细胞分选的目的。分选的指标主要包括分选速度、分选纯度及分选收获率。

三、量化成像分析流式细胞仪

量化成像分析流式细胞仪是流式细胞仪与荧光显微成像系统的深度结合体。其系统平台是由液流系统、光学系统和检测系统三部分组成。该种流式细胞仪有两种光源，一种是 LED 光源，用于产生明场细胞图像；另一种是功率可调的激光器，用于产生荧光信号，供荧光显微镜和流式细胞仪检测。量化成像分析流式细胞仪的液流系统将细胞悬液和系统鞘液注入流动室中，使细胞悬液在鞘液流的约束下聚焦在液流的中心，逐个流过检测窗口而不发生翻转。通过检测窗口的细胞由 LED 灯和激光照射，产生图像信息、荧光和散射光信号，这些信号通过检测系统的处理，最后将流式参数和细胞图像信息同时记录和呈现出来。这种流式细胞仪不仅可以对大量细胞进行统计学分析，而且还能观察细胞形态，极大地拓展了传统流式细胞仪的应用。

四、质谱流式细胞仪

质谱流式细胞仪就是利用质谱的原理在单细胞水平进行多参数检测的流式细胞仪。它既有传统流式细胞仪高速分析的特点，又有质谱检测的高分辨力，是流式细胞术一个新的发展方向。质谱流式细胞仪的基本结构包括四部分：液流系统、电感耦合等离子体质谱（inductively coupled plasma mass spectrometry，ICP-MS）分析系统、信号收集与转换系统、计算机与分析系统。质谱流式细胞仪采用金属元素偶联抗体标记细胞，通过雾化系统将细胞悬液雾化导入质谱流式细胞仪中，经过一系列处理后，用 ICP-MS 分析系统观察单个细胞的原子质量谱，最后将原子质量谱的数据转换为细

NOTE

胞表面或内部蛋白质分子数据,并通过计算机系统对获得的数据进行分析,最终实现对细胞特征的精细观察(图11-12及文后彩图4)。

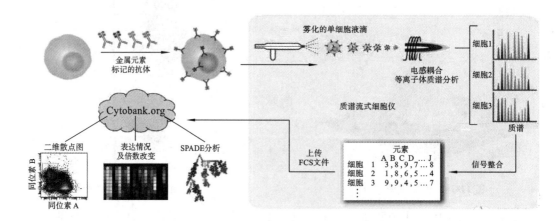

图 11-12 质谱流式细胞仪的基本结构和工作原理

第二节 流式细胞术的技术要点

流式细胞术涉及多学科知识的综合应用,除了流式细胞仪设备本身性能外,在实验的设计及样品的制备等方面也应具备丰富的理论知识和实际经验。要获得可靠的流式细胞术相关实验资料,在样本的制备、荧光抗体的选择、对照的设置、质量控制等方面都应严格掌握。

一、样本的制备与保存

(一) 样本的制备

用于流式细胞术检测的样本必须是单细胞悬液,不同来源的标本制备成单细胞悬液的方法不同。细胞碎片及细胞黏附体过多都会干扰获得准确的流式细胞术数据,因此获得高质量的单细胞悬液是进行流式细胞术检测的关键步骤。

1. 外周血样本 外周血是天然的单细胞悬液,不需要再做单细胞分散处理。新鲜外周血中含有的淋巴细胞、单核细胞、粒细胞和血小板是流式细胞术常用的检测成分。对于白细胞的分析,从外周血中去除红细胞是流式细胞术的基本步骤,可在抗体标记之前或之后进行。红细胞裂解液的主要成分是氯化铵,如裂解液中含固定剂,需先进行抗体标记再裂解红细胞。

2. 体液 包括胸腔积液、腹腔积液、脑脊液和脏器的灌洗液等。体液标本经过离心,弃上清液,用PBS重悬细胞,就可以用荧光抗体标记,然后上样分析。标本应于室温保存,最好马上处理。

3. 培养细胞样本 培养细胞如是悬浮生长,一般直接吹打即可制成单细胞悬液,无需特殊处理。培养细胞如是贴壁生长,一般先用胰蛋白酶消化,在显微镜下观察,如细胞伪足消失、形态变圆,则终止消化,采用机械吹打的方法收获细胞。得到的细胞离心去除培养液和消化液后,再用PBS或生理盐水重悬制成单细胞悬液。上机前,样本用200目尼龙网过滤去除粘连细胞,以保证单细胞状态。

4. 组织样本 将组织标本制成单细胞悬液的过程较为困难。一般先将组织标本修剪成 1 cm³ 左右大小,然后采用机械法、酶消化法或化学试剂法等处理。理想的目标是既分离细胞又不损伤细胞。机械法一般采用剪碎、研磨、网搓等方法,将细胞从组织中释放出来,这种方法组织团块与细胞碎片较多,因此需用滤网过滤去除细胞团块。酶消化法常采用胰蛋白酶、胶原酶、透明质酸酶和胃蛋白酶来水解组织间的胶原纤维、黏多糖和透明质酸等成分。对于紧密组织,一般机械法和酶消化法联用效果较好。化学试剂处理法采用乙二胺四乙酸二钠(EDTA)或乙二醇双(乙-氨基乙基醚)四乙酸(EGTA)等螯合剂,将组织细胞间起粘连作用的钙离子、镁离子置换出来,从而达到分离细胞的目的。EDTA 等在防止单细胞再聚集方面也有较好的作用。

(二)样本的保存

样本制备成单细胞悬液后,最好立即操作,如不能,可短暂保存,常用的保存方法有深低温保存法、乙醇或甲醇保存法以及甲醛或多聚甲醛固定法等。用于流式细胞术检测的全血可室温(18~25 ℃)保存,最好不冻存。如果加入固定剂,准备第二天再上机检测,可于 4 ℃保存。另外,荧光染色后的标本避免暴露于强光下。

二、荧光染料与标记染色

荧光信号是流式细胞仪接收处理的重要信号,来源于结合在样品上的荧光染料(荧光素)。要获得理想的检测结果,必须根据已有流式细胞仪的激光、探测器等的配置情况,正确选择和搭配不同荧光素标记的抗体。

(一)荧光染料

1. FITC 和 PE 流式细胞术中常用的荧光素,具体特性见前述(第六章)。

2. 别藻蓝蛋白(allophycocyanin,APC) 分子质量约为 105 kD,也是常用的免疫荧光染料。荧光信号较强,适用于弱表达抗原分子的分析。但其不受 488 nm 激光激发,只能由 635 nm 激光激发,最大发射波长为 660 nm。在 BD 流式细胞仪上由第四荧光通道(FL4)接收荧光信号。

3. 能量传递复合染料 这种染料是用化学方法将两种荧光染料结合在一起而制成的,在激光的照射下,一种荧光染料激发后产生的发射光激发另一种荧光染料产生荧光信号,最终检测第二种荧光染料受激发后发射的荧光信号。常用的复合型荧光染料有藻红蛋白花青苷 5(PE-Cy5)、藻红蛋白花青苷 7(PE-Cy7)等。

4. Alexa Fluor 系列染料 Alexa Fluor 是分子探针公司开发的系列荧光染料,该染料相比一般荧光素信号更强,可用于弱表达抗原分子的检测分析。Alexa Fluor 系列染料的激发和发射光谱覆盖大部分可见光和部分红外光谱区域,选择范围广。各染料以其激发光的最大波长命名,如 Alexa Fluor 488,适用于所有配备 488 nm 激光器的流式细胞仪,其最大发射波长为 519 nm。

5. 核酸荧光染料 核酸荧光染料对细胞核染色后,通过流式细胞仪定量测量细胞所发出的荧光信号强度,就可以确定细胞核中 DNA 或 RNA 的含量,并可对细胞周期和细胞增殖情况进行分析。常用的核酸荧光染料包括碘化丙啶(propidium iodide,PI)、Hoechst 33342、4′,6-二脒基-2-苯基吲哚(4′,6-diamidino-2-phenylindole,DAPI)等。

PI 是一种嵌入性核酸荧光染料,可以嵌合到 DNA 和双链 RNA 的碱基对中并与之结合,无碱基特异性。PI 的最大激发和发射波长分别为 535 nm 和 615 nm。PI 虽然不能穿过活细胞膜,但却能通过破损的细胞膜而对细胞核染色。细胞内的 DNA 被 PI 染色后,产生的荧光信号强度与 DNA 的含量成正比。因此根据 DNA 含量可以进行细胞周期和细胞凋亡的分析。

Hoechst 染料是由 Hoechst AG 公司合成的化合物,溶于水和有机溶剂。Hoechst 33342 是该公司合成的第 33342 种化合物。Hoechst 33342 属非嵌入性核酸荧光染料,可穿过细胞膜,适合活细胞或固定过的细胞核染色。Hoechst 33342 和双链 DNA 结合后,最大激发波长为 350 nm,最大发射波长为 461 nm,适合配置有紫外激光器的流式细胞仪。

DAPI 利用紫外光波长的光线激发。当 DAPI 与双链 DNA 结合时,最大激发波长为 358 nm,最大发射波长为 461 nm,其发射光的波长范围覆盖了蓝色至青绿色。DAPI 也可以和 RNA 结合,但产生的荧光信号强度不及与 DNA 结合的结果,其发射光的波长在 500 nm 左右。

(二)荧光染色

1. 样本的封闭 流式细胞术中标记样本的荧光抗体,由荧光素和抗体两部分组成。抗体既包含特异性结合抗原表位的 Fab 段,也包括相对保守的 Fc 段。免疫标记时,荧光抗体利用 Fab 段的抗原结合位点与样本中抗原分子特异性结合,从而标记和量化样本表达该抗原分子的情况。但有些细胞,如树突状细胞、巨噬细胞等,其表面表达 Fc 段受体。荧光抗体通过 Fc 段与这些细胞的 Fc 段受体结合,但这种结合是非特异性的,与抗体的种属和类别有关。荧光抗体 Fab 段与抗原的特异性结合和 Fc 段与 Fc 段受体的非特异性结合在本质上完全不同,但结果却相同,都是使细胞发射荧光信号。流式细胞仪无法区分该荧光信号是由于该细胞表达特异性抗原或仅仅是表达 Fc 段受体。要消除这种非特异性结合的影响,就需要在荧光抗体标记细胞前先"封闭"样品。封闭的方法可以为采用包含 Fc 段受体的抗体或无关 IgG 抗体先与样本孵育后,再用荧光抗体标记,以保证所有的结合都是荧光抗体与抗原的特异性结合。

2. 对照的设置 对照的设置对于实验结果解读的精准性非常重要。流式细胞术中,对照可以将实验结果中的特异性荧光与背景荧光区分开来,以获得高质量的数据结果。

(1)空白对照:空白对照也称未染色对照,即不进行任何染色标记的细胞。细胞本身的某些分子或结构受激光激发后也可产生荧光,但这种荧光信号与细胞是否带有特异性抗原分子没有相关性,属于自发荧光。空白对照可以显示待测样本背景荧光或自发荧光的强度,用于确定基础荧光阈值,有助于设定各个通道的电压以及圈定目标细胞群的位置。

(2)补偿对照(单染对照):单染对照也称补偿对照,由于荧光光谱的重叠,多色荧光分析样本要设置单染对照。单染对照是将用于多色标记的荧光抗体分别与样本反应,一一进行单色标记。单独染色将显示不同荧光团之间光谱重叠的水平,并允许操作员去除或补偿此重叠。单染色样品对于确定补偿水平至关重要。

(3)荧光减一(fluorescence-minus-one,FMO)对照:一种特殊的阴性对照,是指在多色荧光分析时对其中某一个通道特别设置的阴性对照。FMO 对照就是在设计的实验方案中除了要检测的目的荧光抗体之外,其他荧光抗体都应加上的样本。这种对照可以帮助衡量其他通道究竟有多少荧光漏到目的通道,从而有助于更精确地设置阳性/阴性群体界限。FMO 对照是最严格的对照,因为对照样本与待测样本间只有一个变量。

(4)同型对照:同型对照就是使用同型抗体进行平行实验,反映待测样本与荧光抗体非特异性结合的水平。同型对照抗体要求物种、亚型、荧光素、浓度等各方面指标均能与荧光抗体达到一致,要找到一个与荧光抗体背景染色完全匹配的同型对照抗体是非常有难度的。使用同型对照抗体检测时,发现非特异性结合水平较高,可能是由于抗体的 Fc 段和细胞发生非特异性结合,这时就要注意进行 Fc 段受体阻断。如果实验中同时用到多种荧光抗体,分析时发现背景荧光不明显,但荧光渗漏对结果影响较大,此时同型对照的设置就不准确了,FMO 对照是最好的选择。

(5)阳性对照:阳性对照是用已知表达某种抗原的细胞(阳性细胞)进行平行实验,通常用于检测荧光抗体是否有问题或确定实验方法的准确性。如果阳性细胞呈阴性结果,提示荧光抗体可能有问题,或者实验方法有问题。

(6)阴性对照:阴性对照即用已知不表达某种抗原的细胞(阴性细胞)进行平行实验,通常用于确定荧光抗体的特异性。

3. 荧光抗体浓度的选择 流式细胞术中细胞荧光染色要求每个细胞染色均匀,并要求荧光染料分子数与被染色的细胞成分间有一定的量效关系,以保证荧光染料被激发时,产生最大化的量子产额和稳定的荧光信号强度。当激发光功率增强时,荧光信号强度也相应增加。但当荧光量子效率达到 1.0 时,即使增加激发光的强度,荧光信号强度也不增加,反而易导致发射的荧光被邻近分子吸收而出现猝灭现象。此时即使增加荧光抗体的浓度也不增加荧光量子产额和荧光信号强度。因此流式细胞术荧光抗体在应用时宜选择适当浓度。

4. 荧光抗体的染色方法 流式细胞术荧光抗体标记的原理为抗原抗体反应,方法包括直接免疫荧光染色和间接免疫荧光染色两种,具体见前述。

5. 荧光抗体的组合标记 使用流式细胞术检测多个指标时,选择荧光抗体组合应考虑所使用的流式细胞仪配置情况,如激发器、滤光片及检测通道。需要注意每个检测通道只能选择一种发射光谱接近的荧光素,如 FL1 通道选择了 FITC 标记的抗体,就不能再选择 Alexa Fluor 488 标记的抗体;各通道之间也应选择光谱重叠小的染料。另外,还要注意待测样本抗原表达的丰度,低表达的抗原选择高荧光信号强度的染料,如 PE;高表达的抗原可选择低荧光信号强度的染料,如 FITC。

第三节 方法学评价及临床应用

一、方法学评价

1. 高速度 每秒可检测成千个甚至上万个细胞。

2. 高灵敏度 每个细胞只要带有 1000～3000 个荧光分子就能检出,两个细胞之间荧光信号强度差别大于 5% 就可区分出来。

3. 高精度 测量细胞悬液中的细胞,比其他分析技术的变异系数更小,分辨率更高。

4. 高纯度 分选细胞的纯度可大于 99%。

5. 多参数 可同时定量检测单个细胞的散射光和荧光信号等多个参数。

二、流式细胞术的质量控制

为了保证各项指标和数据的准确性,应对样本的制备和仪器性能等方面进行严格的质量控制和规范化操作。

(一) 单细胞悬液制备的质量控制

单细胞悬液的制备是流式细胞术的基础,制备出合格的单细胞悬液是实验成功的关键。根据标本不同,应采取适当的制备方法,并需严格控制实验条件。

1. 溶血处理 混有红细胞的标本一般需去除红细胞,红细胞裂解的时间需严格控制,以保证细胞的完整性。最好在样本染色后溶血,若在染色前溶血,需确认目标细胞抗原不被溶血过程改变。

2. 组织标本处理 组织标本制备单细胞悬液最好采用机械法,并控制好机械用力的强度,以保证获得更多结构完整的单细胞。酶法或化学法制备的单细胞悬液易造成细胞膜损伤或抗原丢失、细胞碎片增多。

3. 其他 为了最大限度地保持细胞形态和结构的完整性,制备单细胞悬液的过程中,溶液的温度应控制在 25～37 ℃之间;pH 在 7.0～7.2 之间,以维持与体内环境相似;洗涤应尽量温和,避免高速造成的细胞膜损伤。

(二) 免疫荧光染色过程中的质量控制

流式细胞术中的主要参数为荧光信号,依赖目标细胞携带荧光素的情况,因此免疫荧光染色的过程非常重要。在实验过程中应注意以下几个方面。

1. 温度 温度对荧光染色有明显的影响。一般情况下,溶液的荧光强度随温度的降低而增强,温度升高、荧光强度减弱。环境温度在 20 ℃时,荧光染料可出现猝灭现象,随环境温度的升高,荧光猝灭现象加强。当环境温度在 20 ℃以下时,荧光量子产率保持稳定。因此应使环境温度在 20 ℃以下并保持稳定,以保持流式细胞术的质量。

2. pH 荧光染料发光的最有利条件是其在溶液中呈离子化或极化状态。因此,要使荧光染料的量子产率最高,就需要使荧光染料分子保持与溶剂间的电离平衡。一般情况下,荧光素常用 pH 为 8.0,当 pH 低于 8.0 时,其荧光强度下降。

3. 荧光染料浓度 荧光检测中合适的荧光染料浓度是被测样本产生最佳荧光强度的重要技术指标。当荧光染料浓度较低时,荧光强度与浓度成正比,随浓度增加,荧光强度也增大,当荧光染料达到一定浓度后,继续增加浓度,不仅不会使荧光强度增加,反而会使荧光强度下降。因此,在样品染色时应以最适荧光染料浓度为最佳选择,以得到最大荧光量子产率,减少干扰因素。

4. 细胞固定剂 流式样本染色后不能及时上机检测时需固定。细胞固定剂的选择对细胞染色有显著的影响,如进行细胞 DNA 染色分析时,一般选用醇类固定剂而不选择醛类固定剂,原因是醛类固定剂对插入性荧光染料与核酸的结合有较强的干扰作用,使用醛类固定剂固定的细胞比未固定细胞荧光强度弱 50% 左右。但对于细胞膜表面的抗原物质,不宜采用醇类固定剂,以醛类固定剂为宜,因醇类固定剂可使细胞膜表面的糖蛋白脱落丢失,失去标记的位点。

（三）流式细胞仪操作的质量控制

为了保证监测和分析结果的准确性和灵敏度,需对流式细胞仪的光路、液路以及光电倍增管（photomultiplier tube,PMT）进行校准。

1. 光路与液路校正 主要目的是保持流式细胞仪的激光光路与液流系统处于正常状态,使仪器在检测时的变异减到最小,从而控制仪器的变异系数（coefficient of variation,CV）。校正过程通常采用大小和荧光均一的微球进行校正。校准获得的 CV 值越小,说明流式细胞仪工作的精度越高。一般要求 CV 值控制在 2%～3%,不超过 5%。流式细胞仪光路与液路校正中,CV 值是评价的重要指标之一。

2. PMT 校准 PMT 的校准是流式细胞术一项重要的质量控制程序。流式细胞仪在使用过程中,随时间的延长,PMT 的放大功率会有所变化,导致样本检测的灵敏度降低。为保证样本检测时处于最佳灵敏度工作状态,需进行 PMT 的校准,必要时还需进行电压补偿,以确保流式细胞仪的灵敏度不会因 PMT 功率的降低而改变。

（四）数据采集和分析中的质量控制

一般来说,流式细胞术每个样本应获取 1 万个以上细胞的散射光和荧光信号,细胞周期的检测应收集 3 万个以上的细胞。散射光信号采用线性放大收集,荧光信号采用对数放大收集。三色荧光以下的数据采集采用 256 道分辨率,四色荧光及以上的数据采集采用 1024 道分辨率。使用流式细胞术进行细胞周期分析时,应排除碎片、杂质和团块细胞的影响。在 DNA 倍体分析中,异倍体细胞占细胞总数的 10% 以下时,得出诊断结果要慎重。

（五）免疫检测的全程质量控制

流式检测中,样本的染色、溶血、洗涤,仪器调试,以及上机检测是一个连贯的过程,整个过程的准确性、标准化对检测结果有直接的影响。因此检测样本时,进行全程的质量控制非常重要。采用专用质控品与检测样本同时进行标记、洗涤与检测等步骤,所得结果如达到标定靶值,提示本次检测结果可靠。用该质量控制结果可建立质量控制图,这样可了解检测质量并可建立失控报警。也可与国内外同类实验室建立质控比对,从而对本实验室的质量控制进行考核评判。

三、临床应用

（一）淋巴细胞亚群分析

淋巴细胞是机体免疫系统重要的组成细胞,是执行细胞免疫和体液免疫功能的重要细胞。淋巴细胞主要分为 T 细胞、B 细胞、NK 细胞三类。各种 CD 分子广泛分布在淋巴细胞表面,淋巴细胞 CD 抗原的改变与其分化、成熟、激活及参与疾病的病理生理变化密切相关。因此通过流式细胞术进行淋巴细胞亚群分析对于了解机体的免疫状态及对免疫相关疾病的诊断、治疗和疗效观察有重要意义。例如,利用流式细胞术检测 CD4$^+$ T 细胞亚群、CD4$^+$/CD8$^+$ T 细胞比值变化监控 AIDS 患者病情和治疗情况。

（二）淋巴细胞功能分析

淋巴细胞表面分子的检测不能反映淋巴细胞的功能,特别是执行效应的功能性淋巴细胞。这时需通过检测淋巴细胞增殖情况、细胞毒功能、胞内细胞因子产生情况等来反映淋巴细胞的功能。例如使用羧基荧光素二醋酸盐琥珀酰亚胺酯（CFSE）标记法测定细胞分裂增殖情况;利用 PI、7-

AAD 等核酸荧光染料对死亡细胞的渗透和核染色特征来分析淋巴细胞对靶细胞的细胞毒活性;也可利用二乙酸荧光素(FDA)标记法,FDA 可染色活靶细胞,通过流式细胞术检测残留的 FDA 阳性细胞比例,反映淋巴细胞的细胞毒活性。

(三)白血病免疫分型

近年来白血病的免疫分型已成为诊断白血病不可缺少的重要标准。免疫分型通用的方法是流式细胞术、电镜、荧光显微镜和免疫组化法,其中流式细胞术和免疫组化法较为常用。流式细胞术白血病免疫分型是利用荧光素标记的单克隆抗体作为分子探针,对白血病细胞的细胞膜、细胞质或细胞核抗原进行多参数免疫表型分析,由此了解被测白血病细胞所属谱系及其分化情况。这一分型方法与传统的细胞形态学、遗传学分型相互补充,使白血病的诊断更加准确和可靠。

(四)肿瘤耐药相关蛋白的分析

多药耐药(multidrug resistance,MDR)是肿瘤细胞对化疗药物杀伤的一种保护性措施。多药耐药基因是肿瘤细胞产生耐药性的根源,其编码的多药耐药相关蛋白(multidrug resistance-associated protein,MRP)造成肿瘤细胞对多种化疗药物耐药。常见耐药基因编码的蛋白质包括 ABC(ATP-binding cassette)家族 P-糖蛋白、肺耐药蛋白、乳腺癌耐药蛋白等。这些蛋白质通过多种途径将化疗药物转移到胞外,介导肿瘤细胞耐药。采用特异性荧光抗体标记流式细胞术的方法可以检测 MRP,肿瘤耐药相关蛋白的检测分析对临床肿瘤化疗药物的选择和化疗效果的监测具有重要意义。

(五)在器官移植中的应用

器官移植的主要障碍是移植后的排斥反应,主要是由供者和受者 HLA 配型不一致所致。因此,HLA 配型对于器官移植的成功与否格外重要。目前在器官移植中流式细胞术的应用主要包括流式细胞术交叉配型(FCXM)和群体反应性抗体(PRA)的检测。FCXM 是采用供者的淋巴细胞,加入受者的血清温育,然后加荧光标记的抗人 IgG 抗体,使用流式细胞术检测结合于供者淋巴细胞上的抗供体特异性 HLA 抗体。FCXM 较传统的补体依赖的细胞毒试验更快速、更灵敏,操作简单,可同时检测细胞亚型,分辨出 IgG、IgM 型抗体。

(六)自身免疫病相关 HLA 抗原的分析

有证据表明,某些自身免疫病的发病与 HLA 抗原相关。如胰岛素依赖性糖尿病与 HLA-DR3/DR4 相关,系统性红斑狼疮与 HLA-DR3 相关,最典型的疾病是强直性脊柱炎,其与 HLA-B27 强相关。HLA-B27 阳性个体较阴性个体强直性脊柱炎的患病率高 55~376 倍。利用流式细胞术可通过 HLA-B27/CD3 双荧光抗体染色检测 HLA-B27 阳性细胞情况。通常 58%~97% 的强直性脊柱炎患者 HLA-B27 抗原阳性,而正常人检出这种抗原的概率很低。流式细胞术在自身免疫病相关 HLA 抗原的检测中快速、特异、灵敏,为该类疾病的诊断提供了有力的帮助。

小 结

流式细胞术(FCM)是利用流式细胞仪从分子水平获取多种信号,对单细胞进行定量分析和分选的技术。流式细胞仪包括液流系统、光学系统、电子系统/数据分析系统。

FCM 中前向散射光信号反映细胞的大小,侧向散射光信号反映细胞内部颗粒的复杂程度,荧光信号反映细胞上荧光素的多少,可反映不同抗原分子表达的情况。

FCM 的数据显示方式包括单参数直方图、双参数图及三参数图。要获得可靠的流式细胞术相关资料,样本的制备、荧光抗体的选择、对照的设置等方面都应严格掌握。FCM 中常用的对照包括空白对照、单染对照、FMO 对照、同型对照、阴性对照和阳性对照等。其中 FMO 对照是最严格的对照。FCM 分析中要对单细胞悬液制备、免疫荧光染色过程、流式细胞仪操作、数据采集和分析、免疫检测的质量进行严格控制。FCM 现广泛用于免疫学的基础和临床研究。

NOTE

思 考 题

1. FCM 的基本工作原理是什么？
2. FCM 中的参数 FSC 与 SSC 有什么生物学意义？
3. FCM 数据显示方式有哪几种？
4. FCM 中常用对照有哪几种？分别有什么作用？

（宋传旺）

NOTE

第十二章 POCT 相关的免疫检测技术

学习目标

掌握:POCT 和免疫金的概念;胶体金免疫技术、斑点金免疫渗滤试验、斑点金免疫层析试验、荧光免疫层析技术的基本原理及各方法类型的原理。

熟悉:胶体金的特性;DIGFA 与 DICA 的特点;荧光免疫层析技术的原理;荧光免疫层析技术常用的标记物。

了解:固相膜的技术要求;胶体金的特性和胶体金的制备;POCT 技术主要的临床应用。

POCT(point-of-care testing)是指在采样现场进行的,利用便携式分析仪器及配套试剂快速得到检测结果的一种检测方式。POCT 的含义可从两方面进行理解:空间上,在患者身边进行的检验,即"床旁检验";时间上,可进行"即时检验"。POCT 产品已经从第一代定性试纸条检测、第二代半定量色板卡比色或仪器阅读、第三代全定量手工加仪器操作、第四代全自动仪器,向着第五代自动化、信息化、智能化技术平台发展,即"iPOCT"(智慧 POCT)"跨越。POCT 涉及的技术多种多样,本章主要介绍与免疫相关的 POCT 技术,如胶体金免疫技术、荧光免疫层析技术等。

第一节 胶体金免疫技术

1971 年,Faulk 和 Taytor 首先报道胶体金免疫技术应用于免疫电镜技术。基于斑点 ELISA,1985 年,免疫渗滤试验(immunofiltration assay)建立。1989 年,Du Pont 公司研发了用于检测抗 HIV 抗体的金免疫渗滤试验(gold-immunofiltration assay,GIFA)。1991 年,国内生产检测尿液 HCG 的"金标"早孕诊断试剂得到广泛应用。其因方法简便、快速、安全,在临床医学检验快速诊断中发挥重要作用。

一、基本原理

胶体金免疫(colloidal gold immunoassay)技术是以胶体金作为示踪物应用于抗原或抗体检测的一种新型标记免疫技术。

(一) 免疫金的制备

1. 胶体金的特性 胶体金(colloidal gold)也称为金溶胶(gold solution),是金盐被还原成金原子后形成的金颗粒悬液。胶体金颗粒由一个基础金核(原子金(Au))及包围在外的双离子层构成,紧连在金核表面的是内层负离子层($AuCl_2^-$),外层带正电荷的 H^+ 层则分散在胶体间溶液中。由于静电作用,金颗粒之间相互排斥而悬浮成为一种稳定的胶体状态,形成带负电的疏水胶溶液,故称胶体金(表 12-1)。

表 12-1　四种粒径胶体金的制备及特性

胶体金粒径/nm	1%枸橼酸钠加入量/mL	胶体金特性	
		呈色	λ_{max}/nm
16	2.0	橙色	518
24.5	1.5	橙红色	522
41	1.0	红色	525
71.5	0.7	紫色	535

2. 胶体金的制备

(1) 制备原理:胶体金的制备一般采用还原法,常用的还原剂有枸橼酸钠、鞣酸、抗坏血酸、白磷、硼氢化钠等。向一定浓度的金溶液内加入一定量的还原剂使氯金酸($HAuCl_4$)中的金离子还原成金原子,形成金颗粒悬液。

(2) 技术要点:最常用的方法为枸橼酸钠还原法。

(3) 鉴定和保存:胶体金的鉴定指标主要有颗粒大小、粒径的均一程度及有无凝集颗粒等。良好的胶体金应该是清亮透明的,若制备的胶体金浑浊或液体表面有漂浮物,提示有较多的凝集颗粒。由于胶体金有不稳定和聚沉的可能性,因此,制备完毕后最好在 20 天内进行标记。

(4) 注意事项:玻璃容器应绝对清洁,污尘会干扰胶体金颗粒的生成;氯金酸极易潮解,应干燥、避光保存;实验室中的尘粒要尽量少,否则实验结果将缺乏重复性;金颗粒容易吸附于电极表面而使之堵塞,故不能用 pH 电极测定金溶液的 pH。

3. 免疫金复合物的制备　胶体金与免疫活性物质(抗原或抗体)结合形成的复合物,称为免疫金复合物,简称免疫金(immunogold),免疫金的制备具体见第三章。

(二) 固相膜载体的选择

固相膜免疫测定是以微孔膜作为固相载体。固相膜的特点包括多孔性、以非共价键高度吸附抗原或抗体、易于漂洗等,液体可在固相膜上穿过流出,也可通过毛细作用在膜上向前移行。

1. 固相膜　常用的为玻璃纤维素膜、尼龙膜、聚偏氟乙二烯(PVDF)膜和硝酸纤维素(NC)膜等,其中最常用的为 NC 膜。

2. 技术要求

(1) 孔径:即能通过粒子的大小,以微米(μm)表示。用于穿流法的膜一般选 $0.4~\mu m$ 左右,用于横流法的膜可选择 $5\sim10~\mu m$。

(2) 流速:以 mL/(cm^2 · min)表示。流速与孔径有一定关系,孔径大,流速快。在横流法中选择合适的膜时,流速较孔径更有参考价值。

(3) 蛋白质结合力:优质的膜吸附力应很强,以 $\mu g/cm^2$ 表示。

(4) 均一性:优质的膜应具有良好的均一性,这样才能保证试剂批内的均一性。

二、方法类型及技术要点

依据检测模式、反应模式不同分为斑点金免疫渗滤试验(dot immunogold filtration assay,DIGFA)和斑点金免疫层析试验(dot immunogold chromatographic assay,DICA)两种方法。每一种方法又包含不同的类型。

(一) DIGFA

DIGFA 是在渗滤装置(图 12-1)中以 NC 为固相膜载体包被抗原或抗体,依次在膜上滴加标本、免疫金、洗涤液等试剂与抗原或抗体反应,形成大分子免疫金复合物,阳性结果为在膜上呈现红色斑点。该方法除试剂盒外不需任何仪器设备,操作步骤简单,已成为 POCT 的主要方法之一。

1. 类型　DIGFA 的类型主要包括双抗体夹心法和间接法。

NOTE

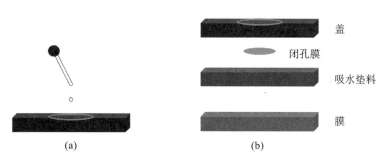

盖
闭孔膜
吸水垫料
膜

(a)　　　　　　　　　　(b)

图 12-1　斑点金免疫渗滤试验结构示意图
(a) 操作示意图；(b) 装置分解图

(1) 双抗体夹心法：主要用于检测抗原。NC 膜中央包被抗体，滴加待测标本，若标本中有待测抗原，则在渗滤过程中与膜上抗体结合，再滴加胶体金标记抗体，胶体金标记抗体则与膜上抗原抗体复合物结合形成双抗体夹心式复合物，加洗涤液洗涤后，膜中央呈红色斑点即为阳性结果（胶体金聚集）。

(2) 间接法：主要用于检测抗体。NC 膜中央包被抗原，滴加待测标本，若标本中有待测抗体，则与膜上抗原结合，加胶体金标记抗人 IgG 抗体，再加洗涤液洗涤，膜中央呈红色斑点即为阳性结果（胶体金聚集）。该法由于人血清标本中非目的 IgG 干扰，易产生假阳性结果，临床上较少用。

2. 实验材料

(1) 渗滤装置：渗滤装置是 DIGFA 中的主要组分之一，由塑料小盒、吸水垫料和包被了抗原或抗体的 NC 膜三部分组成。

(2) 试剂盒组成：DIGFA 试剂盒的 3 个基本组分是反应板、结合物和洗涤液。此外，还包括用于抗原测定的抗原参照品，用于抗体测定的阳性对照品。

3. 技术要点

(1) 将渗滤装置平放于实验台上，于小孔内滴加 1～2 滴标本，待完全渗入。

(2) 滴加胶体金试剂 1～2 滴，待完全渗入。

(3) 滴加洗涤液 1～2 滴，待完全渗入。

(4) 判读结果：膜中央有清晰的淡红色或红色斑点判为阳性反应；反之，则为阴性反应。斑点呈色的深浅相应地提示阳性程度。

4. 质量控制　采用在 NC 膜上点加质控点的方法，质控小圆点多位于反应斑点的正下方。双抗体夹心法的质控点最好是相应抗原，间接法的质控点采用盐析法粗提的人 IgG 最为经济、方便。

(二) DICA

DICA 是以 NC 膜为载体的胶体金标记技术和蛋白质层析技术相结合的快速固相膜免疫分析技术。具体是将各种反应试剂分点固定在试纸条上，待测标本加在试纸条一端，通过毛细作用使样品溶液在层析材料上泳动，样品中的待测物与固定在 NC 膜上某一区域的抗体或抗原结合而被固相化，无关物则越过该区域而被分离，然后通过胶体金的显色条带来判读实验结果。其特点是可进行单份标本检测，且操作简便、无需特殊仪器设备、试剂稳定，因此发展非常迅速，特别符合 POCT 项目要求。

1. 方法类型　DICA 的方法主要包括双抗体夹心法、竞争法和间接法。

(1) 双抗体夹心法：主要用于检测抗原。如图 12-2 所示，G 区为胶体金标记抗体，T 区包被抗体，C 区包被抗胶体金标记抗体，B 区为吸水纸。测试时，A 端滴加待测标本，通过层析作用，待测标本向 B 端移动，流经 G 区时将胶体金标记抗体复溶，若待测标本中含有待测抗原，则形成胶体金标记抗体-待测抗原复合物，移至 T 区时，形成胶体金标记抗体-待测抗原-抗体复合物并固定下来，在 T 区显示红色线条，为阳性反应，多余的胶体金标记抗体移至 C 区被抗胶体金标记抗体捕获，显示红色质控线条。

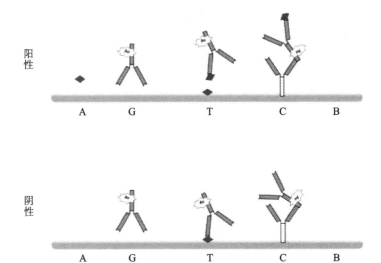

图 12-2　斑点金免疫层析试验双抗体夹心法原理示意图

（2）竞争法：主要用于检测小分子抗原。如图 12-3 所示，G 区为胶体金标记抗体，T 区包被标准抗原，C 区包被抗胶体金标记抗体。测试时，待测标本加于 A 端，若待测标本中含有待测抗原，流经 G 区时结合胶体金标记抗体，移至 T 区时，因无足够游离的胶体金标记抗体与膜上标准抗原结合，T 区无红色线条出现，为阳性反应，游离胶体金标记抗体或胶体金标记抗体-抗原复合物流经 C 区，与该区的抗胶体金标记抗体结合出现红色质控线条。若标本中不含待测抗原，胶体金标记抗体则与 T 区的标准抗原结合出现红色线条，结果为阴性。

图 12-3　斑点金免疫层析试验竞争法原理示意图

（3）间接法：主要用于检测抗体。待测血清标本中有大量的非特异性 IgG 与特异性 IgG 竞争结合胶体金标记抗体，会降低检验灵敏度，为了消除该影响，通常将该方法设计成反流免疫层析法（图 12-4）。

测试卡分成左右折叠的两部分，右面中央贴有 NC 膜，膜上 T 区包被已知抗原，C 区包被羊抗兔免疫球蛋白（Ig）抗体，E 区为含能与蛋白质结合的有色染料的标本加样区，F 区为吸水材料；左面中央 B 区为观察窗口，G 区包被胶体金标记的兔抗人免疫球蛋白抗体，A、D 区为吸水材料。

测定步骤如下：①先将缓冲液加在 D 区，层析至 G 区使胶体金标记的兔抗人免疫球蛋白抗体复溶；②然后将标本加在 E 区使其与染料一起在膜的层析作用下向 F 区移动，若标本中有待测抗体存在，则与膜上抗原结合形成抗原抗体复合物；③当有色染料延伸至膜上标记线 M 处时，在 F 区加缓冲液；④合上测试卡，A 区的强大吸水作用使膜上液体反向流动。胶体金标记的兔抗人免疫球蛋白抗体与抗原抗体复合物结合，出现红色线条，过量胶体金标记的兔抗人免疫球蛋白抗体经层析作用至 C 区，与羊抗兔免疫球蛋白抗体结合，出现红色质控线条。若标本中不含待测抗体，胶体金标记的兔抗人免疫球蛋白抗体则不能与膜上 T 区抗原结合，T 区不出现红色线条，结果为阴性，而质控带仍为红色线条。该法有效地排除了非特异性抗体对测试的干扰。

2. 实验材料　主要成分为胶体金层析条，所用试剂全部为干试剂，它们被组合在一试剂条上（以图 12-4 为例），试剂条的底板为单面塑料片，A、D 两端粘贴有吸水材料。加样端 A 为样品垫，

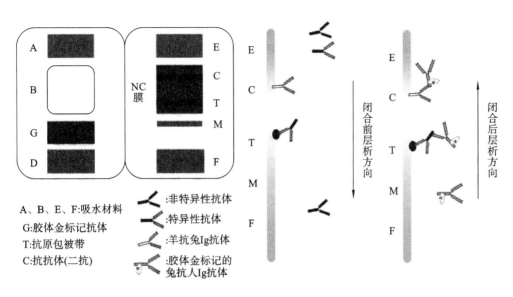

A、B、E、F:吸水材料
G:胶体金标记抗体
T:抗原包被带
C:抗体(二抗)

┤├:非特异性抗体
┤├:特异性抗体
┤├:羊抗兔Ig抗体
┤├:胶体金标记的兔抗人Ig抗体

图 12-4 斑点金免疫层析试验间接法原理示意图

常用滤纸、多孔聚乙烯、硝酸纤维素、玻璃纤维素等材料,按分析物和试剂的不同选择合适的材料。D 端为吸水垫,以吸水性强的滤纸为佳。G 处为结合物垫,胶体金结合物干燥固定在玻璃纤维素膜等材料上。E、F 之间粘贴吸附有受体的 NC 膜,受体(抗原或抗体)往往以直线的形式包被在膜上。

3. 技术要点

(1) 测试时将 A 端(间接法时为 E 端)加标本或浸入待测标本中 2~5 s,平放于水平桌面上。

(2) 5~20 min 内观察结果。

(3) 判读结果:①双抗体夹心法和间接法:T 区和 C 区均出现红色线条,为阳性反应;仅在 C 区出现红色线条,结果为阴性;如 C 区无红色线条出现,表示检验无效。②竞争法:T 区和 C 区均出现红色线条,为阴性反应;仅在 C 区出现红色线条,结果为阳性;如 C 区无红色线条出现,表示检验无效。

（三）DIGFA 和 DICA 的比较

DIGFA 和 DICA 的特点比较见表 12-2。可以看出,DICA 有着明显的优势。目前无论是生产单位还是商品的种类,DICA 远超过 DIGFA,但是 DIGFA 也有可取之处,除在观察时间上较为方便外,在间接法测抗体和定量测定中较 DICA 更为有利。

表 12-2 DIGFA 与 DICA 的特点比较

项 目	DIGFA	DICA
试剂形式	渗滤装置及 3 瓶液体试剂	单一试剂条
试剂保存	4~8 ℃ 6 个月	室温 1 年
操作步骤	3~5	1
观察时间	操作结束(约 3 min)即刻观察	操作结束后等待 5~20 min
阳性反应颜色	操作结束后颜色不变	颜色逐渐加深

（四）半定量测定和定量测定

DIGFA 和 DICA 一般均为定性试验,适用于检测正常人体液中不含有或含量极低而疾病时水平明显升高的物质,如传染病抗原和抗体以及毒品类药物、妊娠时尿液中的 HCG 等。但定性检测往往不能满足临床要求,而 DIGFA 和 DICA 阳性显色的深浅与标本中受检物的浓度有一定的相关性,之前的制作工艺很难使每一份试剂性质相同,因此测定的变异系数很大,不适用于定量测定。这些年通过改进技术、严格控制质量,已能生产出性质基本均一的试剂,为定量测定创造了条件。

NOTE

1. 半定量测定

（1）DIGFA

①色带比对法：测定时标本的显色斑点与试剂盒中配备的与受检物浓度相对应的深浅不同的色带板比对，以估计受检物的浓度。

②质控标准品对照法：将试剂盒中的质控标准品与标本同时测定，比较两者颜色以估计标本中受检物的含量。此法已成功用于肌红蛋白双孔半定量测定。

（2）DICA：除 DIGFA 所用的色带比对法和质控标准品对照法，还有以下两种方法。

①质控线对比法：制备试剂时控制质控线反应颜色的深度，使与受检物临床临界浓度在测定时显色相近。

②多条测定线法：在 NC 膜上加置多条平行的抗体或抗原线，测定时标本中待测物浓度高的显色条数多。如测定血清 AFP 时，第一条线显色表明 AFP 浓度$>30~\mu g/L$，第二条线显色表明 AFP 浓度$>200~\mu g/L$。

2. 定量测定

（1）DIGFA：较易进行定量测定，因操作结束时反应也终结，显色不再变化。使用读卡设备即可定量测定，如 CRP 和 D-二聚体的定量测定。

（2）DICA：定量较为困难，因标本加入后与胶体金标记的抗原或抗体一起逐步向 NC 膜推进，测定线上反应出现的颜色逐渐加深。再加上液流速度、反应温度等影响，难以在规定时间内得到恒定结果。目前可以用该法定量测定肌钙蛋白 T 和肌红蛋白。

第二节　荧光免疫层析技术

荧光免疫层析技术（fluorescence immunochromatography assay，FICA）是在抗原与抗体特异性免疫反应的基础上，利用荧光定量分析技术对标记物浓度进行定量检测的一种新型膜检测技术，既保留了传统胶体金试纸条的现场快速检测优点，又融入了荧光检测技术的高灵敏度特点，成为提高免疫层析方法检测性能的主要途径之一，可用于 POCT。

一、基本原理

（一）FICA 原理

FICA 是将层析技术与免疫荧光分析相结合，用荧光素标记抗原或抗体，当待测溶液中抗原或抗体与试纸条上抗体或抗原发生特异性结合反应后，使用激发光照射试纸条上检测区域，根据敏感物质浓度大小而呈现不同的荧光强度，通过分析物校准曲线即可得到待测溶液中目标物质浓度。

（二）荧光标记物

目前，用于 FICA 的标记物主要包括荧光素（镧系元素较常用）、量子点、有机纳米粒子、磁性纳米颗粒、碳纳米管等，有关特性在此简述。

1. 镧系元素　镧系元素又称为稀土金属元素，两种不同镧系元素离子（分别作为光吸收子和发射子）掺杂入亚微米尺寸的陶瓷颗粒（作为主基质）中，会构成一类能上转发光产生荧光的特殊材料——UCP（up-converting phosphor）颗粒。UCP 颗粒主要含有主基质（氧硫化物、氟化物、硅酸盐）、吸收子（Yb^{3+}、Er^{3+}、Sm^{3+}）以及发射子（Er^{3+}、Ho^{3+}、Tm^{3+}）三种成分。

UCP 颗粒具有独特的优势：①高灵敏度，UCP 的灵敏度可达胶体金的 100 倍；②高稳定性，UCP 的发光信号不受检测环境或样品腐蚀或标记物自身衰变等影响；③使用简便，安全无毒，可用于定量分析和多重分析。

目前已成功研制出对乙型副伤寒沙门菌、霍乱弧菌 O1 和 O139 群、大肠杆菌 O157、甲型副伤寒沙门菌、肠炎沙门菌、猪霍乱沙门菌等 10 种食源性致病菌具有现场检测能力的十通道试纸盘检测系统,可满足食品样品增菌检测和腹泻样本直接检测的灵敏度要求。

2. 量子点 主要指由主族 Ⅱ~Ⅵ(如 CdSe)、Ⅲ~Ⅴ(如 InP、InAs、GaSe),副族化合物以及 Si 等元素组成的纳米颗粒。

量子点的优势:①有可精确调整的发射波长,通过调整粒子尺寸可得到不同发射光谱,即可使用大小不同的同种量子点实现不同颜色标记;②较大的斯托克斯位移和狭窄对称的荧光谱峰;使用同一激发光源可同时激发不同大小的量子点,产生不同发射光谱,使同步检测多样本成为可能;③量子点荧光性质稳定,可长期保存,可经受多次激发;④生物相容性好。

3. 有机纳米粒子 荧光素衍生物等荧光染料类有机纳米粒子是早期常用于免疫层析技术的一大类标记物,如异硫氰酸酯荧光素,标记原理基本都是利用荧光分子中的异硫氰酸根为反应基团,与蛋白质分子中的氨基结合,实现对蛋白质的标记,同时以分子中的荧光素为检测信号。有机纳米粒子的荧光发射依赖于粒子本身的化学发光基团,不具有无机纳米粒子的波长可调控的尺寸效应。

4. 磁性纳米颗粒(magnetic nanoparticle,MN) 也被称为超顺磁颗粒,它结合了磁性粒子和纳米材料的优点,具有粒径小、超顺磁性和比面积大等特性。典型的是磁性材料四氧化三铁,表面引入活性基团,通过偶联反应与酶、抗体等生物分子结合形成生物标志物。

5. 碳纳米管(carbon nanotube,CNT) 其结构可看成石墨的六角形网格结构发生一定弯曲而形成的空间拓扑结构。CNTs 作为生物分子标记物的原理与胶体金类似,其黑色在定性或半定量检测中肉眼即可见。

二、方法类型及技术要点

FICA 的方法有双抗体夹心法、双抗原夹心法和竞争法,基本步骤及技术要点类似于胶体金免疫层析技术,只是所用的标记物不同,由此需要相应的检测设备,在此不再赘述。

近年来兴起了 POCT 化学发光免疫分析,也就是将化学发光检测技术应用于 POCT 检测场景。将免疫层析的快速、便捷性与化学发光的灵敏度、精密度优势相结合,进一步拓展 POCT 的应用范围。采用的技术主要有酶促化学发光和吖啶酯直接化学发光两种。

第三节 方法学评价及临床应用

一、方法学评价

1. POCT 的主要优势 不需要固定的检测场所,可现场及时检测;试剂和仪器便携;具有检测速度快、操作简便、容易使用等优点;样本不需要特殊处理,样本和试剂用量极少;不需要专门的临床检测服务等。

2. POCT 的缺点 POCT 质量控制难以保证,缺乏统一规范。

二、临床应用

POCT 技术主要涉及的领域包括感染性疾病、心脏标志物、毒品及酒精、妊娠及排卵、肿瘤标志物、血糖、血气、血及尿生化、凝血及溶栓等。POCT 技术现已被广泛应用在 ICU、手术室、急诊室、诊所及患者家中。主要的临床应用有以下几个方面。

1. 感染性疾病抗原、抗体的检测 抗原检测如乙型肝炎病毒 HBsAg、HBeAg,疟原虫抗原,大肠杆菌抗原等的检测;抗体检测如抗丙型肝炎病毒(hepatitis C virus,HCV)抗体(抗 HCV 抗体)、抗结核分枝杆菌抗体、抗幽门螺杆菌抗体、抗 HIV 抗体、HBsAb、抗登革热抗体等的检测。

2. 各种蛋白质的检测 如血清中的 AFP、CEA、肌红蛋白、肌钙蛋白、尿微量蛋白、粪便血红蛋白、糖蛋白抗原(CA50、CA125、CA153、CA19-9)、乳酸脱氢酶(LDH)同工酶谱、肌酸激酶(CK-MB)及其同工酶等。

3. 激素的检测　如 HCG、LH、FSH、TSH 等的检测,其中尿液 HCG 检测应用最广,产品种类最多。

4. 药物的检测　主要检测毒品类,如吗啡、可卡因、阿片、海洛因、甲基苯丙胺(冰毒)、大麻等。

5. 自身免疫病的检测　抗 Sm 抗体、抗 U1RNP 抗体、抗 Rib 抗体、抗 ssA 抗体、抗 ssB 抗体、抗 Scl-70 抗体、抗 Jo-1 抗体、抗 Ro60 抗体、抗线粒体抗体-M_2 亚型(AMA-M_2)、肝肾微粒体(LKM-1)、细胞色素 P450、肝细胞溶质抗原 1 型(LC-1)、抗可溶性肝抗原-肝胰抗原(SLA/LP)抗体、抗丝氨酸蛋白酶 3(PR3)、髓过氧化物酶(MPO)、肾小球基底膜(GBM)抗体等。

6. 过敏原的检测　血清总 IgE、总 IgG、特异性 IgE 等。

小　结

POCT(即时检验),指在患者身边进行的临床检测,是在采样现场即刻进行分析、快速得到检验结果的一类新方法。POCT 的含义可从两个方面进行理解:空间上,在患者身边进行的检验,即"床旁检验";时间上,可进行"即时检验"。

POCT 的特点是以微孔膜作为固相载体,微孔膜的特点在于其多孔性,像滤纸一样,固相膜可被液体穿过流出,液体也可以通过毛细作用在膜上向前移行,利用这种性能建立了多种类型的快速检测方法,常用的技术类型有斑点金免疫渗滤试验、斑点金免疫层析试验、荧光免疫层析技术和酶促化学发光免疫分析等。用于斑点金免疫渗滤试验、斑点金免疫层析试验的标记物是胶体金,用于荧光免疫层析技术的标记物主要包括荧光素(镧系元素较常用)、量子点、有机纳米粒子、有机纳米离子、磁性纳米颗粒、碳纳米管等。

POCT 检测速度快、灵敏度高,样本不需要特殊处理,样本和试剂用量极少,操作简单,不需要特殊仪器设备,既可用于检测抗原,也可用于检测抗体;即可定性,又可定量。

思　考　题

1. 什么是 POCT?
2. 胶体金有哪些特性?
3. 什么是免疫金?
4. 胶体金免疫技术的基本原理是什么? 技术类型有哪些?
5. 斑点金免疫渗滤试验的原理是什么?
6. 斑点金免疫层析试验的原理是什么?
7. 荧光免疫层析技术的原理是什么? 荧光免疫层析技术常用的标记物有哪些?
8. POCT 技术主要的临床应用有哪些?

(张文玲)

NOTE

第十三章 其他免疫学检验技术

学习目标

掌握：SPR 的概念；SPR 和免疫-PCR 的基本原理；生物素-亲和素系统的方法类型和原理。

熟悉：SPR 技术的优点；免疫-PCR 技术的方法类型；生物素-亲和素系统的特点和优势；生物素-亲和素系统的临床应用。

了解：SPR 的技术要点及临床应用；免疫-PCR 的技术要点及临床应用。

本篇前述了常见的标记免疫技术，本章主要介绍几种特殊的免疫检验技术。基于抗原抗体结合后物理特性的变化而建立了非标记表面等离子共振技术；以核苷酸片段为标记物，通过 PCR 扩增放大而建立了高灵敏度的免疫-PCR 技术。借助生物素与亲和素固有的高亲和力结合的特性而建立生物反应放大系统，引入前述的标记免疫技术中，进一步丰富了检测模式，提高了检测的灵敏度。本章介绍的前两种技术是新兴的免疫检验技术，后一种技术已广泛应用于临床检测分析。

第一节 非标记 SPR 技术

表面等离子共振（surface plasmon resonance，SPR）技术是 20 世纪 90 年代发展起来的一种分析生物分子间相互作用的生物传感分析技术。早在 1902 年，Wood 在一次光学实验中，发现了 SPR 现象并对其做了简单的记录；直到 1941 年，Fano 真正解释了 SPR 现象；1983 年，Liedberg 将 SPR 用于 IgG 与其抗原的反应测定并取得了成功；1987 年，Knoll 等开始研究 SPR 的成像；到 1990 年，Biacore AB 公司开发出了首台商品化 SPR 仪器，SPR 技术得到更广泛的应用；2016 年，SPR 技术被正式收录到美国和日本药典。

一、基本原理

SPR 的基本原理（图 13-1 及文后彩图 5）是一种物理光学现象，利用 P 偏振光在玻璃与金属薄膜界面处发生全内反射时渗透到金属薄膜内的消失波，引发金属中的自由电子产生表面等离子体，当表面等离子体与消失波的频率相等时，二者将发生共振，界面处的全反射条件将被破坏，呈现衰减全反射现象，入射光被金属表面电子吸收，使反射光能量急剧下降，当入射光波长固定时，反射光强度是入射角的函数，其中反射光强度最低时所对应的入射角称为共振角。SPR 对附着在金属薄膜表面的介质折射率非常敏感，当表面介质的属性改变或者附着量改变时，共振角将不同。因此，可以通过获取生物反应过程中共振角的动态变化，得到生物分子间相互作用的特异性信号。

抗原与抗体相互作用时，将抗原或抗体偶联在生物传感芯片上，将含有分析物的样品利用蠕动泵以恒定的流速通过传感芯片表面，若发生抗原抗体反应，会导致传感芯片表面分子浓度的变化，将 SPR 信号的改变以时间对信号响应连续作图，从传感图谱中提取结合反应动力学信息，得到分子相互作用的参数：结合速率常数（K_a）、解离速率常数（K_d）及速率平衡常数（$K_A = K_a/K_d$）或解离速率平衡常数（$K_D = K_d/K_a$），通过分子间相互作用的动力学参数大小来评价生物分子间的相互作用。

SPR 对附着在金属薄膜表面的介质折射率非常敏感,当表面介质的属性改变或者附着量改变时,共振角将不同。因此,SPR 谱(共振角的变化-时间)能够反映与金属膜表面接触的体系的变化。

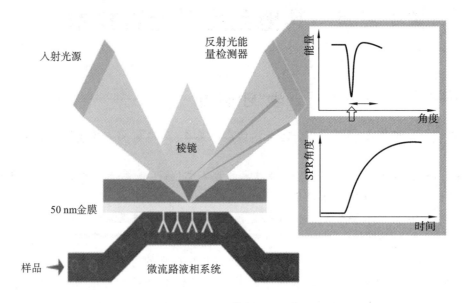

图 13-1　SPR 基本原理示意图

（一）等离子体与金属等离子体

1. 等离子体　通常指由密度相当高的自由正、负电荷组成的气体,其中正、负带电离子数目几乎相等,是物质存在的一种状态(第四态)。它的主要特征如下:①离子间存在长程库伦作用;②等离子的运动与电磁场的运动紧密耦合,形态和性质受外加电磁场的影响强烈;③存在极其丰富的集体效应和集体运动模式(如各种静电波和漂移波等);④等离子体对边界条件十分敏感。

2. 金属等离子体　在金属中,价电子为整个晶体所共有,形成所谓费米电子气。价电子可在晶体中移动,而金属离子则被束缚于晶格位置上,但总的电子密度和离子密度是相等的,从整体来说金属是电中性的。人们将这种情况形象地称为"金属离子浸没于电子的海洋中"。这种情况和气体放电中的等离子体相似,因此可以将金属看作一种电荷密度很高的低温(室温)等离子体,而气体放电中的等离子体是一种高温等离子体,电荷密度比金属中的低。

（二）等离子体波与表面等离子体波

1. 等离子体波　当金属受到电磁干扰时,金属中的电子密度分布就会变得不均匀。设想在某一区域,电子密度低于平均密度,那么就会形成局部的正电荷过剩。这时由于库仑引力作用,近邻的电子被吸引到该区域,而被吸引的电子由于获得附加的动量,又会使该区域聚集过多的负电荷,然而,由于电子间的排斥作用,电子再度离开该区域,从而形成价电子相对于正电荷背景的起伏振荡。由于库仑力的长程作用,这种局部的电子密度振荡将形成整个电子系统的集体振荡,即等离子体振荡,并以密度起伏的波的形式来表现,称为等离子体波。

2. 表面等离子体波(surface plasmon wave,SPW)　表面等离子体振动产生的电荷密度波,沿着金属和电介质的界面传播,形成表面等离子体波,其场矢量在界面处达到最大,并在两种介质中逐渐衰减。表面等离子体波是横磁波(transverse magnetic wave),其磁场矢量与传播方向垂直,与界面平行,而电场矢量则垂直于界面。

（三）全反射与消逝波

当光从光密介质射入光疏介质($n_1 > n_2$),入射角增大到某一角度,使折射角达到 90°时,折射光将完全消失,而只剩下反射光,这种现象称为全反射。

以波动光学的角度来研究全反射时,发现入射光到达界面时并不是直接产生反射光,而是先透过光疏介质约一个波长的深度,然后沿界面流动约半个波长,再返回光密介质,而光的总能量没有

NOTE

发生改变。透过光疏介质的波被称为消逝波(图 13-2)。

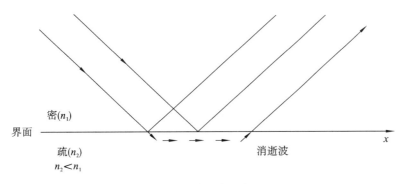

图 13-2 消逝波示意图

(四)棱镜耦合

棱镜是 SPR 研究中应用最为广泛的光学耦合器件。棱镜由高折射率的非吸收性的光学材料构成,其底部镀有厚度为 50 nm 左右的高反射率的金属薄膜(一般为金或银),膜下面是电介质。在 SPR 传感器中,该电介质即为待测样品。由光源发出的 P 偏振光以一定的角度 θ_0 入射到棱镜中,在棱镜与金属的界面处将发生反射和折射。当 θ_0 大于临界角 θ_c 时,光线将发生全内反射,即全部返回到棱镜中,然后从棱镜的另一个侧面折射出去。这里入射光应当用 P 偏振光,因为其电场分量与界面垂直,这与表面等离子体波的情况一致。

(五)传感器

1. 基本原理 SPR 的产生与入射光的角度 θ、波长 λ、金属薄膜的介电常数 ε 及电介质的折射率 ns 有关,发生共振时,θ 和 λ 分别称为共振角和共振波长。对于同一种金属薄膜,如果固定 θ,则 λ 与 ns 有关;固定 λ,则 θ 与 ns 有关。如果将电介质换成待测样品,测出共振时的 θ 或 λ,就可以得到样品的介电常数 ε 或折射率 ns;如果样品的化学或生物性质发生变化,则会引起 ns 的改变,θ 或 λ 也会发生变化,这样,检测这一变化就可获得样品性质的变化。

固定入射光的波长,改变入射角,可得到角度随反射率变化的 SPR 光谱;同样地,固定入射角,改变入射光的波长,可得到波长随反射率变化的 SPR 光谱。SPR 光谱的改变反映了体系性质的变化。

2. 基本结构 SPR 传感器一般由光学系统、敏感元件、数据采集和处理系统等组成。

(1)光学系统:包含光源、光学耦合器件、角度(或波长)调节部件以及光检测器件,用于产生 SPR 并检测 SPR 光谱的变化。

(2)敏感元件:主要指金属薄膜及其表面修饰的敏感物质,用于将待测对象的化学或生物信息转换成折射率的变化,是 SPR 传感器的关键。从 SPR 的原理可知,实际上是样品的折射率的变化引起 SPR 光谱的变化。如果金属薄膜未经任何修饰,这样的传感器是没有选择性的,只能用于一些简单体系的测定,因而一般要进行修饰,常用的有表面修饰技术、减少非特异性吸附技术和信号放大技术等。

(3)数据采集和处理系统:用于采集和处理光检测器产生的电子信号。现在光检测器越来越多地采用阵列检测器,如光电二极管阵列和电荷耦合器件,以便同时检测多个角度或波长处的信号变化。数据采集和处理均由计算机完成。

二、技术要点

以 Biacore T200 & CM5 传感器芯片(GE Healthcare)为例介绍。

1. 芯片表面预处理 利用共价结合将 FcRn 蛋白偶联在羧基化处理的葡聚糖芯片(CM5)表面。常用的偶联方法包括直接偶联(氨基偶联、巯基偶联、醛基偶联等)和捕获(亲和素-生物素捕获系统、NTA-6His 捕获系统等)两大类。以氨基偶联为例。

(1)芯片活化:使用活化试剂 EDC/NHS 使芯片表面活化。

NOTE

（2）配体偶联：配体蛋白纯度要求在 90％以上，用量以 30～50 kD 的蛋白质为例，需用 pH 4.5 的醋酸钠稀释蛋白质母液至 10～100 μg/mL，共 200 μL 左右（根据蛋白质性质的不同和分子量的变化进行调整）。活化后的芯片表面羧基和 FcRn 蛋白上的氨基发生反应而将 FcRn 蛋白偶联到 CM5 芯片表面。

（3）封闭：用 1 mol/L 乙醇胺盐酸盐（pH 8.5）封闭芯片上多余的有活性的羧基。

2. 进样　首先用运行缓冲液（50 mmol/L 磷酸盐溶液，100 mmol/L 氯化钠溶液，0.01％吐温 20，pH 6.0）稀释样本。进样时间一般为 2 min，进样流速为 30 μL/min，蛋白质解离时间为 2.5 min。

3. 芯片再生　将未解离完全的蛋白质用再生试剂（10 mmol/L 甘氨酸盐酸，pH 2.0）洗脱下来，时间为 30 s，流速设为 30 μL/min。

4. 数据分析　使用设备配套软件分析生成传感图（图 13-3）。

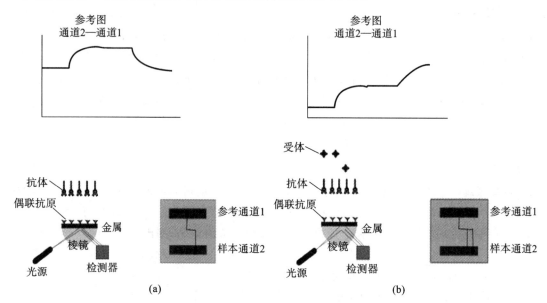

图 13-3　SPR 芯片工作原理示意图

(a) 偶联了抗原的芯片，当样本流过芯片时，抗体与抗原结合，导致样本通道（sample channel 2）的共振角发生改变，而参考通道（reference channel 1，没有偶联抗原的对照表面）共振角不发生改变，此时利用这两个通道共振角之差绘制出的共振单位（resonance units）随时间变化的曲线是一条向上的曲线，当抗体开始从抗原结合处解离下来，此时出现的传感曲线是一条向下的曲线。(b) 结合多个蛋白质的情况，当抗体结合到抗原上时出现的传感曲线是一条向上的曲线，之后如果有另一个包含抗体的受体的样本流过芯片，则会在上一条曲线的基础上向上形成另一条曲线

三、临床应用

SPR 技术具有以下优点：①免标记，可消除标记物对待测物结构的影响和对检测反应造成干扰的可能性；②实时、连续检测；③对样本要求低，对浑浊、不透明或有色的溶液也可检测等。SPR 在生命科学、医疗检测、药物筛选、食品检测、环境监测、毒品检测以及法医鉴定等领域具有广泛的应用需求。

SPR 技术可用来进行实时分析，简单快捷地监测 DNA 与蛋白质之间、蛋白质与蛋白质之间、药物与蛋白质之间、核酸与核酸之间、抗原与抗体之间、受体与配体之间等生物分子之间的相互作用，以及用于浓度定量、结合动力学和亲和力分析、热力学分析等。

第二节　免疫-PCR 技术

PCR 技术自 1985 年问世以来，经过几十年的发展，已成为现代分子生物学研究中不可缺少的手段，是一种极为灵敏的放大系统。1992 年，Sano 等将免疫测定技术与 PCR 技术相结合，即免疫-

PCR(immuno-PCR)技术。运用 PCR 的高灵敏度对标本中的微量抗原进行检测,甚至在理论上可检测到一至数个抗原分子。这种灵敏度使免疫检测技术达到了一个新的高度。

一、基本原理

免疫-PCR 包括待测抗原、生物素化抗体、亲和素(连接分子)、生物素化 DNA 和 PCR 扩增五个部分。

首先将待测抗原与相应的生物素化抗体结合,再加链霉亲和素,链霉亲和素可与抗原抗体复合物中的生物素结合,也可与生物素化的 pUC19(质粒 DNA)(biotin-pUC19)中的生物素反应,从而将特定的 DNA 间接吸附于固相。吸附于固相的 pUC19 质粒 DNA 在相应的引物存在下,可经 PCR 几小时扩增放大数百万倍,PCR 产物的多少与固相上抗原的量成正比。

二、方法类型

(一)免疫 PCR

免疫 PCR 基本方法同 ELISA,但其标记物是一段已知的核苷酸片段,通过 PCR 扩增放大检测信号。

(二)原位免疫-PCR

原位免疫-PCR(*in situ* immuno-PCR)是一种原位检测组织或细胞中抗原的技术。经充分封闭待测石蜡切片上的非特异性结合位点、核酸酶充分消化内源性 DNA 和 RNA 后,通过生物素化单抗与亲和素系统的交联,将生物素化的 pUC19 固定在石蜡切片上,进行原位 PCR 扩增,扩增产物经原位核酸杂交,以杂交信号显示待测抗原是否存在。

(三)多分析物免疫-PCR

利用大小不同的 DNA 分子标记不同的抗体,可同时检测多种抗原。例如,用 99 个碱基的 DNA 分子标记 HCG 抗体,用 88 个碱基的 DNA 分子标记 HTSH 抗体,同时检测 HCG、HTSH 两个分析物,两个 DNA 报告分子共用一对引物,但 PCR 产物的分子量不同,从而使两个抗原得以鉴别。

(四)双相免疫-PCR

双相免疫-PCR 既可检测病原体抗原又可检测病原体基因。该检测原理是用一对用于扩增某病原体基因的引物,加在标记抗体的 DNA 标记物的两端,两者共用一对引物,但产物分子量不同,这样既可检测抗原又可检测目的基因。

三、技术要点

(1)抗原与生物素化抗体结合形成抗原-生物素化抗体复合物。
(2)加亲和素与上述复合物形成抗原-生物素化抗体-亲和素复合物。
(3)加生物素化 DNA 与上述复合物形成抗原-生物素化抗体-亲和素-生物素化 DNA 复合物。
(4)PCR 扩增生物素化 DNA 部分。

四、临床应用

免疫-PCR 技术具有非常广泛的应用前景,但目前尚处于研究阶段,还没有一个十分成熟和满意的方法,且缺乏配套试剂,所以应用的还不多。报道的几种方法均是用一些已知的标准品进行试验且存在一些缺点,如均采用待测抗原直接吸附固相,这样固相的均质性必然对结果有很大的影响;同时,检测的样品液中其他成分也可以吸附固相,极易导致背景过高或精确度下降。此外,一些难以吸附固相的抗原不能用免疫-PCR 检测,连接分子的特异性和均质性对 PCR 扩增影响也很大。随着免疫-PCR 技术的进一步发展完善,免疫-PCR 的功能将得到更充分的发展,新的标记物和引物设计将扩展可检测分析的范围,简化操作的复杂性。

NOTE

第三节 生物素-亲和素技术

生物素(B)、亲和素(A)是一对具有高度亲和力的物质,两者既可偶联抗原也可偶联抗体。生物素-亲和素系统(BAS)是 20 世纪 70 年代末发展起来的一种新型生物反应放大系统。BAS 与标记免疫技术的有机结合,极大地提高了分析测定的灵敏度,目前已广泛用于微量抗原、抗体的定性、定量检测及定位观察研究。

一、生物素-亲和素系统的特点

(一) 生物素

生物素广泛分布于动、植物组织中,常从含量较高的卵黄和肝组织中提取,分子质量为 244.31 Da。生物素分子有两个环状结构,其中 I 环为咪唑酮环,是与亲和素结合的主要部位; II 环为噻吩环,C2 上有一戊酸侧链,其末端羧基是结合抗体和其他生物大分子的唯一结构,经化学修饰后,生物素可成为带有多种活性基团的衍生物——活化生物素。活化生物素可以与已知的几乎所有生物大分子偶联,包括蛋白质、核酸、多糖、脂类等。常用的活化生物素有生物素 N-羟基丁二酰亚胺酯(biotinyl-N-hydroxy succinimide ester,BNHS)、生物素酰肼(biotin hydrazide,BHZ)、肼化生物胞素(biocytin hydrazide,BCHZ)、3-(N-马来酰亚胺-丙酰)-生物胞素(3-(N-maleinimide-propionyl)-biocytin,MPB)和光敏生物素。

(二) 亲和素

亲和素亦称抗生物素蛋白、卵白素,是从卵白蛋白中提取的一种由 4 个相同亚基组成的碱性糖蛋白,每个亚基都能结合一个生物素分子,结合后稳定性更好。

亲和素由于带有一个糖链侧链,容易与细胞表面的多糖发生非特异性结合。因此,开发出了 SA。

SA 是由链霉菌分泌的一种蛋白质,分子质量为 65 kD。由 4 条相同的肽链组成,并且不带任何糖基。一个 SA 分子能结合 4 个生物素分子,二者的亲和常数(K)亦为 10^{15} L/mol。SA 的适用范围比亲和素更为广泛。

(三) BAS 的特点

1. 特异性 亲和素与生物素间的结合具有极高的亲和力,亲和常数(K)为 10^{15} L/mol,比抗原与抗体间的亲和力(K 为 $10^{5\sim11}$ L/mol)至少高 1 万倍,其反应呈高度专一性。因此,BAS 的多层次放大作用在提高灵敏度的同时,并不增加非特异性干扰。而且,BAS 结合特性不受试剂浓度、pH 及蛋白变性剂等有机溶剂影响。

2. 灵敏度 由于每个亲和素能与 4 个生物素分子结合,可同时以多价形式结合生物素化的大分子衍生物和标记物。因此,BAS 具有多级放大作用,使其在应用时可极大地提高检测的灵敏度。

3. 稳定性 生物素与亲和素间的作用是目前已知强度最高的非共价作用,二者结合形成复合物的解离常数很小,呈不可逆反应性;而且酸、碱、蛋白变性剂、蛋白溶解酶以及有机溶剂均不影响其结合。因此,BAS 在实际应用中产物的稳定性高,从而可减小操作误差,提高测定的精确度。

4. 普适性 BAS 的多功能性还能提供一套统一的研究方法。例如对于某待测分子,已经得到了该分子的生物素标记抗原,那么配合结合亲和素的胶体金可以在电镜下观测,配合结合荧光标记的亲和素可以使用流式细胞仪筛选,配合连接酶的亲和素可以进行免疫组织化学分析等。

5. 其他 BAS 可依据具体方法要求制成多种通用性试剂(如生物素化第二抗体等),适用于不同的反应体系,而且都可高度稀释,用量很少,成本低;尤其是 BAS 与成本高昂的抗原特异性第一抗体偶联使用,可使后者的用量大幅度减少,节约实验费用。此外,由于生物素与亲和素的结合具有高速、高效的特性,尽管 BAS 的反应层次较多,但所需的温育时间不长,实验往往只需数小时即可完成。

二、生物素-亲和素系统的基本类型

依据 BAS 的亲和素是否被标记分为 BAB 法和 BA 法两种基本类型。BAB(biotin-avidin bind,BAB)法是以游离亲和素为中间物,分别连接包含生物素化大分子的待测反应体系和标记生物素。在此基础上又发展了亲和素-生物素化酶复合物(ABC)法。BA 法是直接用标记亲和素连接生物素化大分子反应体系进行检测,或称标记亲和素-生物素。

根据待测反应体系中所用的是生物素化第一抗体还是生物素化第二抗体,又分为直接 BAS 法和间接 BAS 法。表 13-1 列出了常用的 BAS 方法和反应层次。

表 13-1　常用的 BAS 方法和反应层次

类 型	方 法	反 应 层 次
直接法	BA 法	Ag-(Ab-B)-A*
	BAB 法	Ag-(Ab-B)-A-B*
	ABC 法	Ag-(Ab-B)-AB* C
间接法	BA 法	Ag-Ab1-(Ab2-B)-A*
	BAB 法	Ag-Ab1-(Ab2-B)-A-B*
	ABC 法	Ag-Ab1-(Ab2-B)-AB* C

注:Ab-B 为生物素化抗体;A* 为标记亲和素;B* 为标记生物素

为避免内源性生物素的干扰,近年来采用抗生物素抗体或抗亲和素抗体建立了相应的 BAS 方法(表 13-2)。

表 13-2　使用抗生物素/亲和素抗体建立的 BAS 方法及反应层次

类 型	方 法	反 应 层 次
直接法	抗生物素抗体	Ag-(Ab-B)-Anti-B*
	抗亲和素抗体	Ag-(Ab-B)-A-Anti-A*
间接法	抗生物素抗体	Ag-(Ab-B)-Anti-B-Ab2*
	抗亲和素抗体	Ag-(Ab-B)-A-Anti-A-Ab2*

注:Anti-B* 为标记抗生物素抗体;Anti-A* 为标记抗亲和素抗体;Ab2* 为标记第二抗体。

(一) BAB 法

BAB 法也称为桥联亲和素-标记生物素(BRAB)法,是以游离的亲和素(或 SA)作为桥联剂,利用亲和素的多价性,一端连接待测反应体系中抗原-生物素化抗体复合物,另一端连接标记生物素(如酶标生物素),达到检测反应分子的目的。间接 BAB 法则先将抗原与特异性抗体结合,再用生物素化第二抗体与抗原抗体复合物结合,再加亲和素作为桥联剂,最后加酶标生物素,间接法使反应增加了一个层次,从而使灵敏度进一步提高。由于生物素化抗体分子上可连接多个生物素分子,因此最终形成的抗原-生物素化抗体-亲和素-酶标生物素复合物中可积聚大量的酶分子,加入相应底物后,即可产生强烈的酶促反应,从而提高检测的灵敏度。

(二) ABC 法

ABC 法在 BAB 法的基础上进行了改良,原理是预先将亲和素(或 SA)与酶标生物素按一定比例结合,形成可溶性的亲和素(或 SA)-生物素-过氧化物酶复合物(ABC 或 SABC)。将其加入待测反应体系中,ABC 或 SABC 中未饱和的亲和素(或 SA)结合部位即可与生物素化抗体(直接法)(图 13-4)或生物素化第二抗体(间接法)上的生物素结合,使抗原抗体反应体系与 ABC(或 SABC)标记体系连成一体进行检测。由于制备 ABC 时,一个标记了生物素的酶分子可通过其生物素连接多个亲和素(或 SA),而一个亲和素(或 SA)分子又可桥联多个酶标生物素分子,经过这种依次的相互作用连接,从而形成一种较大的、具多级放大作用的晶格样网状结构,其中含有大量酶分子。因此,该法极大地提高了酶在抗原抗体反应场所的浓度,使检测的灵敏度明显提高。

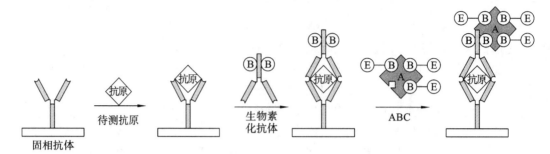

图 13-4 ABC-ELISA 直接法检测原理示意图

(三) BA 法

BA(或 LAB)法是以标记亲和素(或 SA)直接与免疫复合物的生物素化抗体连接进行检测(图 13-5)。间接 BA(或 LAB)法是采用生物素化第二抗体,可进一步提高检测的灵敏度。该法由于省略了加标记生物素的步骤,操作较 BAB 法简便。

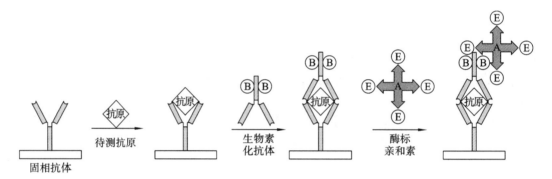

图 13-5 LAB-ELISA 直接法检测原理示意图

三、BAS 在免疫学检验技术中的应用

BAS 在免疫学检验技术中既可用于检测系统信号的放大,又可用于固相载体的包被。

(一) 固相载体的包被

包被是非均相免疫分析的重要环节,直接包被会影响抗体或抗体分子的效能以及包被效果。采用 BAS 连接固相载体表面,再与欲包被的抗原或抗体结合,实现间接包被,这样可极大地提高非均相免疫分析的灵敏度。

常用的有生物素-SA-生物素化抗体(抗原)和 SA-生物素化抗体(抗原)包被法。前者需要生物素化牛血清白蛋白(bovine serum albumin,BSA)包被固相载体;后者直接用 SA(或亲和素)包被固相载体,包被更为简便、省时、高效,实际应用中多采用此法进行固相载体的包被。

SA 包被的磁性纳米微球还可作为通用试剂,常用于发光免疫分析中反应形成复合物的分离。

(二) BAS 在 ELISA 中的应用

BAS 在 ELISA 中的应用形式有多种,即固相载体的包被和 ELISA 终反应的放大。用生物素化的抗体代替常规 ELISA 中的酶标抗体,然后连接亲和素-酶结合物(BA-ELISA)或亲和素连接酶标生物素(BAB-ELISA)或 ABC 试剂(ABC-ELISA),从而使反应信号放大,提高检测的灵敏度。

(三) BAS 在均相酶免疫测定中的应用

BAS 除了作为免疫测定的放大系统外,还可作为均相酶免疫测定中高效的酶活性调变系统,具体见均相酶免疫测定相关章节。

(四) BAS 在免疫组织化学技术中的应用

在酶免疫组织化学和荧光抗体技术中,对各组织中抗原分布进行分析时,常用到 BAS 的 BAB 法或 ABC 法以提高诊断的特异性和灵敏度。

(五) BAS 与亲和层析

BAS 可以与亲和层析的方法结合,大大提高纯化蛋白质的纯度,或者为已知配体寻找受体。BAS 也可用相似的方法分离纯化 DNA。

(六) BAS 在分子生物学中的应用

BAS 在分子生物学领域中的应用日渐增多,目前主要集中在以生物素标记核酸探针进行的定位检测,用 BAS 制备的亲和吸附剂进行基因的分离纯化以及将免疫测定技术与 PCR 结合建立免疫-PCR 用于抗原的检测等方面。

小 结

SPR 是一种分析生物分子间相互作用的生物传感分析技术,目前常用的是生物大分子间相互作用分析系统。SPR 传感器一般由光学系统、敏感元件、数据采集和处理系统等组成。SPR 技术具有免标记,实时、连续检测,样本要求低等特点。

免疫-PCR 技术是将免疫测定技术与 PCR 技术相结合而得到的。基本原理是首先将待测抗原与相应的生物素化抗体结合,通过 SA 连接生物素化质粒 DNA(例如,biotin-pUC19),形成 Ag-Ab-SA-biotin-pUC19 复合物,从而将特定的 DNA 间接吸附于固相,吸附于固相的 pUC19 在相应的引物存在下,可经 PCR 几小时扩增放大数百万倍,PCR 产物的多少与固相上抗原的量成正比。

BAS 以生物素和亲和素间独特的结合特性为基础,BAS 与标记免疫技术的有机结合,极大地提高了分析测定的灵敏度,已成为目前广泛用于微量抗原、抗体的定性、定量检测及定位观察研究的新技术。BAS 有 BAB 法和 BA(或 LAB)法两种基本类型。根据待测反应体系中所用的是生物素化第一抗体还是生物素化第二抗体,又可分为直接 BAS 法和间接 BAS 法。

思 考 题

1. 什么是 SPR?
2. SPR 技术的优点有哪些?
3. 免疫-PCR 的基本原理是什么?
4. 免疫-PCR 的方法类型有哪些?
5. 生物素-亲和素系统的特点和优势有哪些?
6. 生物素-亲和素系统的方法类型和原理是什么?
7. 生物素-亲和素系统的临床应用有哪些?

(张文玲)

NOTE

第四篇

临床免疫指标及其检测

　　第四篇的内容包括临床免疫学检验的质量保证、免疫分子的检测以及免疫细胞标志及其功能检测三章。内容涉及免疫学检验质量保证的概念、内容和方法；免疫分子的概念、分类、检测方法及临床意义；免疫细胞的表面标志、分离技术、数量与功能的检测方法及临床意义等。

　　临床免疫学检验的质量保证包括分析前的质量保证、分析中的质量保证和分析后的质量保证。免疫分子主要包括抗体分子、补体分子、细胞因子及黏附分子等。抗体分子检测包括血清、尿液及脑脊液的免疫球蛋白检测，通常应用速率免疫散射比浊法。补体分子检测包括补体活性检测和补体含量检测，前者通常应用免疫溶血法，后者通常应用速率免疫散射比浊法。细胞因子检测包括蛋白质水平的检测和基因水平的检测，前者通常应用 ECLIA 双抗体夹心法，后者通常应用实时荧光定量 PCR 技术检测细胞和组织中细胞因子 mRNA 的表达水平。免疫细胞检测包括免疫细胞的分离、淋巴细胞的数量与功能检测及吞噬细胞的功能检测等，数量上通常应用免疫细胞化学法和流式细胞仪计数法检测 CD 抗原等表面标志，功能上主要检测免疫细胞的增殖活性、分泌活性、杀伤活性、吞噬活性以及趋化活性等。

　　通过本篇内容的学习，掌握评价机体免疫功能的指标及其检测技术，可更好地服务于第五篇临床免疫相关疾病及其免疫学检验。

第十四章 临床免疫学检验的质量保证

免疫学检验技术基于抗原抗体反应的高特异性以及标记物的高灵敏度等优势，在临床应用越来越广泛。为了给临床提供可靠的疾病诊断、预防、治疗信息，必须要求检验数据准确可靠，因而质量保证成为临床免疫学检验核心工作之一。质量保证源于美国病理学家协会对临床实验室室内质量控制的研究，Levey 和 Jennings 于 1950 年首次发表使用质控图进行实验室室内质量控制的文献。到 20 世纪 70 年代，实验室质量控制进入全面质量管理阶段，80 年代末期发展到"认证实验室"管理阶段。国内起步较晚，卫生部临床检验中心于 1988 年开始在全国范围内开展乙肝标志物检验的质量评价活动，制定并不断完善适合国情的规则和标准（如 WS/T 494—2017、WS/T 644—2018、WS/T 573—2018 等），使其逐渐发展成为一套完善的免疫学检验的质量管理体系。临床免疫学检验实验室的质量保证贯穿于临床免疫学检验整个过程，涵盖实验室内、外进行的涉及临床检测的所有活动，本章在介绍质量保证相关基本概念的基础上，重点从分析前、分析中、分析后三个方面阐述如何进行全面质量管理。

第一节 概 述

一、质量保证的相关概念

1. 质量保证（quality assurance, QA） 为某一产品或服务满足特定的质量要求提供充分可信性所要求的有计划的和系统的措施。

2. 室内质量控制（internal quality control, IQC） 由实验室工作人员采取一定的方法和步骤，连续评价本实验室工作的可靠程度，旨在监测和控制本实验室常规工作的精密度，提高本实验室常规工作中批内、批间样本检验的一致性，并确定当批的测定结果是否可靠，可否发出检验报告。

3. 准确度（accuracy） 待测物的测定值与其真值的一致性程度。准确度不能直接以数值表示，通常以不准确度来间接衡量。对一分析物重复多次测定，所得均值与其真值或参考靶值之间的差异即为测定的不准确度（亦即偏倚）。

4. 偏倚（bias） 待测物的测定值与可接受参考值之间的差异。偏倚可分为批内偏倚和批间偏倚，其计算公式如下：

$$批内偏倚 = \frac{\overline{X}_w - X_t}{X_t} \times 100\%$$

$$批间偏倚 = \frac{\overline{X}_b - X_t}{X_t} \times 100\%$$

式中，$\overline{X}_w$ 为在同一测定批中 IQC 质控品的多个测定值的均值；$\overline{X}_b$ 为不同测定批的 IQC 质控品的测定值的均值;X_t 为质控品的靶值。批内偏倚反映的是该批测定的系统误差,如校准不准、非特异性显色等。批内偏倚所反映的问题要更大一些,如试剂或校准品变质所致的误差。

5. 精密度(precision) 在一定条件下所获得的独立的测定结果之间的一致性程度。与准确度一样,精密度同样以不精密度来间接表示。测定不精密度的主要来源是随机误差,以标准差(S)和(或)变异系数(CV)具体表示。S 或 CV 越大,表示重复测定的离散度越大,精密度越差,反之则越好。准确度好的实验,其精密度不一定好;准确度差的实验,其精密度也不一定差;反之亦然。

6. 重复性条件(repeatability condition) 在短的间隔时间内,在同一实验室对相同的测定项目使用同一方法和同一仪器设备,由相同的操作者获得独立的测定结果的条件。

7. 批(run) 在相同条件下所获得的一组测定。

8. 均值(mean) 一组测定值中所有值的平均值,亦称均数。按下式计算:

$$均值(\overline{X}) = \frac{\sum_{i=1}^{n} X_i}{n}$$

式中,$\sum X$ 为一组测定值中所有值的和;n 为测定值的个数。均值为计算值,在实际测定数据中可能会出现该值,也可能没有。

9. 标准差(standard deviation,SD 或 S) 表示一组测定值的分布情况,即离散度时,可用标准差表示。其计算公式如下:

$$标准差(S) = \sqrt{\frac{n\sum_{i=1}^{n} X_i^2 - (\sum_{i=1}^{n} X_i)^2}{n(n-1)}}$$

10. 变异系数(coefficient of variation,CV) 将标准差以其均值的百分比来表示,即为变异系数。可以下式计算:

$$CV = \frac{S}{\overline{X}} \times 100\%$$

11. 正态分布(normal distribution) 当一质控品用同一方法在不同的时间重复多次测定,测定数据足够多时,如以横轴表示测定值,纵轴表示在大量测定中相应测定值的个数,则可得到一个两头低、中间高、中间为所有测定值的均值、左右对称的"钟形"曲线,即正态分布,又称高斯分布。正态分布的基本统计学含义可用均值($\overline{X}$)、标准差(S)和概率来说明,均值($\overline{X}$)是曲线的正中线所对应的值,S 则表示测定值的离散程度,S 越大,曲线越宽,S 越小,曲线越窄。曲线下面积为概率,其与 $\overline{X}$ 和 S 的关系可阐述如下:所有测定值处于 $\overline{X}\pm S$ 范围内的概率为 0.68;处于 $\overline{X}\pm 2S$ 范围内的概率为 0.955;处于 $\overline{X}\pm 3S$ 范围内的概率为 0.997。见图 14-1。

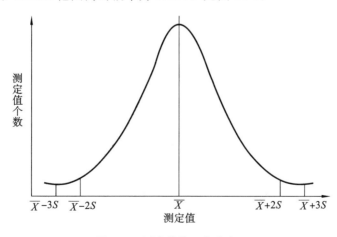

图 14-1 测定值的正态分布图

二、实验方法诊断效率评价

1. 诊断灵敏度（sensitivity of diagnosis）　将实际患者正确地判断为阳性（真阳性）的百分率。计算公式为 $\dfrac{TP}{TP+FN}\times100\%$，式中，TP 为真阳性，FN 为假阴性。理想测定方法的诊断灵敏度应为 100%。

2. 诊断特异性（specificity of diagnosis）　将实际无病者正确地判断为阴性（真阴性）的百分率。计算公式为 $\dfrac{TN}{TN+FP}\times100\%$。式中，TN 为真阴性，FP 为假阳性。理想测定方法的诊断特异性应为 100%。

3. 诊断效率（efficiency of diagnosis）　能准确区分患者和非患者的能力。计算公式为 $\dfrac{TP+TN}{TP+FP+TN+FN}\times100\%$。理想测定方法的诊断效率应为 100%。

4. 阳性预测值（positive predictive value，PPV）　特定方法测定得到的阳性结果中真阳性的百分率，计算公式为 $PPV=\dfrac{TP}{TP+FP}\times100\%$。理想测定方法的阳性预测值应为 100%，亦即没有假阳性。

5. 阴性预测值（negative predictive value，NPV）　特定方法测定得到的阴性结果中真阴性的百分率，计算公式为 $NPV=\dfrac{TN}{TN+FN}\times100\%$。理想测定方法的阴性预测值应为 100%，亦即没有假阴性。

第二节　分析前的质量保证

分析前的质量保证是指从临床医生开出检验医嘱开始，到实验室进入分析检测前的全过程，包括检验项目申请、患者准备、标本采集、标本运送和预处理等的全过程，需要医生、护士和患者的共同参与。只有有效控制该阶段中各个环节的误差，才能确保最后检验结果的质量。

一、检验项目申请

临床医生应根据循证医学和循证检验医学的原则，选择最直接、最有效、最经济的检验项目用于患者的诊治，并正确地开出检验申请单。检验人员应加强与临床的信息交流，在临床医生选择检验项目时，提出自己的建议。

检验申请单中应包括足够的信息，以识别患者和申请者，提供相关的临床资料。检验申请单一般包括以下内容：①患者的唯一性标识，如科室、床号、住院号等；②申请者姓名；③标本类型；④申请的检验项目；⑤患者的临床资料，如性别、年龄、临床诊断等；⑥标本采集时间。

二、患者准备

患者的年龄、性别、民族，以及经期、妊娠等生物属性都可能影响检验结果，但这些因素是难以控制的，应在分析后阶段解释检验结果时考虑其对检验结果的影响。

（一）患者状态

血液标本应在患者平静、休息的状态下采集。运动后，由于能量消耗、体液丢失、呼吸频率加快，可影响多个检验项目的结果。如患者从坐位变为站立位时，血清中肾素活性可出现明显增高。

（二）饮食影响

进食后一段时间内血液许多成分发生改变，如饱餐后采集的血液标本，有些患者血清可呈乳糜状,影响一些项目检测结果的准确性。特种蛋白检测常采用免疫浊度法,脂血中的脂蛋白颗粒可形成浊度从而对检测系统造成光学干扰,导致结果误差增大。此外,饮料、咖啡、茶,特别是饮酒也可对某些检验结果产生影响。因人们的饮食习惯多样化,生理功能又不尽相同,控制这一因素较好的办法是空腹 12 h 后采血。许多项目的参考范围是以空腹血液的测定值为基础的。

（三）药物影响

药物可通过其药理作用或毒副作用对某些检验项目的结果产生影响。如丝裂霉素可使血液中 PSA 浓度增高。由于药物品种繁多,患者对药物的耐受性不同,目前对药物影响检验结果的机制的了解有限,尤其是中药。因此在做某种检验时应暂停对检验结果可能产生干扰的药物,如不能停用,则解释检验结果时要考虑药物可能产生的影响。

（四）患者生理变异

1. 年龄 年龄对检验结果的影响可以用不同的参考范围来区别,如睾酮、雌二醇等指标,不同年龄应指定不同的参考范围。

2. 性别 许多检验项目的检测结果在男女之间有明显的差别。如叶酸、维生素 B_{12}、睾酮、雌二醇等项目,在正常人群中男女之间结果差异较大,因而需要对不同的性别制定不同的参考范围。

3. 季节变化 在不同季节检查患者某些免疫学项目时,应考虑季节带来的影响。如夏季暴露于日光中的时间较长,可造成血液中维生素 D 水平升高。三碘甲状腺原氨酸水平在冬季比夏季平均增高 20%。

4. 海拔高度 与较高的海拔高度相比较,在海平面处患者血清中某些成分的水平会发生变化。一些分析物浓度随海拔高度增高而减少,如血液中转铁蛋白、雌三醇、肾素等。当患者在两个差别很大的海拔高度处做相同的检查时,对于结果的分析应考虑海拔高度的影响。

5. 月经 月经周期是成年女性的正常生理过程,在月经周期的不同时期,多种激素水平发生改变,如雌二醇、卵泡刺激素、黄体生成素等的参考范围随月经周期的各阶段而不同。

6. 妊娠 妊娠期由于胎儿生长发育的需要,在胎盘产生的激素参与下,母体各系统发生一系列适应性生理变化。如妊娠期血液中人绒毛膜促性腺激素、孕酮水平明显增高。

7. 其他 摄入刺激物或成瘾性药物对一些免疫学检验项目也有影响。如咖啡因可使血管紧张素、儿茶酚胺水平增高;海洛因可升高甲状腺激素水平;过多吸烟可使血液中肾上腺素、醛固酮、皮质醇水平增高。

三、标本的采集与运送

临床免疫学检验项目通常采用血清、血浆标本,其他标本如尿液、脑脊液等体液标本及全血细胞等也可用于免疫学检验。要明确检验目的,了解采集时间、采集姿势、采集部位、溶血等因素对免疫学检验结果的影响,正确采集标本。临床免疫学检验中,血液标本常采集静脉血,分离血清后 2～8 ℃ 保存。要保证足够的标本量,以备复查,这是避免和解决医疗纠纷的有效措施。尿液标本采集随机尿还是特定时间采集应视项目要求而定。

标本采集后应及时送检,标本运送过程中应保证密闭、防震、防漏、防污染。由于标本运送过程的不同,必须了解运送过程对标本检测结果的影响,以便及时采取措施。对不能立即检测的标本应进行预处理后以适当的方式保存。最常用的方法是 4 ℃ 保存一周,需要长期保存的标本保存温度应低于 −20 ℃。

四、标本的验收与预处理

（一）标本验收

实验室要建立标本验收制度。其基本程序和内容如下:①查对检验申请单所填项目与标本是否相符;②标本号与检验申请单号是否相符;③检查标本的量和外观质量。如有无溶血、血清是否呈乳糜状、容器有无破损等;④核实标本采集与送达之间的时间间隔,必要时了解标本采集后的保存方法。

(二) 标本的预处理

对符合要求的标本,验收后按检验项目分类进行预处理,如编号、分离血清。血液标本不能立即检测时,均应及时分离血清,通常应将分离的血清加盖后放 4 ℃保存;用于测定某些不稳定成分的血清,可于−20 ℃或−70 ℃冷冻保存。

第三节　分析中的质量保证

分析中的质量保证是从标本的合格验收到分析测定完毕的全过程。这个阶段应在做好标本分析前质量保证的基础上,建立稳定可靠的测定系统,实施完善的室内质量控制和室间质量评价程序。

一、实验室的质量保证

临床免疫学实验室的设置要符合《医疗机构临床实验室管理办法》的要求,实验室环境设施应以满足生物安全要求为原则,以满足仪器设备运行条件及工作人员工作舒适性为基础,兼顾免疫学检验工作的流程特点进行设计。实验项目设置须符合《医疗机构临床检验项目目录》相关规定,同时能满足临床的需要。实验室仪器设备要求性能可靠,定期进行校准及保养。检测试剂要求质量合格,按规定条件进行运输及储存,在有效期内使用。实验室人员须有足够的专业知识,不仅要能够出具正确的标本检测结果,而且要能够对患者不同的检验指标进行综合分析,为临床提供相关领域专业知识的咨询服务。

二、实验室内的质量控制

(一) 标准品和质控品

1. 标准品和质控品的分类

(1) 标准品:含量确定的处于一定基质中特性明确的物质,这种物质通常是纯品,可分为一级、二级和三级三个等级。一级标准品数量有限,可使用 10~20 年,其为冻干品,内含载体蛋白。通常国际标准品(international standard,IS)为一级标准品;国家标准品则为二级标准品,可溯源至一级标准品,二级标准品可用来维持校准。三级标准品则通过与二级标准品的对比而来,为通常使用的商品校准品。

(2) 质控品:含量已知的处于与实际标本相同基质中的特性明确的物质,这种物质通常与其他杂质混在一起,根据其用途可分为室内质控品、室间质评样本和质控血清盘三类。室内质控品用于临床实验室日常工作的室内质控,其定值应可溯源至二级标准品。室间质评样本则为主持室间质评的机构制备或监制,通常无需准确的定值,但对于定性测定,则需用各种已有的方法,以明确其阴阳性。质控血清盘为经过筛检得到的有明确阴阳性的原血清标本,阳性强弱不一,阴性标本则可能含有对测定产生非特异性干扰的物质,阴、阳性血清总数之比通常为 1:1,血清盘可用于特定的定性免疫测定试剂盒的质量评价,评价内容包括特异性、灵敏度、符合率和对可能存在的非特异性干扰物的拮抗能力。

2. 标准品和质控品的基本条件

(1) 标准品的基本条件:特性应该清楚明确,理想的标准品应为纯品,但如特定分析物质具有同种型不均一性,则相应的标准品也应具备该特点。该要求通常难以满足,因为在纯化过程中,使用生化方法去除杂质会引起特定物质同种型的少量丢失。而使用免疫亲和层析纯化时,则由于洗涤过程常需在低 pH 变性条件下进行,有可能引起某些蛋白质的不可逆修饰。基因重组蛋白,一是

NOTE

表达产物仍需纯化和糖基化,二是糖基化可能与天然蛋白质有所不同。合格的标准品一般要求满足下列条件:①标准品的基质通常为含蛋白质的缓冲溶液,对测定结果应无明显影响;②对标准品的浓度一般无特殊要求,在方法的测定范围内即可;③在一定时间内,在规定的保存条件下应有良好的稳定性;④无已知的传染危险性,对已知的经血液传播的病原体如 HIV、HCV 和 HBV 等必须进行灭活处理;⑤靶值或预期结果已确定。

(2) 质控品的基本条件:合格的质控品一般要求满足下列条件:①质控品的基质应尽可能与临床试验中的待测标本一致。如临床常规检验中的标本为血清,质控品亦应为血清,以避免可能的"基质效应"的存在,而使得质控品与临床标本测定结果不一致。②质控品要求其所含待测物的浓度接近试验或临床决定性水平。所谓试验决定性水平是针对定性测定,特指特定试验的测定下限,亦即特定试剂的阳性判定值(cut-off 值)。使用接近试剂盒 cut-off 值的室内质控品,能灵敏地反映常规测定中的批间变异。临床决定性水平则是对定量测定而言,即测定物在此浓度时即满足相应临床采取诊疗措施的要求或具备决定性的临床诊疗价值。因此,以接近这种临床决定性水平的浓度设置室内质控品,最能反映该指标的测定有效性。③良好的稳定性。④无已知的传染危险性,对已知的经血液传播的病原体如 HIV、HCV 和 HBV 等必须进行灭活处理。⑤可单批大量获得。

3. 标准品和质控品的定值方法 决定性方法(definitive method)是指具有高精密度及没有系统偏差的参考方法。放射性核素稀释质谱法可作为类固醇激素和其他一些小分子物质测定的决定性方法,但这种方法极为昂贵,故难以大规模使用。用于蛋白质测定的质谱法虽在快速发展,但仍无合适的方法用于复杂生物学样本中低浓度多肽的定量测定。当没有决定性方法可使用时,可确定一个参考方法,例如有人提出载脂蛋白 B 的参考方法;HCG 测定标准化工作组推荐了可用于不同 HCG 变异体测定的参考方法。这种参考方法应有检测下限、不受非特异性干扰及不与相关的化合物发生交叉反应,同时还应该容易实现。即使所有关键试剂都相同,在测定具体设计上的差异仍会引起偏倚,因此有必要建立一个参考实验室的网络,以保持参考方法的有效性。

4. 质控品的正确使用和保存 质控品在使用时应注意以下几点:①严格按质控品说明书操作;②冻干质控品复溶时,要确保溶剂(试剂水)的纯度与质量;③冻干质控品复溶时,所加溶剂的量要确定,并尽量保持每次加入量的一致性;④冻干质控品复溶时应轻轻摇匀,使内容物完全溶解,切忌剧烈振摇;⑤冻干质控品复溶后应置室温半小时,待其内容物稳定后再开始使用;⑥质控品应严格按使用说明书规定的方法保存,不能使用超过有效期的质控品;⑦质控品应与患者标本在相同的条件下进行测定。

(二) 免疫学检验的统计学质量控制

统计学质量控制是使用室内质控品与临床常规标本同时检测,然后根据室内质控品的测定结果,采用统计学的原理方法判断所进行的临床常规标本测定是否在控的一种质量控制措施。统计学质量控制的功能就是发现误差的产生并分析误差产生的原因,采取相应措施予以避免。

1. 实验变异的基线测定 英国学者 Whitehead 最早对临床检验的统计学室内质量控制提出了一个操作步骤,即实验室在开展室内质控前,首先要进行实验变异的基线测定,亦即使用质控品确定实验在最佳条件和常规条件下的变异。

(1) 最佳条件下的变异(optimal conditions variance,OCV):在仪器、试剂和操作者等可能影响实验结果的因素均处于最佳时,连续测定同一浓度、同一批号质控品 20 批次以上,即可得到一组质控数据,经计算可得到其均值($\overline{X}$)、标准差(S)和变异系数(CV),此 CV 即为 OCV。需要注意的是,所有测定数据不管其是否超出 $\overline{X}\pm3S$,均要用于上述统计计算。

(2) 常规条件下的变异(routine conditions variance,RCV):在仪器、试剂和操作者等可能影响实验结果的因素均处于通常的实验室条件下时,连续测定同一浓度、同一批号质控品 20 批以上,即可得到一组质控数据,经计算可得到其均值($\overline{X}$)、标准差(S)和变异系数(CV),此 CV 即为 RCV。同样,所有测定数据不管其是否超出 $\overline{X}\pm3S$,均要用于上述统计计算。

若 RCV 小于 2 倍 OCV,则 RCV 可接受,否则,就需要对常规条件下的操作水平采取措施予以改进。通常在免疫学检测中 ELISA 测定的 OCV 应小于 15%，使用自动化免疫分析仪测定时的 OCV 应小于 10%。

除了对上述批间变异的测定外，基线测定还应包括批内变异的测定及对室内质控品的测定准确度的评价。测定准确度在定量测定时是指批内和批间测定结果的均值与靶值的差异。在定性测定时，则是指接近其测定下限的弱阳性样本批内和批间测定的结果是否为阳性。

2. 定量测定时质控方法的选择及应用

（1）Levey-Jennings 质控方法：Levey-Jennings 质控图也称 Shewhart 质控图，由美国学者 Shewhart 于 1924 年提出并用于工业产品的质量控制。20 世纪 50 年代，Levey 和 Jennings 将其引入临床检验的质量控制，经 Henry 和 Segalove 的改良，已成为目前常用的 Levey-Jennings 质控图（图 14-2）。它以 20 份质控品的测定结果计算均值和标准差，定出质控限（以 $\overline{X}\pm2S$ 为警告限，$\overline{X}\pm3S$ 为失控限）。此图表达直接、清楚，可直接观察批内误差和批间误差。

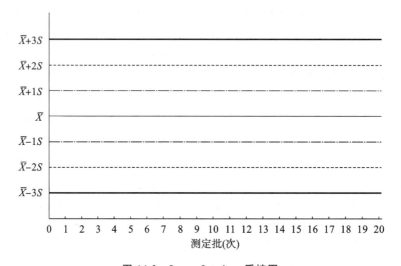

图 14-2　Levey-Jennings 质控图

（2）Westgard 多规则质控方法：Levey-Jennings 质控方法虽然简单易行，但由于其仅使用单个质控判断规则，显得较为粗糙。1980 年，Westgard 等在此基础上，建立了一种多规则质控方法，即 Westgard 多规则质控方法。与 Levey-Jennings 质控方法相比，Westgard 多规则质控方法具有 Levey-Jennings 质控方法的优点，可通过相似的质控图来进行分析。但 Westgard 多规则质控方法假失控和假报警的概率较低，误差检出能力增强，失控时，对导致失控产生的分析误差的类型有较强的辨别能力，从而有助于采取相应的措施进行纠正。

常用的 Westgard 多规则包括 1_{2S}、1_{3S}、2_{2S}、R_{4S}、4_{1S}、$10_{\overline{X}}$ 6 个质控规则，分述如下。

1_{2S}：警告规则，不是失控规则。若质控结果超出 $\overline{X}\pm2S$（不包括正好在控制线上的结果），表示本批结果可能有问题，是一个警告，但不能肯定是失控，需要做进一步分析。

1_{3S}：如质控结果超出 $\overline{X}\pm3S$，判为失控。

2_{2S}：有 2 种表现，同批两个质控品的质控结果同方向超出 $\overline{X}\pm2S$ 限值，或同一质控品连续两次质控结果同方向超出 $\overline{X}\pm2S$ 限值。

R_{4S}：在一批检测中，如一个质控品的质控结果超出 $\overline{X}+2S$ 限值，另一个超出 $\overline{X}-2S$ 限值，或一个超出 $\overline{X}+2.5S$，另一个超出 $\overline{X}-1.5S$ 时，表明随机误差过大，属失控。

4_{1S}：有两种表现，一种是 1 个水平的质控品的连续 4 次质控结果超出了 $\overline{X}+1S$ 或 $\overline{X}-1S$ 的限值，另一种是 2 个水平的质控品同时连续 2 次的质控结果同方向超出 $\overline{X}+1S$ 或 $\overline{X}-1S$ 的限值。这是系统误差造成的失控。

$10_{\overline{X}}$：连续 10 次质控结果在均值的一侧，是系统误差的表现。本规则也有 2 种表现：一种是 1 个水平的质控品连续 10 次质控结果在均值的同一侧，另一种是 2 个水平的质控品同时连续各有 5

NOTE

次的质控结果在均值的同一侧。这是系统误差造成的失控。

Westgard多规则质控结果判断步骤如图14-3所示,当质控结果违反1_{2s}规则时,则启动1_{3s}规则进行判断,如在控,则按2_{2s}、R_{4s}、4_{1s}、$10_{\overline{x}}$顺序进行判断,只有当使用所有质控规则判断确定某测定批在控时才说明该测定批在控,只要上述质控规则之一判断测定批失控即认为该测定批失控。

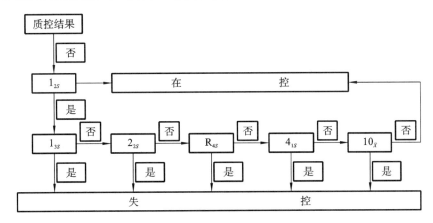

图 14-3 Westgard 多规则质控结果判断步骤

(3)累积和(cumulative sum,CUSUM)质控方法:累积和质控方法也是Westgard等提出的,对系统误差有较好的测出能力。其质控规则也是以均值($\overline{X}$)和标准差(S)为基础确定的,常用质控规则及其含义如表14-1所示。

表 14-1 常用的累积和质控规则

质 控 规 则	起动累积和计算的阈值(k)	质控限(h)
$CS_{2.7S}^{1.0S}$	$X\pm1.0S$	$X\pm2.7S$
$CS_{3.0S}^{1.0S}$	$X\pm1.0S$	$X\pm3.0S$
$CS_{5.1S}^{0.5S}$	$X\pm0.5S$	$X\pm5.1S$

质控具体步骤及结果判断方法如下:

①与上述其他质控方法一样,首先得到测定均值($\overline{X}$)和标准差(S)。

②确定起动累积和计算的阈值(k)和质控限(h)。

③确定质控规则。

④绘制质控图(图14-4)。

⑤累积和计算,即每次测定后,如测定值超出阈值,则计算测定值与阈值(k)之差,并进行累积相加得到累积和,当累积和的"正(+)"或"负(-)"符号发生改变时即停止累积和计算,直至测定值再次超出k时,再起动累积和计算,以累积和是否超出质控限(h)来判断测定是否失控。

⑥如有失控,则采取措施予以纠正,再开始上述累积和计算。

(4)"即刻法"质控方法:"即刻法"质控方法的实质是一种统计学方法,即Grubs异常值取舍法,只要有三次的数据即可决定是否有异常值的存在。在基层医院的临床免疫学检验中,通常不是每天都有测定,有的几天才做一次,由于"即刻法"质控只要有连续3批质控测定值,即可对第3次测定结果进行质控,因而在这种情况下及在得到20次IQC质控测定值之前,可采用这种方法进行室内质控。具体步骤如下。

①将连续的质控测定值按从小到大的顺序排列。

②计算均值($\overline{X}$)和标准差(S)。

③按下述公式计算$SI_{上限}$和$SI_{下限}$值。

$$SI_{上限} = \frac{X_{最大值} - \overline{X}}{S}$$

NOTE

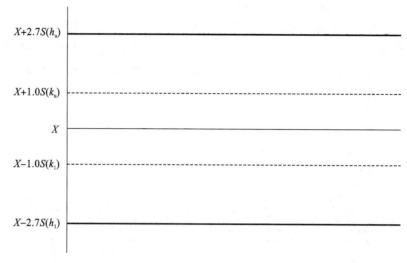

图 14-4 累积和质控图

$$\mathrm{SI}_{\text{下限}} = \frac{\overline{X} - X_{\text{最小值}}}{S}$$

④将 SI$_{\text{上限}}$ 和 SI$_{\text{下限}}$ 值与 SI 值表(表 14-2)中的数值比较。

表 14-2 "即刻法"质控 SI 值表

n	n_{3S}	n_{2S}	n	n_{3S}	n_{2S}
3	1.15	1.15	12	2.55	2.29
4	1.49	1.46	13	2.61	2.33
5	1.75	1.67	14	2.66	2.37
6	1.94	1.82	15	2.71	2.41
7	2.10	1.94	16	2.75	2.44
8	2.22	2.03	17	2.79	2.47
9	2.32	2.11	18	2.82	2.50
10	2.41	2.18	19	2.85	2.53
11	2.48	2.23	20	2.88	2.56

质控结果的判断:SI$_{\text{上限}}$ 和 SI$_{\text{下限}}$ 值均低于表 14-2 中 n_{2S} 对应的值时,说明质控测定值的变化在 2S 之内,是可以接受的。如 SI$_{\text{上限}}$ 和 SI$_{\text{下限}}$ 值之一处于 n_{2S} 和 n_{3S} 对应的值之间,说明该质控测定值的变化在 2S~3S 之间,处于"告警"状态。当 SI$_{\text{上限}}$ 和 SI$_{\text{下限}}$ 值之一高于 n_{3S} 对应的值时,说明质控测定值的变化已超出 3S,处于"失控"状态。

3. 半定量及定性免疫检验的室内质量控制 半定量及定性免疫检验方法较多,主要有沉淀试验、凝集试验、荧光免疫试验、化学发光免疫试验和酶免疫试验等,测定结果的判断为反应性或非反应性、阴性或阳性。此类测定的质量控制要点是测定下限,因此应选择靶抗原或抗体浓度接近试剂盒或方法的测定下限的质量控制品进行室内质量控制,并与临床标本的测定同时进行,以判断检测方法的有效性。如自身抗体检测的荧光免疫试验,每次测定都应至少带一个已知的弱阳性对照,从而有助于判断临床标本的检测结果是否有效。此外,根据所用方法的特点,如酶免疫试验中双抗体夹心模式中的一步法,须用高浓度质量控制品进行质量控制,以防止前带现象的发生;阴性质量控制可检出由于反应体系异常而出现的假阳性结果,对于定性免疫检验也是必需的。半定量及定性免疫检验室内质量控制结果,由于结果判读、记录容易,一般不需要像定量免疫检验项目一样使用质量控制图进行判断。

4. 室内质量控制数据的管理 室内质量控制是长期的日常工作,对于每天累积下来的大量数据,除了在每月结束时做小结和分析外,还应该作为实验室重要的资料予以长期妥善的保存。

(1) 每月室内质量控制数据的统计处理:每月结束时,应将各个分析项目的质量控制数据做回顾分析,观察每一张质控图的总体情况是否正常,注意所有的异常情况(如数据连续分布在均值一侧、渐进趋向性的现象等)是否已做出处理等。也要注意质控图的细节,如操作者的标识是否完整、数据点的标记是否规范、所有发生的时间的记录是否完整等。对于在回顾性分析质控图中发现的问题也应做记录,并告知相关的人员,以期不断提高质量控制意识和工作质量。

统计计算每张质控图的当月 $\overline{X}$、S 和 CV,并与以前的数据做比较,尤其是与本室的 OCV 与 RCV 做比较。如整个控制系统没有大的变动,这三个数据也应呈一定的稳定性,任何一个数据出现明显的波动一定是有原因的,要仔细分析。

(2) 每月室内质量控制数据的保存:每月的室内质量控制数据和资料,包括质控图、失控情况记录、失控处理措施、每月分析小结等,都应装订成册,由质量控制负责人归档保存。应用电脑的实验室,可将上述室内质量控制数据和资料以电子档案的形式进行备份。

室内质量控制是监测日常工作质量的一种手段,出现失控情况完全是正常的,不能因此认为质量控制做得不好。实验室如果为了追求形式上的效果,将失控的数据不做记录,或将数据进行修改,拿出无可挑剔的质控图是毫无意义的,重要的是使质量控制真正发挥控制的作用,切实起到促进和提高实验室技术和管理水平的效能。

三、室间质量评价

(一) 室间质量评价的概念及作用

室间质量评价(external quality assessment,EQA)是为客观地比较某一实验室的测定结果与靶值的差异,由外单位机构,采取一定的方法,连续、客观地评价实验室的结果,发现误差并校正结果,使各实验室之间的结果具有可比性的操作。这是对实验室操作和检验方法的回顾性评价,而不是用来决定实时测定结果的可接受性。当 EQA 用来为实验室执业许可或实验室认证的目的而评价实验室操作时,常描述为实验室能力验证(proficiency testing,PT)。在较早的文献中,常用室间质量控制(external quality control)来表示 EQA。在某些国家如德国,EQA 为室间质量保证(external quality assurance)的缩写,虽名词表达有异,但所代表的实质内涵基本相同。室间质量评价作为质量保证的重要手段可帮助参与实验室提高质量、改进工作、减少误差,避免可能出现的医疗纠纷和法律诉讼,建立各实验室间检验结果的可比性,最终使参与实验室保证检验结果的准确性。

(二) 室间质量评价的实施过程

(1) EQA 组织机构首先应对参加 EQA 的实验室基本条件进行详细调查,如实验系统、仪器、试剂来源、室内质量控制执行情况等。

(2) 组织者发放统一的质控样本,对参加 EQA 的实验室而言,质控血清的靶值可以是已知的,也可以是未知的。

(3) 参加 EQA 的实验室应及时将检测结果的原始数据反馈给 EQA 组织机构。

(4) 组织机构对各实验室的反馈结果综合评价、统计分析并绘制分布图,将分析结果反馈给各实验室,同时,组织者还应帮助参加 EQA 的实验室分析检测结果,供实验室改进工作时参考。

(三) 室间质量评价样品检测需注意的问题

(1) 室间调查样品必须按照实验室常规工作,用与待测患者样品同样的方式,用实验室常规检验方法,由进行常规工作的检验人员检测。

(2) 检测调查样品的次数必须与检测患者样品的次数一致。

(3) 不应在回报室间质量评价结果给组织机构之前进行有关检测结果的实验室之间的交流。

(4) 不能将调查样品或样品的一部分送到其他实验室进行检测。

(5) 实验室对调查样品进行检测时,应将处理、准备、审核、检验的每一个步骤和结果报告等做

NOTE

好记录,并妥善保存。

(四)质量保证、室内质量控制和室间质量评价之间的关系

临床实验室常规免疫检验的步骤很多,基本上可分为标本收集、实验室测定和结果报告及其解释等。IQC仅覆盖上述各步骤中的测定分析步骤;而EQA则除了监测测定分析步骤外,还包括一个较大范围的实验室活动,如在标本接收中标本处理的可靠性,以及测定结果的报告和解释。QA覆盖了更宽范围的活动,最为重要的是标本收集、结果报告和解释阶段。尽管这些阶段常常不在实验室的直接控制下,但实验室有责任为患者或临床医生如何正确地使用实验室测定结果提供明确的建议,并在适当的情况下,对测定结果做出解释。QA还与激素、肿瘤标志物和药物浓度的测定相关。因为这些指标的测定要考虑患者在分析前的准备(如禁食、治疗对测定可能存在的干扰等)、标本收集的时间(如天或月的具体时间)和标本的稳定性(如在标本的运送过程中激素的降解)。这些因素对测定结果往往具有决定性的影响,其在保证测定结果的可靠性上与测定中的影响因素具有同等的重要性。QA还应评价实验报告的发出周期(及时性)、完整性和简洁性。实验室工作的QA在确保患者治疗质量上有重要意义。

第四节 分析后的质量保证

分析后的质量保证是指完成标本检测后,为使检验数据准确、真实并转化为临床能直接采用的疾病诊疗信息而确定的质量控制措施和方法,主要包括检验结果的报告、审核与发放,检验后标本的保存与处理及咨询服务。

一、检验结果的报告、审核与发放

(一)检验结果报告

一份完整的免疫学检验报告单包括患者个人信息、患者疾病信息、检验申请者信息、标本类别及状态、标本采集时间、实验室接收标本时间、报告发放时间、检验项目、检验结果、检验结果单位、结果参考范围、检验方法、检验者与审核者信息等内容。对超过危急值的结果应立即进行复查,确认无误后由检验人员在规定时限内通知临床医生,并做好记录。对病理性溶血、乳糜血等可能影响检验结果的特殊标本宜在报告单上注明。实验室应对检验结果进行保存,以便复查和核对。

(二)检验结果审核

检验结果只有在审核合格后才能提供给患者。检验报告发布前,除操作人员签名外,还应由其他检验人员进行审核并签名。审核的内容包括对检验申请的检测项目是否已完成,是否有漏项、错项,超出检测范围的结果是否经过稀释等,检验结果的填写是否正确,检验结果报告单是否内容正确,检测过程中的室内质量控制是否在控等。

(三)检验结果的发放

检验结果应及时发放,以保证患者及时获取检验结果并得到及时的诊断和治疗。对于急诊检验结果应在最短时间内报告,对于临床危急值应迅速将检验结果报告给临床医生,避免对患者诊治的延误,危及患者生命。对免疫学检验中涉及对患者影响较大的病原体检测结果,需按照有关规定保护患者隐私。

二、检验后标本的保存与处理

检验后标本保存的目的是必要时进行复查,对于临床免疫学检验后的标本保存时间和保存方法需根据分析物的稳定性而定。通常免疫学检验标本以4 ℃保存不超过一周为宜,−70 ℃低温可保存更长时间。鉴于各种检验标本具有或有潜在的生物危害,对于检验后标本的处理应按照有关

法规要求进行。

三、咨询服务

现代医学要求检验人员不仅要提供及时、准确的检验结果，还应对分析前检验项目以及分析后检验结果提供检验医学咨询服务。检验人员不仅可以在医生或患者得到检验结果后提供咨询服务，也可在检验开始之前或仅为了解检验医学动态或常识而提供咨询服务，可提高临床实验室的总体服务水平，充分发挥检验医学在疾病诊治中的作用。

小 结

临床免疫学检验的质量保证是为提供给患者临床诊疗或提高临床研究数据的有效性而采取的一系列措施，涉及许多医学统计学的概念及计算数据，从而支持其科学性、有效性。

全面质量管理包括分析前的质量保证、分析中的质量保证和分析后的质量保证。分析前的质量保证是指从临床医生开出检验医嘱开始，到实验室进入分析检测前的全过程，包括检验项目申请、患者准备、标本采集、标本运送和预处理等过程。分析中的质量保证是从标本的合格验收到分析测定完毕的全过程。统计学质量控制是使用室内质控品与临床常规标本同时检测，然后根据室内质控品的测定结果，采用统计学的原理方法判断所进行的临床常规标本测定是否在控的一种质量控制措施。统计学质量控制的功能是发现误差及分析误差产生的原因，采取措施予以避免。Westgard 多规则质控方法是目前常用的统计学质量控制方法，包括 1_{2S}、1_{3S}、2_{2S}、R_{4S}、4_{1S}、$10_{\overline{x}}6$ 个质控规则。室间质量评价是为客观地比较某一实验室的测定结果与靶值的差异，由外单位机构采取一定的方法，连续、客观地评价实验室的结果，发现误差并校正结果，使各实验室之间的结果具有可比性的操作。这是对实验室操作和检验方法的回顾性评价，而不是用来决定实时测定结果的可接受性。分析后的质量保证是指完成标本检测后，为使检验数据准确、真实并转化为临床能直接采用的疾病诊疗信息而确定的质量控制措施和方法，主要包括检验结果的报告、审核与发放，检验后标本的保存与处理及咨询服务。

思 考 题

1. 什么是室内质量控制和室间质量评价？
2. 合格标准品和质控品的基本条件有哪些？
3. 常用的 Westgard 多规则包括哪些内容？
4. Westgard 多规则质控结果判断步骤是什么？
5. 质量保证、室内质量控制和室间质量评价之间的关系是什么？

（李伟皓）

NOTE

第十五章 免疫分子的检测

学习目标

掌握：免疫分子的概念和类别；主要免疫分子的概念及主要功能；血清 IgG、IgA、IgM、IgE、IgG 亚类的检测方法和临床意义；CH50 和 AH50 的概念和临床意义；补体 C3、C4 的检测方法和临床意义；IL-2、IL-4、IL-6、IL-8、IFN-γ、TNF-α 的检测方法和临床意义。

熟悉：免疫分子与临床的关系；选择性蛋白尿指数、白蛋白商值、IgG 生成指数的概念及临床意义；CH50 的检测原理和检测方法；sIL-2R 的检测方法和临床意义。

了解：血清型 IgD 的检测方法和临床意义；C1q 的检测方法和临床意义；补体结合试验的原理和临床意义。

1890 年，Von Behring 和 Kitasato 用白喉外毒素免疫动物，动物血清中产生了一种能中和外毒素的物质，称之为抗毒素，这是最先发现的抗体（antibody，Ab）。1899 年，比利时医生 Jules Bordet 发现并证实新鲜血清中存在一种不耐热的成分，可辅助和补充特异性抗体介导的溶菌、溶血作用，称之为补体（complement，C）。20 世纪 80 年代，科学家先后克隆出许多在造血、细胞活化、细胞生长和分化、免疫调节、炎症等许多重要生理和病理过程中发挥重要作用的小分子蛋白质——细胞因子。后陆续发现了黏附分子、CD 分子、MHC 分子等。现将参与机体免疫反应或免疫调节的具有免疫活性的蛋白质或多肽类物质称为免疫分子。免疫分子几乎参与免疫应答的全过程，在机体感染免疫、肿瘤免疫、移植免疫及自身免疫等中均发挥至关重要的作用。免疫分子之间相互作用，互为因果，构成复杂的免疫分子网络。免疫分子检测对于相关疾病的诊断、治疗、预后判断具有重要意义。本章简要介绍免疫球蛋白、补体、细胞因子以及黏附分子等的生物学特性与功能，重点叙述免疫球蛋白、补体、细胞因子的检测方法与临床意义。

第一节 概　述

免疫分子按部位可分为分泌型分子和膜型分子，分泌型分子包括抗体、补体、细胞因子等；膜型分子包括黏附分子、受体、CD 分子、MHC 分子等。按功能可分为效应分子和信息分子，抗体、补体等是代表性的效应分子；细胞因子、受体等是代表性的信息分子。抗体、补体、细胞因子及黏附分子是主要的免疫分子。

一、抗体

（一）抗体的概念与分类

抗体是在抗原刺激下，B 细胞分化为浆细胞，由浆细胞所产生的、可与相应抗原发生特异性结合的免疫球蛋白（immunoglobulin，Ig）。Ig 是具有抗体活性或化学结构与抗体类似的球蛋白。所有的抗体都是 Ig，但 Ig 不一定是抗体。Ig 主要存在于血液中（约占血浆蛋白的 20%），也可存在于尿液、脑脊液等其他体液中。

Ig 主要分为 IgG、IgM、IgA、IgE、IgD 五类，是十分重要的免疫分子。血液中五类 Ig 的含量和功能各不相同(表 15-1)。

表 15-1 人 Ig 的主要性质与功能

性 质	IgG	IgM	IgA	IgE	IgD
分子质量/kD	150	950	160	190	184
主要存在形式	单体	五聚体	单体/双体	单体	单体
开始合成时间	出生后 3 个月	胚胎后期	出生后 4～6 个月	较晚	随时
占血清 Ig 比例	75%～80%	5%～10%	10%～15%	0.02%	0.3%
半衰期/天	23	10	6	2.5	3
抗原结合价	2	5	2/4	2	2
溶细菌作用	+	+	+	?	?
胎盘转运	+	—	—	-	—
黏膜转运			+		
结合吞噬细胞	+	—	+	—	
结合肥大细胞	—	—	—	+	
经典途径激活	+	+			
旁路途径激活	+(IgG₄)	—	+(IgA₁)	—	
其他作用	再次应答 抗感染	初次应答 早期防御	黏膜免疫	I 型超敏反应 抗寄生虫	B 细胞标志

(二) 抗体的主要功能

抗体的功能与其结构密切相关。抗体的基本结构是由四条肽链分子组成的"Y"形结构,包括两条分子量较大的重链(heavy chain,H)和两条分子量较小的轻链(light chain,L)。H 链和 L 链靠近 N 端的氨基酸序列中变化较大的区域,称为可变区(variable region,V 区),靠近 C 端的氨基酸序列中相对恒定的区域,称为恒定区(constant region,C 区)。抗体的 V 区和 C 区的作用,构成了抗体的生物学功能。

1. 识别抗原 抗体分子的主要功能是识别并特异性结合抗原。V 区的互补决定区可识别并结合抗原的表位。Ig 结合抗原表位的个数称为抗原结合价。单体 Ig(如 IgG 等)结合 2 个抗原表位,为双价;双体 Ig(如分泌型 IgA)为 4 价;五聚体 IgM 由于立体构型的空间位阻,一般只能结合 5 个抗原表位,故为 5 价。抗体 V 区在体内可结合病原微生物及其产物,具有中和毒素、阻断病原微生物入侵、清除病原微生物等免疫防御功能。

2. 激活补体 抗体分子与抗原结合后,暴露 C 区的补体结合点,结合补体 C1,从而激活补体经典途径。

3. 结合 Fc 受体(Fc receptor,FcR) 抗体 C 区的 Fc 段与细胞的 FcR 结合,产生不同的生物学效应。①调理作用:IgG 型抗体的 Fc 段与吞噬细胞的 FcR 结合,Fab 段与病原体的表位结合,促进吞噬细胞对病原体等的吞噬作用,称为调理作用。②抗体依赖细胞介导的细胞毒作用(antibody-dependent cell-mediated cytotoxicity,ADCC):IgG 型抗体的 Fc 段与 NK 细胞及吞噬细胞的 FcR 结合,Fab 段与肿瘤细胞或病毒感染细胞的表位结合,介导 NK 细胞及吞噬细胞杀伤靶细胞,称为 ADCC。③ I 型超敏反应:IgE 型抗体的 Fc 段与肥大细胞和嗜碱性粒细胞的 FcR 结合,使其成为致敏细胞,若 Fab 段再次接触相同变应原,可促使致敏细胞脱颗粒,释放生物活性介质,介导 I 型超敏反应。

4. 穿过胎盘和黏膜 IgG 可通过胎盘,是一种重要的自然被动免疫机制,对于新生儿抗感染具有重要意义;分泌型 IgA 可通过呼吸道和消化道黏膜,是黏膜局部免疫的主要因素。

NOTE

（三）抗体与临床

1. 抗感染免疫　抗体分子是人体体液免疫的主要效应分子。IgG 在血清中含量最高,是再次免疫应答的主要抗体,亲和力高,分布广泛,可穿越胎盘屏障,是机体抗感染的"主力军";IgM 是机体受感染后最先出现的抗体,抗原结合能力强,是机体抗感染的"先头部队";分泌型 IgA 是外分泌液中的主要抗体类型,介导黏膜免疫,是机体抗感染的"边防军"。通过抗体检测可评估机体体液免疫功能。

2. 抗肿瘤免疫　IgG 与 IgM 型抗体与肿瘤细胞的表位结合后,与补体协同作用,杀伤肿瘤细胞;IgG 型抗体与 NK 细胞、吞噬细胞的 FcR 结合后,介导 ADCC 效应,杀伤肿瘤细胞;IgG 型抗体与吞噬细胞的 FcR 结合后,介导调理作用,吞噬肿瘤细胞。

3. 引起超敏免疫　IgE 型抗体与肥大细胞和嗜碱性粒细胞的 FcR 结合,使其成为致敏细胞,介导Ⅰ型超敏反应;IgG、IgM 型抗体与靶细胞的抗原表位结合后,与补体、吞噬细胞、NK 细胞协同作用,介导Ⅱ型超敏反应;IgG、IgM 与 IgA 型抗体与相应抗原结合后,形成可溶性免疫复合物,在血小板、嗜碱性粒细胞及中性粒细胞参与下,介导Ⅲ型超敏反应。

4. 引起自身免疫　自身抗体可引起自身免疫病。这些自身抗体包括抗自身细胞成分的抗体(如抗红细胞抗体引起自身免疫性溶血性贫血)、抗细胞表面受体的自身抗体(抗乙酰胆碱受体抗体阴性引起重症肌无力)、抗细胞外成分的自身抗体(抗基底膜Ⅳ型胶原抗体引起肺出血-肾炎综合征)等。患者体内的自身抗体是诊断自身免疫病的重要标志物之一。

5. 人工被动免疫制剂　给患者注射含特异性抗体的免疫血清制剂,如抗毒素、人免疫球蛋白制剂等,可以治疗或紧急预防某些感染性疾病或中毒性疾病。

二、补体

（一）补体的概念与分类

补体是存在于人和动物新鲜血清、组织液及细胞膜表面的一组活化后具有酶活性的球蛋白,可辅助和补充特异性抗体介导的溶菌、溶血作用,故称为补体。其由 30 余种可溶性蛋白质和膜结合蛋白组成,故称为补体系统。补体成分的性质不稳定,易受各种理化因素的影响,如 56 ℃温育 30 min 即被灭活。

根据各成分的功能不同,可将补体系统分为补体固有成分、补体调节蛋白和补体受体(complement receptor,CR)三类。其中补体固有成分包括:①经典途径的 C1、C2、C4。②旁路途径的 B 因子、D 因子、P 因子。③凝集素途径的甘露糖结合凝集素(mannose-binding lectin,MBL)、MBL 相关丝氨酸蛋白酶(MBL-associated serine protease,MASP)。④共同组分:C3、C5、C6、C7、C8、C9。正常人体内补体含量相对稳定,疾病时可能发生改变,补体含量与活性的检测,对机体免疫状态的评价和某些疾病的诊断具有重要参考价值。

（二）补体的主要功能

1. 细胞毒作用　补体系统经三条途径激活后,形成攻膜复合物(membrane attack complex,MAC),导致靶细胞溶解。细胞毒作用是机体抗菌免疫、抗病毒免疫及抗肿瘤免疫的效应机制,也可导致Ⅱ型超敏反应。

2. 调理作用　补体激活后产生的补体片段 C3b、C4b、iC3b 称为调理素,可与细菌等病原体结合,并可与吞噬细胞的 CR 结合,促进吞噬。调理作用可能是机体抵御全身性细菌和真菌感染的重要机制之一。

3. 炎症介质作用　补体激活后产生的补体片段 C3a、C4a、C5a 称为过敏毒素,可与肥大细胞和嗜碱性粒细胞的相应受体结合,介导局部炎症反应。C5a 还有趋化作用。

4. 免疫黏附作用　C3b 可与 IC 结合,并可与红细胞、血小板的 CR 结合,从而将 IC 运送至肝、脾而清除,称为免疫黏附。

（三）补体与临床

1. 遗传性补体缺陷疾病 几乎所有的补体成分均可能发生遗传性缺陷,尤其是经典途径的补体成分。补体缺陷导致感染性疾病,IC 清除障碍导致相关自身免疫病。

2. 感染性疾病 补体以其细胞毒作用和调理作用发挥抗病原体免疫。但某些病原体可借助 CR 而入侵细胞,如 EB 病毒以 CR2 为受体感染细胞,使感染播散。

3. 炎症性疾病 补体激活是炎症反应重要的早期事件。补体活化后产生补体片段,可激活单核细胞;补体系统与细胞因子形成复杂的炎症介质网络,加剧并扩大炎症反应。

三、细胞因子

（一）细胞因子的概念与分类

细胞因子(cytokine,CK)指由免疫细胞及组织细胞分泌的、在细胞间发挥相互调控作用的小分子可溶性多肽或糖蛋白。CK 具有分子量小、可溶性、高效性、可诱导、半衰期短、效应范围小等特点。

CK 按结构和功能分为六类:白细胞介素、干扰素、集落刺激因子、肿瘤坏死因子、生长因子和趋化因子。细胞因子必须与其相应受体结合后才能启动细胞内的信号转导通路,发挥相应的生物学效应。细胞因子受体为跨膜蛋白,根据细胞因子受体的结构特点分为Ⅰ型细胞因子受体家族、Ⅱ型细胞因子受体家族、肿瘤坏死因子受体超家族、免疫球蛋白受体超家族和趋化因子受体家族。细胞因子受体包括膜型受体和可溶型受体两种类型,可溶型受体可与相应的膜型受体竞争性结合而抑制细胞因子的功能。

（二）细胞因子的主要功能

1. 抗感染作用 细胞因子参与机体抗感染免疫的全过程。在细胞因子网络调控下,机体的固有免疫与适应性免疫构成抗感染防卫体系,清除病原体。巨噬细胞可释放 IL-1、IL-6、IL-8、IL-12 及 TNF-α 以发挥抗菌免疫作用;TNF-α 和 TNF-β 可直接杀伤病毒感染细胞;IFN-α 和 IFN-β 可诱导细胞产生抗病毒蛋白;IFN-α、IFN-β 和 IFN-γ 可激活 NK 细胞并促进 MHC-Ⅰ类分子表达。

2. 抗肿瘤作用 TNF-α 和 TNF-β 直接杀伤肿瘤细胞;IFN-γ 和 IL-4 抑制肿瘤细胞生长;IL-1、IL-2、IL-15、IFN-γ 等促进 NK 细胞及 CTL 的杀伤活性,发挥间接抗肿瘤作用。

3. 免疫调控作用 细胞因子调控免疫细胞的发育与分化。骨髓和胸腺微环境产生的细胞因子对调控造血细胞和免疫细胞的增殖与分化起着关键作用;外周免疫器官细胞因子调控着 Th0 向 Th1 或 Th2 的分化、B 细胞的活化与增殖,以及 Ig 的类别转换。

4. 诱导细胞凋亡 如 FasL 与 Fas 结合可诱导表达 Fas 的细胞凋亡。

（三）细胞因子与临床

1. 细胞因子风暴 又称高细胞因子血症,指体液中迅速、大量产生多种促炎细胞因子(如 IL-1、IL-6、IL-12、IL-18、TNF-α、IFN-γ、MCP-1 等),可引发全身炎症反应综合征。见于创伤、心力衰竭、急性呼吸窘迫综合征和脓毒血症等多种疾病。

2. 致热 IL-1、TNF-α、IL-6 为内源性致热原。

3. 免疫诊断 细胞因子的检测可用于下列疾病的辅助诊断和病情监测。①Ⅰ型超敏反应性疾病时,可见 IL-4 产生增加。②类风湿性关节炎、强直性脊柱炎等自身免疫病患者,可见 TNF-α 产生增加;类风湿性关节炎的滑膜液中,TNF-α、IL-1、IL-6、IL-8 等水平明显升高。③急性移植排斥反应时,受者血清及移植物局部 TNF-α、IL-1、IL-2、IL-6、IFN-γ 等水平升高,相关细胞因子可用于病情监测。

4. 免疫治疗 以细胞因子为靶点的生物制剂可用于肿瘤、自身免疫病、免疫缺陷、感染等疾病的治疗。①细胞因子直接治疗:如细胞因子是恶性肿瘤生物治疗重要的生物反应调节剂,应用 IL-2、IL-12、IFN-γ 等发挥抗肿瘤效应。②细胞因子拮抗治疗:如抗 TNF 抗体治疗类风湿性关节炎,

NOTE

IL-2R 抗体防治移植排斥反应等。

四、黏附分子

(一) 黏附分子的概念与分类

黏附分子(adhesive molecule,AM)是介导细胞间或细胞与细胞外基质间相互结合的免疫分子。黏附分子以受体-配体结合的形式使细胞与细胞间、细胞与基质间发生黏附,参与细胞的识别、活化、信号转导、增殖和分化、伸展与移动等,是免疫应答、炎症、凝血、肿瘤转移以及创伤愈合等重要生理和病理过程的分子基础。

黏附分子根据结构特点分为免疫球蛋白超家族、整合素家族、选择素家族和钙黏蛋白家族等。细胞表面的黏附分子可脱落下来进入血液或体液,成为可溶性黏附分子。可溶性黏附分子在调节细胞黏附途径中发挥重要作用。在某些疾病状态时,体内可溶型黏附分子水平可显著升高,其水平与疾病的严重程度或预后密切相关,可作为监测疾病病程或预后的指标。

(二) 黏附分子的主要功能

1. 免疫细胞之间的相互作用和活化   免疫细胞之间的相互作用均有黏附分子参与。如 T 细胞-抗原提呈细胞识别时,提供共刺激信号(第二信号)的黏附分子有 CD28-CD80/CD86、CD2-CD58、LFA1-ICAM1 等。

2. 炎症过程中白细胞与血管内皮细胞黏附   细胞表达不同黏附分子是其介导炎症不同阶段的重要分子基础。如不同的黏附分子及其配体介导了中性粒细胞沿血管壁的滚动,与内皮细胞的初步结合、紧密结合及穿出血管内皮细胞。

3. 淋巴细胞归巢   淋巴细胞定向迁移,包括淋巴细胞再循环和淋巴细胞向炎症部位迁移。淋巴细胞归巢的分子基础是黏附分子(淋巴细胞归巢受体与血管地址素)的相互作用。

(三) 黏附分子与临床

黏附分子在炎症、肿瘤转移和器官移植排斥反应中发挥着重要的作用。相关黏附分子的检测有助于此类疾病的辅助诊断。

1. 动脉粥样硬化   血浆中某些黏附分子的水平已作为心血管疾病的风险指标,如 ICAM 和 P-选择素。

2. 肾脏疾病   ICAM 是肾脏炎症的主要标志之一,在 IgA 肾病、非 IgA 系膜增殖性肾小球肾炎、急性肾衰、慢性梗阻性肾病的肾小管上皮细胞、肾小球内皮细胞中持续表达。

3. 肝脏疾病   慢性病毒性肝炎患者血液中 E-选择素、ICAM-1、VCAM-1、IL-1、TNF-α 水平均增高;肝移植后的急性排斥反应,ICAM-1、VCAM-1 和 PECAM-1 在血管内皮细胞中高表达。

4. 自身免疫病   黏附分子参与某些自身免疫病的组织损伤过程。系统性红斑狼疮患者 E-选择素、ICAM-1、VCAM-1 表达水平增高;类风湿性关节炎患者 E-选择素高表达。

第二节   抗 体 检 测

抗体指可与相应抗原发生特异性结合的 Ig,是最先被发现的免疫分子。抗体检测对于评估机体免疫功能、免疫病诊断和治疗监测具有重要价值;检测方法主要有免疫扩散法、免疫浊度法等。

一、血清中 IgG、IgM、IgA 检测及临床意义

血清 IgG 为单体,出生后 3 个月开始合成,3～5 岁接近成人水平,占血清 Ig 的 75%～80%,是血清和细胞外液含量最多的 Ig;是半衰期最长的 Ig(20～23 天);也是唯一能够通过胎盘屏障的 Ig。血清中 80% 的抗细菌、抗病毒、抗毒素抗体属于 IgG,是机体抗感染的"主力军"。血清 IgM 为五聚

体,是分子量最大的 Ig;也是机体受抗原刺激后最先产生的 Ig,其杀菌、溶菌、溶血、促吞噬及凝集作用比 IgG 高 500～1000 倍,是机体抗感染的"先头军"。IgA 分为血清型 IgA 与分泌型 IgA(secretory IgA,sIgA)两种,sIgA 为二聚体,在黏膜免疫中发挥重要作用,是机体抗感染的"边防军";血清型 IgA 为单体,占血清 Ig 的 10%～15%,含量仅次于 IgG。因此临床上经常通过联合检测 IgG、IgM、IgA 三项指标评价机体的体液免疫功能。

(一)检测方法

临床上血清 IgG、IgM、IgA 的检测方法主要是单向免疫扩散法和免疫浊度法。单向免疫扩散法操作简便,但由于耗时较长、灵敏度较低,临床应用渐少。免疫浊度法是现在临床最为常用的方法。免疫浊度法属于液相沉淀试验,不受 Ig 分子量大小的影响。根据检测原理不同,分为免疫透射比浊法和免疫散射比浊法。免疫散射比浊法又分为终点法和速率法。速率法临床应用最为普遍。该方法具有线性范围宽、灵敏度高(最小检测量可达 1 μg/L)、准确度高、精密度高、检测时间短(一般在几分钟内即可完成)和稳定性好等优点。

(二)临床意义

1. 年龄与性别 不同年龄、不同性别患者的血清 Ig 含量有一定差异。新生儿可通过胎盘获得母体 IgG,故血液中含量较高,接近成人水平。婴幼儿体液免疫功能尚不成熟,Ig 含量低于成人。女性 Ig 略高于男性。

2. 血清 Ig 水平增高 分为多克隆性增高和单克隆性增高。多克隆性增高临床更常见,主要见于肝脏疾病,如慢性活动性肝炎等,三种 Ig 水平均增高;各种慢性感染,如肺结核等,主要是 IgG 水平增高;某些自身免疫病,如系统性红斑狼疮患者以 IgG、IgA 水平增高较多见,类风湿性关节炎患者以 IgM 水平增高为主。单克隆性增高主要是指患者血清中某一类 Ig 含量显著增多,主要见于免疫增殖病,如多发性骨髓瘤、巨球蛋白血症、浆细胞瘤等。

3. 血清 Ig 水平降低 分为原发性降低和继发性降低。继发性降低临床更常见,主要见于大量蛋白质丢失的疾病,如烧伤、肾病综合征等;淋巴系统肿瘤,如白血病、霍奇金淋巴瘤等;感染性疾病,如艾滋病;长期使用免疫抑制剂的患者等。原发性降低主要见于体液免疫缺陷病和联合免疫缺陷病。一种情况是各类 Ig 全缺,如 X 连锁无丙种球蛋白血症,又称 Bruton 病,血中 IgG 含量常小于 1 g/L,IgA 与 IgM 水平也明显降低;另一种情况是三类 Ig 中缺一种或两种,如选择性 IgA 缺陷症等。

二、血清中 IgD、IgE 检测及临床意义

IgD 分为血清型 IgD 和膜结合型 IgD(membrane IgD,mIgD)两种。mIgD 是 B 细胞分化成熟的标志;血清型 IgD 功能尚不清楚。IgE 是血清含量最少的 Ig,主要由消化道、上呼吸道黏膜下的浆细胞分泌。IgE 是一种亲细胞抗体,可与肥大细胞、嗜碱性粒细胞表达的 FcεR Ⅰ 结合,引发 Ⅰ 型超敏反应,也可能参与寄生虫免疫。

(一)检测方法

临床上血清型 IgD 的检测方法主要是 ELISA 双抗体夹心法,操作简单,成本低廉,无需特殊设备,具有较高的灵敏度和特异性。

IgE 检测包括总 IgE(total IgE,tIgE)和特异性 IgE(specific IgE,sIgE)检测。常用检测方法有CLIA、FEIA、ELISA 双抗体夹心法、速率散射比浊法。CLIA 和 FEIA 因检测速度快、自动化程度高等优点在临床应用更为广泛。

(二)临床意义

1. tIgE 血液 IgE 受年龄、性别以及种族等多种因素的影响:①新生儿 IgE 水平非常低,随年龄增长而增高,学龄前儿童可接近成人水平,青春期水平最高,30 岁后逐渐下降,老年人水平较低;②男性高于女性;③受遗传因素影响,黑人、黄人、混血人种比白人高。

（1）tIgE 水平增高　主要见于 Ⅰ 型超敏反应性疾病，如荨麻疹、哮喘、过敏性鼻炎等；寄生虫病；其他疾病，如 IgE 型骨髓瘤、系统性红斑狼疮等。

（2）tIgE 水平降低　主要见于艾滋病、长期应用免疫抑制剂、原发性无丙种球蛋白血症等。

2. sIgE　主要用于寻找特定过敏原。另外，应用脱敏疗法的患者，sIgE 水平通常下降。

3. IgD　血清型 IgD 水平升高主要见于 IgD 型多发性骨髓瘤等；IgD 水平降低主要见于原发性无丙种球蛋白血症等。

三、血清中 IgG 亚类检测及临床意义

IgG 有 4 个亚类：IgG_1、IgG_2、IgG_3、IgG_4，其中 IgG_1 所占比例最高，IgG_2 约为其一半，IgG_3 仅为其 10%，IgG_4 极微量。IgG_1 和 IgG_3 为 T 细胞依赖性；IgG_2 为非 T 细胞依赖性。每种亚类有不同的生物学功能。IgG_1 在对蛋白质、多肽抗原的应答中处于优势低位。IgG_2 对多糖抗原的应答占优势，在 Ig 亚类缺陷中最常见，且多见于儿童。IgG_3 在对蛋白质及多肽类抗原的免疫应答中表现出比 IgG_1 更高的亲和性。IgG_4 在超敏反应性疾病中高水平表达，能阻断 IgE 的应答，但不能结合多糖抗原。

（一）检测方法

IgG 亚类的检测方法有速率散射比浊法、ELISA、单向免疫扩散法等，目前临床上最常用的是速率散射比浊法，其具有检测速度快、灵敏度高、准确性好、自动化程度高等优点。

（二）临床意义

1. 年龄与性别　IgG 亚类的含量随年龄的不同而变化，IgG_1 和 IgG_3 的含量在 3 岁时达成人水平，而 IgG_2 和 IgG_4 直到青春期时才达到成人水平。儿童期男女发病比例为 4∶1，以 IgG_2 缺陷最常见。青春期男女发病比例为 4∶2，以 IgG_1 和 IgG_3 缺陷最常见。

2. IgG 亚类缺陷　当某一 IgG 亚类含量降低时，称 IgG 亚类缺陷。临床上可表现为反复呼吸道感染、腹泻、中耳炎、鼻窦炎、支气管扩张以及哮喘等。有些患者 IgG 亚类异常，但总 IgG 水平正常甚至偏高，因此测定 IgG 亚类比总 IgG 更有临床价值。IgG 亚类缺陷可见于糖尿病、肾病综合征，患者以 IgG_1 水平下降为主；见于某些病毒感染时，IgG_1、IgG_2、IgG_3 水平显著下降。IgA 缺乏症常伴有 IgG_2 缺陷等。

3. IgG 亚类水平增高　①异常升高见于慢性抗原刺激；②艾滋病患者 IgG_1 和 IgG_3 水平明显升高；③Ⅰ型超敏反应、自身免疫性胰腺炎、自身免疫性肝炎患者 IgG_4 水平升高；④IgG_4 相关性疾病，是一组以血清 IgG_4 水平升高、受累组织 IgG_4 阳性浆细胞浸润及纤维化为特征的疾病。

四、体液中 Ig 检测及临床意义

（一）尿液 Ig 检测及临床意义

1. 检测方法　速率散射比浊法、ELISA、单向免疫扩散法等均可用于检测尿 Ig。单向免疫扩散法因灵敏度低、检测时间长等缺陷，临床已不用；ELISA 因抗原特异性较差、检测时间长，临床应用较少。目前临床上最常用的是速率散射比浊法，具有检测速度快、灵敏度高、准确性好、自动化程度高等优点。

2. 临床意义

（1）评估肾小球滤过膜功能：正常人尿液中的 Ig 含量极微。当机体免疫功能出现异常或炎症反应引起肾脏疾病而导致肾小球滤过膜分子屏障或电荷屏障受损时，出现大蛋白质分子漏出现象，漏出分子大小与受损程度相关。因此临床上常采用选择性蛋白尿指数（selective proteinuria index，SPI）评估肾小球滤过膜破坏程度及观察治疗效果和预后（计算公式：SPI=（尿 IgG/血清 IgG）/（尿 TF/血清），TF 为转铁蛋白（transferrin））。当 SPI≤0.1 时，肾脏高选择性排泌分子量较小的蛋白质，见于微小病变型肾病；当 SPI≥0.2 时，肾脏非选择性排泌分子量较大的蛋白质，见于膜性肾病、

膜增殖性肾炎与肾病综合征等。

（2）鉴别诊断肾小球疾病种类：根据尿内 Ig 增高的类型来帮助鉴别诊断肾小球疾病的种类：①尿 IgG 在原发性肾小球肾炎和慢性肾炎时含量较高，其他类型肾小球疾病时仅轻度增高；②尿 IgA 在原发性肾小球肾炎和慢性肾炎时含量最高，在慢性肾炎高血压型及普通型可轻度增高，而在隐匿性肾炎及急性肾炎时含量很低；③尿 IgM 仅出现在慢性肾炎，而原发性肾小球肾炎和隐匿性肾炎时含量甚微。

（二）脑脊液 Ig 检测方法及临床意义

在生理情况下，部分血液 Ig 可以通过血脑屏障进入脑脊液（cerebrospinal fluid，CSF）中，而血液 Ig 通过血脑屏障的难易程度与 Ig 的分子量直接相关。IgG 较易通过血脑屏障，而 IgA 略难，IgM 更难。所以，IgG、IgA、IgM 在 CSF 中的含量依次递减。若脑组织或脑膜发生病变，血脑屏障破坏，通透性增加，或自身病变组织产生的病理性产物进入 CSF，则使 CSF 成分发生改变。

1. 检测方法 由于正常时含量较低，临床上常用灵敏度高的速率散射比浊法检测 CSF 中的 Ig。

2. 临床意义 CSF Ig 含量的检测，对某些神经系统疾病的诊断、疗效观察和预后判断均有一定的临床意义。CSF 若以 IgG 水平增高为主，可见于脑血栓、蛛网膜下腔出血、系统性红斑狼疮脑病、神经梅毒、重症肌无力等；CSF 中 IgG、IgA 水平均增高可见于化脓性脑膜炎及结核性脑膜炎；在神经系统肿瘤时，以 CSF 中 IgA 和 IgM 水平升高为主；精神分裂症时，CSF 中 IgG 和 IgM 水平可明显升高。

IgG 不仅可以在鞘内自身合成，也可以通过血脑屏障进入鞘内。通过测定 IgG 生成指数（IgG index）可区分 CSF 中 IgG 是否是由鞘内合成。参考区间为 0.3～0.7，当 IgG 指数大于 0.7 时提示鞘内有 IgG 合成，多见于多发性硬化症。计算公式如下：

$$IgG\ index = Q_{IgG}/Q_{Alb}$$

Q_{IgG} 即 IgG 商值（IgG quotient）。$Q_{IgG}=[(IgG_{CSF}/IgG_S)\times1000]$，其中，$IgG_{CSF}$ 指 CSF 中 IgG 浓度；IgG_S 指血清中 IgG 浓度。

Q_{Alb} 即白蛋白商值（Alb quotient）。$Q_{Alb}=[(Alb_{CSF}/Alb_S)\times1000]$，其中，$Alb_{CSF}$ 指 CSF 中白蛋白浓度；Alb_S 指血清中白蛋白浓度。Alb 来自血清，分子量较小，容易通过血脑屏障。

Q_{Alb} 反映血脑屏障损伤的程度。$Q_{Alb}<9$ 提示血脑屏障无明显受损；$Q_{Alb}9～15$ 提示轻度受损；$Q_{Alb}16～33$ 提示中度受损；$Q_{Alb}34～100$ 提示重度受损；$Q_{Alb}>100$ 提示完全破裂。

Q_{Alb} 还可反映神经系统疾病的类型。一般来说，Q_{Alb} 水平轻度升高，常见于急慢性病毒感染、多发性硬化症、神经梅毒、带状疱疹性神经节炎、脑萎缩等神经系统疾病；Q_{Alb} 水平中度升高，常见于急性神经疏螺旋体病、条件致病性脑膜炎、吉兰-巴雷综合征等；Q_{Alb} 水平重度升高，常见于化脓性脑膜炎、单纯疱疹性脑炎、结核性脑膜炎等严重细菌感染性疾病。

第三节 补体检测

补体检测包括补体活性检测和补体含量检测，对机体免疫状态的评价和某些疾病的诊断具有重要意义。补体活性检测通常应用免疫溶血法，如血清总补体活性检测，用以了解补体系统整体功能；补体含量检测通常应用免疫化学法，如补体系统单个成分检测，用以了解单一成分缺陷对补体系统整体功能的影响。

一、血清总补体活性的检测方法及临床意义

通过检测补体被激活后的最终效应，可了解补体的整体功能。应用不同的激活物可激活不同的补体活化途径。检测血清总补体活性时，通常以红细胞溶解为指示，以 50% 溶血为判断终点，称

NOTE

为50%补体溶血试验(50% complement hemolysis,CH50),包括用于检测经典途径的CH50(classical pathway-CH50,CP-CH50)和用于检测旁路途径的CH50(alternative pathway-CH50,AP-CH50)。CP-CH50通常简称为CH50,AP-CH50通常简称为AH50。

(一)补体经典途径溶血活性检测

1. 检测原理 溶细胞作用是补体最主要的生物学活性。抗体致敏的绵羊红细胞(sheep red blood cell,SRBC)作为抗原抗体复合物,可激活补体的经典途径,形成C5b6789复合物,攻击胞膜,导致SRBC溶解。在一定范围(30%~70%溶血率)内,溶血活性与补体活性呈正相关,但并非直线关系。以溶血率为纵坐标、补体活性(豚鼠血清用量)为横坐标作图,可获得"S"形曲线(图15-1)。从"S"形曲线可见,在轻微溶血(近0%)和接近完全溶血(近100%)时,"S"形曲线较平缓,即此阶段溶血率对补体量的变化不敏感,而溶血率在30%~70%之间时,"S"形曲线为陡峭的直线,补体活性稍有变动就会造成溶血程度的明显改变,即此阶段溶血率对补体量的变化非常敏感。故而试验常以50%溶血作为判定终点,它比100%溶血更敏感,故称为50%补体溶血试验(CH50)。以引起50%溶血所需要的最小补体量为一个CH50单位(U),显然,补体活性越强,引起50%溶血所需要的血清量越少,CH50值与血清用量成反比,故

$$CH50(U/mL)=(1/终点管血清用量(mL))\times 稀释倍数$$

即CH50反映血清总的补体活性。

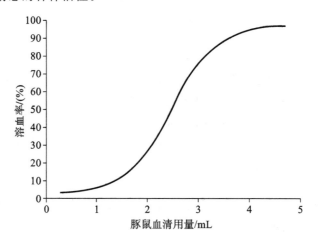

图15-1 溶血程度与补体含量的关系

2. 检测方法 常用pH 7.2~7.4的巴比妥缓冲液(barbitone buffer solution,BBS)或磷酸缓冲液作为稀释液,采集新鲜绵羊脱纤维血制成2% SRBC悬液,将抗SRBC(溶血素)进行效价滴定,确定使用浓度(多用2U溶血素);配制50%溶血标准管。正式试验时,取新鲜待测血清用BBS做1:20稀释,按表15-2加入各试剂,将各管混匀,置37 ℃水浴30 min,将各反应管经2000 r/min离心5 min,先用目测法观察其溶血程度,选择与50%溶血标准管接近的两管,再通过OD_{542}值检测比较,以最接近50%溶血标准管的检测管为终点管,获得CH50值(U/mL)。如第5管为终点管,则待测血清的CH50值为66.7 U/mL。

CH50检测可满足对血清总补体含量检测的要求,方法较为简便、快速。但CH50检测为手工操作的半定量试验,灵敏度较低,影响因素(稀释缓冲液、SRBC的数量和状态、待测血清的新鲜程度、反应温度、pH值、离子强度以及容器的洁净程度、SRBC的新鲜程度等)多,各个环节应严格控制。

3. 临床意义 CH50检测补体经典激活途径的溶血功能,反映C1~C9等经典途径补体成分活性的综合水平。

(1)CH50水平增高:多见于急性感染、肿瘤、组织损伤、自身免疫病。

(2)CH50水平降低:①合成减少,如肝病、原发性补体缺陷等;②消耗增加,如急性肾小球肾炎、SLE活动期;③丢失过多,如大面积烧伤、肾病综合征等。

表 15-2 CH50 检测程序

试 管 号	BBS /mL	1:20 稀释 血清/mL	2%SRBC /mL	2U 溶血素 /mL		CH50 值 /(U/mL)
1	1.40	0.10	0.5	0.5		200
2	1.35	0.15	0.5	0.5		133
3	1.30	0.20	0.5	0.5		100
4	1.25	0.25	0.5	0.5		80
5	1.20	0.30	0.5	0.5	放置 37 ℃	66.7
6	1.15	0.35	0.5	0.5	水浴 30 min	57.1
7	1.10	0.40	0.5	0.5		50
8	1.05	0.45	0.5	0.5		44.4
9	1.00	0.50	0.5	0.5		40
10	1.50	0.00	0.5	0.5		—

（二）补体旁路途径溶血活性检测

1. 检测原理　兔红细胞(rabbit red blood cell, RRBC)不经致敏可激活人补体旁路途径,导致兔红细胞溶解。首先用乙二醇双(乙-氨基乙基醚)四乙酸螯合血清 Ca^{2+},封闭 C1 的作用,以阻断经典活化途径。而后用 RRBC 活化 B 因子,激活旁路途径,导致 RRBC 溶解。溶血活性与补体活性呈正相关,以 50%溶血作为判定终点,称为 50%旁路补体溶血试验(AH50)。以引起 50%溶血所需的最小补体量为一个 AH50 单位(U),显然,补体活性越强,引起 50%溶血所需的血清量越少,AH50 值与血清用量成反比,故

$$AH50(U/mL) = (1/终点管血清用量(mL)) \times 稀释倍数$$

即 AH50 反映血清旁路途径总的补体活性。

2. 检测方法　取待测血清 0.3 mL,加稀释液 0.9 mL(1:4 稀释),37 ℃ 水浴 10 min。按表 15-3 加入试剂;37 ℃ 水浴 30 min 后,2000 r/min 离心 5 min。先用目测法观察其溶血程度,选择与 50%溶血标准管接近的两管,再通过 OD_{542} 值检测比较,以最接近 50%溶血标准管的检测管为终点管,获得 AH50 值(U/mL)。

表 15-3 AH50 检测程序

反 应 液	试管号				
	1	2	3	4	5
1:4 待测血清/mL	0.10	0.15	0.20	0.25	0.30
稀释液/mL	0.50	0.45	0.40	0.35	0.30
0.5% RRBC/mL	0.40	0.40	0.40	0.40	0.40

3. 临床意义　AH50 检测补体旁路途径的溶血功能,反映 C3、C5~C9、P 因子、D 因子、B 因子等旁路途径补体成分活性的综合水平。

（1）AH50 水平增高:多见于甲亢、急性感染、肿瘤、自身免疫病等。

（2）AH50 水平降低:多见于肝病和急性肾炎等。

二、血清主要补体的检测方法及临床意义

补体系统由 30 多种成分组成,各成分的含量和活性与机体的免疫功能密切相关。通过检测补体系统的某个成分,可评估机体的免疫功能状态,进而辅助诊治相关疾病。通常检测 C3、C4、C1q 等在血清中的含量。

（一）补体 C3、C4 含量检测

1. 检测方法 早期采用单项免疫扩散法，但由于手工操作，影响因素多，重复性差，已趋于淘汰。现临床上多采用速率散射比浊法。根据补体与相应抗体结合形成复合物，通过仪器对复合物产生的光散射信号进行自动检测，并换算成所测补体的浓度。操作简单、重复性和特异性好，可反映补体成分含量，易于标准化流程管理和质量控制。此外，也可采用商品化的 ELISA 试剂盒检测补体系统单个成分，具有操作简单、灵敏度高、特异性强、可以自动化等优点。

2. 临床意义 C3、C4 是血清中含量较多的补体成分，临床意义类似于 CH50。

（1）C3、C4 含量增多：C3、C4 属急性时相反应蛋白，当机体受到各种急性刺激时，均可增多，如急性感染、急性创伤、心肌梗死以及恶性肿瘤等。

（2）C3、C4 含量减少：①合成减少，如肝病、原发性补体缺陷等；②消耗增加，如急性肾小球肾炎、SLE 活动期、类风湿性关节炎等；③丢失过多，如大面积烧伤、肾病综合征等。

（二）补体 C1q 含量检测

1. 检测方法 临床上多采用速率散射比浊法。也可采用商品化的 ELISA 试剂盒检测。

2. 临床意义 C1q 是补体 C1 的重要组成成分，参与补体激活经典途径。C1q 含量增多多见于免疫复合物型血管炎等；减少多见于 SLE 等。

三、补体结合试验

（一）试验原理

1. 2 个系统 补体结合试验（complement fixation test，CFT）有 5 种成分参与反应：抗原、抗体、补体、SRBC、溶血素。分属 2 个系统：①检测系统，即已知抗原（或抗体）、待测抗体（或抗原）和补体（常用豚鼠新鲜血清）；②指示系统，即 SRBC 和相应溶血素，试验时常将两者预先结合成致敏SRBC。补体既可被检测系统形成的抗原抗体复合物激活，也可被指示系统的致敏 SRBC 激活。

2. 2 个步骤 首先使反应系统与补体系统发生反应；反应一定时间后再加入指示系统。根据致敏 SRBC 是否发生溶血来判断试验结果。

3. 阴性与阳性 若待测标本中存在与已知抗原（或抗体）相对应的抗体（或抗原），抗原抗体复合物形成，暴露补体结合点，结合补体，即反应系统与补体系统发生反应，补体因而被消耗，而后加入指示系统，即致敏 SRBC，致敏 SRBC 也是抗原抗体复合物，但因无多余补体可用，故而无溶血现象，此为阳性；反之，若待测标本中无相对应的抗体（或抗原）存在，无抗原抗体复合物形成，不能结合补体，即反应系统与补体系统未发生反应，补体未被消耗，而后加入指示系统，致敏 SRBC 与补体结合，故而有溶血现象，此为阴性。

（二）临床意义

CFT 用于检测病原性抗原或相应抗体、自身抗体、肿瘤相关抗原等。

CFT 具有灵敏度高、特异性强、可检测的抗原或抗体范围广、无需特殊设备、结果容易观察等特点。由于参与成分多，影响因素多，操作较烦琐，重复性差，难以标准化，临床上逐渐被其他新型免疫技术取代，但该试验的原理和设计思路仍对新型免疫学方法的建立具有启示作用。

第四节　细胞因子及其受体的检测

细胞因子必须与其相应受体结合后才能启动细胞内的信号转导通路，发挥相应的生物学效应。当机体发生病变或免疫功能紊乱时，体内细胞因子及其受体表达可发生异常。细胞因子及其受体的检测，有助于辅助诊断特定疾病、评估机体的免疫状态、监测疗效及指导用药。细胞因子及其受体的检测包括蛋白质水平和基因水平的检测，蛋白质水平的检测包括血清含量的检测及组织表达水平的检测;基因水平的检测包括 DNA 的检测和 mRNA 表达水平的检测。临床检测的细胞因子逐年增多,通常有 IL-2、IL-6、IL-8、IL-10、IL-17、IFN-γ、TNF-α、TGF-β 等。细胞因子受体临床检测相对较少,如可溶性 IL-2 受体等。

一、白细胞介素检测

科学家最初将白细胞产生的并介导白细胞间相互作用的细胞因子称为白细胞介素(interleukin,IL),并按发现顺序依次称为 IL-1、IL-2、IL-3 等,目前已命名 38 种,后来逐渐发现其他细胞也可产生 IL,并也可参与其他细胞间的相互作用。下面主要介绍 IL-2、IL-4、IL-6、IL-8、IL-10的检测。

（一）检测方法

1. 蛋白质水平的检测 主要是检测血清中 IL 的含量,以 IL-6 检测为例,因血清中细胞因子含量较低,临床上常用电化学发光免疫分析(ECLIA),并加入亲和素-生物素系统,使抗原抗体反应的信号得以放大。主要试剂为包被 SA 的磁珠微粒、生物素化的抗 IL-6 单克隆抗体、钌标记的抗 IL-6 抗体。方法类型为双抗体夹心法。具体原理及操作详见电化学发光免疫分析及生物素-亲和素系统章节。

2. 基因水平的检测 主要是检测组织和细胞 mRNA 的表达,常用方法是实时荧光定量 PCR 技术。经过提取组织总 RNA、反转录获得 cDNA、上机进行 real time-PCR,以 GADPH 为内参照基因,得到目的基因的 Ct 值,以 RQ 值表示基因相对表达量,即 $RQ=2^{-\Delta\Delta Ct}$。实时荧光定量 PCR 技术为组织细胞 mRNA 检测提供了一种灵敏度好、准确性高、重复性好的方法,逐渐成为检测基因水平细胞因子的标准方法。

（二）临床意义

1. IL-2 一种免疫增强剂,并已成为批准上市的重组细胞因子药物。

IL-2 可促进淋巴细胞增殖,增加抗体和干扰素等细胞因子的分泌,提高人体对病原体感染的免疫应答水平,故具有抗病毒、抗肿瘤和提高机体免疫功能等作用。IL-2 表达异常与临床多种疾病有密切关系,可为相关疾病的辅助诊断、预后及疗效观察提供可靠的实验依据。

2. IL-4 机体重要的体液免疫调节因子。IL-4 异常表达反映机体免疫失衡。

IL-4 是 Th0 分化为 Th2 的关键因子,又是 Th2 产生的典型细胞因子,而 Th2 具有辅助体液免疫的功能。IL-4 在 Ig 类别转换中发挥重要作用,IL-4 诱导 Ig 类别转换成 IgE 和 IgG1,而 IgE 与超敏反应性疾病密切相关。

3. IL-6 机体重要的炎症因子,在抗菌免疫中发挥重要作用。

此外,IL-6 具有调节免疫应答、急性期反应及造血的功能。IL-6 属内源性致热原,可引起发热。IL-6 水平变化可反映病情变化,但缺乏疾病特异性,在急性感染、某些肿瘤(如浆细胞瘤、多发性骨髓瘤等)时,血清 IL-6 水平升高。

4. IL-8 机体主要的炎症因子,在抗感染、抗肿瘤及免疫调节中发挥重要作用。

IL-8 属趋化因子家族的 CXC 亚家族,又名 CXCL8,对中性粒细胞、T 细胞及嗜碱性粒细胞有趋化和激活作用。IL-8 水平的检测对于中性粒细胞相关疾病的诊断具有参考意义,如类风湿性关节炎时,IL-8 趋化中性粒细胞产生软骨降解酶,引起滑膜损伤,可见滑液中 IL-8 水平升高。呼吸系统疾病患者若有中性粒细胞积聚,血清 IL-8 水平升高。

5. IL-10 又名细胞因子合成抑制因子,是机体重要的抗炎因子、负性调节因子。

由于 IL-10 具有拮抗炎症介质以及免疫抑制作用,IL-10 水平的检测对于感染、自身免疫病、器官移植排斥反应等相关疾病的诊断具有参考意义,如慢性肾衰患者,血清 IL-10 水平明显升高具有提示肾功能改善的意义;类风湿性关节炎发病患者的血清 IL-10 水平升高;IL-10 表达水平与移植物存活时间呈正相关。

二、可溶性白细胞介素-2受体检测

可溶性白细胞介素-2受体(soluble interleukin 2 receptor,sIL-2R)由IL-2R的α链脱落后释放入体液。血清sIL-2R能与膜型IL-2R竞争结合IL-2,从而抑制IL-2介导的免疫反应。同时,sIL-2R也是T细胞活化的标志之一。

(一)检测方法

主要是血清、尿液、胸腹水等体液含量的检测,常用方法是ECLIA双抗体夹心法,加入生物素-亲和素系统扩大抗原抗体反应信号。详见白细胞介素检测。

(二)临床意义

sIL-2R是一种免疫抑制因子。体液sIL-2R水平升高见于白血病、肿瘤、病毒感染、移植排斥反应、自身免疫病等。sIL-2R上升水平与疾病活动期、肿瘤的发展变化、排斥反应程度及治疗效果密切相关,可用于动态监测病情变化。

三、其他细胞因子检测

主要介绍干扰素-γ(interferon-γ,IFN-γ)及肿瘤坏死因子-α(tumor necrosis factor-α,TNF-α)的检测。干扰素是一类可干扰病毒复制的细胞因子,分为Ⅰ型和Ⅱ型干扰素,Ⅰ型干扰素主要包括IFN-α和IFN-β;Ⅱ型干扰素即IFN-γ。IFN-γ具有抗肿瘤、抗病毒及免疫调节作用。肿瘤坏死因子是一类能造成肿瘤组织坏死的细胞因子,分为TNF-α和TNF-β,TNF-α具有抗肿瘤、促炎症等作用。

(一)检测方法

同IL检测方法。

(二)临床意义

1. IFN-γ 一种细胞免疫增强剂,并已成为批准上市的重组细胞因子药物。

(1)抗病毒:细胞免疫缺陷患者,IFN-γ产生减少,容易发生严重感染,如艾滋病等。而IFN-γ能通过干扰病毒基因转录或病毒蛋白组分翻译,从而阻止或限制病毒感染。

(2)抗肿瘤:恶性肿瘤患者细胞免疫功能低下,淋巴细胞产生IFN-γ明显减少。而IFN-γ抑制细胞增殖、诱导细胞凋亡。

(3)自身免疫病:自身免疫病患者血清IFN-γ水平明显上升,而IFN-γ可促进MHC-Ⅱ类抗原表达和抗原提呈。

2. TNF-α 一种重要的促炎因子,是机体受到致病因素作用后产生最早和最重要的炎症细胞因子。

TNF-α参与多种免疫性炎症的发生和发展,是自身免疫病和全身性炎症反应综合征的主要介质。TNF-α可促进细胞免疫应答,抑制多种肿瘤细胞和病毒感染细胞。TNF-α与克罗恩病、类风湿性关节炎等多种疾病密切相关,但不具有疾病特异性,不能成为特异性诊断指标,但可作为参考指标。抗TNF-α单抗临床用于治疗克罗恩病、类风湿性关节炎等。

小 结

免疫分子指参与机体免疫反应或免疫调节的、具有免疫活性的蛋白质或多肽类物质。免疫分子按部位可分为分泌型分子和膜型分子。按功能可分为效应分子和信息分子,抗体、补体等是代表性的效应分子;细胞因子、受体等是代表性的信息分子。抗体、补体、细胞因子及黏附分子是主要的免疫分子。

Ig检测在临床上常用速率散射比浊法。不同年龄、不同性别患者的血清Ig含量有一定差异。

临床常见 Ig 的多克隆性增高和继发性降低,多克隆性增高主要见于肝脏疾病、慢性感染、某些自身免疫病等;继发性降低主要见于大量蛋白质丢失的疾病、长期使用免疫抑制剂及某些感染性疾病等。IgG 亚类检测对研究免疫缺陷病、超敏反应和 IgG4 相关性疾病有重要价值。

尿液 Ig 测定可用来鉴别诊断肾小球疾病种类,可通过 SPI 来评估肾小球滤过膜破坏程度及观察治疗效果和预后。脑脊液 IgG 生成指数反映 CSF 鞘内 IgG 合成情况,升高时表明 CSF-IgG 主要由中枢神经系统鞘内合成。

补体检测包括补体活性检测和补体含量检测。CH50/CP-CH50 用于检测经典途径补体溶血活性,AH50/AP-CH50 用于检测旁路途径补体溶血活性;补体含量检测通常应用免疫浊度法。

细胞因子检测包括蛋白质水平的检测和基因水平的检测,临床上常用 ECLIA 检测血清中细胞因子的含量;常用实时荧光定量 PCR 技术检测组织和细胞中细胞因子 mRNA 表达。

思 考 题

1. 什么是免疫分子?主要的免疫分子有哪些?
2. 简述临床检测血清 IgG、IgA、IgM 的主要方法及临床意义。
3. 简述临床检测血清 IgE 的主要方法及临床意义。
4. 什么是选择性蛋白尿指数?有何临床意义?
5. 什么是 IgG 生成指数?有何临床意义?
6. 简述 CH50 及 AH50 的概念、检测原理和临床意义。
7. 简述 C3、C4 检测的临床意义。
8. 简述细胞因子的概念、种类及主要功能。
9. 简述细胞因子的临床主要检测方法。
10. 简述 IL-2、IL-4、IL-6、IL-8、IL-10、sIL-2R、IFN-γ、TNF-α 的基本临床意义。
11. 简述黏附分子的概念和分类。

(梁文杰)

第十六章 免疫细胞标志及其功能检测

 学习目标

掌握:免疫细胞的概念和分类;单个核细胞、T 细胞及 B 细胞分离原理和方法;T、B 细胞数量和功能检测方法。

熟悉:NK 细胞、吞噬细胞的数量与功能检测方法。

了解:免疫细胞的功能与临床疾病的关系。

免疫细胞功能的研究源于梅契尼可夫研究海星幼体的发育时发现了胞噬作用,他因此获得了 1908 年的诺贝尔生理学或医学奖,从此开启了研究细胞免疫的先河。后续的研究证实免疫细胞的数量或功能异常会对机体的免疫功能造成一定程度的影响,导致某些疾病的发生,如各种类型的免疫缺陷病、自身免疫病以及肿瘤等。要检测体内免疫细胞的功能,很多情况下涉及各种免疫细胞(如 T 细胞、B 细胞、NK 细胞、巨噬细胞、中性粒细胞等)从血液或组织中的分离,然后进行鉴定和功能测定,这是免疫学研究和临床应用中最常用的技术。临床上常依据免疫细胞特定表面标志对各类免疫细胞及其亚群进行数量和功能的分析,为相关疾病的诊断、治疗、疗效评估等提供依据。本章将重点介绍有关免疫细胞的分离技术及其数量和功能检测的相关方法及其临床意义。

第一节 概 述

免疫细胞是指参与免疫应答或与免疫应答相关的细胞,包括淋巴细胞、抗原提呈细胞和其他免疫相关细胞等。

一、淋巴细胞

(一) 淋巴细胞的概念与分类

淋巴细胞(lymphocyte)是一类具有免疫识别功能的细胞,根据来源、形态结构、表面标志和功能等可分为 T 细胞、B 细胞和自然杀伤细胞(natural killer cell,NK 细胞)。

1. T 细胞 一般认为所有的 T 细胞均有共同的标志性抗原,即 CD3 分子,不同 T 细胞亚群又有各自的标志性抗原。根据功能和表面标志可分为辅助性 T 细胞(helper T cell,Th)、细胞毒性 T 细胞(cytotoxic T cell,CTL 或 Tc)和调节性 T 细胞(regulatory T cell,Treg)等亚群。成人外周血中 T 细胞占淋巴细胞总数的 $70\%\sim75\%$。

(1) 辅助性 T 细胞:典型表面标志是 $CD3^+CD4^+CD8^-$,占 T 细胞总数的 $60\%\sim65\%$。初始 $CD4^+$ T 细胞受不同细胞因子的刺激后可分化为 Th1、Th2、Th17 等效应细胞。如在 IL-12、IFN-γ 的诱导下分化为 Th1,主要通过分泌 IFN-γ 激活 M1 型巨噬细胞进而调节和增强宿主对胞内病原微生物的免疫应答;在 ILC2 以及其他固有免疫细胞产生的 IL-13 和 IL-4 诱导下分化为 Th2,通过分泌 IL-3、IL-4、IL-5、IL-9 和 IL-13 等细胞因子参与肠道寄生虫感染免疫和损伤组织的修复;在 TGF-β、IL-1、IL-6 和 IL-23 的诱导下分化为 Th17,通过分泌 IL-17 和 IL-22 引起对胞外菌和某些类型真菌的免疫反应。依据不同效应细胞的特征,可通过荧光素标记的抗细胞因子的单克隆抗体进

NOTE

行胞内染色,使用流式细胞仪(荧光显微镜)分析细胞内细胞因子,再结合 T 细胞其他表面标志可对 Th 的各亚群数量进行检测。

(2)细胞毒性 T 细胞:典型表面标志是 CD3$^+$CD4$^-$CD8$^+$,占 T 细胞总数的 30%～35%。采用相对特异性的 CD 抗原标志,将 CD3$^+$CD8$^+$CD30$^-$ 定义为 Tc1,CD3$^+$CD8$^+$CD30$^+$ 定义为 Tc2。分泌细胞因子的特征分别与 Th1 和 Th2 相似,均有典型的细胞毒性效应。可用流式细胞仪测定细胞内细胞因子结合 T 细胞其他标志以判定 Tc1 与 Tc2 并进行计数。

(3)调节性 T 细胞:典型表面标志是 CD4$^+$CD25$^+$FoxP3$^+$,是一类具有负向调节作用的 T 细胞,包括自然调节 T 细胞(natural regulatory T cell,nTreg)和诱导性调节 T 细胞(inducible regulatory T cell,iTreg)。两者都可以通过分泌 IL-10 和 TGF-β 发挥负向免疫调节效应,对其检测需测定细胞内特定的转录因子、细胞因子,再结合其他表面标志进行判定。

2. B 细胞 重要表面标志有膜表面免疫球蛋白(mIg)、CD19、CD20、CD21、CD22、CD40 和 CD80 等,其中 mIg 为 B 细胞所特有,是鉴定 B 细胞可靠的指标。成人外周血中 B 细胞占淋巴细胞总数的 3%～10%。成熟 B 细胞均表达 CD19,结合 CD5 可将 B 细胞分为 B1(CD19$^+$CD5$^+$)和 B2(CD19$^+$CD5$^-$)两个亚群。外周成熟的 B 细胞主要是 B2 细胞,在外来抗原的刺激和 Th 的辅助下,最终分化为浆细胞,产生抗体,执行体液免疫功能。

3. NK 细胞 典型标志是 CD3$^-$CD16$^+$CD56$^+$。成人外周血 NK 细胞占淋巴细胞总数的 9%～25%。此外,NK 细胞表面至少存在 CD2、CD16、CD56、CD69、CD94、CD96、CD158a、CD159a、CD161 和 CD244 等多种抗原,但均非 NK 细胞所特有。目前临床上常采用三色荧光标记单克隆抗体标记 NK 细胞,用流式细胞仪计数分析。

(二)淋巴细胞的功能

1. T 细胞的功能 活化后分泌多种细胞因子,促进 B 细胞、T 细胞和其他免疫细胞的增殖与分化,介导细胞免疫应答、辅助体液免疫应答、协调免疫细胞间的相互作用等。

2. B 细胞的功能 活化后借助表面 BCR 参与提呈可溶性抗原;产生抗体,介导体液免疫应答;分泌多种细胞因子如 IL-2、IL-6、IL-10、IL-12、TNF 等,参与免疫调节、炎症反应和造血功能。

3. NK 细胞的功能 可直接杀伤病毒感染的细胞和肿瘤细胞,在机体早期抗感染和免疫监视过程起重要作用,也可通过 ADCC 产生杀伤效应。活化的 NK 细胞可产生多种细胞因子,参与固有免疫应答。

二、抗原提呈细胞

(一)抗原提呈细胞的概念与分类

抗原提呈细胞(antigen-presenting cell,APC)是能够加工抗原,并将加工产物以抗原肽-MHC 分子复合物的形式表达于细胞表面,供 T 细胞识别并启动适应性免疫应答和参与免疫调节作用的一类免疫细胞。根据 APC 表面膜分子和功能的差异,可将其分为两类:①专职 APC(professional APC):包括树突状细胞(dentritic cell,DC)、单核巨噬细胞系统和 B 细胞,它们均表达 MHC-Ⅱ类分子。②非专职 APC(non-professional APC):包括内皮细胞、成纤维细胞、上皮及间皮细胞等,它们在某些因素刺激下表达 MHC-Ⅱ分子。相对于专职 APC,其抗原的处理和提呈功能较弱。另外,所有表达 MHC-Ⅰ类分子并具有提呈内源性抗原能力的细胞,广义上也属于抗原提呈细胞。

1. 树突状细胞 人成熟 DC 的主要表面标志为 CD1a、CD11c 和 CD83。病毒感染的 DC 高表达病毒抗原肽-MHC-Ⅰ类分子复合物和 B7 等共刺激分子,可激活初始 T 细胞启动适应性细胞免疫应答。因此 DC 是机体适应性免疫应答的始动者,也是连接固有免疫应答和适应性免疫应答的桥梁。

2. 单核巨噬细胞系统 典型表面标志是 CD14,表达补体受体、Fc 受体和细胞因子受体等。外周血中单核细胞占白细胞总数的 3%～8%。活化巨噬细胞高表达抗原肽-MHC-Ⅱ类分子复合物和 B7 等共刺激分子,有效激活 Th1、Th17 引发适应性免疫应答,也可激活相关记忆 T 细胞引发再次免疫应答。

3. B 细胞　通过 BCR 或 BCR 及其共受体识别、摄取病原体及其代谢或裂解产物等可溶性抗原,以抗原肽-MHC-Ⅱ类分子复合物形式提呈于细胞表面,激活 Th2、滤泡 Th(Tfh)或记忆 T 细胞亚群,引发适应性体液免疫应答或再次应答。

（二）抗原提呈细胞的功能

1. 树突状细胞的功能　摄取、加工处理抗原,可提呈给初始 T 细胞,引起免疫应答;分泌多种细胞因子参与免疫调节;参与诱导 T 细胞免疫耐受;参与 B 细胞的发育分化,诱导 Ig 类别的转换。

2. 单核巨噬细胞系统的功能　摄取、处理、提呈抗原,可提呈给抗原刺激后的 T 细胞;吞噬清除病原体等异物;分泌细胞因子直接杀伤或抑制肿瘤细胞生长;分泌细胞因子参与炎症反应和协调其他免疫细胞的功能;促进组织修复。

3. B 细胞　摄取、加工处理、提呈抗原给抗原刺激后的 T 细胞;介导体液免疫应答;分泌细胞因子参与免疫反应及免疫调节。

第二节　免疫细胞的分离

对免疫细胞功能的检测或研究需要将其从血液或组织中分离出来。常采用密度梯度离心技术分离外周血单个核细胞,且常作为免疫磁珠法、流式细胞分选等技术分离免疫细胞前必不可少的步骤。

一、外周血单个核细胞的分离

外周血单个核细胞（peripheral blood mononuclear cell,PBMC）包括淋巴细胞和单核细胞（monocyte）,是免疫学实验中最常用的细胞群。人 PBMC 主要来源于外周静脉血,实验动物的 PBMC 主要来源于脾脏或淋巴组织。获得高纯度、高活力的 PBMC 是进一步分离纯化 T、B 细胞的基础。最简便实用的分离 PBMC 的方法是密度梯度离心法。外周血中红细胞和多形核白细胞的比重在 1.092 g/mL 左右,血小板比重在 1.030 g/mL 左右,而单个核细胞的比重则在 1.075～1.090 g/mL。基于此特性,利用比重介于 1.075～1.090 g/mL 的介质,就可以从外周血分离 PBMC。

常用的分离介质是聚蔗糖-泛影葡胺（Ficoll-Hypaque）分离液,分离人 PBMC 以比重在（1.077±0.001）g/mL 为佳。

分离细胞时先将分离液加在试管底层,然后将肝素或 EDTA 抗凝全血以 Hanks 液或 PBS 液做适当稀释后,轻轻叠加在分离液上面,使两者形成一个清晰的界面。2000 r/min、20 min 水平离心后,离心管中会出现几个不同层次的液体和细胞带（图 16-1）。由于红细胞和粒细胞比重大于 Ficoll 分离液,同时因红细胞凝聚成串,红细胞和粒细胞沉于管底。血小板因比重小于 Ficoll 分离液而悬浮于血浆中,而与分离液比重相当的单个核细胞则紧贴在分离液的上方,呈白膜状,吸取该层细胞经洗涤离心后即为单个核细胞。本法分离的单个核细胞纯度可达 95%,淋巴细胞占 90%～95%,细胞获得率受室温及分离液温度的影响,24 ℃左右最佳,可达 80% 以上。

二、淋巴细胞的分离

利用密度梯度离心法获得的 PBMC 悬液中含有高浓度的淋巴细胞（淋巴细胞占 90%～95%）,因此某些实验也可用单个核细胞直接代表淋巴细胞。但对于一些要求较为严格的实验,则必须去除单个核细胞。利用单核细胞能黏附在玻璃、塑料、尼龙毛等材料上,并且具有较强吞噬功能的特性,可以通过以下方法去除单核细胞,从而获得高纯度的淋巴细胞。

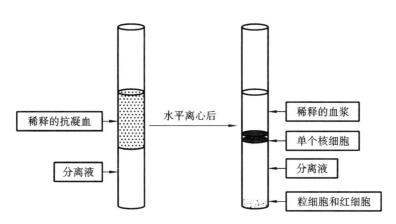

图 16-1　Ficoll 分离液分离单个核细胞示意图

（一）贴壁黏附法

将 PBMC 悬液倾入玻璃或塑料平皿或扁平培养瓶中，置于 37 ℃温箱中静置 1 h，单核细胞将贴附于培养皿壁上，而未贴壁的细胞几乎全为淋巴细胞，因此收集培养液中悬浮的细胞即为淋巴细胞。若需收集单核细胞，可用橡皮棒将贴壁的细胞刮下即可。因 B 细胞也有贴壁现象，本法分离的淋巴细胞群中 B 细胞会有所损失。此法的细胞得率和纯度受到静置条件和时间的影响。

（二）吸附柱过滤法

将 PBMC 悬液注入装有玻璃纤维或葡聚糖凝胶 Sephadex G-10 的层析柱中，具有黏附能力的单核细胞绝大部分被吸附在柱中，而淋巴细胞则随洗脱液洗出。已知有关细胞的黏附能力从大到小依次为巨噬细胞或单核细胞、树突状细胞、B 细胞、T 细胞和红细胞，因此可通过控制柱体和洗脱条件获得有关细胞。本法对细胞的损害较小。

（三）磁铁吸引法

在 PBMC 悬液中加入直径为 3 μm 的羰基铁颗粒，置于 37 ℃温箱内，不时旋转摇动，待单核细胞充分吞噬铁颗粒后，将磁铁置于管底，单核细胞将被吸引，上层液中即为较纯的淋巴细胞。

（四）Percoll 连续密度梯度离心法

Percoll 是一种经聚乙烯吡咯烷酮（PVP）处理的硅胶颗粒，对细胞无毒，可高压灭菌，但压力过高会形成凝胶。

先将 Percoll 原液用等量的 PBS 均匀混合，置于锥形离心管中，高速离心（21000g，40 min），由于硅胶颗粒大小不一，Percoll 分离液经离心后可以形成一个从管底到液面密度递减的连续密度梯度。再将制备好的 PBMC 悬液轻轻叠加在分离液面上，低速离心（1000g，20 min），可使密度不等的细胞分离纯化。此时可见试管中的细胞分为 4 层，从上至下依次为血小板和死细胞层、单核细胞层、淋巴细胞层、粒细胞和红细胞层，可按需收集相应的细胞群。该法分离淋巴细胞的纯度可达到98%，单核细胞纯度可达到 78%。

三、T、B 细胞和 T 细胞亚群的分离

通过以上方法分离获得的淋巴细胞悬液以 T 细胞和 B 细胞为主，根据检测目的不同还需要将这两种淋巴细胞，甚至将各亚群细胞分离。其基本原理是根据所分离细胞的不同表面标志选择合适的单克隆抗体，以抗原抗体反应为基础对各亚群进行分离纯化。凡是根据细胞的表面标志进行选择纯化得到所需要的细胞为阳性选择法；而选择性去除不需要的细胞，仅留下需要的细胞，为阴性选择法。

（一）E 花环分离法

成熟 T 细胞表面表达的 CD2 分子是绵羊红细胞（SRBC）受体，即 E 受体，能与 SRBC 结合形成

NOTE

E 花环,而 B 细胞则不能。经 Ficoll 分离液密度梯度离心,E 花环形成细胞因密度增大而沉积于管底,再用低渗法裂解花环中的 SRBC,即可获得纯化的 T 细胞。悬浮在分离液界面的细胞群富含 B 细胞。该方法简便易行,所获细胞的纯度可达 95%～99%,可同时获得 B 细胞。缺点是 E 花环形成后可能使 T 细胞活化。

(二)亲和板结合分离法

将某种特异性抗体包被于固相,表达特定膜抗原的细胞即可与相应抗体结合而被吸附于固相表面,悬液中为不表达特定抗原的细胞。如用抗 CD4$^+$ 单克隆抗体包被固相,CD4$^+$ T 细胞则可与特异性抗体结合而被固定于固相表面。用兔抗人 Ig 抗体包被固相,则可分离出 B 细胞。但淋巴细胞表面抗原与特异性抗体连接后有可能引起细胞激活,因此欲去除细胞悬液内某一细胞亚群时,本法更合适。

(三)免疫磁珠分离法

将特异性抗体包被于磁性微球表面,形成免疫磁珠(immunomagnetic bead,IMB),具有免疫配基和磁响应的性质,免疫磁珠与细胞悬液混匀孵育后,磁珠借抗体与相应细胞群表面的抗原结合,将反应后的细胞悬液置于外加磁场中,结合了磁珠的免疫细胞被磁场吸引而滞留,由此可将磁珠结合的细胞与未结合的细胞分离。在改变作用条件后,可使磁珠上的抗体与目的细胞上的抗原解离,获得完整的活性细胞。

免疫磁珠分离法的优点是可同时进行细胞的阳性分选和阴性分选,所获细胞的纯度可达 95%～99%,得率达到 90%,活细胞率大于 95%,缺点是阳性分选中抗体可导致细胞活化或凋亡。

除了用单抗直接标记磁珠外,还有间接标记磁珠。后者引入生物素-亲和素放大系统,用 SA 包被磁性微球。在实验系统中加入生物素标记的单抗,磁珠通过 SA 与生物素标记的单抗结合,单抗与细胞表面相应的抗原特异性结合而使细胞被磁珠间接捕获,从而达到分离的目的。这种磁珠可根据需要选择生物素标记的各种单抗来分离目的细胞,应用范围更广,使用更灵活。

(四)流式细胞仪分离法

流式细胞仪除了可以在单细胞水平上对细胞进行多参数检测外,还能通过配备的分选装置将研究者所感兴趣的细胞进行分选,其原理和方法详见第十一章。

四、分离细胞的保存及活力测定

分离后的细胞宜用适量含 10%～20% 灭活小牛血清的 Hanks 液或 RPMI1640 培养液稀释重悬并保存。如需短期保存,置于 4 ℃ 环境以减低细胞代谢。如需长期保存,应放入液氮罐中,在深低温(-196 ℃)条件下保存细胞。深低温环境可中断细胞的代谢,但在降温过程中由于冰晶的形成和渗透压的改变可导致细胞损伤甚至死亡,所以在冷冻过程中一定要加用冷冻保护剂,常用的保护剂为二甲亚砜(dimethylsulfoxide,DMSO)。

细胞活力用活细胞占总细胞的百分率表示。常用台盼蓝染色法测定,台盼蓝是一种阴离子型染料,不能透过活细胞正常完整的细胞膜,故活细胞不着色,死细胞被染成蓝色,显微镜下计数 200 个细胞,不着色细胞的百分率即代表细胞的活力,通常要求在 90% 以上。

第三节　免疫细胞的数量检测

正常情况下体内各类淋巴细胞的数量保持相对稳定。遗传、感染、理化等因素均可引起免疫细胞数量的异常,导致机体的免疫功能受到影响,如各种免疫增殖病、免疫缺陷性疾病、自身免疫病、感染性疾病等。常用淋巴细胞表面标志即 CD 抗原,对不同的淋巴细胞及其亚群进行数量检测,为相关疾病的诊断、治疗、疗效评估等提供重要依据。

NOTE

一、T 细胞数量检测

(一) E 花环细胞计数法

将人 T 细胞与 SRBC 悬液按一定比例混匀后,置于 4 ℃至少 2 h 或过夜,SRBC 与 T 细胞表面 CD2 结合形成以 T 细胞为中心,四周围绕 SRBC 的花环样结构(图 16-2 及文后彩图 6)。取细胞涂片染色、镜检计数,凡受检细胞周围黏附 3 个或 3 个以上红细胞者为花环细胞,计算花环细胞与淋巴细胞之比可得总花环形成率,即 T 细胞的百分率。此法简便易行,是较经典的检测方法,但影响因素较多,结果不稳定,逐渐被检测 CD 抗原的方法所取代。

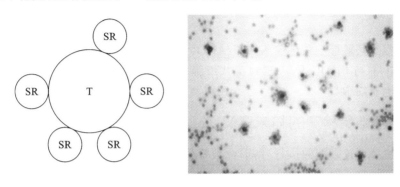

图 16-2 E 花环细胞(左为示意图,右为染色后镜检)

(二) 间接免疫荧光法

可通过检测 T 细胞表面的 CD 抗原来了解外周血 T 细胞数量和亚群的变化。如用抗 CD3 抗体与 PBMC 结合,加入荧光素标记的羊或兔抗鼠 IgG 二抗,在荧光显微镜下计数荧光染色阳性细胞,计算百分率。外周血 T 细胞及其亚群参考范围见表 16-1。

表 16-1 外周血 T 细胞及其亚群参考范围

T 细胞及其亚群	参 考 范 围
$CD3^+$ T 细胞	54.5%～74.5%
$CD4^+$ T 细胞	25.5%～51.5%
$CD8^+$ T 细胞	10.0%～24.4%
$CD4^+$ T 细胞/$CD8^+$ T 细胞	1.8～2.2

(三) 免疫组织化学法

1. 酶免疫组织化学法 以酶作为抗体标志物,与待测细胞的抗原特异性结合,酶催化底物显色,在光学显微镜下观察,凡着色的细胞即为相应 CD 抗原阳性的细胞,即可计算出阳性细胞占总细胞的百分率。亦可采用生物素-SA 放大系统提高检测灵敏度。

2. 荧光免疫组织化学法 以荧光素作为抗体标志物,与待测细胞反应后,用荧光显微镜观察,凡带有荧光素的细胞即为相应 CD 抗原阳性的细胞,计算阳性细胞占总细胞的百分率。

(四) 流式细胞仪分析法

流式细胞仪可在单细胞水平对目的细胞的各种特性进行检测,如细胞表面分子的表达情况、细胞因子分泌情况、细胞增殖功能等,具有高效、客观、重复性好等优点。其基本原理详见第十一章。用流式细胞仪检测淋巴细胞及其亚群数量已是临床上一项常规的检测项目。将受检者外周抗凝血与特定荧光标记的抗相应 CD 分子的单克隆抗体反应后,将红细胞裂解,洗涤数次后可用流式细胞仪获取数据,经统计软件分析后可直接得出淋巴细胞及其亚群的百分率或绝对数。

二、B 细胞的数量检测

B 细胞表面存在膜免疫球蛋白(mIg)、CD 抗原、Fc 受体、补体受体、EB 病毒受体和小鼠红细胞

NOTE

181

受体等重要标志,据此可对 B 细胞进行数量检测。

1. mIg 的检测　mIg 为 B 细胞特有,是鉴定 B 细胞的可靠指标。用荧光素或酶标记抗人 Ig 抗体,通过直接荧光免疫法、免疫组织化学法检测 mIg。正常人外周血中 mIg$^+$ 细胞一般占 8%～12%。

2. CD 抗原检测　B 细胞表面抗原有 CD19、CD20、CD21、CD22、CD29、CD5 等。可用相应 McAb,通过间接荧光免疫法、免疫组织化学法进行检测。正常成人外周血中 CD20 阳性细胞占淋巴细胞总数的 8%～12%。

3. 小鼠红细胞受体的检测　部分 B 细胞能与小鼠红细胞形成花环,慢性 B 细胞白血病患者外周血淋巴细胞的小鼠红细胞花环形成率高达 60%～85%,但健康人该花环形成率仅占总淋巴细胞的 5%～10%,据此推知形成该花环的性能是某些 B 细胞亚群的标志。此法可用于鉴定不同型淋巴细胞白血病。

各类淋巴细胞及其亚群的数量检测均可根据其表面标志,用适当的荧光素(单色、双色、三色)标记特异性 McAb 并与 PBMC 反应,通过流式细胞仪测定,即可快速准确地检测出相应淋巴细胞的阳性百分率和绝对细胞数。

三、淋巴细胞数量检测的临床意义

淋巴细胞是机体免疫功能的执行者,因此数量检测是评价机体免疫功能的重要指标。免疫功能低下的患者往往伴随有淋巴细胞数量的减少或亚群比例的失调,如原发性 T 或 B 细胞缺陷病表现为外周血 T 细胞或 B 细胞数量减少或缺如;CD4/CD8 值升高常见于系统性红斑狼疮、多发性硬化症等自身免疫病;CD4/CD8 值降低常见于病毒感染、恶性肿瘤和再生障碍性贫血等。

第四节　免疫细胞的功能检测

淋巴细胞数量检测并不能完全代表淋巴细胞的功能,而且细胞数量正常的个体也可能由于细胞功能的缺陷而表现出免疫功能的异常,因此临床上需要对淋巴细胞的功能进行检测。

一、T 细胞功能的检测

T 细胞功能的检测可分为体内试验和体外试验,体内试验主要是通过皮肤试验诱发迟发型超敏反应,间接反映 T 细胞的功能状况;体外试验主要包括淋巴细胞增殖试验、细胞毒试验以及分泌细胞因子能力的测定。

(一) T 细胞增殖功能的检测

T 细胞在体外受到抗原或丝裂原刺激后可被活化,细胞在代谢和形态上发生变化,主要表现为胞内蛋白质和核酸合成增加,转化为淋巴母细胞。根据其增殖转化能力评价其功能。体外引起 T 细胞增殖反应的刺激物可分为非特异性有丝分裂原和特异性抗原刺激物两类。常用的有丝分裂原包括植物血凝素(phytohemagglutinin,PHA)、刀豆素 A(ConA)和美洲商陆;常用的抗原刺激物有破伤风类毒素、白喉类毒素、纯化蛋白衍生物(purified protein derivative,PPD)和白色念珠菌等。用特异性抗原刺激只能使相应抗原致敏的淋巴细胞发生转化,故转化率较非特异性抗原刺激转化率低。检测 T 细胞增殖反应的试验主要有形态学检查法、放射性核素法和 MTT 比色法三种。

1. 形态学检查法　分离 PBMC 与适量 PHA(或其他丝裂原物质)混合,置于 37 ℃培养 72 h。取培养细胞做涂片染色,用光学显微镜进行观察。根据细胞体积大小、胞质着色特性以及有无核仁等特征分别计数未转化和转化的细胞(表 16-2),每份标本计数 200 个细胞,按公式计算淋巴细胞转化率。

表 16-2 转化和未转化淋巴细胞的形态特征

项目	转化淋巴细胞		未转化淋巴细胞
	淋巴母细胞	过渡型	
细胞大小(直径/μm)	12~20	12~16	6~8
核大小、染色质	增大、疏松	增大、疏松	不增大、密集
核仁	清晰、1~4 个	有或无	无
有丝分裂	有或无	无	无
胞质、着色	增多、嗜碱	增多、嗜碱	极少、天青色
质内空泡	有或无	有或无	无
伪足	有或无	有或无	无

$$转化率 = \frac{转化的淋巴细胞数}{转化和未转化的淋巴细胞数} \times 100\%$$

转化率在一定程度上可反映细胞免疫功能,正常人 T 细胞转化率为 60%~80%,小于 50% 可视为降低。形态学方法简便易行,适于基层实验室应用。缺点是依靠肉眼观察形态学特征,判断结果易受主观因素影响,重复性和准确性较差。

2. ^{3}H-TdR 掺入法 T 细胞在有丝分裂原或抗原刺激下,在转化为淋巴母细胞的过程中,DNA 合成明显增加,其转化程度与 DNA 的合成呈正相关。在终止培养前 8~16 h,将 ^{3}H 标记的胸腺嘧啶核苷(^{3}H-TdR)加入培养液中,即被转化的淋巴细胞摄取而掺入新合成的 DNA 中。培养结束后,用液体闪烁仪测定淋巴细胞的放射性强度,即每分钟脉冲数(cpm),计算刺激指数(stimulating index,SI),判断淋巴细胞的转化程度。

$$SI = \frac{PHA\ 刺激管\ cpm\ 均值}{对照管\ cpm\ 均值}$$

^{3}H-TdR 掺入法灵敏度高、重复性好,目前仍是 T 细胞增殖试验的标准方法,但因需一定的设备条件,同时存在放射性核素污染的问题,其应用受到一定限制。

3. MTT 比色法 MTT 是一种噻唑盐,可接受氢,被还原生成蓝黑色的颗粒物质。将淋巴细胞与丝裂原共同培养,在细胞培养终止前数小时加入 MTT,混匀后继续培养,MTT 可被细胞内线粒体琥珀酸脱氢酶还原为不溶的蓝黑色结晶甲臢颗粒,沉积于细胞内或细胞周围。将细胞裂解并加入有机溶剂(盐酸异丙醇或二甲亚砜)完全溶解甲臢后,用酶标仪测定细胞培养物在 570 nm 处的吸光度值(A_{570})。因蓝黑色甲臢颗粒生成量与细胞增殖水平呈正相关,故样品的 A_{570} 可反映细胞增殖水平,以刺激指数(SI)判断淋巴细胞的增殖程度。

$$SI = \frac{试验孔\ A_{570}\ 均值}{对照孔\ A_{570}\ 均值}$$

虽然本方法的灵敏度不及 ^{3}H-TdR 掺入法,但是操作简便,无放射性污染。用水溶性四唑盐(WST)代替 MTT 效果较好,WST 产生的甲臢是水溶性的,可以省去后续的溶解步骤。

4. CSFE 染色法 CSFE 的化学名称是羟基荧光素二醋酸盐琥珀酰亚酸酯,可用于检测细胞增殖和细胞的荧光示踪。该物质在正常状态下不具有荧光性质,但具有细胞膜通透性,能够自由进入细胞。当它扩散入细胞内时,可被水解成具有荧光的物质,该物质能与细胞骨架蛋白结合形成具有荧光的蛋白质复合物,但却不再具有膜通透性。当细胞进行分裂增殖时,具有荧光的胞质蛋白可被平均分配到子代细胞内,荧光强度将减弱一半,以此类推,三代细胞的荧光强度是二代细胞的一半。用该种荧光染料检测细胞增殖功能时需先用该染料标记被检细胞群体,刺激培养一定时间后,用流式细胞仪检测细胞荧光强度降低的程度,便可得出细胞分裂增殖的情况。

(二)抗原特异性 T 细胞增殖试验

由于难以获得足够量的抗原特异性的 T 细胞,所以此试验比较困难。对于感染性疾病,T 细胞会形成对病原微生物的免疫"记忆",在体外分离到 T 细胞后,培养增殖 T 细胞的同时加入相应病原微生物的特异性抗原进行刺激,激活该细胞的记忆,有记忆的细胞会分泌 IFN-γ,通过检测 IFN-γ 的量可以反映 T 细胞的增殖情况。目前用于临床的结核杆菌感染 T 细胞后的 IFN-γ 释放试验就是基于此原理。

(三)MHC-肽四聚体技术

MHC-肽四聚体技术是一种用于研究抗原特异性 T 细胞的技术,基本原理是 T 细胞的抗原特异性是由 TCR 所决定的,TCR 通过识别抗原提呈细胞表面的 MHC-肽复合物,并在一系列共刺激分子的作用下,介导 T 细胞活化、增殖、分化为不同亚群并分泌不同的细胞因子,发挥生物学效应。MHC-肽四聚体技术就是通过 TCR 与 MHC-肽的特异性相互作用检测抗原特异性的 T 细胞以了解机体的免疫状况。

MHC-肽四聚体的制备:首先选择检测某一特定的抗原特异性 T 细胞所识别的抗原表位和与该表位结合 MHC 分子的类型,通过设计特异的引物扩增所选 MHC 分子的胞外区,表达 MHC 分子融合蛋白,将其与 β2m 和抗原多肽进行体外折叠,形成 MHC-β2m-抗原肽复合物,并纯化该复合物作为特异性 T 细胞转化的刺激物。

抗原-MHC-肽四聚体-荧光还可以构成特异性荧光探针,指示抗原特异的 T 细胞,一般是通过生物素-亲和素的作用,将四个 MHC-肽复合物连接形成的一个四聚体。

MHC-肽四聚体技术与常规的检测抗原特异的 T 细胞方法相比,其优点是直接、灵敏和迅速。MHC-肽四聚体技术还能与细胞表面和胞内的其他标记分子相结合,可对抗原特异的 T 细胞进行多种分析,如细胞的分化状态、共刺激分子和整合素分子的表达情况等。

(四)T 细胞分泌功能的检测

T 细胞分泌功能的检测实际上就是对其所分泌的各种细胞因子和生物活性物质进行检测,可借助免疫学、细胞生物学以及分子生物学等技术分别检测细胞因子含量、生物学活性或基因表达水平,具体内容见第十五章。

(五)T 细胞介导的细胞毒功能的检测

细胞毒性 T 细胞(CTL)经抗原刺激后,可特异性杀伤具有相应抗原的靶细胞,表现出对靶细胞的破坏和溶解作用。将靶细胞(如肿瘤细胞)与待检 CTL 按一定比例混合,共同作用一定时间,靶细胞被杀伤情况可以反映 CTL 细胞毒功能。可用形态学检查法和^{51}Cr 释放试验进行评价。

1. 形态学检查法　待检 CTL 与相应的靶细胞混合共同孵育后,取细胞涂片瑞氏染色,用显微镜计数残留的肿瘤细胞数,通过计算 CTL 对肿瘤细胞生长的抑制率,判断效应细胞的杀伤活性。

$$抑制率 = \frac{对照组肿瘤细胞残留数 - 实验组肿瘤细胞残留数}{对照组肿瘤细胞残留数} \times 100\%$$

2. ^{51}Cr 释放试验　用 $Na_2^{51}CrO_4$ 标记靶细胞,若待检 CTL 对靶细胞具有杀伤功能,则 ^{51}Cr 从靶细胞内释放出来,用液体闪烁仪测定靶细胞释放的 ^{51}Cr 的放射活性(cpm)。靶细胞溶解破坏越多,^{51}Cr 释放越多,所测放射活性越强,通过计算 ^{51}Cr 释放率可判断 CTL 的细胞杀伤活性。

(六)体内试验

正常机体对某种抗原建立了细胞免疫后,如用相同的抗原做皮肤试验,常出现阳性的迟发型超敏反应。本试验不仅可以检查受试者是否对某种抗原具有特异性细胞免疫应答能力,而且可以检查受试者总体细胞免疫状态,目前临床上常用于诊断某些病原微生物感染(结核、麻风等)和细胞免疫缺陷等疾病,也常用于观察细胞免疫功能在治疗过程中的变化及其预后等。

1. 特异性抗原皮肤试验　常用的特异性抗原皮肤试验为结核菌素皮肤试验。将定量旧结核菌素(OT)注射到受试者前臂皮内,24~48 h 局部出现红肿硬结,以硬结直径大于 0.5 cm 者为阳性反应。其他还有白色念珠菌素、皮肤毛癣菌素、腮腺炎病毒等皮试抗原。受试者对所试抗原过去的致敏情况直接影响试验结果。若受试者从未接触过该抗原,则不会出现阳性反应。因此阴性者也

NOTE

不一定表明细胞免疫功能低下。为避免判断错误,往往需用两种以上抗原进行皮肤试验,综合判断结果。

2. PHA 皮肤试验 将定量 PHA 注射到受试者前臂皮内,可非特异性刺激 T 细胞发生母细胞转化,呈现以单个核细胞浸润为主的炎症反应。一般在注射后 6~12 h 局部出现红斑和硬结,24~48 h 达高峰。通常以硬结直径大于 15 mm 为阳性反应。PHA 皮肤试验敏感性高,比较安全可靠,临床常用于检测机体的细胞免疫水平。

二、B 细胞功能的检测

对 B 细胞功能的检测包括血清特异性 Ig 含量检测与体外 B 细胞增殖和分泌抗体能力的检测等。

(一) 血清特异性 Ig 含量检测

B 细胞功能减低或缺陷可表现为体内 Ig 含量下降或缺如,因此可以通过检测血清 IgG、IgA、IgM 的含量判断受检者体内 B 细胞的功能,常用的方法有单向环状免疫扩散法、火箭免疫电泳法、免疫浊度法等。将适量特异性抗原经皮下或肌内注射免疫受检者,于免疫前及免疫后第 1、2、3 周分别采血,分离血清,测定受检者免疫前后特异性抗体的效价,可以判断受检者体内 B 细胞产生 Ig 的功能。

(二) B 细胞增殖功能的检测

原理和方法与 T 细胞增殖试验相同,但刺激物不同。人 B 细胞用含 SPA 的金黄色葡萄球菌菌体及抗 IgM 抗体等刺激,小鼠 B 细胞可用细菌脂多糖(LPS)作为刺激物。

(三) B 细胞分泌抗体功能的检测

1. 溶血空斑试验 在单个细胞水平对 B 细胞分泌抗体功能进行检测。其原理为将绵羊红细胞(SRBC)免疫的小鼠脾脏(或家兔淋巴结)制成单细胞悬液,与 SRBC 在琼脂糖凝胶内混合后倾注于小平皿或玻片上。脾细胞中的抗体生成细胞释放抗 SRBC 抗体,使其周围的 SRBC 致敏,在补体参与下可将 SRBC 溶解,形成肉眼可见的溶血空斑。每一个空斑中央含一个抗体形成细胞,空斑数目即为抗体形成细胞数,空斑大小表示抗体形成细胞产生抗体的多少。

(1) 经典溶血空斑形成试验:可用于检测实验动物抗体形成细胞的功能,分为直接法和间接法。直接法所测到的细胞为 IgM 类抗体形成细胞;间接法可检测 IgG 或 IgA 类抗体形成细胞,即在小鼠脾细胞和 SRBC 混合时,再加抗鼠 Ig 抗体,使抗体产生细胞所产生的 IgG 或 IgA 与抗 Ig 结合成复合物,此时能活化补体,导致溶血。上述直接法和间接法都只能检测抗 SRBC 抗体的产生细胞,而且需要事先免疫,难以检测人类的抗体产生情况。

(2) 被动溶血空斑试验:抗体形成细胞产生的 Ig 与 SRBC 上的抗原结合,在补体参与下出现溶血反应。方法是将吸附有已知抗原的 SRBC、待检 B 细胞、补体及适量琼脂糖凝胶混合,倾注平皿,温育 1~3 h 后,形成肉眼可见的溶血空斑。此试验可检测 SRBC 上抗原相应的抗体形成细胞,应用范围广泛。

2. ELISPOT 试验 如前所叙,ELISPOT 试验是既可检测抗体分泌细胞,又可检测抗体分泌量的方法。其原理是用抗原包被固相载体,加入待检的抗体产生细胞,即可诱导抗体的分泌。分泌的抗体与包被抗原结合,在抗体分泌细胞周围形成抗原抗体复合物,洗去细胞后,加入酶标记的第二抗体与抗体结合,通过底物显色反应的深浅,可测定出抗体的生成量,并可在显微镜下计数着色的斑点数,即分泌抗体的细胞数量。

该方法也可用于其他细胞分泌细胞因子的功能检测,既可对具有分泌功能的细胞进行计数,也可对分泌的物质进行定量检测,具有灵敏、稳定、特异等优点。

三、NK 细胞杀伤活性测定

体外检测 NK 细胞活性的方法有形态学法、酶释放法、放射性核素释放法、化学发光法、流式细胞仪法等。测定人 NK 细胞活性多用 K562 细胞株,而测定小鼠 NK 细胞活性则常用 YAC-1 细胞株。

（一）形态学法

以人 PBMC 或小鼠脾细胞作为效应细胞,与靶细胞按一定比例混合温育,用台盼蓝或伊红 Y 等活细胞拒染的染料处理,光镜下观察着色的死亡细胞,计算出靶细胞的死亡率,即为 NK 细胞的活性。该法简便,无需特殊设备,但肉眼判断结果具有一定的主观性,也无法计数轻微损伤的细胞。

（二）酶释放法

乳酸脱氢酶（LDH）是活细胞胞质内含酶之一,正常情况下不能透过细胞膜。当靶细胞受到效应细胞的攻击而损伤时,细胞膜通透性改变,LDH 从胞质中释出。测定培养液中的 LDH 即可得知 NK 细胞杀伤靶细胞的活性。该法的优点是经济、快速、简便,并可做定量测定。缺点是 LDH 分子较大,靶细胞膜严重破损时才能被释出,故灵敏度较低。另外,细胞正常生长也有 LDH 的释放,导致培养液中 LDH 的本底较高,影响检测效果。

（三）放射性核素释放法

应用放射性核素^{51}Cr 或^{125}I-UdR 标记靶细胞,当靶细胞受到 NK 细胞攻击后,靶细胞被破坏,释放出放射性核素,通过测定上清液和细胞部分的放射性强度可以计算出 NK 细胞活性。

（四）流式细胞仪法

选用 K562 细胞为测定人 NK 细胞活性的靶细胞,利用碘化丙啶（PI）只能渗透到死亡细胞内与 DNA 和 RNA 结合的特性,在 488 nm 波长的荧光激发下产生红色荧光;同时,NK 细胞体积及光散射特性均不同于靶细胞。据此,可用 FCM 检测靶细胞受 NK 细胞作用后的死亡率来反映 NK 细胞的活性。

$$NK 细胞活性（\%）＝NK 细胞实验组靶细胞死亡率（\%）－靶细胞自然死亡率（\%）$$

第五节　吞噬细胞功能检测

吞噬细胞是指具有吞噬功能的一类细胞,如中性粒细胞、单核细胞和巨噬细胞等。吞噬细胞不仅在固有免疫应答中能够及时有效地清除病原体,而且能将吞入的病原体进行消化、处理,然后提呈给淋巴细胞,从而启动适应性免疫应答,因此吞噬细胞的功能直接影响到机体的固有免疫和适应性免疫的水平。

吞噬细胞的吞噬运动大致分为趋化、吞噬和胞内杀伤作用三个阶段,可分别对这三个阶段进行功能检测。

一、中性粒细胞功能检测

（一）趋化功能检测

中性粒细胞在趋化因子作用下可产生趋化,其趋化强度可反映中性粒细胞的趋化功能。检测方法主要有滤膜渗透法和琼脂糖平板法。

1. 滤膜渗透法　趋化室分为上、下两室,中间用具有一定孔径的微孔滤膜分隔。在上室加待测中性粒细胞悬液,下室加趋化因子,中性粒细胞受趋化因子的吸引向下层小室迁移,穿过微孔滤膜进入下层膜面,经染色计数穿过来的中性粒细胞数,计算趋化指数（chemotactic index,CI）,即可测出趋化因子的趋化活性及中性粒细胞的趋化功能。

$$CI ＝试验孔趋化细胞数/阴性对照孔趋化细胞数$$

2. 琼脂糖平板法　将琼脂糖溶液倾倒在玻片上制成琼脂糖凝胶平板,每份样本在平板上打 3 个孔（每孔直径为 3 mm,孔距 2 mm）,在中央孔内加中性粒细胞悬液,左侧孔加趋化因子,右侧孔加对照液。反应后通过固定和染色,测量中性粒细胞向左侧孔移动的距离即趋化移动距离和向右侧孔移动的距离即自发移动距离,计算趋化指数,即可判断细胞的定向移动能力。通常新生儿趋化指数为 2.0～2.5,成人为 3.0～3.5。

$$CI = 向左移动的距离 / 向右移动的距离$$

(二) 吞噬和杀伤功能测定

1. 显微镜检查法 将中性粒细胞与葡萄球菌或白色念珠菌悬液混合温育一定时间后,取细胞涂片,固定,瑞氏染色或碱性亚甲蓝液染色。在油镜下观察中性粒细胞对细菌的吞噬情况,计数吞噬细菌和未吞噬细菌的细胞数,同时记录所吞噬的细菌数。按下式计算吞噬率、吞噬指数,还可根据被吞噬的细菌是否着色测定杀菌率。参考区间:吞噬率为 91.0%±5.8%;杀菌率为 32.7%±7.8%。

$$吞噬率 = \frac{吞噬细菌的中性粒细胞}{计数的中性粒细胞总数} \times 100\%$$

$$吞噬指数 = \frac{胞内吞噬的细菌总数}{计数的中性粒细胞总数}$$

$$杀菌率 = \frac{胞内含着染色菌体的细胞数}{计数的中性粒细胞总数} \times 100\%$$

2. 溶菌法 将中性粒细胞悬液与经新鲜人血清调理过的细菌(大肠杆菌或金黄色葡萄球菌)按一定比例混合,温育。定时(0 min、30 min、60 min、90 min)取定量培养物于蒸馏水中使细胞溶解后,接种于固体平板培养基做定量培养。37 ℃培养 18 h 后,计数生长菌落数,以了解中性粒细胞的杀菌能力。正常情况下,中性粒细胞对大肠杆菌的杀菌率＞90%,对金黄色葡萄球菌的杀菌率＞85%。

$$杀菌率 = (1 - \frac{作用 30\ min、60\ min\ 或\ 90\ min\ 菌落数之和}{0\ min\ 菌落数}) \times 100\%$$

3. 硝基蓝四氮唑(NBT)还原试验 中性粒细胞在吞噬杀菌过程中,能量消耗剧增,耗氧量也随之增加,磷酸己糖旁路的代谢活性增强,6-磷酸葡萄糖脱氢酶使葡萄糖的中间代谢产物 6-磷酸葡萄糖氧化脱氢转变为戊糖。如加入硝基蓝四氮唑(nitrobluetetrazolium,NBT),则可被吞噬或渗透到中性粒细胞胞质中,接受所脱的氢,使原来呈淡黄色的 NBT 还原成点状或块状的蓝黑色甲臜颗粒,沉积于中性粒细胞胞质中,称为 NBT 阳性细胞。NBT 阳性细胞百分率可反映中性粒细胞杀菌功能,正常参考范围为 7%～15%,平均为 10%。慢性肉芽肿病患者 NBT 阳性细胞百分率显著降低,甚至为零。

4. 流式细胞术 将被吞噬的颗粒物质如细菌用某种荧光素进行标记,待测细胞与标记荧光素的细菌反应一段时间后,若待测细胞具有吞噬功能就会因吞噬细菌颗粒而被染上荧光,从而在流式细胞仪上表现为荧光信号阳性,通过特定的软件可直接分析得出待测细胞的吞噬率,从而反映出该细胞吞噬功能的强弱。该方法具有客观、高效和重复性高等优点。

二、巨噬细胞功能检测

(一) 吞噬功能测定

用斑蝥敷贴法收集人巨噬细胞或从腹腔渗出液获得鼠巨噬细胞。将巨噬细胞与鸡红细胞、白色念珠菌等颗粒悬液在体外混合,温育、涂片、染色、油镜下观察、计数,通过计算吞噬率和吞噬指数(方法同中性粒细胞)反映巨噬细胞的吞噬功能。参考区间:吞噬率为 62.7%±1.38%,吞噬指数为 1.058±0.05。

(二) 巨噬细胞溶酶体酶的测定

巨噬细胞富含溶酶体酶,如酸性磷酸酶、非特异性酯酶和溶菌酶等,测定这些酶的活性也可衡量巨噬细胞功能。

NOTE

1. 酸性磷酸酶的测定

(1) 硝酸铅法:在酸性条件下,巨噬细胞内的酸性磷酸酶能水解 β-甘油磷酸钠形成磷酸盐。后者与硝酸铅反应产生磷酸铅,磷酸铅再与硫化铵反应形成黑色硫化铅,沉积在细胞内酸性磷酸酶所在处,呈棕黑色颗粒。根据颗粒的数量和粗细判断酶活性强弱,颗粒数量少且细者为"+",颗粒多而粗为"++",颗粒很多且很粗者为"+++"。本法的优点是试剂便宜,封片后可较长时间保存,并可用电子显微镜观察细胞的超微结构。缺点是细胞固定的条件比较严格,如处理不当,酶活性易受损。

(2) 偶氮法:酸性磷酸酶可将底物 α-萘磷酸钠分解,形成萘酚和磷酸盐,萘酚与偶氮染料反应产生鲜艳的棕红色物质,沉积在酶所在处。本法操作简便,但封片后保存时间短。

2. 非特异性酯酶的测定 该酶比较稳定,酶活性丧失较慢,细胞经涂片干燥,置室温至少可保存 0.5 天,因此特别有利于临床检验科采用。常用 α-萘乙酸法,该酶可将 α-萘乙酸分解成萘酚和乙酸,萘酚迅速与偶氮染料结合,形成有色反应而沉积。

小 结

免疫细胞是指参与免疫应答或与免疫应答相关的细胞,包括淋巴细胞、抗原提呈细胞和其他免疫相关细胞等。免疫细胞的数量或功能异常会导致某些疾病的发生。在进行免疫细胞的数量或功能检测时,常需将待检细胞从血液或组织中分离出来。常用密度梯度离心法获得 PBMC 进行相应实验,若制备高纯度的淋巴细胞,可选用适当的方法去除 PBMC 中的单核细胞。对淋巴细胞及亚群进行分离时可用 E 花环分离法、尼龙棉柱分离法等传统方法,也可基于 CD 抗原选用亲和板结合分离法、免疫磁珠分离法、流式细胞仪分离法等先进的方法。

淋巴细胞数量检测技术主要基于 CD 抗原,T 细胞计数方法有 E 花环细胞计数法、间接免疫荧光法、免疫组织化学法、流式细胞仪分析法等。B 细胞数量检测方法有荧光免疫法、免疫组织化学法、流式细胞仪分析法等。

T 细胞功能测定可分为体内试验和体外试验,体内试验主要是通过皮肤试验诱发迟发型超敏反应,间接反映 T 细胞的功能状况;体外试验主要包括淋巴细胞增殖试验、细胞毒试验以及分泌细胞因子能力的测定。B 细胞功能的检测包括血清特异性 Ig 含量检测与体外 B 细胞增殖和分泌抗体能力的检测等。吞噬细胞功能检测主要是趋化功能、吞噬、杀菌活性及特定酶活性的检测等。目前免疫细胞功能检测主要用于科学研究,临床应用效果还有待于观察。

思 考 题

1. 什么是免疫细胞? 免疫细胞包括哪些?
2. 根据 T 细胞的功能和表面 CD 分子,至少可以将 T 细胞分为哪几类?
3. 什么是抗原提呈细胞? 抗原提呈细胞分哪几类?
4. 分离免疫细胞的方法有哪些? 各有什么特点?
5. 对 T、B 细胞数量检测分别有哪些方法?
6. T 细胞功能检测指标有哪些? 方法和原理是什么?
7. B 细胞功能检测指标有哪些? 方法和原理是什么?

(王亚飞)

第五篇

临床免疫相关疾病及其免疫学检验

　　第五篇主要讲述与机体免疫状况密切相关的内容,涉及超敏反应性疾病、自身免疫病、免疫增殖病及免疫缺陷病、肿瘤、感染性疾病等疾病以及移植和生殖等临床相关问题。这些免疫相关疾病(问题)在临床上日益增多,对人类的健康危害凸显。本篇侧重于应用所学基础免疫学的基础知识、基本理论去解决临床问题,即解释这些疾病(问题)的发生机制、发展规律及其特征,并列举临床上常见相关疾病;根据疾病(问题)的特征寻找合适的免疫学检测指标(标志物),应用第三篇"免疫学检验技术"的相关知识选择针对不同标志物的检测方法,并进一步诠释标志物检测的临床意义,进而为临床免疫相关疾病(问题)的诊断、防治以及预后提供指导价值。本篇是全书的终结篇和升华篇。

第十七章 超敏反应性疾病及其免疫学检验

案例导入

女性,33 岁,近半个月无原因进行性面色苍白、头晕、乏力,酱油样尿。稍动则心慌、气短。发病以来无发热、关节痛、脱发及光过敏,进食及睡眠质量差,大便正常。既往体健,无心、脑、肝、肾、结核病史,无偏食和烟酒嗜好,月经正常,家族中无类似患者。查体:贫血貌,无皮疹和出血点,全身浅表淋巴结未触及,巩膜轻度黄染,舌乳头正常,心肺无异常,腹平软,脾于肋下 1 cm 可触及,其他检查指征均正常。实验室检查:①血常规:白细胞和血小板计数正常,红细胞计数减少为 2.11×10^{12}/L(正常值为 $(3.5\sim5.5)\times10^{12}$/L),血红蛋白减少为 62 g/L(正常值为 110～160 g/L)。②网织红细胞检查:网织红细胞百分比增高为 20%(正常值为 0.5%～1.5%),可见 3 个晚幼红细胞,可见嗜碱性点彩红细胞。③血总胆红素增高为 48 μmol/L(正常值为 1.71～17.1 μmol/L),直接胆红素正常,间接胆红素增多;尿胆红素阴性,尿胆原强阳性。④大便常规正常,隐血阴性。⑤Coombs试验阳性。

1. 临床上诊断为自身免疫性溶血性贫血。请问其诊断依据有哪些?

2. 自身免疫性溶血性贫血可归属哪种类型超敏反应?

超敏反应实质上是一种病理性的免疫应答。早在 1798 年 Jenner 发现接种牛痘苗的个体第二次再接种时,接种部位会出现超敏反应现象。1890 年 Koch 在用结核分枝杆菌感染豚鼠的实验中发现 Koch 现象。1902 年 Richet 和 Portier 用海葵浸液给狗静脉注射,当相隔数周第二次注射相同剂量后,狗出现了急性休克死亡现象,称为过敏反应。Otto 于 1907 年证实超敏反应可通过血清转移。1921 年 Prausnitz 和 Küstner 将引起超敏反应的抗体称为反应素。1963 年 Gell 和 Coombs 提出了超敏反应的四型分型方法。1966 年石板揭示了反应素的本质为 IgE,揭开了超敏反应的面纱,也为临床辅助诊断提供了重要依据。本章简要介绍了超敏反应的概念、分类及其特点,重点阐述Ⅰ型、Ⅱ型、Ⅲ型和Ⅳ型超敏反应的发生机制,及其疾病的诊断指标和常见免疫学检测方法及临床意义。

第一节 概 述

超敏反应(hypersensitivity)又称变态反应(allergy),是机体受到抗原刺激后,机体内产生抗体或致敏淋巴细胞,使机体处于致敏状态,当机体再次接触同一抗原时,导致生理功能紊乱或组织细胞损伤等异常的适应性免疫应答。抗原刺激是诱导机体发生超敏反应的始动因素,诱发超敏反应的抗原称为变应原(allergen)。

NOTE

根据发生机制和临床特征,超敏反应分四型:Ⅰ型,即过敏反应(anaphylaxis)或速发型超敏反应(immediate hypersensitivity);Ⅱ型,即细胞溶解型或细胞毒型超敏反应;Ⅲ型,即免疫复合物型或血管炎型超敏反应;Ⅳ型,即迟发型超敏反应。Ⅰ型、Ⅱ型及Ⅲ型均由抗体介导,可经血清被动转移;Ⅳ型由 T 细胞介导,可经淋巴细胞被动转移。

第二节 Ⅰ型超敏反应

一、Ⅰ型超敏反应的发生机制

Ⅰ型超敏反应是临床上最常见的一类超敏反应,其发生机制见图 17-1,过程可分为三个阶段,即致敏阶段、激发阶段和效应阶段。

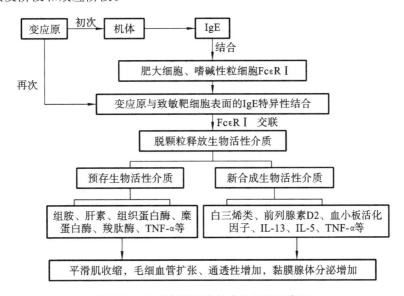

图 17-1 Ⅰ型超敏反应的发生机制示意图

(一)致敏阶段

致敏阶段即指变应原进入机体后,诱发机体产生 IgE 并结合到靶细胞上的过程。变应原通过呼吸道、消化道、皮肤和黏膜等途径进入机体,引起免疫应答,使 B 细胞增殖分化为产生特异性 IgE 的浆细胞,产生的 IgE 通过其 Fc 段与肥大细胞和嗜碱性粒细胞等表面的 FcεRⅠ结合,而使机体处于对该变应原的致敏状态。表面结合特异性 IgE 的肥大细胞或嗜碱性粒细胞,称为致敏的肥大细胞或致敏的嗜碱性粒细胞。致敏状态通常可维持数月甚至更长时间,如果长期不接触相同变应原,致敏状态可逐渐消失。

1. 变应原 引起Ⅰ型超敏反应常见的变应原如下:①某些药物或化学性物质:多为半抗原,进入机体与载体蛋白结合后获得免疫原性,如青霉素、磺胺、普鲁卡因、有机碘化合物、食品添加剂、防腐剂、保鲜剂等。②吸入性变应原:广泛存在于自然界中,如植物花粉颗粒、尘螨排泄物、真菌菌丝及孢子、昆虫的分泌物及排泄物、棉絮、枕垫料、动物皮屑及其分泌物等。③食物变应原:来源于奶、蛋、鱼虾、蟹贝、肉、坚果等食物中的蛋白质成分或部分肽类物质。④某些酶类物质:如尘螨中的半胱氨酸蛋白、细菌酶类物质(如枯草菌溶素)。

2. IgE 及其受体

(1) 正常人血清中 IgE 含量极低,主要由鼻咽、扁桃体、气管和胃肠道黏膜相关淋巴组织中的浆细胞分泌。IgE 的产生与 Th2 和 ILC2 密切相关,CD4[+] 初始 T 细胞在 IL-4 诱导下分化为 Th2,分泌的 IL-4、IL-5、IL-9 和 CCL11,诱导变应原特异性 B 细胞产生 IgE,还可以直接募集活化肥大细胞、嗜碱性粒细胞和嗜酸性粒细胞参与局部过敏性炎症反应。ILC2 被局部的黏膜上皮或血管内皮细胞分泌的 IL-25、IL-33 以及胸腺基质淋巴细胞生成素(TSLP)活化后合成分泌的细胞因子与 Th2 基本相同。

(2) IgE 有两类特异性结合的受体。IgE 的 Fc Ⅰ 类受体(FcεR Ⅰ)为高亲和力受体,仅存在于肥大细胞和嗜碱性粒细胞膜上。IgE 通过 Fc 段与 FcεR Ⅰ 结合,而使上述细胞处于致敏状态。IgE 的 Fc Ⅱ 类受体(FcεR Ⅱ、CD23)为低亲和力 IgE 受体,分布比较广泛,特应性个体的淋巴细胞和巨噬细胞可高水平表达 FcεR Ⅱ,可通过 IgE 捕获抗原,抑制 IgE 型抗体的产生。此外,血清中亦存在高水平分泌型 FcεR Ⅱ,可与 B 细胞表面 CD21 结合,继而促进 IgE 的合成。

近年来,研究发现 IgG4 可通过抑制 IgE 的活性而减弱超敏反应,机制可能如下:①IgG4 可以作为封闭抗体阻止结合 IgE 的受体交联;②IgG4 协同刺激抑制性 IgG 受体 FcγR Ⅱ b,负向调节 FcεR Ⅰ 的信号转导,反过来抑制效应细胞的激活。

3. 肥大细胞、嗜碱性粒细胞和嗜酸性粒细胞

(1) 肥大细胞和嗜碱性粒细胞:肥大细胞(mast cell)是参与 Ⅰ 型超敏反应的主要细胞,广泛分布于皮下结缔组织中的小血管周围,呼吸道、消化道黏膜下层、泌尿生殖道的黏膜上皮及部分内脏被膜上亦有存在。嗜碱性粒细胞(basophil)主要分布于外周血中,数量较少,在全身过敏反应时,嗜碱性粒细胞迁移到反应部位进而发挥生物学作用。两种细胞均高水平表达 FcεR Ⅰ,且胞质中均有大量的嗜碱性颗粒,活化后可以释放或合成多种参与过敏反应的生物学活性介质,如肝素、白三烯(leukotriene,LT)、组胺和嗜酸性粒细胞趋化因子等。

(2) 嗜酸性粒细胞:嗜酸性粒细胞(eosinophil)也是参与 Ⅰ 型超敏反应的主要细胞,主要分布于呼吸道、消化道和泌尿生殖道等的黏膜下层结缔组织中,外周血中仅有少量存在。嗜酸性粒细胞表面表达 IL-5R、IL-9R、CCR3 及 PAFR 等多种与其趋化活化相关的受体,与上述 ILC2 产生的细胞因子结合,合成 LTs、PAF(血小板活化因子)、IL-3、IL-5、IL-8、IL-9、GM-CSF 等细胞因子,参与局部过敏性炎症反应。嗜酸性粒细胞也可脱颗粒释放主要碱性蛋白、过氧化物酶等,直接活化肥大细胞。

(二) 激发阶段

处于致敏状态的机体再次接触相同变应原时,变应原与致敏的肥大细胞或嗜碱性粒细胞表面 IgE 的 Fab 段结合,二价或多价变应原能与两个以上相邻的 IgE 结合,使膜相邻近的 FcεR Ⅰ 发生桥联而聚集、变构,启动活化信号。活化信号由 FcεR Ⅰ 的 β 链和 γ 链胞质区的 ITAM 引发,经多种信号分子传递,导致颗粒与细胞膜融合,从而触发胞外 Ca^{2+} 流入胞内,细胞膜稳定性下降,通透性增加,细胞脱颗粒,释放以组胺为代表的细胞预先合成介质,称为脱颗粒(degranulation)。此外,抗 IgE 抗体交联细胞膜上的 IgE,或抗 FcεR Ⅰ 抗体直接连接 FcεR Ⅰ,均可使肥大细胞或嗜碱性粒细胞细胞膜脂质发生磷脂甲基化代谢,在磷脂酶 A_2 和甲基转移酶作用下,膜磷脂降解,释放出花生四烯酸。花生四烯酸以氧合酶途径继续代谢,形成白三烯、血小板活化因子和前列腺素等生物活性介质。肥大细胞和嗜酸性粒细胞可被局部微环境中 IL-5、IL-9 或 PAF 直接激活产生细胞因子,参与过敏性炎症反应。

生物活性介质包括预存在颗粒内的介质(细胞活化后脱颗粒释放,主要为组胺和激肽原酶)和细胞活化后新合成的介质(主要有 PGD_2、LTs、PAF 及细胞因子)。

(三) 效应阶段

生物活性介质作用于效应器官、组织,致使机体出现生理功能紊乱、引起局部或全身病理变化的阶段即为效应阶段。具体表现:①刺激平滑肌痉挛;②扩张小血管和增加(毛细)血管的通透性;③促进黏膜腺体分泌增加;④趋化炎症细胞,促进局部炎症反应。根据反应发生的快慢和持续时间的长短,可分为速发相反应(immediate reaction)和迟发相反应(late-phase reaction)两种类型。速发相反应在接触变应原后即刻至 60 min 内发生,组胺、LTs、PGD_2、PAF 为主要介质。迟发相反应在变应原刺激后 1 h 发生,症状持续时间可超过 24 h,趋化因子和细胞因子是引起迟发相反应的主要物质。具体生物活性物质的作用如下。

1. 组胺等血管活性物质 组胺是引起 I 型超敏反应的主要活性物质,其释放快(数分钟)、维持时间短(≤2 h)、扩张血管作用强,是引起瘙痒感的唯一介质。主要表现:①可使体内微动脉、毛细血管前括约肌和微静脉发生舒张,其中以微动脉最为明显,严重时可引发过敏性休克;作用于肺微动脉和微静脉发生收缩,其中以肺微静脉的收缩最为显著,可发生肺动脉高压。②吸引嗜酸性粒细胞,并有致痒反应。③刺激非血管的支气管、小肠和子宫的平滑肌收缩,引起哮喘、腹泻和腹痛,促进支气管和消化道腺体分泌。④增加微血管通透性,使血浆外渗,产生水肿。⑤直接对心肌产生刺激作用,导致心率加快和心肌收缩力增强,房室间传导增强。

2. 脂类炎症介质 包括 LTs、PGD₂、PAF 等,作用如下:①刺激支气管、胃肠道平滑肌收缩,引起支气管痉挛或胃肠道反应,其中 LTs 是过敏性哮喘时支气管持续性痉挛的主要介质。②使小静脉、毛细血管扩张和通透性增加,促进黏膜炎性水肿或出现全身反应。③募集中性粒细胞和血小板参与或扩大局部炎症反应。④促进黏膜杯状细胞分泌黏液,加重气道堵塞。

3. 细胞因子 ①肥大细胞分泌的 TNF-α 促进血管内皮细胞表达黏附分子,参与过敏迟发相反应。②肥大细胞和嗜酸性粒细胞表达的趋化因子(CCL3、IL-8)可募集单核/巨噬细胞、中性粒细胞、嗜酸性粒细胞、嗜碱性粒细胞参与过敏迟发相反应。③肥大细胞和嗜酸性粒细胞表达 IL-3、IL-5 和 GM-CSF 等细胞因子,可刺激骨髓产生大量的嗜酸性粒细胞,IL-5 又可募集活化嗜酸性粒细胞参与过敏迟发相反应。

此外,I 型超敏反应性疾病的发生与个体的遗传因素及所处的外界环境密切相关。I 型超敏反应性疾病是多基因参与的复杂疾病。候选基因主要如下:①促 IgE 类别转换、嗜酸性粒细胞存活和肥大细胞增殖,编码多种细胞因子的 5q31-33 紧密连锁基因群。其中 IL-4 基因启动子区的变异,可使 IL-4 水平升高,致使 IgE 抗体大量产生。②编码高亲和性 FcεR I β 亚单位的 11q12-13 基因,其多态性同哮喘和湿疹的发生密切相关。"卫生假说"(hygiene hypothesis)认为:超敏反应性疾病的发生率不断上升与现代生活方式有关;高水平的生活环境和卫生条件与过敏性疾病发生的危险性增加密切相关。

二、常见 I 型超敏反应性疾病

(一) 全身过敏反应

全身过敏反应常见的有药物过敏性休克、食物过敏性休克以及急性荨麻疹等。过敏性休克是最严重的 I 型超敏反应性疾病。致敏患者常在接触后数分钟内即出现严重的临床症状,若抢救不及时,可导致死亡。

1. 药物过敏性休克 以青霉素过敏性休克最为常见,头孢菌素、链霉素、普鲁卡因、有机碘、磺胺类药物等也可引起。青霉素本身无免疫原性,但青霉素中的大分子杂质、降解产物青霉噻唑醛酸和青霉烯酸等半抗原与体内组织蛋白共价结合后,成为变应原,可刺激机体产生特异性 IgE,使肥大细胞和嗜碱性粒细胞致敏。当机体再次接触青霉素时,青霉噻唑醛酸-蛋白或青霉烯酸-蛋白可通过交联结合靶细胞表面 IgE,而诱发过敏性休克。青霉素制剂在弱碱性溶液中易形成青霉烯酸,因此提高青霉素纯度和使用新鲜配制的青霉素制剂是预防青霉素过敏性休克的有效措施。

2. 血清过敏性休克 临床应用动物免疫血清,如破伤风抗毒素、白喉抗毒素等进行治疗或紧急预防时,因动物免疫血清制剂中存在对人体而言是异种蛋白质的物质,可使具有过敏体质的人产生特异性 IgE。当再次注射相同血清制剂后,可发生血清过敏性休克,重者可在短时间内死亡。

(二) 局部过敏反应

局部过敏反应主要包括呼吸道过敏反应、过敏性胃肠炎以及季节性鼻结膜炎等。

1. 呼吸道过敏反应 过敏性鼻炎和过敏性哮喘是临床常见的典型呼吸道过敏反应性疾病,因吸入花粉、尘螨、真菌和动物毛屑等变应原或呼吸道病原微生物感染而引起。其中,由花粉引起的季节性过敏性鼻炎常伴有过敏性结膜炎、外耳道等黏膜瘙痒,称为花粉症。过敏性鼻炎未经治疗或治疗不当可能发展为过敏性哮喘,过敏性哮喘有速发相和迟发相反应两种类型,前者发生快,消退

NOTE

也快;后者发生慢,持续时间长,同时局部出现以嗜酸性粒细胞和中性粒细胞浸润为主的炎症反应。

2. 消化道过敏反应　少数人进食鱼、虾、蟹、花生米、蛋、牛奶等食物,或服用某些药物后而引发过敏性胃肠炎,出现恶心、呕吐、腹痛和腹泻等胃肠道症状,严重者也可发生过敏性休克。患者胃肠道黏膜表面分泌型 IgA 含量明显减少以及蛋白水解酶缺乏可能与消化道过敏反应发生有关。

三、Ⅰ型超敏反应的免疫学检测

(一) Ⅰ型超敏反应体内检测

Ⅰ型超敏反应体内检测方法包括皮肤试验和激发试验。

1. 皮肤试验　通过皮肤挑刺、划痕、皮内注射等方法将变应原引入致敏者皮肤。若在 20~30 min 内发敏,局部皮肤出现红晕、红斑、风团以及瘙痒感,即皮试阳性,表明对该变应原过敏。未出现上述现象者判断为皮试阴性,即对该变应原不过敏。

2. 激发试验　模拟自然发病条件,以少量致敏原引起一次较轻的超敏反应发作,用以确定变应原的试验,即为激发试验(provocation test)。其分为非特异性激发试验和特异性激发试验。非特异性激发试验是用组胺或甲基胆碱对患者进行雾化吸入,观察患者对Ⅰ型超敏反应的敏感性,继而进行病因分析或疗效判定。特异性激发试验是用特定抗原做试验,根据患者发病部位的不同,可分为支气管激发试验(bronchial provocation test,BPT)、鼻黏膜激发试验、结膜激发试验、食物激发试验、药物激发试验和现场激发试验等。其中,食物激发试验和现场激发试验分别作为食物过敏反应和职业性哮喘诊断的金标准,临床作为常规应用。

激发试验有时也用于Ⅳ型超敏反应的检查,尤其在皮肤试验或其他试验不能获得肯定结果时,此法可排除皮肤试验中的假阳性和假阴性反应。激发试验具有诱发严重过敏反应的潜在风险,除食物激发试验和现场激发试验以外,其他激发试验在多数情况下仅用于实验研究。

(二) Ⅰ型超敏反应体外检测

体外血清学检测变应原是一种安全、可靠、准确的方法,且不受药物限制的影响。特别是对于一些哮喘需要控制的患者,体内试验可能激发哮喘发作,在不停药治疗的情况下,血清学检测为最佳选择。

1. 血清总 IgE 检测　血清总 IgE(tIgE)是血清中各种抗原特异性 IgE 的总和。正常成人血清 IgE 含量极微,为 20~200 IU/mL(1 IU=2.4 ng),一般认为大于 333 IU/mL(800 ng/mL)时为异常升高。通常来说,婴儿脐带血 tIgE 含量小于 0.5 IU/mL,出生后随年龄增长逐渐升高,12 岁时可达成人水平。

(1) 检测方法:目前临床上检测血清 tIgE 的方法包括免疫浊度法、CLIA、ELISA 双抗体夹心法以及间接血凝试验。

(2) 应用评价:①免疫浊度法和 CLIA 灵敏度高,特异性强,稳定性好,测定自动化,检测时间短。②ELISA 双抗体夹心法方便、实用,灵敏度及特异性均好。③间接血凝试验简便易行,便于普及,但灵敏度较差。④血清 tIgE 含量受环境、种族、遗传、年龄、检测方法以及取样标准等因素的影响,在分析血清 tIgE 结果时须建立当地人群 tIgE 水平的参考区间。

(3) 临床意义:tIgE 水平升高常见于过敏性哮喘、过敏性鼻炎、特发性皮炎、湿疹、药物性间质性肺炎、支气管肺曲菌病、麻风、寄生虫感染、急慢性肝炎和 IgE 型多发性骨髓瘤等。然而,单纯 tIgE 水平升高不能作为Ⅰ型超敏反应性疾病的诊断依据,也不能说明患者属于特异质个体。当患者有选择性 IgA 缺乏症,感染寄生虫、真菌、病毒,罹患骨髓瘤、霍奇金淋巴瘤、支气管肿瘤等,正在输血,以及患川崎病、肾病综合征、肝脏疾病时,亦可出现血清 tIgE 水平升高。此外,若 tIgE 检测结果正常,也不能排除超敏反应性疾病。但对于年龄较小的儿童,如果能够排除引起 tIgE 水平升高的疾病,特别是寄生虫感染时,则 tIgE 水平越高,提示罹患Ⅰ型超敏反应性疾病的可能性越大。

2. 特异性 IgE 检测
(1) 检测方法:能与某种变应原特异性结合的 IgE 为特异性 IgE(sIgE)。需要用纯化的变应原代替抗 IgE 抗体进行检测,常用的方法:①放射变应原吸附试验(radioallergosorbent test,RAST):将纯化的变应原吸附于固相载体上,加入待测血清及参考标准品,再与用放射性核素标记的抗 IgE 抗体反应,随后测定固相的放射活性。通过标准曲线计算待测血清中 sIgE 的含量。RAST 根据标记物不同,可分为三类:RAST-RIA、RAST-EIA 和 RAST-FEIA。其中 RAST-FEIA 的灵敏度高,且无放射性污染,是临床上较常用的 sIgE 检测方法之一。②免疫印迹:将多种变应原提取物有序包被在同一特制的纤维膜条上,与待测标本进行反应,标本中含有的特异性 IgE 与变应原结合,再加入酶标记的抗人 IgE 单抗,将呈现出的颜色与标准膜条相比较,继而确定变应原种类。③荧光酶免疫试验(FEIA):利用酶标记抗 IgE 抗体,与标本中血清 sIgE 反应,借助酶催化荧光底物,经酶促反应生成稳定且高效的荧光物质,通过测定荧光强度确定待测标本 sIgE 的含量。

(2)应用评价:①RAST 具有特异性强、灵敏度高、影响因素少、对患者绝对安全等优点。然而,其检测效率低,每次只能检测一种变应原,且当待测血清中含有相同特异性 IgG 时可干扰正常结果。②免疫印迹无污染,无需特殊设备,操作简单,能一次性确定多种特异性变应原,应用广泛,为临床进行脱敏治疗奠定了基础。③荧光酶免疫试验的灵敏度和特异性均较好,但使用荧光素做标记时,应注意试剂使用的有效期限。

(3)临床意义:sIgE 测定是体外检测变应原的重要手段,与变应原皮试和支气管激发试验互为补充,有助于 I 型超敏反应的诊疗应用。

3. 细胞脱颗粒测定 细胞脱颗粒测定可直观地反映过敏患者体内情况,有助于判断病情及调整治疗方案。

(1)类胰蛋白酶测定:类胰蛋白酶是肥大细胞活化、脱颗粒的指标。可采用 ELISA 双抗体夹心法测定血清类胰蛋白酶含量,其水平升高提示昆虫叮咬、药物或食物过敏反应和肥大细胞增多症。由于类胰蛋白酶的半衰期很短,必须在 $3\sim6$ h 内检测,超过检测时限,即便是典型的严重过敏反应,类胰蛋白酶测定结果亦为正常。

(2)嗜碱性粒细胞脱颗粒测定:嗜碱性粒细胞是肥大细胞外周血中的同源细胞,嗜碱性粒细胞脱颗粒试验阳性既能证实 sIgE 的存在,又能证明 sIgE 的功能性,较单纯皮肤试验或 sIgE 阳性结果更有临床意义。但因嗜碱性粒细胞脱颗粒测定方法复杂,其灵敏度、特异性和准确度尚待进一步评估。

(3)嗜酸性粒细胞阳离子蛋白测定:嗜酸性粒细胞阳离子蛋白(eosinophil cationic protein,ECP)是嗜酸性粒细胞释放的特异性标志物,反映了嗜酸性粒细胞活化程度。ECP 测定方法包括荧光免疫试验、CLIA、ELISA 和放射免疫试验等多种方法,常应用于超敏反应性疾病的辅助诊断、再发风险评估、指导用药和疗效评估等方面。临床进行 ECP 测定时必须严格控制血样的采集和处理条件,包括严格控制采血量、凝血时间、温度、离心力和离心时间,采血时需使用特殊真空管且不能溶血,否则会影响 ECP 的测定结果。

四、I 型超敏反应的防治原则

(一)查明变应原,避免再次接触

通过询问过敏史和实验室检查以确定变应原。避免接触变应原可达到预防 I 型超敏反应的目的,亦是预防疾病发生的最有效方法,对于儿童还有助于预测其超敏反应性疾病的自然进程。

(二)脱敏治疗

1. 异种免疫血清脱敏疗法 抗毒素皮试阳性但又必须使用者,可采用小剂量、短间隔($20\sim30$ min)、多次注射抗毒素血清的方法进行脱敏治疗。其脱敏机制可能是当小剂量、多次注射抗毒素时,变应原进入体内,与有限数量的致敏靶细胞作用后,释放的生物活性介质较少,不足以引起明显临床症状,同时,生物活性介质作用时间短且无累积效应。

2. 特异性变应原脱敏疗法 对已查明而难以避免接触的变应原如花粉、尘螨等,可采用小剂量、间隔较长时间、反复多次皮下注射相应变应原的方法进行脱敏治疗。其可能的作用机制:①通过改变变应原进入途径,诱导机体产生大量特异性 IgG 类抗体,降低 IgE 抗体应答;②IgG 类封闭抗体通过与相应变应原结合,从而阻断变应原与致敏靶细胞上的 IgE 结合;③诱导调节性 T 细胞产生免疫耐受。

（三）药物防治

1. 抑制生物活性介质合成和释放　①阿司匹林为环氧合酶抑制剂,可抑制 PGD_2 等介质生成。②色甘酸钠可稳定细胞膜,防止致敏靶细胞脱颗粒,从而减少或阻止活性介质的释放。③肾上腺素、异丙肾上腺素、麻黄碱和前列腺素 E 等可通过激活腺苷酸环化酶,促进 cAMP 合成;甲基黄嘌呤、氨茶碱等能抑制磷酸二酯酶活性,阻止 cAMP 分解。上述药物均可升高细胞内 cAMP 浓度,从而抑制靶细胞脱颗粒和组胺等生物活性介质的释放。其中,肾上腺素是过敏性休克抢救的首选药物。

2. 拮抗生物活性介质的作用　抗组胺药可通过与组胺竞争效应器官细胞膜上的组胺受体,抑制组胺活性,而发挥抗组胺作用。常用药物有氯苯那敏、苯海拉明、异丙嗪、氯雷他定、西替利嗪、非索非那定、地氯雷他定等。此外,孟鲁司特钠可拮抗白三烯的作用,减轻平滑肌痉挛等迟发相反应;阿司匹林为缓激肽拮抗剂;多根皮苷酊磷酸盐则对 LTs 具有拮抗作用。

3. 改善效应器官反应性　肾上腺素不仅可解除支气管平滑肌痉挛,还可使外周毛细血管收缩,以升高血压。葡萄糖酸钙、氯化钙、维生素 C 等除可解除痉挛外,还可有效地降低毛细血管通透性,减轻充血和渗出,减少皮肤与黏膜的炎症反应。

（四）免疫生物疗法

根据细胞因子调控 IgE 产生和 IgE 介导 I 型超敏反应的机制,免疫生物治疗方法包括如下几种:①将起佐剂作用的 IL-12 等分子与变应原共同使用,可使 Th2 型免疫应答向 Th1 型转换,下调 IgE 的产生。②用编码变应原的基因与 DNA 载体重组制成 DNA 疫苗进行接种,可成功诱导 Th1 型免疫应答。③采用重组可溶型 IL-4 受体(sIL-4R)与 IL-4 结合,阻断其生物学效应,降低 Th2 型免疫应答,减少 IgE 的产生。④应用人源化抗 IgE 单克隆抗体,抑制肥大细胞和嗜碱性粒细胞释放介质,治疗过敏性鼻炎和慢性过敏性哮喘;抗 IL-5 单克隆抗体,可抑制骨髓产生嗜酸性粒细胞,临床上用于治疗重症嗜酸性粒细胞性哮喘。

第三节　II 型超敏反应

II 型超敏反应又称为细胞溶解型或细胞毒型超敏反应,是由 IgG、IgM、IgA 类抗体与靶细胞表面相应抗原或半抗原结合后,在补体、吞噬细胞或 NK 细胞参与下,引起以细胞溶解或组织损伤为主的病理性免疫反应,发生机制见图 17-2。

一、II 型超敏反应的发生机制

靶细胞表面抗原(自身抗原)的形成是关键,组织细胞(血细胞为主)损伤或功能改变为其特征。

（一）靶细胞及其表面抗原

正常组织细胞、输入的异型红细胞、改变了抗原性的自身组织细胞和被抗原或抗原表位结合而修饰的自身组织细胞,均可成为 II 型超敏反应中被攻击的靶细胞。靶细胞表面的常见抗原主要包括以下几种:①正常存在于血细胞表面的同种异型抗原,如 ABO 抗原、Rh 抗原、HLA 抗原和血小板抗原等;②异嗜性抗原,如链球菌细胞壁的成分、心脏瓣膜、关节组织之间的交叉抗原;③感染和理化因素所致改变的自身抗原;④结合在自身组织细胞表面的药物、微生物抗原或抗原抗体复合物。

（二）抗体、补体及效应细胞的作用

参与 II 型超敏反应的抗体主要是 IgG 和 IgM 类抗体,少数为 IgA 类抗体。抗体与细胞膜表面

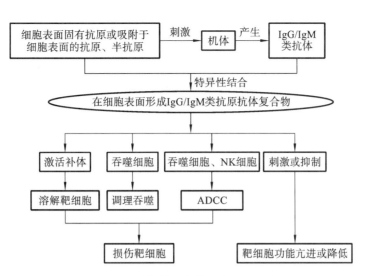

图 17-2 Ⅱ型超敏反应的发生机制示意图

相应抗原结合后,通过下列途径损伤靶细胞或导致靶细胞功能紊乱。

1. 激活补体 IgG 或 IgM 类特异性抗体与靶细胞上的抗原结合后激活补体经典途径,导致靶细胞裂解。另外,经典途径激活的补体片段 C3b 结合于包被有抗体的靶细胞,吞噬细胞通过其 C3b 受体和 Fc 受体来捕获,通过补体裂解片段的调理吞噬作用,介导吞噬细胞杀伤靶细胞。

2. 吞噬细胞的浸润和活化 组织细胞受到特异性抗体和活化补体片段 C3a、C3b 等作用,造成吞噬细胞浸润,释放溶酶体酶,从而引起炎症性组织损伤。

3. ADCC 靶细胞表面结合的 IgG 类抗体的 Fc 段与具有 Fc 受体的 NK 细胞、巨噬细胞、中性粒细胞等结合,活化并杀伤靶细胞。

4. 刺激或抑制靶细胞 正常细胞表面的受体或其他蛋白质与机体产生的抗体结合,影响其受体和蛋白质发挥正常生理功能。

二、常见Ⅱ型超敏反应性疾病

(一) 输血反应

输血反应多发生于 ABO 血型不符的输血。供血者红细胞表面的血型抗原与受者血清中的天然抗体 IgM 结合后激活补体,使红细胞溶解而引起溶血反应。常出现高热、寒战、心悸、气短、腰背痛、血红蛋白尿、急性肾衰竭和 DIC 等症状,后果严重。如果反复多次输入异型 HLA 血液,可诱导产生抗白细胞、抗血小板抗体,引起非溶血性发热即白细胞输血反应。

(二) 新生儿溶血症

新生儿溶血症包括母子间 Rh 血型不符和 ABO 血型不符。前者临床少见,症状较重,可以预防;后者临床多见,症状相对较轻,目前尚无有效预防措施,但通常可自然痊愈。Rh 血型不符引起的新生儿溶血症多发生于 Rh⁻ 孕妇所产 Rh⁺ 胎儿。母亲初次妊娠,因流产、胎盘剥离出血,胎儿 Rh⁺ 红细胞进入母体,可刺激母体产生抗 Rh⁺ 红细胞抗体(IgG)。如第二胎仍为 Rh⁺,母体抗 Rh⁺ 抗体(IgG)可通过胎盘进入胎儿体内,与胎儿 Rh⁺ 红细胞结合,激活补体,导致红细胞破坏,引起流产、死胎或新生儿溶血症。ABO 血型不符所致新生儿溶血症多见于 O 型血孕妇所产胎儿为 A 型或 B 型。

(三) 药物过敏性血细胞减少症

青霉素、磺胺、甲巯咪唑、吲哚美辛、安替比林、奎尼丁和非那西丁等药物能与血细胞膜蛋白或血浆蛋白结合而获得免疫原性,从而刺激机体产生针对药物抗原表位的特异性抗体,该抗体与存在于红细胞、粒细胞、血小板表面的药物结合,或与药物结合,形成免疫复合物后再与具有该抗体 FcγR 的血细胞作用,激活补体,使血细胞溶解。由于损伤的血细胞种类不同,临床上可表现为药物性溶血性贫血、粒细胞减少症或血小板减少性紫癜等。

NOTE

（四）自身免疫性溶血性贫血

服用甲基多巴类药物,某些病毒如流感病毒、EB病毒感染机体后,或辐射等可使红细胞膜表面抗原发生改变,从而刺激机体产生抗自身红细胞的IgG类抗体。这种抗体与改变的红细胞表面成分特异性结合,激活补体,溶解红细胞,引起自身免疫性溶血性贫血。

（五）肺出血-肾炎综合征

肺出血-肾炎综合征(Goodpasture syndrome)又称Goodpasture综合征,因感染、吸入有机溶剂等诱导产生针对肺基底膜的自身抗体。因肺泡基底膜与肾小球基底膜之间有共同抗原成分,当某些病毒(A_2型流感病毒)感染、药物、有机溶剂等损伤肺泡基底膜时,可诱导机体产生相应抗体,该自身抗体可与肺泡基底膜和肾小球基底膜相结合,激活补体或通过调理吞噬作用,导致肺出血和肾炎。临床表现为反复咯血、蛋白尿、红细胞及管型尿,甚至肉眼血尿,严重的可为进行性肾功能不全。

（六）其他

某些抗细胞表面受体的自身抗体与受体结合后并不引起细胞溶解,而是导致受体相关的细胞功能紊乱。

1. 甲状腺功能亢进症(Graves病) 属于自身免疫性抗受体病,是一种特殊的Ⅱ型超敏反应,即抗体刺激型超敏反应。患者体内产生一种与甲状腺细胞表面促甲状腺素(TSH)受体结合的自身抗体,此类抗体不引起细胞损伤,而是持续刺激甲状腺细胞分泌甲状腺素,称为长效甲状腺刺激素,其本质为IgG类抗体,与甲状腺细胞上TSH受体结合后激活腺苷酸环化酶,引起胞内cAMP增加,使甲状腺分泌大量的甲状腺素。患者表现为甲状腺功能亢进。

2. 重症肌无力 抗乙酰胆碱受体的自身抗体与该受体结合,干扰乙酰胆碱的作用,导致乙酰胆碱受体数量减少和功能下降,继而引起重症肌无力。

三、Ⅱ型超敏反应的免疫学检测

（一）抗血细胞抗体检测

抗血细胞抗体大多属于不完全抗体,与相应抗原结合后无凝集现象产生。临床常见抗血细胞抗体的检测如下。

1. 抗球蛋白试验 即Coombs试验,包括直接Coombs试验和间接Coombs试验,分别用于检测结合于红细胞表面的不完全抗体和游离在血清中的不完全抗体。

2. 微柱凝胶法 微柱凝胶法基于凝胶过滤、抗原抗体特异性反应、抗人球蛋白试验及离心技术研制而成。其原理是在载体微柱中装入凝胶,因其凝胶间隙具有分子筛作用,故只允许游离的红细胞通过。实际反应过程中,红细胞血型抗原与不完全抗体IgG,在抗人球蛋白的桥梁作用下,经一定的离心力,产生特异性免疫凝集复合物或红细胞血型抗原与完全抗体IgM直接产生的特异性免疫凝集复合物,被排阻在具有三维空间网状结构的凝胶表层或凝胶颗粒间隙之中,判为阳性结果,表示待检血标本中含有相应红细胞血型抗原抗体;红细胞全部沉积于凝胶孔腔底部,即判断为阴性反应,表示待检血标本中无相应的红细胞血型抗原抗体。

3. 凝聚胺法 凝聚胺法首先利用低离子介质降低溶液的离子强度,减少红细胞周围的阳离子云,促进血清(浆)中的不完全抗体与红细胞相应抗原结合,再加入带亚电荷的高价阳离子多聚物凝聚胺,中和红细胞表面的负电荷,缩短细胞间距,形成可逆的非特异性凝集,并使IgG型抗体直接凝集红细胞。在凝聚胺试验中,首先让红细胞和血清(浆)在低离子介质中孵育,促进抗体与红细胞抗原结合,然后加入凝聚胺,离心,使红细胞凝聚,加入含有枸橼酸钠的重悬液中和凝聚胺正电荷,恢复红细胞表面的负电荷。如果是非特异性的凝聚,则由于红细胞表面负电荷的排斥作用,红细胞散开,结果为阴性;若是由于抗原抗体引起的特异性凝集,则不会散开。

4. 酶介质法 IgG型不完全抗体可以与红细胞膜上相应的特异性抗原结合,由于IgG型不完全抗体的两个抗原决定簇的跨度小于红细胞因排斥力而产生的间距(250 nm),故不能将相邻的红细胞彼此连接,肉眼凝集不可见。当加入酶介质后,红细胞膜表面的唾液酸糖肽被破坏,细胞膜表面负电荷减少,细胞间排斥力与细胞之间距离均减小,有利于 IgG 型不完全抗体在两个红细胞抗原位点间的连接,肉眼凝集可见。最常用的酶为 1% 的木瓜酶与菠萝蛋白酶。

(二)自身抗体检测

介导Ⅱ型超敏反应的自身抗体通常包括抗乙酰胆碱受体抗体、抗促甲状腺激素受体抗体、抗肾小球基底膜Ⅳ型胶原抗体和抗肾小管基底膜抗体。其临床常用方法是 IFA。检测时,以特异性组织切片作为检测基质,依次滴加稀释后的血清标本和荧光素标记的二抗,在荧光显微镜下,观察是否有特异性荧光出现,以此判断是否存在相应的自身抗体以及自身抗体效价。

(三)抗血细胞抗体检测的应用评价

1. 微柱凝胶法 灵敏度最高,特异性强,操作简便,重复性好,易于标准化,可实现自动化操作,是国际安全输血检测的推荐方法;该方法用血量较少,适合于新生儿和老年人及不易采集血液标本的患者;然而,微柱凝胶法对标本要求较为严格,血液抗凝不充分、血浆中含有小凝块或被细菌污染,都有可能导致结果呈假阳性,因此要求血样必须新鲜、无溶血、无污染、抗凝充分等。

2. 凝聚胺法 该方法简便、快速、灵敏度高,具有排除非免疫性聚合引起的假阳性等优点;但该方法为手工操作,对操作者要求严格,不易实现标准化;而且须在规定时间内判定结果,否则易造成假阴性。

3. Coombs 试验 检测不完全抗体最灵敏、有效的方法,但操作较为复杂。

4. 酶介质法 操作简单、费用较低,但其在灵敏度和稳定性方面不如其他几种方法。

(四)抗血细胞抗体检测的临床意义

1. 预防新生儿溶血症 为防止因 Rh 血型不符导致新生儿溶血症的发生,应对 Rh 阴性的孕妇尽早进行 Rh 抗体监测,一般妊娠 16 周应做首次 Rh 抗体检测,如结果为阴性,则每 6～8 周复查一次。如结果为阳性,则第 20 周重复检测,以后每隔 2～4 周复查一次,直至分娩。Rh 抗体滴度≥1：16或 1：32 时,胎儿很可能发生水肿。Rh 抗体滴度超过 1：64 即应采取措施,如孕妇血浆交换术等。

2. 输血后溶血筛查 ABO 血型一致的输血中,如贫血现象始终得不到缓解或原无溶血征象,输血后出现溶血,以及在原有溶血的基础上溶血有所加重等,均应监测患者血清中有无 Rh 抗体存在。如 Rh 抗体阳性,应改输与 ABO 血型一致的 Rh 阴性血。

3. 非特异性凝集排查 在临床配血时,抗体筛查试验如出现非特异性凝集,应进一步排查干扰因素,因服用药物或自身免疫病引起的假阳性,为非血型抗体干扰,无临床意义。

第四节 Ⅲ型超敏反应

Ⅲ型超敏反应又称为免疫复合物型或血管炎型超敏反应,是抗原与抗体在血液中结合形成中等大小可溶性免疫复合物(IC),IC 沉积于局部或全身多处毛细血管基底膜或组织间隙处,通过激活补体,并在血小板、中性粒细胞、嗜碱性粒细胞等效应细胞参与下,引起以充血水肿、局部坏死和中性粒细胞浸润为主要特征的炎症反应和组织损伤。

一、Ⅲ型超敏反应的发生机制

可溶性免疫复合物的形成及沉积是发生的关键,激活补体系统,导致中性粒细胞浸润是引起炎症反应和组织损伤的主要原因,发生机制见图 17-3。

(一)可溶性免疫复合物的形成与沉积

正常情况下大分子 IC 可被体内单核/巨噬细胞及时吞噬清除;小分子 IC 在循环中比较稳定,

可通过肾小球滤过清除,因此二者均无致病作用。仅当形成的中等大小可溶性 IC 不能被有效清除,且长期存在于血液循环中时,极易沉积于毛细血管基底膜,引起炎症反应和组织损伤。

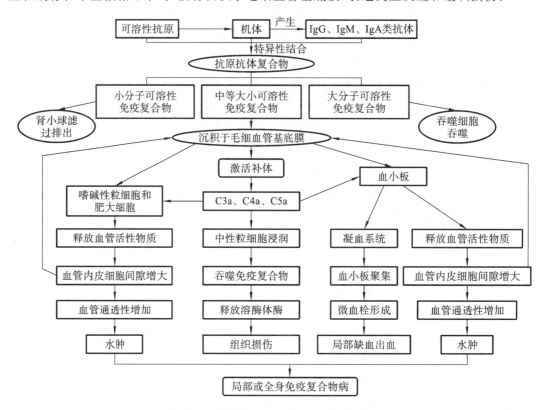

图 17-3　Ⅲ型超敏反应的发生机制示意图

免疫复合物沉积的条件主要如下。

1. 免疫复合物本身的因素　①IC 的大小和抗原与抗体的比例有关,只有抗原或抗体略过量时才可形成中等大小可溶性 IC(沉降系数为 19 s)。②免疫复合物的量过大、持续存在等。③抗原或抗体的电荷性、结合价、亲和力等均影响 IC 的形成和沉积。如正电荷的 DNA 抗原等形成的 IC 容易与负电荷的肾小球基底膜结合,形成持久组织损伤。

2. 机体清除免疫复合物能力降低　IC 的清除主要通过调理吞噬和免疫黏附作用,吞噬细胞功能异常或缺陷,补体、补体受体或 FcγR 缺陷使机体清除 IC 的能力降低,血液中大量 IC 沉积。

3. 血管活性胺类物质的作用　高浓度血管活性胺类物质可使血管内皮细胞间隙增大,从而不仅增加血管通透性,而且有助于 IC 对血管内皮细胞间隙的沉积和嵌入。如 IC 可激活补体,产生过敏毒素(C3a 和 C5a)和 C3b,使肥大细胞、嗜碱性粒细胞和血小板活化;也可直接与血小板表面 FcγR 结合使之活化,释放组胺等血管活性胺类物质。

4. 局部解剖和血流动力学因素　血管内高压与涡流均有助于 IC 沉积。如肾小球基底膜和关节滑膜等处的毛细血管迂回处,因其血压较高,循环 IC 容易沉积。此外,血流缓慢时,在动脉交叉口、脉络膜丛和眼睫状体等处易产生涡流,亦有助于 IC 沉积。

(二)免疫复合物沉积引起的组织损伤

抗原抗体复合物激活补体系统,导致中性粒细胞浸润并释放溶酶体酶,是引起炎症反应和组织损伤的主要原因。沉积于局部组织中的循环 IC 才具有致病作用。其组织损伤并非由 IC 直接引起,而是通过下列方式引发。

1. 补体的作用　沉积的 IC 可通过补体经典途径激活补体系统,产生的补体裂解片段 C3a、C5a 可与肥大细胞或嗜碱性粒细胞上的 C3a 和 C5a 受体结合,使其释放组胺、血小板活化因子等活性介质,致使局部毛细血管通透性增加,导致渗出性炎症反应,出现水肿,促进 IC 进一步沉积。此外,C3a 和 C5a 又可趋化中性粒细胞在复合物沉积部位聚集。

2. 中性粒细胞的作用　聚集的中性粒细胞在吞噬沉积的 IC 过程中,释放蛋白水解酶、胶原酶、弹性纤维酶和碱性蛋白酶等,造成血管基底膜和邻近组织损伤。

3. 血小板和嗜碱性粒细胞的作用　肥大细胞或嗜碱性粒细胞在局部凝集、活化,释放的 PAF 以及损伤组织成分,可使局部血小板聚集,激活凝血过程,形成微血栓,引起局部缺血、出血及坏死。血小板活化还可促进机体释放血管活性胺类物质,加剧局部渗出性反应,加重水肿。

二、常见Ⅲ型超敏反应性疾病

常见的Ⅲ型超敏反应性疾病包括局部免疫复合物病和全身免疫复合物病。前者发生在抗原进入部位;后者因 IC 在血流中播散,致使多部位发生沉积,形成全身免疫复合物病。

(一)局部免疫复合物病

1. Arthus 反应　Arthus 于 1903 年发现,是实验性局部Ⅲ型超敏反应。给家兔皮下多次免疫注射马血清数周后,注射局部会出现水肿、出血、坏死等剧烈炎症反应。其机制是马血清反复免疫可诱导机体产生大量抗体,再次注射马血清后,血液中抗体与局部抗原在血管壁相遇,结合形成 IC,并沉积在血管基底膜处,引起局部血管炎。

2. 类 Arthus 反应　可见于 1 型糖尿病患者,其局部反复注射胰岛素后可刺激机体产生相应 IgG 类抗体,若再次注射胰岛素,在注射局部出现红肿、出血和坏死等类似 Arthus 反应的局部炎症反应。多次注射狂犬病疫苗或使用抗毒素(马血清)也可出现类 Arthus 反应。此外,类 Arthus 反应还可见于长期吸入抗原性粉尘、真菌孢子等个体,若再次吸入相同抗原,亦能在其肺泡间形成 IC,引起过敏性肺泡炎或间质性肺泡炎。

(二)全身免疫复合物病

1. 血清病　通常是在初次大量注射抗毒素(异种动物免疫血清,如破伤风抗毒素、白喉抗毒素、抗蛇毒血清)后 1~2 周发生,出现局部红肿、发热、皮疹、淋巴结肿大、关节肿痛及一过性蛋白尿等临床症状,称为血清病。这是由于患者体内新产生的抗异种动物血清抗体与大量未排除的动物血清结合形成大量中等大小可溶性免疫复合物所致,引起全身免疫复合物病。血清病具有自限性,随着抗体形成增多,抗原逐渐减少,抗体相对过量时,迅速清除参与抗原;或停止注射抗毒素,疾病亦可自行恢复。临床治疗时,长期应用抗 TNF-α 单抗和大量一次剂量应用青霉素、磺胺等药物也可通过类似机制出现血清病样反应,称为药物热。

2. 链球菌感染后肾小球肾炎　多发生在 A 群溶血性链球菌感染后 2~3 周,少数患者可发生急性肾小球肾炎。其发生机制为机体感染溶血性链球菌后,产生了该菌细胞壁 M 蛋白抗原的抗体,当再次受同型链球菌感染时,抗体和 M 蛋白抗原结合形成循环免疫复合物,沉积于肾小球基底膜,引起免疫复合物型肾小球肾炎。免疫复合物型肾小球肾炎在其他病原微生物如葡萄球菌、肺炎链球菌、乙型肝炎病毒或疟原虫等感染后也可发生。

3. 类风湿性关节炎(rheumatoid arthritis,RA)　可能在某些病毒或支原体持续感染的情况下,机体 IgG 类抗体发生变性,继而刺激机体产生抗变性 IgG 的自身抗体,这类自身抗体以 IgM 为主,即类风湿因子(rheumatoid factor,RF)。RF 与自身变性 IgG 结合形成 IC,并反复沉积于小关节滑膜毛细血管壁,引起关节炎症性损伤。

4. 系统性红斑狼疮(systemic lupus erythematosus,SLE)　SLE 患者血液内出现多种自身抗体,如抗核抗体、抗线粒体抗体等。自身抗体与自身成分形成可溶性免疫复合物,反复沉积于全身多处血管基底膜,造成组织损伤,导致全身多器官病变及多脏器的血管炎。

三、Ⅲ型超敏反应的免疫学检测

(一)免疫复合物检测

免疫复合物检测是Ⅲ型超敏反应的主要检测指标,体内免疫复合物可以固定于组织中,亦可在血液循环中。固定于组织中的免疫复合物可以采用免疫组织化学技术,借助光学显微镜或电子显微镜观察它们在局部组织中的沉积情况。血液中的免疫复合物即循环免疫复合物(circulating immune complex,CIC),其检测方法分为抗原特异性方法和抗原非特异性方法。

1. 抗原特异性 IC 的检测　通过检测 IC 中特异性抗原来检测 IC,其特异性高,通过检测可以了解引起Ⅲ型超敏反应性疾病的抗原。但在大多数情况下,IC 中抗原性质不清或非常复杂,故抗原特异性方法并不常用。

2. 抗原非特异性 IC 的检测　仅检测血清中 CIC,其检测方法有 PEG 比浊试验、C1q 固相试验、mRF 固相抑制试验及 Raji 细胞试验等。

（二）免疫复合物检测的应用评价

CIC 的检测方法种类较多,原理各异,对同一标本采用不同检测方法获得的检测结果不尽相同,建议联合应用多种检测方法,以提高准确性与特异性。

目前临床多采用 PEG 比浊试验检测 CIC,该方法操作简便、测定快速、易于推广,但干扰因素多,且不能区别 IC 分子大小,仅适用于 CIC 的粗筛。

（三）免疫复合物检测的临床意义

IC 阳性或浓度升高主要见于感染性疾病和自身免疫病,CIC 的消长可反映病情的严重程度、检测治疗效果。然而,一次检测结果的意义并不大,WHO 建议首次检测后数周必须复测才能证实其与疾病的相关性。

对有蛋白尿、关节痛、血管炎、浆膜炎、紫癜症状等诊断不明确的患者,可考虑检测 CIC,并结合局部 IC 的免疫组化检测结果,明确病变是否与Ⅲ型超敏反应有关。另外,患有恶性肿瘤时,CIC 检出率亦会增高,但不出现Ⅲ型超敏反应的损伤症状,称为隐匿性免疫复合物疾病。

第五节　Ⅳ型超敏反应

Ⅳ型超敏反应又称迟发型超敏反应(delayed type hypersensitivity,DTH),是由效应 T 细胞再次接触相同特异性抗原后所介导,引起以单核细胞、淋巴细胞浸润和组织损伤为主要特征的炎症反应。

一、Ⅳ型超敏反应的发生机制

Ⅳ型超敏反应的发生机制与细胞免疫应答机制基本一致,但Ⅳ型超敏反应主要引起组织损伤,而细胞免疫应答则以清除病原体为主,两者常伴随发生。变应原通过不同途径进入机体后,可刺激 T 细胞,使其增殖、分化,最终形成致敏淋巴细胞,使机体处于致敏状态。当同种变应原再次进入机体时,由致敏淋巴细胞介导,引起免疫损伤。

（一）抗原与效应细胞

引起Ⅳ型超敏反应的抗原主要包括胞内寄生菌、病毒、寄生虫、真菌、细胞抗原(如肿瘤细胞、移植细胞)和某些化学物质等。

效应 T 细胞主要为 $CD4^+$ Th1 和 $CD8^+$ Tc,$CD4^+$ Th2 和 Th17 也可参与其中。巨噬细胞除作为 APC 起作用外,在Ⅳ型超敏反应的发生中也是重要的效应细胞。

（二）效应 T 细胞介导炎症反应和组织损伤

胞内寄生菌等抗原经 APC 提呈,导致 $CD4^+$ Th 和 $CD8^+$ Tc 活化而使机体致敏,抗原再次进入就会通过效应 T 细胞引起组织损伤。

1. $CD4^+$ Th 介导的炎症反应和组织损伤　效应 Th1 识别抗原后活化,释放多种细胞因子和趋化因子,如 MCP-1、TNF-α、LTα 和 IFN-γ 等,产生以单核细胞及淋巴细胞浸润为特征的炎症反应和组织损伤。MCP-1 趋化淋巴细胞和巨噬细胞到达抗原部位；TNF-α 和 LTα 可使局部血管内皮细胞黏附分子表达增加，促进单个核细胞聚集于抗原存在部位，从而引起组织损伤；IFN-γ 和 TNF-α 可使巨噬细胞活化，进一步释放促炎症细胞因子 IL-1 和 IL-6 等，继而加重炎症反应。Th1 还可借助 FasL 杀伤表达 Fas 的靶细胞。

由 IgE 介导的速发型超敏反应，若患者长时间接触变应原，可发展为慢性炎症。其炎症部位具有大量 Th2 和嗜酸性粒细胞浸润，致使炎症加重并且长期发作，即为 Th2 介导的 IV 型超敏反应。此外，被趋化到炎症部位的 Th17 产生的 IL-17 也可通过募集单核细胞和中性粒细胞，参与组织损伤。

2. CD8$^+$Tc 介导的细胞毒作用 效应 CD8$^+$Tc 与靶细胞相互作用后被活化，通过释放穿孔素和颗粒酶，或通过其表达的 FasL 与靶细胞表面的 Fas 结合，导致靶细胞溶解或凋亡。

二、常见 IV 型超敏反应性疾病

1. 感染性迟发型超敏反应 多发生于胞内寄生病原体感染，如结核分枝杆菌等分枝杆菌、麻风分枝杆菌、布鲁菌及病毒、真菌、某些原虫感染等。机体针对此类胞内寄生病原体，主要产生细胞免疫，但在清除抗原及阻止病原体扩散的同时，因产生 IV 型超敏反应而导致组织损伤，如胞内感染结核分枝杆菌的巨噬细胞在 Th1 释放的 IFN-γ 作用下被活化，可将结核分枝杆菌杀死。若结核分枝杆菌抵抗活化巨噬细胞的杀伤效应，则可发展为慢性感染，形成肉芽肿。结核菌素试验为典型的实验性感染性迟发型超敏反应。

2. 接触性迟发型超敏反应 接触性皮炎为典型的接触性迟发型超敏反应。通常是由于接触小分子半抗原物质，如油漆、染料、农药、塑料、化妆品和磺胺、青霉素等药物引起。小分子的半抗原与表皮的角质蛋白质结合成为完全抗原，经 APC 摄取并提呈给 T 细胞，使其活化、增殖、分化为效应 T 细胞和记忆 T 细胞。机体再次接触相应抗原后，刺激特异性记忆 T 细胞活化，产生 IFN-γ 和 IL-17 等细胞因子，进一步使皮肤角化细胞释放炎症细胞因子和趋化因子，诱导单核细胞移行并成熟为巨噬细胞，介导组织炎症损伤，一般在接触 24 h 后发生皮炎，48～72 h 达到高峰，表现为局部皮肤红肿、丘疹、水疱、硬结，严重者可发生剥脱性皮炎。

另外，临床常见的慢性哮喘，又称非控制性哮喘，属于 Th2 介导的 IV 型超敏反应。Th2 和嗜酸性粒细胞释放的效应分子导致气道水肿、变窄，组织重塑，出现气管组织改变，致使平滑肌增厚、细胞增殖。

3. 移植排斥反应 由于供、受双方 HLA 的差异，在进行同种异体器官或组织移植后会发生不同程度的排斥反应，亦属于 IV 型超敏反应性疾病范畴，严重者可导致移植物坏死。

三、IV 型超敏反应的免疫学检测

（一）皮肤试验

IV 型超敏反应的常见免疫学检测方法是皮肤试验，包括结核菌素试验和斑贴试验两种。其原理为利用皮内注射、皮肤斑贴等方法将变应原介入已致敏的机体，体内致敏 T 细胞再次接触到变应原后，释放多种细胞因子，造成局部以单核细胞和淋巴细胞浸润为主的炎症反应，24～48 h 后局部出现红肿、硬结、水疱等现象，以此来判断变应原是否引起机体 IV 型超敏反应或机体的细胞免疫功能状态。皮肤试验的阳性结果以红肿和硬结呈现为主。

（二）皮肤试验的临床意义

1. 寻找变应原 斑贴试验主要用于寻找接触性皮炎的变应原，是防治超敏反应的重要手段。

2. 结核菌素试验 通过皮内注射结核分枝杆菌细胞壁的纯蛋白衍生物（PPD），观察局部迟发型超敏反应的强度，用以判定卡介苗（BCG）接种诱导的免疫效果或某个体是否患有结核病。结核菌素试验具体作用：①了解机体是否对结核菌素有免疫力及观察接种 BCG 后的免疫效果；②选择 BCG 接种对象及测定接种效果；③在未接种 BCG 的人群中做结核分枝杆菌感染的流行病学调查；

④作为婴幼儿结核病诊断的参考;⑤排除结核分枝杆菌感染,如细胞免疫正常,皮试结果阴性,可排除结核分枝杆菌感染,但应考虑下列情况:结核分枝杆菌感染初期的患者、老年人、严重结核患者或正患有麻风等其他传染病的患者、艾滋病或肿瘤等使用过免疫抑制剂者;⑥可辅助判定机体细胞免疫的水平,测定肿瘤患者的细胞免疫功能。

3. 传染病的诊断 用相应病原体特异性抗原进行皮试,可起到诊断或鉴别诊断某些传染病的作用,如对布鲁菌感染、某些病毒感染、真菌感染及某些寄生虫感染等。

（三）皮肤试验的应用评价

结核菌素试验不但可以判断机体是否对变应原过敏,而且可以反映机体的细胞免疫功能状况,斑贴试验虽灵敏度不太高,但假阳性甚少。

小 结

超敏反应指已经致敏的机体再次接受相同抗原刺激后,所引起的以生理功能紊乱或组织细胞损伤为主的异常的适应性免疫应答。I型超敏反应由 IgE 抗体介导,肥大细胞、嗜碱性粒细胞与嗜酸性粒细胞参与,以生理功能紊乱为主,且具有明显个体差异和家族遗传倾向。II型超敏反应主要由 IgG 和 IgM 介导,以细胞破坏为主。III型超敏反应由 IgG 和 IgM 介导,中等大小的可溶性 IC 沉积是致病的关键,引起的疾病以中性粒细胞浸润为主要病理特征。IV型超敏反应以 CD4$^+$ Th1 或 CD8$^+$ CTL 介导的以单个核细胞浸润为主要病理特征。同一抗原可引起不同类型的超敏反应,同一疾病可有多种类型超敏反应机制参与。

I型超敏反应中变应原检测方法分为体内检测和体外血清学检测两种。体内检测采用皮肤试验和激发试验。体外检测包括血清总 IgE 检测、特异性 IgE 检测和细胞脱颗粒测定。细胞脱颗粒测定能够更加直观地反映过敏患者体内情况,有助于判断病情和调整治疗方案。

II型超敏反应检测包括抗血细胞抗体检测和自身抗体检测。前者包括抗球蛋白试验、微柱凝胶法、凝聚胺法和酶介质法,主要用于临床输血反应和溶血性疾病的病因筛查和监测;后者多采用间接免疫荧光法。

III型超敏反应检测以 CIC 检测为主,持续监测 CIC 变化,有助于了解疾病进展和分析疗效。

IV型超敏反应检测以皮肤试验最为常见,用于判断机体是否对变应原过敏,或反映机体的细胞免疫功能状况。

思 考 题

1. 试述四种类型超敏反应的发生机制。
2. 四种类型超敏反应的免疫学检验方法有哪些?
3. 阐述 Rh 血型不符引起的新生儿溶血症的发生机制、特点和临床预防措施。

(于敬达)

第十八章 自身免疫病及其免疫学检验

学习目标

掌握：自身免疫及自身免疫病的相关概念；自身免疫病的基本特征；常见自身免疫病及其实验室检查指标和临床意义。

熟悉：自身免疫病的发病机制和免疫病理损伤。

了解：自身免疫病的分类；自身免疫病的治疗原则。

案例导入

患者，女，41 岁，农民。反复肝功能异常 1 年，乏力，无输血史，无长期服药史及饮酒史，因间断低烧、肝区不适和关节疼痛入院。查体：T 37.5 ℃，P 80 次/分，R 20 次/分，BP 120/75 mmHg，皮肤无出血点，浅表淋巴结未触及，咽（一），心肺（一），腹平软，肝肋下 2 cm，质软，轻压痛和叩击痛，脾侧位可触及，腹水征（一），下肢不肿。主要实验室检查结果：Hb 126 g/L，WBC 5.2×10^9/L，尿蛋白（一），尿胆红素（一），尿胆原（一），大便颜色正常，隐血（一），TBIL 16.8 μmol/L，ALT 240 U/L，AST 325 U/L，GGT 524 U/L，ALP 125 U/L，查甲、乙、丙、丁、戊及庚型肝炎病毒学标志物均为阴性，抗线粒体抗体（＋），抗肝肾微粒体抗体（＋）。

1. 该患者的可能诊断是什么？其诊断依据有哪些？

2. 该类疾病的基本特征是什么？

免疫系统具有强大的消除各种病原微生物的效应机制。在研究机体免疫的早期，科学家已经意识到这种效应机制可能反过来作用宿主引起严重的组织损伤。自身免疫的概念首次在 20 世纪初由 Paul Ehrlich 提出，当时被描述为自身中毒禁忌（horror autotoxicus）。自身免疫像正常免疫应答一样，可以被抗原（只不过是自身抗原）激活产生自身反应性效应细胞和自身抗体。当导致自身组织调节功能异常时，可引起多种多样的慢性症状即自身免疫病。这些症状在严重程度、组织分布以及引起组织损伤的效应机制等方面明显不同。本章主要阐述自身免疫、自身免疫病的基本特征及发生机制、常见自身免疫病及其实验室检查指标和临床意义。

第一节 概 述

一、自身免疫与自身免疫病

机体免疫系统在正常状态下能识别"自我"，对宿主自身组织和细胞并不产生免疫应答，或仅产生微弱的免疫应答，这种现象称为自身耐受（self-tolerance）。自身耐受是维持机体内环境稳定十分重要的因素，其机制与胚胎期的免疫接触有关。

当某些原因使自身耐受破坏时，机体免疫系统就会对自身组织成分发生免疫应答，产生针对自身成分的自身抗体（autoantibody）或自身反应性 T 细胞（auto-reactive T lymphocyte），这种现象称为自身免疫（autoimmunity）。低"生理"水平的自身免疫对于淋巴细胞选择和免疫自稳是必须的；中等水平的自身免疫，可出现循环抗体和轻微的组织浸润，但不出现临床后果；当自身免疫反应介

NOTE

205

导出现组织损伤时则为病理性自身免疫。

健康个体体内均存在一定量自身抗体和自身反应性 T 细胞。例如,正常人血清中可检出抗独特型抗体、抗核抗体、抗线粒体抗体、类风湿因子等多种自身抗体。大多数自身抗体的效价较低,不足以引起自身组织的损伤,但可协助清除衰老蜕变的自身成分,故亦称为"生理性自身抗体"。但在某些情况下,遗传和环境等因素使自身耐受和自身免疫的平衡被破坏,导致相应的自身组织器官损伤或功能障碍而出现临床病症,称为自身免疫病(autoimmune disease,AID)。

二、自身免疫病的分类

按病变组织的涉及范围,自身免疫病分为器官特异性自身免疫病和全身性自身免疫病。前者指病变一般局限于某一特定的器官,由针对特定器官的靶抗原的自身免疫反应引起,如 1 型糖尿病、多发性硬化症、炎症性肠病、重症肌无力等;后者又称为系统性自身免疫病,是由针对多种器官和组织的靶抗原的自身免疫反应引起,其病变分布广泛,可见于多种器官和组织,如 SLE、RA、干燥综合征等。

按疾病累及的系统区分,自身免疫病可分为结缔组织病、消化系统病、内分泌疾病等。

三、自身免疫病的基本特征

自身免疫病种类繁多,其诱因和临床表现各异,但一般具有下述特点:①患者体内可检测到高效价的自身抗体和(或)自身反应性 T 细胞;②自身抗体和(或)自身反应性 T 细胞介导对自身细胞或组织成分的免疫应答,造成损伤或功能障碍;③病情的转归与自身免疫反应强度密切相关,应用免疫抑制剂治疗有效;④病变组织中有 Ig 沉积或淋巴细胞浸润;⑤通过血清或淋巴细胞可以被动转移疾病,应用自身抗原或自身抗体可复制出具有相似病理改变的动物模型;⑥人群中患病率较高(7%～9%),主要发生在女性、青壮年。

第二节　自身免疫病的发病机制及常见疾病

自身免疫病的起始原因和发病机制尚不清楚。但不论何种原因使机体产生了针对自身抗原的自身抗体和(或)自身反应性 T 细胞,都可以通过各种途径导致免疫炎症,使机体发生组织损伤或功能异常,表现相应的临床症状。

一、自身免疫病的发生机制

(一)自身抗原的成因

1. 隐蔽抗原(sequestered antigen)的释放　隐蔽抗原是指体内某些与免疫系统在解剖位置上隔绝的抗原成分。正常情况下,终生不与免疫系统接触,机体对这些组织细胞的抗原成分无免疫耐受性。在手术、外伤或感染等情况下,隐蔽抗原释放,与免疫活性细胞接触便能诱导相应的自身免疫应答,导致自身免疫病的发生。例如,甲状腺球蛋白抗原释放后,可引起桥本甲状腺炎;眼晶状体蛋白和眼葡萄膜色素抗原释放,可引起晶状体过敏性眼炎和交感性眼炎;精子抗原释放可引起男性不育。脑脊髓和神经髓鞘蛋白抗原释放可引起脱髓鞘脑脊髓炎和外周神经炎等。

2. 自身抗原发生改变　生物因素(如细菌、病毒、寄生虫)、物理因素(如冷、热、电离辐射)、化学因素(如药物)可影响自身组织抗原的性质,诱导自身免疫应答,导致自身免疫病。例如,多种药物可改变血细胞的抗原性,引起自身免疫性溶血性贫血和血小板减少性紫癜等;变性的自身 IgG 可刺激机体产生抗变性 IgG 的抗体,此类抗体与变性 IgG 结合形成的免疫复合物可导致 RA。

3. 分子模拟(molecular mimicry)　感染是诱发自身免疫异常的重要因素。许多病原微生物具有与宿主正常细胞或细胞外基质相似的抗原表位,宿主针对病原微生物产生的免疫应答产物能与

NOTE

被模拟的宿主自身成分发生交叉反应,引起炎症和组织破坏,导致自身免疫病。例如,A群溶血性链球菌与人的肾小球基底膜或心肌组织有共同抗原表位,所以在链球菌感染后容易发生肾小球肾炎或心肌炎。大肠杆菌O型和结肠黏膜有共同抗原表位,可以引发溃疡性结肠炎。

4. 表位扩展(epitope spreading) 正常情况下,自身抗原的隐蔽表位并不暴露或水平极低,故针对其的T细胞克隆可能逃逸胸腺的阴性选择,使人体成熟T细胞库中存在自身反应性T细胞。在自身免疫病发生的过程中,APC摄取组织损伤的碎片,并可能将自身抗原的隐蔽表位提呈给机体自身反应性T细胞克隆,此现象称表位扩展。随着疾病的进程,机体的免疫系统不断扩大所识别自身抗原的表位的范围,因而使自身抗原不断受到新的免疫攻击,使疾病迁延不愈并不断加重。表位扩展和类风湿性关节炎、系统性红斑狼疮、多发性硬化症、胰岛素依赖性糖尿病的发病相关。

(二) 免疫细胞和免疫调节异常

1. 自身反应性淋巴细胞逃避"克隆丢失" 自身反应性淋巴细胞在胸腺(或骨髓)内的分化成熟过程中,通过识别基质细胞所提呈的自身抗原肽-MHC分子而发生凋亡,此即阴性选择。由于胸腺(或骨髓)功能障碍或微环境发生改变,某些自身反应性淋巴细胞可能逃避阴性选择,该克隆细胞进入外周血即可对相应自身抗原产生应答,引起自身免疫病。

2. 多克隆刺激剂的旁路活化 在有些情况下,机体对自身抗原的免疫耐受是由于T细胞对这些自身抗原处于耐受状态所致,B细胞仍然保持着对自身抗原的免疫应答性。多克隆刺激剂(如EB病毒、细菌内毒素)和超抗原(金黄色葡萄球菌外毒素TSST-1、肠毒素SEA等)可直接激活处于耐受状态的T细胞,辅助刺激自身反应性B细胞活化产生自身抗体,引发自身免疫病。

3. 免疫忽视(immunological ignorance)被打破 免疫忽视是指免疫系统对低水平抗原或低亲和力抗原不发生免疫应答的现象。在胚胎发育的过程中,由于免疫忽视的存在,针对低水平表达或低亲和力自身抗原的淋巴细胞克隆没有被完全清除,进入外周免疫系统,成为保持对自身抗原反应性的淋巴细胞克隆。

4. 调节性T细胞功能异常 Treg的免疫抑制功能异常是自身免疫病发生的原因之一。Treg功能缺陷小鼠易发生自身免疫病(包括1型糖尿病、甲状腺炎和胃炎等),将正常小鼠的Treg过继给缺陷小鼠可抑制其自身免疫病的发生。FoxP3基因敲除小鼠的Treg不能发挥免疫抑制作用,易发生自身免疫病。

5. MHC-Ⅱ类抗原表达异常 正常情况下,大多数组织细胞仅表达MHC-Ⅰ类抗原,而不表达MHC-Ⅱ类抗原。在某些因素(如IFN-γ)作用下,组织细胞表面可异常表达MHC-Ⅱ类抗原,从而可能将自身抗原提呈给Th,启动自身免疫应答,导致自身免疫病。已发现原发性胆汁性肝硬化患者的胆管上皮和糖尿病患者的胰岛B细胞表面均表达MHC-Ⅱ类抗原。

6. 活化诱导的细胞死亡(AICD)障碍 免疫应答都以大部分效应淋巴细胞的死亡、少数效应淋巴细胞分化为记忆淋巴细胞为结局。AICD相关基因缺陷时,细胞凋亡不足或缺陷,使效应淋巴细胞不能被有效清除而长期存在,容易患自身免疫病。如Fas基因突变的个体可发生系统性自身免疫综合征(systemic autoimmunity syndrome),其临床表现和SLE相似。

(三) Fas/FasL 表达异常

Fas/FasL表达异常和自身免疫病的发生有关。Fas属TNFR/NGFR家族成员,又称CD95,普遍表达于多种细胞包括淋巴细胞表面。其配体即FasL(Fas ligand)通常出现于活化的T细胞,如CTL和NK细胞膜上,又可以分泌脱落至细胞外。无论是膜结合型或游离型的FasL,与细胞膜上的Fas结合后均可诱导细胞凋亡。Fas/FasL基因缺陷的患者,因为激活诱导的自身应答性淋巴细胞的凋亡机制受损,易发生多种自身免疫病。凋亡调节蛋白的过度表达,也与自身免疫病的发生有关。正常胰岛细胞不表达Fas,在胰岛素依赖性糖尿病(insulin-dependent diabetes mellitus, IDDM)发病的过程中,局部APC和CTL相互作用所产生的IL-1β和NO可选择性地使B细胞表达Fas,激活的CTL表达FasL,进而通过细胞间的相互作用或释放可溶性FasL使表达Fas的B细胞遭到破坏。多发性硬化症、桥本甲状腺炎等许多自身免疫病的发生与Fas/FasL表达异常有关。

（四）遗传因素

许多自身免疫病的发生与个体的 MHC 基因型有关。不同型的 MHC 分子结合、提呈抗原的能力不同。有些个体的 MHC 分子适合提呈某些自身成分的抗原肽，因此易患某些自身免疫病。例如，携带 HLA-DR3 的个体易患 SLE、重症肌无力、胰岛素依赖性糖尿病；HLA-DR4 与类风湿性关节炎有关；强直性脊柱炎患者中 90% 以上为 HLA-B27 型。

（五）生理性因素

自身免疫病的发生率随年龄增长而升高。临床发现，老年人自身抗体检出率高。这可能是由于老年人胸腺功能低下或衰老导致免疫系统功能紊乱，容易发生自身免疫病。性别也与自身免疫病有关。例如，某些自身免疫病好发于女性，RA 患者女性与男性之比为 4∶1，SLE 患者女性与男性之比为 10∶1。此外，自身免疫病还与体内激素水平的波动有关。

二、自身免疫病损伤机制及常见自身免疫病

（一）损伤机制

通过上述因素导致自身免疫应答发生，引起组织、器官炎症性损伤的基本机制与超敏反应类似（表 18-1）。针对自身抗原发生的免疫应答可通过下述一种或几种方式共同作用导致免疫损伤或功能异常，继而引发自身免疫病：①自身抗体与相应的可溶性自身抗原形成免疫复合物沉积于组织或器官中，通过Ⅲ型超敏反应造成组织的炎症性损伤；②针对细胞膜表面抗原的自身抗体可通过Ⅱ型超敏反应直接导致组织细胞的破坏；③自身反应性 T 细胞浸润局部组织，释放多种细胞因子，引发Ⅳ型超敏反应；④抗细胞表面受体的自身抗体可通过模拟配体的作用，或竞争性阻断配体的效应等导致靶细胞功能异常。

表 18-1　自身免疫病的损伤机制

常见自身免疫病	自身抗原	损伤机制（超敏反应类型）	归属类型
自身免疫性溶血性贫血	血型抗原或药物	Ⅱ	器官特异性
自身免疫性血小板减少性紫癜	血小板	Ⅱ	器官特异性
弥漫性甲状腺肿	甲状腺刺激素受体	Ⅱ	器官特异性
重症肌无力	乙酰胆碱受体	Ⅱ、Ⅳ	器官特异性
类风湿性关节炎	自身变性 IgG 等	Ⅱ、Ⅳ	全身性
强直性脊柱炎	免疫复合物	Ⅲ	全身性
系统性红斑狼疮	自身细胞核（DNA、核蛋白）等	Ⅱ、Ⅲ	全身性
1 型糖尿病	胰岛 B 细胞	Ⅳ	器官特异性
多发性硬化症	髓磷脂碱性蛋白	Ⅳ	全身性

大多数自身免疫病是由某一型超敏反应引起，也可同时存在两种及以上的超敏反应，如有些重症肌无力患者是Ⅱ型和Ⅳ型超敏反应共同作用的结果。

（二）常见自身免疫病

1. 毒性弥漫性甲状腺肿（Graves 病）　由血清中促甲状腺激素受体（thyroid stimulating hormone receptor，TSHR）的自身 IgG 抗体引起的自身免疫病，患者表现甲状腺功能亢进的症状。患者体内的自身 IgG 抗体持续作用于甲状腺细胞的 TSH 受体，刺激甲状腺细胞分泌过多的甲状腺素，进而发生甲状腺功能亢进。

2. 类风湿性关节炎（RA）　以慢性进行性关节滑膜以及关节软骨损坏为特征的炎症性疾病，发病率高。女性的发病率是男性的 3～4 倍，可发生于任何年龄，以 30～50 岁为发病高峰。RA 的病因及发病机制尚未完全明确，在患者的滑膜组织中出现异常增多的 T、B 细胞，细胞因子，以及自身抗体等均提示这些物质可能参与 RA 的发生和发展。其中体内 IgG 分子在感染、创伤等诱因下发

生变性,刺激机体产生以 IgM 为主的自身抗体,即类风湿因子。自身变性 IgG 与类风湿因子结合形成免疫复合物,反复沉积于关节滑膜,同时激活补体与趋化因子,募集并活化炎症细胞到关节中,释放蛋白水解酶,造成组织炎性损伤、关节组织破坏及血管炎的发生。患病早期关节肿胀、疼痛并伴有功能障碍,关节滑膜炎症使其肥厚,出现皱褶,伴有淋巴细胞浸润和关节软骨损伤,晚期可导致关节软骨破坏和关节畸形。

3. IDDM 由自身反应性 T 细胞引起的自身免疫病,又称 1 型糖尿病。患者体内存在的自身反应性 T 细胞持续杀伤胰岛 B 细胞,致使胰岛素的分泌严重不足。有报道,胰岛素依赖性糖尿病患者在接受同卵双生的半胰腺移植后,移植的胰腺细胞很快被受者的 CD8$^+$ CTL 杀伤排斥。患者因缺乏胰岛素而导致糖代谢紊乱和血糖浓度增高,主要症状是多尿、烦渴、尿酮过多、体重下降、乏力等。

4. SLE SLE 可累及多种组织和脏器,患者血清中可检出多种自身抗体,能与细胞核成分、细胞质成分、血细胞、凝血因子、心血管结缔组织、肾小球基底膜、关节滑膜等发生反应,导致相应自身成分损伤。SLE 患者多为育龄妇女,主要临床表现为发热、关节疼痛、面部红斑、蛋白尿、血沉加快、高丙种球蛋白血症等。免疫病理以自身抗体和抗原抗体复合物在皮下、关节和肾小球基底膜等处沉积造成炎症反应为主。

（三）自身免疫病的治疗原则

自身免疫病是免疫耐受异常所引起的对自身抗原的免疫应答,因此免疫治疗原则是去除引起免疫耐受异常的因素,抑制对自身抗原的免疫应答,重建对自身抗原的特异性免疫耐受。

1. 预防和控制微生物感染 多种微生物可诱发自身免疫病,所以采用疫苗和抗生素控制微生物的感染,尤其是慢性持续的微生物感染,可降低某些自身免疫病的发生率。

2. 应用免疫抑制剂 免疫抑制剂是目前治疗自身免疫病的有效药物。一些真菌代谢物如环孢霉素和 FK-506 对多种自身免疫病的治疗有明显的临床疗效。这两种药物的作用机制是抑制激活 IL-2 基因的信号转导通路,进而抑制 T 细胞的分化和增殖。皮质激素通过抑制炎症反应可减轻自身免疫病的症状。

3. 应用抗细胞因子及其受体的抗体 如应用 TNF-α 单克隆抗体治疗类风湿性关节炎,用可溶性 TNF 受体/Fc 融合蛋白和 IL-1 受体拮抗蛋白治疗类风湿性关节炎。

4. 应用抗免疫细胞表面分子抗体 用抗体阻断相应免疫细胞的活化,或清除自身反应性淋巴细胞克隆,可抑制自身免疫应答,如抗 MHC-II 类分子的单抗抑制 APC 的功能,抗 CD3 和抗 CD4 的单抗抑制自身反应性 T 细胞活化。

5. 应用单价抗原或表位肽 自身抗原的单价抗原或表位肽可特异性结合自身抗体,达到阻断自身抗体与自身细胞结合的目的。

6. 重建免疫耐受 通过口服自身抗原或模拟胸腺阴性选择的方式诱导免疫耐受。如临床尝试以口服重组胰岛素的方法,预防和治疗糖尿病;通过 DC 表达自身组织特异性抗原,模拟阴性选择以清除自身反应性 T 细胞,诱导对多发性硬化症动物模型的免疫耐受。

第三节 自身免疫病的检测项目、方法及意义

实验室检查对自身免疫病的诊断非常重要,自身免疫病的检验多检测血清中的自身抗体,也可检测淋巴细胞、免疫复合物和补体等。

一、自身抗体的特性、分类及命名

（一）自身抗体的特性

自身抗体是抗自身组织、器官、细胞及细胞成分的抗体。正常人体血液中可以有低滴度的自身

抗体,但不会发生疾病,但如果自身抗体的滴度超过某一水平,就可能对身体产生损伤,诱发疾病。

自身抗体是自身免疫病的重要标志。患者血清中存在着高效价的自身抗体是自身免疫病的重要特征之一,也是临床诊断自身免疫病的重要依据。

每种自身免疫病均伴随特征性的自身抗体谱。有些自身抗体对疾病的判断具有高度的特异性,有些自身抗体则与疾病的活动性相关。因此,测定自身抗体有助于自身免疫病的诊断,同时对判断疾病的活动程度和疗效、指导临床治疗具有重要意义。

（二）自身抗体的分类和命名

1. 分类　根据临床用途（或作用靶点）主要分为五类:抗核抗体谱、自身免疫性肝炎相关自身抗体、血管炎相关自身抗体、抗心磷脂抗体、类风湿性关节炎相关自身抗体。

2. 命名　自身抗体的命名大致有以下几种:以首先检出该抗体的患者名字命名,如抗 Sm 抗体等;以相关疾病命名,如抗 Scl-70 抗体、抗 SS-A 抗体、抗 SS-B 抗体等;以所针对的抗原的部位命名,如抗核仁抗体、抗线粒体抗体、抗核膜抗体、抗细胞质抗体等;以抗原的化学性质进行命名,如抗 DNA 抗体、抗 RNP 抗体、抗组蛋白抗体等。

二、各类自身抗体的检测及其临床意义

（一）抗核抗体谱

1. 抗核抗体谱的由来　抗细胞内抗原的自身抗体,称为抗核抗体（ANA）,也即抗核抗体谱。ANA 检测作为诊断试验的使用可以追溯到 1948 年 Hargraves 及其同事对"红斑狼疮细胞"的最初观察,他们用大鼠或小鼠的肾脏或肝脏切片作为 ANA 底物进行间接免疫荧光抗体检测。后来,研究者引入 Hep-2 细胞作为 ANA 间接免疫荧光抗体技术的底物,增加了对除了细胞核模式外,细胞质和有丝分裂细胞模式的识别。因此,抗细胞抗体一词被认为包含了这些自身抗体的更广泛的谱。然而,由于 ANA 这个缩写词的使用已经得到了广泛的使用,因此目前临床上暂时用抗核抗体谱来区别过去的抗核抗体。抗核抗体谱主要用于自身免疫病筛查。

2. 检测方法　目前国际上通常选用以 Hep-2 细胞作为底物的间接免疫荧光法作为 ANA 的检测标准方法,国际公认的起始稀释度为 1∶80,稀释因子为 2（如 1∶80、1∶160、1∶320 等）,ANA 滴度及临床意义见表 18-2。目前临床上也可用免疫条带法、ELISA 以及化学发光技术等方法进行分析。

表 18-2　ANA 滴度及临床意义一览表

各种稀释度的反应性		抗 体 滴 度	临 床 意 义
1∶80	1∶640		
阳性＋	—	1∶80	临界阳性,需结合临床表现综合判断
阳性＋＋	—	1∶160	阳性,提示可能存在相关疾病
阳性＋＋	弱＋	1∶320	明确阳性,提示可能存在相关疾病
阳性＋＋＋	阳性＋	1∶640	中等阳性,提示可能存在相关疾病
阳性＋＋＋	阳性＋＋	1∶1280	强阳性,高度提示存在相关疾病
阳性＋＋＋＋	阳性＋＋＋	1∶2560	极强的阳性,高度提示存在相关疾病

3. 临床意义　抗核抗体谱的检测分析有助于自身免疫病的诊断、观察疾病活动度和治疗反应及研究发病机制等。但注意低滴度的 ANA 可在感染性疾病、肿瘤及正常人中出现,未加稀释的正常人血清可有 1/3 的呈阳性 ANA 反应,ANA 作为自身免疫性结缔组织病的筛选试验必须强调滴度。目前临床上常用的抗核抗体谱检测包括的指标及临床意义见表 18-3。

表 18-3　临床常用的抗核抗体谱检测项目、方法及临床意义

项目 中文	项目 英文	检测方法	临床意义
抗 Sm 抗体	Sm	IFA、免疫条带法、ELISA、CLIA	对 SLE 有高度特异性,是 SLE 标志性抗体,但阴性不能排除 SLE
抗 U1RNP 抗体	U1RNP	同上	诊断 MCTD 的必要条件,但不是 MCTD 的特异性诊断指标,其在 SLE、皮肌炎和 RA 患者中也有一定阳性率
抗 SS-A 抗体	SSA	同上	干燥综合征(SS),阳性率为 40%～95%;SLE,阳性率为 20%～60%;新生儿红斑狼疮,阳性率为 100%。不具有疾病特异性,多种自身免疫病中均可出现
抗 SS-B 抗体	SSB	同上	诊断 SS 较为特异,但其通常与抗 SS-A 抗体同时出现,只有当抗 SS-A 抗体阳性时,检测抗 SS-B 抗体才有意义。单纯抗 SS-B 抗体阳性的检测结果通常不可靠
抗 Jo-1 抗体	Jo-1	同上	最常见于多发性肌炎(PM),阳性率达 40%。抗 Jo-1 抗体阳性患者常合并肺间质纤维化,部分患者可出现多关节炎。因此该抗体也被认为是肺病相关肌炎的标志性抗体
抗 Scl-70 抗体	Scl-70	同上	系统性硬化病的血清特异性指标,诊断特异性为 100%,该抗体阳性与弥漫性皮肤改变、近端皮肤累及、肺间质纤维化、心脏受累、肾脏受累等密切相关,被视为预后不良的指标
抗 Ro-52 抗体	Ro-52	同上	同抗 SS-A 抗体
抗丝点蛋白 B 抗体	CENPB	同上	CREST 综合征的特异性抗体,阳性率可达 80%～90%;还见于原发性胆汁性肝硬化(PBC),抗体阳性率为 10%～20%
抗 PM/Scl 抗体	PM/Scl	同上	多肌炎/皮肌炎(8%),弥散性原发干燥综合征(3%)
抗增殖细胞核抗原抗体	PCNA	同上	SLE 标志性抗体(2%～10%),临床症状相关性不清,可能与 SLE 弥散性肾小球肾炎相关
抗双链 DNA 抗体	ds-DNA	同上	SLE 的特异性标志(60%～90%),疾病活动度和狼疮肾炎的指标
抗核小体 抗体	Nucleosome	同上	仅见于三种结缔组织病,即 SLE(阳性率 71.5%)、系统性硬化病(SSC)(阳性率 45.9%)、MCTD(阳性率 45.0%),是狼疮肾炎的相关抗体
抗组蛋白 抗体	Histone	同上	属于 ANA 中的抗 ENA 抗体谱。在多种自身免疫性结缔组织病(如 SLE、SS、RA、SSC)中出现;在药物引起的狼疮中达 95%
抗核糖体 P 蛋白抗体	Ribosomal-P protein	同上	SLE 的标志性抗体,与中枢神经系统、肝脏或肾脏受累相关,存在于 SLE 活动期、狼疮脑病(50%～90%)
抗线粒体 2 型抗体	AMA-M2	同上	对 PBC 有极高的诊断灵敏度(90%),在一定的条件下,是 PBC 的标志物

基于 Hep-2 细胞基质的抗核抗体谱检测的荧光染色模式通常分为五种(图 18-1 及文后彩图 7)。

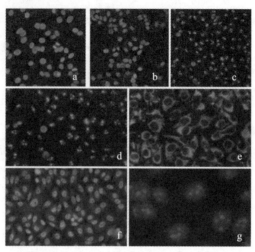

图 18-1　抗核抗体谱检测的荧光染色模式图

a. 核均质型;b. 斑点型;c. 核仁型;d. 着丝粒型;

e. 胞质型;f. 胞质和斑点混合型;g. 核均质和核仁混合型

常见的模式、自身抗体的靶抗原和相关的临床疾病见表 18-4。

表 18-4　常见的模式、自身抗体的靶抗原和相关的临床疾病[#]

模　式	自身抗体的靶抗原[##]	相关的临床疾病[###]
核均质型 (homogeneous)	dsDNA、组蛋白、 核染色质/核小体	SLE、药物诱导的 SLE
核颗粒型/斑点型 (speckled)	U1-RNP、I SSA/Ro、SSB/La、 Smith、Topo(Scl-70)、Mi-2	SLE、SS、SSc、IIMs、MCTD
着丝粒型 (centromere)	着丝粒蛋白	SSc、PBC
核仁型 (nucleolar)	PM/Scl、RNA 聚合酶、 U3-RNP、Th/To	SSc、IIMs、雷诺综合征重叠
胞质型 (cytoplasmic)	Ribo P、Jo-1、 其他 tRNA 合成酶、SRP	SLE、IIMs、PBC、间质性肺病

＃:表中显示了使用 Hep-2 底物及其相关抗体标记检测到的常见的 ANA 模式。核均质型、斑点型、着丝粒型和核仁型的模式代表了"真正的"ANA,并与核染色相关。

＃＃:dsDNA,双链 DNA;RNP,核糖核蛋白;Topo,拓扑异构酶;Mi-2,色域解旋酶 DNA 结合蛋白 4;PM,多肌炎;Scl,硬皮病;Th/To,Th/To 核糖核蛋白;Ribo P,核糖体 P 蛋白;SRP,信号识别粒子。

＃＃＃:SLE,系统性红斑狼疮;SS,干燥综合征;SSc,系统性硬化病;IIMs,特发性炎性肌病;MCTD,混合性结缔组织病;PBC,原发性胆汁性肝硬化。

(二)自身免疫性肝炎相关自身抗体

自身免疫性肝炎(autoimmune hapatitis,AIH)是一种由自身免疫反应介导的慢性进行性肝脏炎症性疾病,以血清中存在自身抗体及高 IgG 和(或)高 γ-球蛋白血症为特征。大多数 AIH 患者血清中存在一种或多种自身抗体,这些自身抗体是 AIH 的重要特征和诊断的重要依据。根据血清自身抗体可将 AIH 分为 3 型。有关 AIH 相关自身抗体的检测项目、方法以及临床意义见表 18-5。

表 18-5　临床常用的自身免疫性肝炎相关自身抗体的检测项目、方法及临床意义

项目 中文	项目 英文	检测方法	临床意义
抗肝肾微粒体抗体	LKM-1	IFA、免疫条带法、ELISA、CLIA	仅约1%成人AIH患者血清中抗LKM-1抗体为阳性,儿童阳性率较高。1%～2%丙型肝炎患者血清中也可检出抗LKM-1抗体
抗肝细胞质1型抗体	LC-1	同上	AIH的特异性指标。在2型AIH中的阳性率达48%,特异性为99%。抗LC-1抗体对AIH的特异性高于抗LKM-1抗体
可溶性肝抗原/肝胰抗原抗体	SLA/LP	同上	AIH最具特异性的指标,阳性率几乎为100%,如果出现相应的临床症状,每一个阳性结果基本可诊断为AIH
抗sp100抗体	—	同上	原发性胆汁性肝硬化(PBC)的特异性指标,在PBC患者中的阳性率为20%～30%,在AIH中也有一定的阳性率
抗gp210抗体	—	同上	PBC的重要指标,在PBC患者中的阳性率为20%～30%,在AIH中也有一定的阳性率
抗CENP-B抗体	CENP-B	同上	与局限型系统性硬化病及PBC相关,在PBC患者中的阳性率为10%
抗平滑肌抗体	ASMA	同上	中到高滴度的ASMA强烈提示1型AIH
抗线粒体抗体	AMA	同上	AMA的靶抗原有9种亚型。血清AMA是诊断PBC的特异性指标,尤其是抗M2亚型抗体的阳性率为90%～95%

(三) 抗中性粒细胞胞质抗体

抗中性粒细胞胞质抗体(anti-neutrophil cytoplasmic antibody,ANCA)是以中性粒细胞胞质成分为靶抗原的一类自身抗体,与临床多种小血管炎性疾病密切相关,对疾病的诊断、分类及预后具有重要意义。国际实验室检测共识推荐筛查试验和确认试验应同时进行,从而提高 ANCA 的临床应用价值。IFA 是检测 ANCA 的经典方法(筛查),国际公认的标准基质为甲醛固定和乙醇固定的中性粒细胞。对 ANCA 的确认试验,可用 ELISA、CLIA 等。具体检测项目、方法及临床意义见表18-6。

表 18-6　临床常用的抗中性粒细胞胞质抗体的检测项目、方法及临床意义

项目 中文	项目 英文	检测方法	临床意义
总抗中性粒细胞胞质抗体	ANCA	IFA	胞质型ANCA(cANCA)阳性主要见于Wegener肉芽肿以及全身性血管炎,特异性高。核周型ANCA(pANCA)多见于显微镜下血管炎、变态反应性肉芽肿性脉管炎和原发性硬化性胆管炎等
抗髓过氧化物酶抗体	MPO	IFA、ELISA、CLIA	主要与多发性微脉管炎(MPA)、新月型肾小球肾炎(NCGN)、变应性肉芽肿性血管炎(CSS)相关。抗MPO抗体阳性强烈提示坏死性血管炎或特发性肾小球肾炎

NOTE

续表

项目		检测方法	临床意义
中文	英文		
抗蛋白酶3抗体	PR3	同上	韦格纳肉芽肿的标志性抗体,诊断特异性大于95%。其灵敏度和疾病的活动性相关,初发的非活动性的阳性率只有50%,而活动性的可达100%阳性
抗肾小球基底膜抗体	GMB	同上	肾小球基底膜肾炎的特异性抗体,抗GBM抗体可在大约90%的肺出血-肾炎综合征患者中查到,抗GBM抗体滴度可与肺出血-肾炎综合征的活动性相关,可用于检测病情变化、观察临床疗效

(四)糖尿病相关自身抗体

糖尿病可大致分为四组:1型、2型、妊娠期以及一组其他特定综合征。1型糖尿病(type 1 diabetes,T1D)是一种慢性进行性疾病,其特征是破坏胰岛中分泌胰岛素的B细胞。对于1型糖尿病,普遍的共识是由T细胞介导的导致免疫功能紊乱的疾病。但研究者陆续发现存在针对胰岛B细胞蛋白质的循环自身抗体,有些抗体的出现早于明显的T1D发病,因而监测自身抗体是目前T1D辅助诊断(包括前驱期)最可靠的生物标志物,对于临床分型、早期干预具有重要意义(表18-7)。

表 18-7　临床常用的糖尿病相关自身抗体检测项目、方法及临床意义

项目		检测方法	临床意义
中文	英文		
抗胰岛细胞抗体	ICA	IFA	糖尿病诊断与分型,初发T1D阳性率为60%~85%
抗酪氨酸磷酸酶2抗体	IA-2	IFA、ELISA、CLIA、放射配体法(国际标化)	胰岛B细胞损害更具特异性,对T1D诊断价值较大,阳性率为50%~75%,在年轻的初发患者中阳性率更高;T1D高危人群的筛查
抗谷氨酸脱羧酶抗体	GAD	同上	T1D的预测指标,T1D高危人群和个体的筛查;初发T1D检出率高(60%~80%),最高可达96%;成人晚发自身免疫性糖尿病的预测和早期诊断指标
抗胰岛素抗体	IAA	同上	IAA可见于T1D的亚临床期和临床期,是糖尿病患者对胰岛素抵抗的主要原因
锌转运体-8抗体	ZnT8	免疫印迹法	T1D的辅助诊断指标,在新发T1D中的阳性率为60%~80%。尚存在于26%的其他抗体阴性患者中。最早在2岁左右即可出现,晚于GAD和IAA
抗胰岛素受体抗体	IRA	CLIA	IRA主要见于胰岛素抵抗综合征患者,该抗体存在可导致胰岛素受体对胰岛素的亲和力显著下降,使糖尿病患者需要高剂量胰岛素来控制血糖

(五)其他抗体

除了上述自身抗体外,临床上还常常检测其他的多种自身抗体,例如RA、抗磷脂综合征、甲状腺自身抗体等。部分自身抗体见表18-8。

表 18-8 临床常用的其他自身抗体的检测项目、方法及临床意义

项 目		检 测 方 法	临 床 意 义
中文	英文		
抗环瓜氨酸肽抗体	Anti-CCP	ELISA、CLIA	RA 特异性抗体，灵敏度为 70%～85%，特异性达 90%，是疾病活动度和预后的指标
类风湿因子	RF	胶乳凝集法、免疫浊度法、ELISA、CLIA	RA 的筛查抗体。IgM-RF 是目前临床检测的最普遍抗体，也最具特异性，其浓度的升高与风湿病、血管炎有关；IgG-RF 常见于类风湿性关节炎、类风湿性血管炎和高滴度 IgM-RF 的类风湿患者；IgA-RF 滴度与关节炎症的严重程度及骨质破坏有较强的相关性，可作为评价 RA 病情预后的一个重要指标
抗角蛋白抗体	AKA	IFA	RA 特异性抗体，灵敏度为 36%～59%，特异性达 95%，是疾病活动度和预后的指标
抗心磷脂抗体	ACL	ELISA、CLIA	主要分为 IgA、IgM、IgG，阳性率为 87%。这些抗体也可见于多种风湿性疾病
抗 β2-糖蛋白 1 抗体	β2-GP1	ELISA、CLIA	抗体出现见于 SLE、SSc 和 APS 等

三、自身抗体检测的原则

自身抗体检测对于诊断 AID 具有重要参考价值，但在应用自身抗体检测结果时，要正确地对结果加以解释，才能合理辅助疾病诊断。因此，应掌握以下原则：①通常对 ANA 进行筛查试验，其他针对特异性靶抗原成分的自身抗体应根据临床需要进行选择性检测；②没有一种自身抗体可以单独诊断疾病，多项指标联合检测可以提高检出率；③对于某些自身抗体，在症状出现之前就可以检测，有一定的疾病预测价值；④不同方法学有各自的特异性和灵敏度，同一检测项目用不同实验方法检测，可能会存在结果差异，应予以正确对待。

IFA 常作为自身抗体检测的首选方法，其检测结果可以作为临床诊断的重要依据。在需要对自身抗体做进一步特异性检测时，一般采用 ELISA 和 IB（免疫印迹）法。这两种方法均需要用特异性的纯化抗原包被载体，来检测特异性自身抗体。但针对自身抗体的许多特异性抗原不易纯化或尚不明确，因此 ELISA 和 IB 检测自身抗体时或有一定误差。在有条件的临床实验室，建议采用 2～3 种不同的实验方法相互印证，为自身免疫病的临床诊断提供更为可靠的支撑。

四、自身免疫病相关的其他实验室检测

（一）淋巴细胞检测

尽管自身免疫病大多与自身抗体有关，但仍有部分疾病不存在相关的自身抗体，而与致敏淋巴细胞有关。淋巴细胞数量、功能的改变是介导免疫病理损伤的重要因素，因此检测淋巴细胞数量及功能可反映出患者体内免疫细胞状况，为临床治疗提供参考指标。

1. 特异性致敏淋巴细胞 检测致敏淋巴细胞可用器官特异性抗原作诱导剂，进行淋巴细胞增殖试验或吞噬细胞移动抑制试验等；皮肤试验也能反应机体致敏情况，但有诱导超敏反应的危险，对于试验结果需结合临床或其他检查进行综合分析。溃疡性结肠炎、外周神经炎及实验性变态反应性脑脊髓炎等疾病可能与自身反应性致敏淋巴细胞有关。

2. 淋巴细胞数量和比值 在免疫缺陷病或免疫失调时，机体容易发生自身免疫病，所以进行淋巴细胞数量和亚群比例的检测有一定的意义。检测内容包括淋巴细胞总数、T 细胞和 B 细胞分类计数及 CD4/CD8 值测定等。SLE、RA、MG 和自身免疫性溶血性贫血等疾病患者的 CD4/CD8

NOTE

值升高,原发性胆汁性肝硬化患者的 CD4/CD8 值降低。

(二) 狼疮细胞试验

狼疮细胞(LE)是胞质内含有大块聚合 DNA 的中性粒细胞。狼疮患者血清中的抗核抗体可诱导 LE 细胞的形成,因此称为 LE 因子。用患者血清与正常人中性粒细胞一起培养,可使后者变成 LE 细胞,该试验称为狼疮细胞试验。SLE 患者有 75%～80% 呈阳性。在 RA、进行性系统性硬化症、部分肝炎、结节性多动脉炎、多发性硬化症和 DM 等中偶尔也可呈阳性。

(三) 免疫球蛋白和补体的检测

AID 患者血清中免疫球蛋白含量往往高于正常值,其中以 IgG 增高较为明显,IgM 和 IgA 也会有一定程度升高。免疫球蛋白含量的变化与疾病活动有一定相关性,可辅助病情的分析。此外,多种 AID 在活动期均会消耗大量补体,其总补体活性和补体 C3、C4 含量都明显降低。

(四) 细胞因子

目前,临床上已开始使用生物合成的抗细胞因子抗体治疗某些自身免疫病,其目的是降低过高的免疫应答和免疫病理损伤,因此细胞因子的检测对于了解疾病进程及指导治疗具有一定意义。

小 结

机体免疫系统对自身组织成分发生免疫应答的现象称为自身免疫,低"生理"水平的自身免疫对于淋巴细胞选择和免疫自稳是必须的。当机体产生过强的自身免疫应答而引起自身组织器官损伤或功能障碍时,则为自身免疫病。自身免疫病有其基本特征,但发生机制较为复杂,涉及自身抗原、免疫细胞和免疫调节等多个方面。

实验室检查对于自身免疫病的诊断具有重要参考价值,其包括自身抗体、循环免疫复合物、细胞因子、免疫球蛋白和补体以及细胞检测多个方面,其中以自身抗体的检测最为重要。每种自身免疫病均伴有特征性的自身抗体谱,根据临床用途(或作用靶点)主要可分为抗核抗体谱、自身免疫性肝炎相关自身抗体、血管炎相关自身抗体、抗心磷脂抗体、类风湿性关节炎相关自身抗体五类。其中抗核抗体谱主要用于自身免疫病筛查。根据抗核抗体谱的特征(阳性)应进一步选择检测特异性自身抗体。在应用自身抗体对自身免疫病进行诊断时,应注意其结果的解释。

目前国际上检测抗核抗体谱的标准方法通常是选用 Hep-2 细胞作为底物的 IFA(血清起始稀释度为 1:80,稀释因子为 2),基于 Hep-2 细胞基质的抗核抗体谱检测的荧光染色模式通常分为核均质型、核颗粒型/斑点型、着丝粒型、核仁型及胞质型五种类型。

思 考 题

1. 简述自身免疫病的一般特征。
2. 列表说明常见自身抗体与临床疾病之间的联系。

(阳大庆)

第十九章 免疫增殖病及其免疫学检验

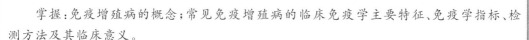
学习目标

掌握:免疫增殖病的概念;常见免疫增殖病的临床免疫学主要特征、免疫学指标、检测方法及其临床意义。

熟悉:免疫增殖病的免疫损伤特点。

了解:免疫增殖病的分类。

案例导入

患者,男,60 岁,主诉:乏力,面色苍白,腰骶部持续疼痛 6 月余,头晕伴鼻出血 2 月余。查体:生命体征平稳,鼻腔黏膜充血,皮肤黏膜苍白,腰骶部压痛,脊柱轻度畸形。辅助检查结果:①血常规:Hb 80 g/L,红细胞、白细胞和血小板镜检形态学正常,分类可见幼粒、幼红细胞,红细胞呈缗钱状排列。②骨髓象:增生活跃,浆细胞占 20%,有形态异常的骨髓瘤细胞,其余各系细胞大致正常。③骨X 线、CT 扫描:发现多部位穿凿样溶骨性病变和广泛性骨质疏松。

根据以上检查结果,试对该患者进行初步诊断。如要进一步完善疾病诊断,还需选择哪些免疫学检查项目? 可能结果如何?

免疫增殖病(immunoproliferative diseases)是由于免疫系统异常增生所引起的临床疾病。在正常情况下,机体的免疫系统受到抗原刺激后,抗原特异性免疫细胞(淋巴细胞)会发生增殖分化,但同时受机体的反馈调节而处于正常状态。免疫细胞一旦逃脱机体正常的调控,就会异常增殖,从而引起免疫增殖病。免疫增殖病是一组复杂多样的疾病,依据增殖细胞表面的不同标志,可以将免疫增殖病分为淋巴细胞白血病、淋巴瘤和浆细胞病(免疫球蛋白病)。本章在简述免疫增殖病的概念、分类的基础上,主要叙述浆细胞病(免疫球蛋白病)的免疫损伤机制、临床常见疾病以及免疫学指标的检测。

第一节 概 述

一、免疫增殖病的相关概念与分类

1. 免疫增殖病的相关概念 免疫增殖病是指免疫器官、免疫组织或免疫细胞(包括淋巴细胞和单核/巨噬细胞)异常增生(良性或恶性)所致免疫病理损伤的一组疾病。这类疾病的表现有免疫功能异常及免疫球蛋白质和量的变化。

良性增生多为多克隆增殖性疾病,是指五类免疫球蛋白同时增多或虽其一增多但 κ/λ 值不变。恶性增生多为单克隆增殖性疾病,是指 B 细胞在分化发育的某一阶段发生突变,然后急剧增殖并大量表达某种单一的免疫球蛋白。

免疫增殖病若以浆细胞、淋巴细胞和巨噬细胞异常增生为特征,则常被称为免疫系统肿瘤。如发生于淋巴组织或器官的肿瘤称为淋巴瘤(lymphoma);如以血液中免疫细胞异常增多为特征则称为白血病(leukemia)。浆细胞病(plasma cell disorders)则是指产生免疫球蛋白的浆细胞不平衡地增生,并伴有单克隆免疫球蛋白或其多肽链亚单位合成及分泌异常增多的一组疾病。

2. 免疫增殖病的分类　关于免疫增殖病的分类,以往主要是基于细胞的形态和相关的临床表现,但由于不同淋巴细胞群之间存在不同的表面标志,现在常以增殖细胞的表面标志进行分类(表19-1)。

表 19-1　免疫增殖病的分类

增 殖 细 胞	疾 病
T 细胞	急性淋巴细胞白血病、淋巴母细胞瘤、部分非霍奇金淋巴瘤、蕈样肉芽肿
B 细胞	慢性淋巴细胞白血病、原发性巨球蛋白血症、多发性骨髓瘤、重链病、轻链病、Burkitt 淋巴瘤及其他多数淋巴瘤、传染性单核细胞增多症
裸细胞	急性淋巴细胞白血病、部分非霍奇金淋巴瘤
组织-单核细胞	急性单核细胞增多症、急性组织细胞增多症
其他	毛细胞白血病、霍奇金病

二、免疫球蛋白病的概念与分类

1. 免疫球蛋白病的概念　表19-1所列免疫增殖病中,与免疫学检验关系最为密切的是 B 细胞异常增殖或其他导致免疫球蛋白异常的疾病。临床上常将这类外周血中超常增多或尿中出现异常免疫球蛋白片段的疾病称为免疫球蛋白病(immunoglobulinopathy),免疫球蛋白电泳位置在球蛋白区域(丙种球蛋白),故亦称丙种球蛋白病(gammopathy)。免疫球蛋白病不是一种单一的疾病,而是一组复杂的病理现象。

2. 免疫球蛋白病的分类　按照异常增加的免疫球蛋白的性质,可将免疫球蛋白病分为多克隆免疫球蛋白病和单克隆免疫球蛋白病。

多克隆免疫球蛋白病指五种免疫球蛋白均增加;或虽只有一种免疫球蛋白增加,如 IgG 或 IgA、IgM 等,但轻链的 κ/λ 值不变。多克隆免疫球蛋白病常见于慢性肝病(慢性活动性肝炎、肝硬化)、自身免疫病(如系统性红斑狼疮、类风湿性关节炎、硬皮病、结节性多动脉炎、重症肌无力等)、慢性炎症(如结核、胆道感染、骨髓炎、亚急性心内膜炎等)、病毒感染等疾病。其也可继发于某些恶性疾病,如恶性肿瘤早期可出现多克隆免疫球蛋白增多,但无特异性,也不持久,待到肿瘤晚期,尤其出现恶病质时,免疫球蛋白反而会减少。

单克隆免疫球蛋白病是指由单株浆细胞异常增殖引起患者血清和尿中出现理化性质十分均一的、异常增多的单克隆蛋白(monoclonal protein,MP;常简称 M 蛋白)所致的疾病。M 蛋白可以是 IgG、IgA、IgM、IgD 或 IgE 中的任何一类,也可以是 κ 或 λ 轻链中的任何一型;可以是完整的免疫球蛋白分子,也可以是单纯的游离重链或者轻链。游离于血清中的轻链可以从尿中排出,称为本-周蛋白(Bence-Jones protein,BJP)。M 蛋白与正常免疫球蛋白相比,虽然结构相似,但是没有抗体活性,所以又称为副蛋白(paraprotein)。异常增多的免疫球蛋白对于诊断免疫球蛋白病具有重要的临床意义。

单克隆免疫球蛋白病又可分为良性和恶性,除原发外,也可继发于某些良性或恶性疾病(表19-2)。

表 19-2　单克隆免疫球蛋白病的分类

分 类	疾 病
原发性恶性单克隆免疫球蛋白病	多发性骨髓瘤;原发性巨球蛋白血症;重链病;孤立性浆细胞瘤;淀粉样变;轻链病;慢性淋巴细胞白血病;恶性淋巴瘤
继发性单克隆免疫球蛋白病	非淋巴系统肿瘤;单核细胞白血病;类风湿性关节炎;慢性炎症;冷球蛋白血症;原发性巨球蛋白血症性紫癜;丘疹性黏蛋白沉积症;家族性脾性贫血

续表

分　类	疾　病
原发性良性单克隆免疫球蛋白病	一过性单克隆免疫球蛋白病;持续性单克隆免疫球蛋白病;药物性单克隆免疫球蛋白病

第二节　免疫增殖病的免疫损伤机制及常见疾病

免疫增殖病所涉及的免疫细胞增殖是不具有免疫活性的异常增殖,其本身可造成免疫系统的直接损害,或通过其生长行为和分泌有关物质进一步损害正常的免疫细胞和其他组织,最终致病。下面以浆细胞恶性增生为例阐述有关免疫损伤机制以及临床常见的相关疾病。

一、免疫损伤机制

(一) 浆细胞异常增殖

浆细胞异常增殖通常是指单克隆浆细胞异常增生并伴有单克隆免疫球蛋白或其多肽链亚单位合成异常。浆细胞异常增殖的原因至今尚未阐明,可能与造血干细胞异常、遗传学改变、细胞因子(IL-6)异常表达以及免疫调节异常等因素有关;也可能与病毒感染、环境因素、化学物质及电离辐射等因素相关。

(二) 抑制正常体液免疫

正常的体液免疫是 B 细胞的增殖分化产生免疫效应的过程,这一过程与多种细胞因子有关:IL-1 可激活 IL-2 基因表达;IL-2 和 IL-3 促使早期 B 细胞增生、分化;IL-4 可以启动休止期的 B 细胞进入 DNA 合成期;IL-5 促进 B 细胞继续增殖、分化;IL-6 刺激 B 细胞增生并最终分化为产生免疫球蛋白的浆细胞。正常情况下,IL-6 可以反馈抑制 IL-4,控制 B 细胞的增殖分化过程。而浆细胞瘤患者体内 IL-6 水平异常增高,其最直接的效应是抑制 IL-4 的产生,从而抑制了整个体液免疫反应过程。

此外,浆细胞瘤细胞可以分泌大量的无抗体活性的免疫球蛋白,其 Fc 段与具有 Fc 受体的正常 B 细胞、原浆细胞以及其他细胞结合,使这些细胞表面被无活性的免疫球蛋白封闭,从而阻断 B 细胞的增殖、发育,影响抗原提呈和对其他生物信息的接收。

(三) 异常免疫球蛋白增加所造成的病理损伤

浆细胞异常增殖的后果是产生大量的异常免疫球蛋白或免疫球蛋白片段,这些异常免疫球蛋白或免疫球蛋白片段不具有正常抗体功能,但可以沉积于组织,造成组织变性和淋巴细胞浸润,进而导致相应器官的功能障碍。单克隆免疫球蛋白浓度过高,甚至可以导致血液黏稠度增加,产生一系列直接或间接的病理损害。

(四) 溶骨性病变

溶骨性病变是浆细胞瘤的重要特征之一。研究发现,受损骨组织中破骨细胞的数目明显增多,且在发病早期就有骨质吸收增加,而并没发现大量浸润生长的浆细胞,因此考虑溶骨性破坏可能是由于骨质形成、细胞调节功能紊乱所致。近期研究认为,骨组织的基质细胞和成骨细胞可产生两种蛋白质——骨保护素(osteoprotegerin,OPG)及其配体(OPGL)。OPGL 促进破骨细胞的分化和活性增强,而 OPG 抑制这些过程。体内外研究证明,骨髓瘤细胞可增加 OPGL 表达,减少 OPG 生成,从而影响骨髓微环境中 OPGL 的生理平衡,这可能是骨髓瘤患者发生溶骨性病变的根本所在。

二、常见单克隆免疫球蛋白增殖性疾病

常见的单克隆免疫球蛋白增殖性疾病包括多发性骨髓瘤、巨球蛋白血症、重链病、轻链病、意义

NOTE

219

不明的单克隆丙种球蛋白血症和淀粉样变,详见表 19-3(2014 年国际骨髓瘤工作组修订标准)。

表 19-3　国际骨髓瘤工作组关于 MGUS 及其相关浆细胞病的诊断标准和分类

名称	定义	进展率	主要进展疾病
非 IgM 型 MGUS	血清 M 蛋白(非 IgM 型)<30 g/L;克隆性骨髓浆细胞<10%;无终末器官损害,如 CRAB 或浆细胞增殖障碍引起的淀粉样变	1% 每年	MM,孤立性浆细胞瘤,AL,AHL,AH
IgM 型 MGUS	血清 IgM 单克隆蛋白<30 g/L;骨髓浆细胞计数<10%;无贫血、全身症状、高黏度、淋巴结病、肝脾肿大,或其他潜在的淋巴增生性障碍引起的终末器官损害	1.5% 每年	Waldenstrom 巨球蛋白血症,AL,AHL,AH
轻链型 MGUS	FLC 异常(<0.26 或>1.65);轻链增加水平为患者 κ 增加比率>1.65 和 λ 增加比率<0.26;免疫固定未见免疫球蛋白重链表达;无终末器官损害,如 CRAB 或浆细胞增殖障碍引起的淀粉样变;克隆性骨髓浆细胞<10%;尿 M 蛋白<500 mg/24 h	0.3% 每年	轻链 MM AL
单发浆细胞瘤	活检证实骨或软组织单发病变,有克隆浆细胞的证据;骨髓正常(无克隆浆细胞);骨骼检查及脊柱、骨盆的 MRI(或 CT)检查(原发性孤立病灶除外)正常;无终末器官损害,如 CRAB	三年内大约 10%	MM
极少累及骨髓的单发浆细胞瘤	活检证实骨或软组织单发病变,有克隆浆细胞的证据;克隆性骨髓浆细胞<10%;骨骼检查及脊柱、骨盆的 MRI(或 CT)检查(原发性孤立病灶除外)正常;无终末器官损害,如 CRAB	三年内 60% 骨或 20% 软组织	MM
POEMS 综合征	多神经病;单克隆浆细胞增殖障碍(几乎总是 λ 链);三个主要条件之一(僵化的骨损伤、Castleman 病、VEGFA 水平升高); 六个次要条件之一(器官巨大症(脾、肝或淋巴结肿大)、血管外容量过载(水肿、胸膜破裂或腹水)、内分泌病(肾上腺、甲状腺、垂体、性腺、甲状旁腺、胰腺)、皮肤变化(色素沉着、多毛症、肾小球样血管瘤、多血症、手足发绀、面色潮红、指甲白)、视盘水肿、血小板增多症/红细胞增多症)	NA	NA
系统性 AL 淀粉样变	有淀粉样蛋白相关的全身性综合征(如肾、肝、心、胃肠道或周围神经累及;任何组织(如脂肪抽吸物、骨髓或器官活检)的刚果红染色淀粉样蛋白阳性;质谱或免疫电子显微镜证实淀粉样蛋白与轻链相关证据;单克隆浆细胞增殖障碍的证据(血清或尿液单克隆蛋白,游离轻链比异常,或骨髓中的克隆浆细胞)	NA	一些患者可能进展为 MM

注:MGUS,monoclonal gammopathy of undetermined significance,意义不明的单克隆丙种球蛋白血症;CRAB,hypercalcaemia,renal insufficiency,anemia,and bone lesions,高钙血症、肾功能不全、贫血和骨骼病变;FLC,free light chain,游离轻链;MM,multiple myeloma,多发性骨髓瘤;AL,immunoglobulin light-chain amyloidosis,免疫球蛋白轻链淀粉样变;AHL,immunoglobulin heavy- and light-chain amyloidosis,免疫球蛋白重链和轻链淀粉样变;AH,immunoglobulin heavy-chain amyloidosis,免疫球蛋白重链淀粉样变;POEMS,polyneuropathy,organomegaly,endocrinopathy,monoclonal protein,skin changes,多发性周围神经炎-脏器肿大-内分泌障碍-M 蛋白血症-皮肤病变。

（一）多发性骨髓瘤

多发性骨髓瘤（MM）又称浆细胞骨髓瘤（plasmocytoma），是单株浆细胞异常增生的恶性肿瘤，是免疫增殖病中最常见的一种类型。其约占肿瘤的 1%，占所有血液病肿瘤的 10%～15%。病灶一般多发，可同时发生于多处骨骼，每个骨中又可有多个病灶，单发的甚为少见，故称之。发病年龄为 40～70 岁，男女比例为 1.6：1。本病呈进行性，生存期从几个月到 10 年以上不等。

多数多发性骨髓瘤在 MGUS 的基础上进展而来，通常在 50 岁以上的人中有 3%～5% 被诊断出 MGUS，平均发展成多发性骨髓瘤的风险大约为每年 1%。另一个能进展为多发性骨髓瘤的是阴燃性（无症状）骨髓瘤（smoldering（asymptomatic） myeloma，SMM），阴燃性骨髓瘤的特征是没有器官损伤，与 MGUS 不同在于其进展为 MM 的风险高，诊断后前五年进展为 MM 的风险率大约为每年 10%。三者的诊断鉴别点见表 19-4。

表 19-4 国际骨髓瘤工作组的骨髓瘤诊断标准（2016）

鉴别指标	MGUS	阴燃性骨髓瘤	有症状的 MM
骨髓中浆细胞的比例	<10%	≥10%	≥10%
血清 M 蛋白	<30 g/L	≥30 g/L	血清和（或）尿液中可检测到
终末器官损伤（CRAB）	无	无	存在

1. 临床主要特征 多发性骨髓瘤起病缓慢，患者早期可无特殊症状。典型患者的临床表现和病理变化如下。

（1）骨骼破坏：骨痛常为多发性骨髓瘤的首发症状和就诊原因。骨髓瘤细胞恶性增殖，造成骨质疏松和溶骨性病变，钙从骨质中逸出，致使血钙增高，高钙血症可引起头痛、呕吐、多尿、便秘，重者可致心律紊乱、昏迷甚至死亡。

（2）贫血和出血：恶性增殖的骨髓瘤细胞代替了骨髓中的正常成分，引起贫血、粒细胞和血小板减少。此外，肾功能不全、反复感染、营养不良等因素也会造成或加重贫血。

（3）高黏滞综合征：大量产生的 M 蛋白使血液黏度增加，引起血流缓慢，组织淤血和缺氧，出现高黏滞综合征，表现为紫癜、鼻出血、头晕、头痛、耳鸣、视物模糊与障碍、倦怠迟钝、记忆力减退、共济失调、精神错乱甚至意识丧失。

（4）感染：正常多克隆免疫球蛋白减少及中性粒细胞减少，易发生细菌性感染。感染是常见的初发症状，也是常见的死亡原因之一。

（5）肾功能损害：M 蛋白可直接沉积于肾小管中，造成肾小管上皮细胞淀粉样变，发生肾病综合征，严重时导致肾功能衰竭。出现本-周蛋白尿的患者，肾脏损害最为常见。与感染一样，肾功能衰竭既可以是本病的初发表现，也是主要死亡原因之一。

（6）髓外浸润：可见肝、脾、淋巴结肿大，浸润脊髓可引起感觉运动功能障碍甚至截瘫等。

2. 分型 根据血清中 M 蛋白的类别不同，可将浆细胞骨髓瘤分成不同类型。

（1）Ig 类型：多为 IgG 型，约占 50%；其次为 IgA 型，占 25%；IgD 型占 1%，IgM 型和 IgE 型罕见。

（2）双 M 蛋白型：少数骨髓瘤患者两个克隆的浆细胞同时恶变，可出现双 M 蛋白，如两个 IgM 类蛋白并存或 IgG 与 IgM 类 M 蛋白并存，这种双 M 蛋白血症患者在临床上多表现为巨球蛋白血症或淋巴瘤。

（3）轻链或重链型：部分患者由于恶变的浆细胞合成功能不全，只合成与分泌某类免疫球蛋白分子的部分片段，如轻链或重链，从而表现为轻链病或重链病。

（4）非分泌型：血清中无 M 蛋白，尿中无本-周蛋白。此型具有骨髓中恶性浆细胞增生、骨质破坏、骨痛、贫血、正常免疫球蛋白减少、易发生感染等多发性骨髓瘤的典型表现，因肿瘤细胞不分泌免疫球蛋白。可用免疫荧光法将此型进一步分为不合成型和不分泌型，前者肿瘤细胞内无免疫球

NOTE

蛋白合成,后者肿瘤细胞内虽有免疫球蛋白合成但不能分泌出来。

3. 临床诊断 根据2014年国际骨髓瘤工作组修订的诊断标准,多发性骨髓瘤的诊断标准为克隆性骨髓浆细胞≥10%或经活检证实为骨性或髓外浆细胞瘤,以及基于浆细胞增生而导致终末器官损伤的证据和恶性标志物中至少一个。

(1) 终末器官损伤的证据:主要是指CRAB。①高钙血症:血钙浓度高于正常值上限0.25 mmol/L(1 mg/dL)或高于2.75 mmol/L(11 mg/dL)。②肾功能不全:肌酐清除率<40 mL/min或血清肌酐>177 mol/L(2 mg/dL)。③贫血:血红蛋白低于正常下限的20 g/L以上,或血红蛋白<100 g/L。④骨骼病变:骨骼X线摄影、CT或PET-CT提示的一个或多个溶骨性病变。

(2) 恶性肿瘤的生物标记:①克隆骨髓浆细胞百分比≥60%;②血清游离轻链(FLC)最低水平至少为100 mg/L;③MRI研究中的局灶性病变多于1处。

但需指出,诊断IgM型多发性骨髓瘤需有多发性溶骨病变;诊断非分泌型多发性骨髓瘤宜加电子显微镜和免疫荧光检查,肯定肿瘤细胞是骨髓瘤细胞而非转移癌细胞,并进一步明确其亚型为不合成型或合成而不分泌型。

(二) 原发性巨球蛋白血症

原发性巨球蛋白血症(primary macroglobulinemia)又称Waldenstrem巨球蛋白病,是一种浆细胞恶性病,主要是伴有血清IgM增加的B细胞异常增生,病因不明。本病以高黏滞血症、肝脾大为特征。骨损害不常见,肾脏损害亦较多发性骨髓瘤少见。

实验室一般检查可见:血沉明显加快;血液检查为正色素正细胞性贫血,外周血涂片中红细胞有显著的缗钱样现象;骨髓中B细胞增生呈多态性,有含IgM的浆细胞和浆细胞样淋巴细胞,还有大量SmIgM⁺的淋巴细胞。血清呈胶冻状,难以分离,电泳时血清有时难以泳动,集中于原点,是该病的电泳特征。将血清做适当稀释后可检出高水平的IgM型M蛋白,大于10 g/L,75%的IgM带为κ轻链,亦可有低分子量IgM存在。半数患者的正常免疫球蛋白水平降低。尿中有本-周蛋白,常为κ型。结合临床症状可以诊断本病。

(三) 重链病

由于浆细胞发生突变和异常增殖,合成免疫球蛋白的功能发生障碍,只产生免疫球蛋白的重链或有缺陷的重链,不能与轻链装配成完整的免疫球蛋白分子,导致血清中和尿中出现大量游离的无免疫功能的重链,称为重链病(heavy chain disease,HCD)。根据重链类型的不同可进行免疫分型,目前已知有α、γ、μ和δ四型,其中δ型极为罕见。尚未发现ε型重链病。

1. α型重链病 最为常见,可分为肠型和肺型。以肠型多见,表现为腹痛、慢性腹泻、吸收不良、体重明显减轻、低钙血症、肠系膜淋巴结肿大,小肠活检有浆细胞、淋巴细胞和网状细胞浸润。α型重链病的主要免疫学特征是血清和浓缩尿中可检出低浓度的α类游离重链,但无本-周蛋白。空肠液标本中亦可检出α链。血清蛋白电泳结果提示于α和β区之间出现明显增大的较宽的蛋白带。

2. γ型重链病 多发于老年男性,约有1/4病例伴发于自身免疫病,如类风湿性关节炎、干燥综合征、系统性红斑狼疮、自身免疫性溶血性贫血、特发性血小板减少性紫癜、重症肌无力等。这些疾病往往先发生,数年后方出现γ型重链病。这提示慢性抗原刺激或自身抗原可能与本病的发病有关。其临床表现类似恶性淋巴瘤,通常有发热、贫血,淋巴结、肝、脾肿大、反复感染。其主要免疫学特征为血和尿中出现γ类游离重链,多为γ1和γ2,但无本-周蛋白,正常免疫球蛋白水平降低,对细菌性抗原很少产生抗体。外周血中可见异常淋巴细胞或浆细胞。

3. μ型重链病 本病较少见。临床上常表现为病程漫长的慢性淋巴细胞白血病或其他淋巴细胞增殖性疾病的征象。主要免疫学特征是骨髓中出现空泡浆细胞或者淋巴细胞,血清中出现含量较低的μ类游离重链,10%~15%的患者尿中可有本-周蛋白。

4. δ型重链病 极为罕见,其临床表现与多发性骨髓瘤相似。骨髓浆细胞明显增多,可见颅骨溶骨性病损,但无蛋白尿。在血清蛋白电泳中证实有少量M成分,该成分可与单一特异性抗IgD

的免疫血清起反应,而不与抗重链或抗轻链的其他免疫血清起反应。

(四)轻链病

轻链病(light chain disease,LCD)是由于异常的浆细胞产生过多的轻链,而重链的合成相应减少,过多游离轻链片段在血清或尿液中大量出现而引起的疾病。免疫球蛋白轻链在全身组织中沉积,引起相应的临床表现,即为轻链沉积病(light chain deposition disease,LCDD)。该病多发于中老年人,以不明原因的贫血、发热、全身无力、出血倾向,浅表淋巴结及肝、脾肿大等症状为特征,继而出现局限性或多发性骨痛、病理性骨折或局部肿瘤等临床表现。大多数典型病例存在心脏、神经、肝和肾脏受累。肾脏受累时常有明显的肾小球病变,半数以上患者表现为肾病综合征。免疫学检查可见各种免疫球蛋白正常或减少,但轻链 κ/λ 值异常;血清和尿中可同时检出免疫球蛋白轻链。根据轻链蛋白质类型可将本病分为 λ 型和 κ 型,λ 型肾毒性较强。

以上 4 种疾病的病理特点及临床表现有许多相似之处,其实质是浆细胞恶变后,合成分泌的异常免疫球蛋白或片段的性质不同,所导致的不同病理过程和临床表现的一组疾病,四种疾病的主要特点见表 19-5。

表 19-5 四种单克隆免疫球蛋白病的鉴别要点

项 目	多发性骨髓瘤	巨球蛋白血症	重 链 病	轻 链 病
性别	男 60%	男 80%	男 100%	男 50%
溶骨性改变	多见	少见	不见	多见
淋巴结肿大	少见	多见	多见	多见
肝脾肿大	少见	多见	多见	多见
肾功能障碍	++	+	—	++
视力障碍	+	++	—	+
血沉	明显加快	明显加快	正常或轻度加快	正常或轻度加快
血清蛋白总量	增加	增加	正常	正常
尿蛋白	本-周蛋白++	本-周蛋白+	H 链	本-周蛋白+++
M 蛋白	IgG 或 IgA 为主	IgM	重链(α、γ、μ 或 δ)	轻链(κ、λ)
肿瘤细胞	浆细胞	淋巴细胞	浆细胞	浆细胞
平均生存期	2 年	4 年	<1 年	κ 型:>2 年 λ 型:<1 年

第三节 免疫增殖病(浆细胞病)的免疫检测项目、方法及意义

一、免疫检测项目

异常免疫球蛋白的检测可以为免疫增殖病的诊断提供重要依据。

免疫学检查原则上一般先以血清蛋白区带电泳、免疫球蛋白定量检测或尿本-周蛋白定性检测作为初筛试验。如果发现有异常球蛋白区带,则进行免疫电泳或免疫固定电泳、免疫球蛋白亚型定量和血清及尿中轻链定量及比值计算等检测,做进一步定量分析和免疫球蛋白分类鉴定。

二、初筛试验

(一)异常免疫球蛋白的定性

1. 测定方法 血清蛋白区带电泳是测定 M 蛋白的一种定性试验,常采用醋酸纤维素膜电泳和琼

NOTE

脂糖电泳两种方法,目前临床上自动化电泳分析仪可自动完成点样、电泳、染色及扫描定量等过程。

2. 意义 不同的血清蛋白区带电泳图谱代表不同的情况(疾病类型):①正常人血清电泳可分为白蛋白、α_1球蛋白、α_2球蛋白、β球蛋白和γ球蛋白几个区带,γ区带较宽且淡,扫描图显示一低矮蛋白峰。②单克隆免疫球蛋白增高时常在γ区(有时在α和β区)呈现浓密狭窄的蛋白区带,即M区带,经扫描显示为一高尖的蛋白峰,高宽比值≥ 1(α_2峰和β峰)或≥ 2(γ峰)。M区带的电泳位置可大致反映免疫球蛋白的类型,但最终确定还需用特异性抗体进行鉴定。③多克隆免疫球蛋白水平增高(如自身免疫病、慢性感染、肝病等)时,γ区带宽而浓密,扫描图上显示一宽大蛋白峰。④非分泌型骨髓瘤患者血清蛋白区带电泳常不能检出单克隆丙种球蛋白的M区带。⑤有些轻链病、重链病的M蛋白峰并不明显,需与尿中本-周蛋白检测或尿蛋白电泳联合观察。见图19-1。

注意,溶血标本、陈旧标本和富含类风湿因子的血清标本有时可出现类似M蛋白峰的电泳区带,遇到这些可疑情况时,应进一步做免疫电泳等分析加以区别。

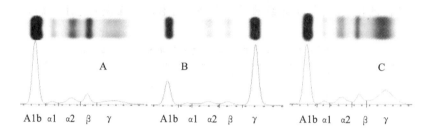

图 19-1　血清蛋白区带电泳及扫描图谱

注:上图为区带电泳;下图为对应的扫描图谱。A:正常血清;B:单克隆免疫球蛋白病;C:多克隆免疫球蛋白病

(二)血清免疫球蛋白的定量

1. 测定方法 血清免疫球蛋白定量测定的方法有单向免疫扩散法与免疫浊度法。后者准确、迅速、可自动化,是目前临床广泛采用的方法。

2. 意义 免疫球蛋白的定量检测,既有助于免疫球蛋白病的确定诊断,又是判断病情严重程度、观察治疗效果和预后的指标。恶性单克隆免疫球蛋白病常呈现某一类免疫球蛋白含量的显著增多,大多在30 g/L以上,而正常的免疫球蛋白,包括与M蛋白同类的免疫球蛋白的含量则显著减少。在良性免疫球蛋白病的血清标本中,M蛋白的升高幅度一般低于20 g/L,M蛋白以外的免疫球蛋白含量一般仍在正常范围内。

多克隆免疫球蛋白病患者的血清中常有多种类型的免疫球蛋白水平同时升高,每类上升的幅度不大,但总的免疫球蛋白水平增高比较明显。

M蛋白含量的多少常可反映病情的轻重,尤其对同一患者,M蛋白含量明显增多常提示病情恶化。经有效治疗后,M蛋白含量逐渐减少,而正常免疫球蛋白的含量则由减少趋向正常。

三、鉴定试验

(一)免疫电泳

根据免疫电泳所用免疫血清的种类、电泳位置及沉淀弧的形状可以对M蛋白的免疫球蛋白型和其轻链型加以鉴定。

正常人血清免疫电泳时出现的沉淀线是平滑均匀的弧形,而M蛋白所形成的沉淀线或沉淀弧较宽,凸出呈弓形或船形。不同的病种出现不同的电泳图形。

某些M蛋白(如IgA或IgM)的四级结构会阻碍轻链抗原决定簇与其相应免疫血清结合,因而误诊为重链病。这时需在血清标本中加入2-巯基乙醇(10 μL/mL血清)做还原处理,方可检出轻链。将血清与尿液标本一同进行免疫电泳分析,可以观察到血清中同时存在的M蛋白和轻链以及尿中存在的本-周蛋白。做游离轻链分析时,由于轻链分子量小,扩散速度快,应随时观察,并注意标本浓度不宜过高,否则难以获得满意结果。

免疫电泳分析是一项经典的定性试验,但由于影响沉淀线形态的因素较多,扩散时所需免疫血清量较大,结果判断需有丰富的实验室经验,现已逐渐被免疫固定电泳所代替。

(二)免疫固定电泳

免疫固定电泳是血清蛋白区带电泳与免疫沉淀反应结合的一项定性试验。用血清或尿液行区带电泳后,分别在电泳条上加入 γ、α、μ、κ 和 λ 的免疫血清,必要时还可加抗 Fab、抗 Fc 等特殊免疫血清,相应的抗原将与抗体在某一区带形成抗原抗体复合物,经漂洗和染色可清晰地显示出抗原抗体反应带。

M 蛋白在免疫固定电泳中显示狭窄而界限分明的区带,而多克隆增生或正常血清 γ 球蛋白显示为宽、弥散而深染的区带。与免疫电泳相比,该方法具有检测周期短、灵敏度高、分辨清晰和结果易于分析等优点。特别是在免疫电泳结果似是而非时,该技术有着明显的优越性。

四、免疫球蛋白轻链型筛选

正常人免疫球蛋白属多态性,总免疫球蛋白的两种轻链型比例基本稳定(成人 $\kappa:\lambda\approx2:1$),当出现 M 蛋白时,轻链型比值必然发生改变,因此,检测 κ 或 λ 型免疫球蛋白含量或比率,可直接用于 M 蛋白的初步筛选。检测的方法有免疫浊度法和双环免疫双扩散法。

(一)免疫浊度法

用抗 κ 或抗 λ 血清直接定量,当 κ/λ 值大于 $4:1$ 或小于 $1:1$ 时应考虑 κ 型或 λ 型 M 蛋白血症。需要注意:①游离轻链尚无国际参考品,检测方法也不统一,故不同厂家试剂盒的检测结果无可比性。②在诊断恶性单克隆免疫球蛋白病时,免疫浊度法的定量结果不能取代免疫电泳或免疫固定电泳,应结合其他检测数据和临床表现综合分析。

(二)双环免疫双扩散法

在琼脂凝胶板上打孔,排列呈梅花形,中心孔注入抗 κ、抗 λ 混合抗体,周围孔放正常对照与患者血清(隔开放置),37 ℃扩散 24 h,观察双环现象,进行判断。①正常人由于 κ-Ig 约比 λ-Ig 含量多一倍,故扩散较远,形成的沉淀线靠近混合抗体孔,这样正常人血清与混合抗轻链血清进行双扩散便形成两条平行沉淀线,形成对称的双环。②M 蛋白血症时,由于 κ 或 λ 中的一型显著增高,另一型正常或降低,双环双扩散时两条沉淀线的距离会发生变化。出现两条距离"加宽"的沉淀线时,可考虑为 κ 型单克隆免疫球蛋白病,而出现两条距离"变窄"乃至"融合"或"跨环"的沉淀线时,则可诊断为 λ 型单克隆免疫球蛋白病。多克隆免疫球蛋白增多时,由于 κ/λ 值不变,故形成的双环间距无改变。该方法诊断单克隆免疫球蛋白增多,具有敏感、简便、结果客观且易于判断的特点,适合在基层中应用和推广,也适用于筛选和普查。

五、本-周蛋白的检测

本-周蛋白即尿中游离的免疫球蛋白轻链,此蛋白在 pH 5.0 的条件下,加热至 50~60 ℃时出现沉淀,继续加热至 90 ℃后又重新溶解,故又称其为凝溶蛋白。根据这一特点,可用热沉淀反应法进行检测,这种方法简便易行,但灵敏度较低,且不能确定轻链的型别。轻链-白蛋白-戊二醛免疫电泳法可明显提高本-周蛋白检测的灵敏度和特异性。此法阳性检出率为 100%,假阳性率为 4%。尿中含有轻链(200 $\mu g/mL$)时即可出现阳性结果。也可将尿液透析浓缩 50 倍后做免疫固定电泳分析或免疫浊度法定量检测,可测定出轻链的型别并能对尿中 κ 链和 λ 链进行准确的定量分析。

小 结

免疫增殖病通常是指免疫细胞逃脱机体正常调控而引起的以异常增生为特征的疾病。与免疫学检验较为密切的为免疫球蛋白病。

　　按照异常增加的免疫球蛋白的性质,可将免疫球蛋白病分为多克隆免疫球蛋白病和单克隆免疫球蛋白病。常见的单克隆免疫球蛋白增殖性疾病包括多发性骨髓瘤、巨球蛋白血症、重链病、轻链病、意义不明的单克隆丙种球蛋白血症和淀粉样变。免疫损伤机制涉及浆细胞异常增殖、抑制正常体液免疫、异常免疫球蛋白增加所造成的病理损伤、溶骨性病变等方面。

　　多发性骨髓瘤是单株浆细胞异常增生的恶性肿瘤,不同类型多发性骨髓瘤的发生率及临床特点有所不同,可由 MGUS 和 SMM 发展而来。诊断标准为克隆性骨髓浆细胞≥10%或经活检证实为骨性或髓外浆细胞瘤,以及基于浆细胞增生而致终末器官损伤的证据(CRAB)和恶性标志物(至少一个)。

　　单克隆免疫球蛋白病的实验室诊断,一般先以血清蛋白区带电泳、免疫球蛋白定量检测或尿本-周蛋白定性检测作为初筛试验。对于阳性者宜进行免疫电泳或免疫固定电泳、免疫球蛋白亚型定量和血清及尿中轻链定量及比值计算等,做进一步定量分析和免疫球蛋白分类鉴定。

思 考 题

1. 多发性骨髓瘤的临床及免疫学主要特征是什么?
2. 诊断单克隆免疫球蛋白病,临床上常做哪些实验室检查?

(高荣升)

第二十章　免疫缺陷病及其免疫学检验

学习目标

掌握：免疫缺陷病的概念、分类与共同临床特点；AIDS 的流行病学特征、发生机制、临床表现、免疫学特征、实验室检测与临床意义。

熟悉：常见原发性免疫缺陷病的免疫学特征、实验室检测与临床意义。

了解：常见原发性免疫缺陷病的发生机制。

▍案例导入▍

患者，男，30 岁，近半年来有反复低热（38 ℃左右），盗汗，伴慢性腹泻、乏力、体重减轻。病初胸片检查未见异常，血、尿、粪便常规均无异常，持续对症治疗未见好转。自述吸毒 3 年，无肝肾病史及药物过敏史。查体：T 37.5 ℃，P 84 次/分，R 18 次/分，BP 120/80 mmHg，皮肤未见皮疹和出血点，口腔黏膜可见毛状白斑，右颈部和左腋窝各触及数个肿大淋巴结，活动，无压痛。巩膜无黄染，甲状腺不大。心肺（一）。腹软、无压痛，肝脾未触及，移动性浊音（一），下肢不肿。实验室检查：Hb 122 g/L，WBC $3.5×10^9$/L，N 72%，L 13%，M 15%，PLT $78×10^9$/L。

1. 依据患者的阳性症状、体征及实验室检测异常指标，初步诊断为什么疾病？为明确诊断，请给出进一步的实验室检查措施。

2. 该病归属哪类疾病？叙述其发病机制。

免疫缺陷病（immunodeficiency disease，IDD）是因免疫系统先天发育障碍或后天损伤所致的各种临床综合征。早于 1952 年，Bruton 报道了首例原发性免疫缺陷病，即 X 连锁无丙种球蛋白血症。1972 年，Giblett 等发现严重联合免疫缺陷病。1981 年，在美国洛杉矶首次发现艾滋病，即获得性免疫缺陷综合征（继发性免疫缺陷病）。迄今，原发性免疫缺陷病病种已超 300 种，且每年新发疾病 20 余种，继发于原发疾病的免疫缺陷病在临床更为常见。本章将介绍免疫缺陷病的概念、分类与共同临床特点；原发性免疫缺陷病的分类，常见原发性免疫缺陷病的发生机制、临床表现与免疫学特征；AIDS 的流行病学特征、发生机制、临床表现与免疫学特征；免疫缺陷病的实验室检测与临床意义。

第一节　概　　述

一、免疫缺陷病的分类

按发病原因，IDD 可分为原发性免疫缺陷病（primary immunodeficiency disease，PIDD）与继发性免疫缺陷病（secondary immunodeficiency disease，SIDD）两大类。

PIDD 是由于免疫系统的遗传基因异常或先天性发育不全造成免疫功能障碍所引起的疾病，可伴发其他组织器官的发育异常或畸形，也称先天性免疫缺陷病（congenital immunodeficiency disease，CIDD）。2015 年国际免疫学会联合会（IUIS）PIDD 专家委员会（PIDD EC）最新分类标准将 PIDD 分为 9 大类（表 20-1），共涉及 300 多种基因突变导致的 290 余种 PIDD。缺陷可累及 T 细

NOTE

胞、B 细胞、吞噬细胞和补体等不同免疫成分,预后不佳。

SIDD 是免疫系统受到后天因素影响后免疫功能损伤而导致的疾病,也称获得性免疫缺陷病(acquired immunodeficiency disease,AIDD),所累及免疫成分与 PIDD 相同。SIDD 通常病因明确,其预后与原发疾病密切相关。上述两类疾病的病因、分类与特点比较见表 20-1。

表 20-1　PIDD 与 SIDD 的病因、分类与特点

项　目	原发性免疫缺陷病	继发性免疫缺陷病
疾病病因	免疫系统的遗传基因异常或先天性发育不全造成免疫功能障碍	免疫系统受到后天因素影响后免疫功能损伤所导致
疾病分类	T、B 细胞联合免疫缺陷;抗体免疫缺陷病;先天性吞噬细胞数量和(或)功能缺陷;补体缺陷;其他已明确表型的免疫缺陷综合征;免疫失调性疾病;天然免疫缺陷;自身炎症性疾病;自身抗体相关的拟表型原发性免疫缺陷病	依累及免疫成分可分为 B 细胞免疫缺陷病,T 细胞免疫缺陷病,T、B 细胞联合免疫缺陷病,吞噬细胞免疫缺陷病,补体缺陷病等
疾病特点	人群发病率低(约 0.01%),发病年龄早,病情严重且难治,死亡率高等	人群发病率高,临床表现复杂,通常消除病因后可恢复等

二、免疫缺陷病的临床特点

免疫缺陷病病种繁多,临床表现各异,主要与所缺陷的成分、程度、范围有关,但多为感染首发,且具有一些共同特征。

1. 对感染的易感性增加　免疫缺陷病患者易出现反复感染,且病情常较严重,难以控制,是造成患者死亡的主要原因。各类免疫缺陷病的临床感染特点见表 20-2。

表 20-2　各类免疫缺陷病的临床感染特点

免疫缺陷病类型	易感病原体类别	常见感染性疾病
体液免疫缺陷	以化脓性球菌感染为主	败血症、化脓性脑膜炎、肺炎、气管炎、中耳炎等
细胞免疫缺陷	以细胞内寄生病原体感染为主	重症病毒感染、真菌感染、布鲁菌病、结核病等
联合免疫缺陷	化脓菌和胞内寄生病原体	全身重症细菌及病毒感染、顽固性腹泻或脓皮病等
吞噬细胞缺陷和补体缺陷	化脓菌为主,补体缺陷时也常见奈瑟球菌属感染	肺炎、化脓性淋巴结炎、脓皮病、全身性肉芽肿等

2. 易伴发恶性肿瘤　免疫缺陷病患者易发生肿瘤,尤其是 T 细胞缺陷患者,主要为病毒所致肿瘤和淋巴系统肿瘤,其发生率比同龄人群高 100~300 倍。

3. 易发自身免疫病　因免疫自稳和免疫调节功能障碍,免疫缺陷病易伴发自身免疫病,发病率可高达 14%,而正常人群自身免疫病的发病率仅为 0.001%~0.01%,以 SLE、RA 和恶性贫血等多见。

第二节　原发性免疫缺陷病

PIDD 可发生于免疫系统发育的各个环节。PIDD 通常有先兆症状,包括体重轻,身高低,周期性的皮肤或器官的脓肿,持续性的口腔或皮肤白色念珠菌感染,一年内发生耳部感染 8 次或肺炎 2

次以上,抗生素抗感染治疗 2 个月以上效果不佳等。

目前,多数疾病突变或缺陷基因已被确定,部分疾病突变基因定位见表 20-3。其中常染色体隐性遗传病约占 1/3,隐性遗传高于显性遗传;X 连锁隐性遗传病约占 1/5,15 岁以下 PIDD 患者多为男性,男女比例为 5:1,成年为 1:1.4。借助分子生物学技术对 PIDD 的突变或缺陷基因进行定位,可阐明疾病的发病机制,有助于临床诊断和治疗。

表 20-3 部分 PIDD 的基因突变位点

疾 病	突变基因位点
X 连锁重症联合免疫缺陷病(X-SCID)	Xq13.1~13.3
X 连锁无丙种球蛋白血症(XLA)	Xq21.3
X 连锁隐性遗传性高 IgM 综合征(XLHM)	Xq26.3~27.1
腺苷脱氨酶(ADA)缺陷	20q13.2~13.11
慢性肉芽肿病(CGD)	Xp21.1
白细胞黏附功能缺陷病-1(LAD-1)	21q22
先天性胸腺发育不全(DiGeorge 综合征)	22q11
毛细血管扩张性共济失调综合征(ATS)	11q22

注:X-SCID,X-linked severe combined-immunodeficiency disease;XLA,X-linked agammaglobulinemia;XLHM,X-linked hyper-IgM syndrome;ADA,adenosine deaminase;CGD,chronic granulomatous disease;LAD -1,leukocyte adhesion deficiency-1;ATS,ataxia telangiectasia syndrome。

一、抗体免疫缺陷病

抗体免疫缺陷病,简称抗体缺陷,或称原发性 B 细胞免疫缺陷病(primary B lymphocytes deficiency),临床最常见,约占 PIDD 的 50%。病因为 B 细胞发育或 Th 辅助功能缺陷。

(一)无(或低)丙种球蛋白血症

无(或低)丙种球蛋白血症可分两种情况。一为 X 连锁无丙种球蛋白血症(XLA),又称 Bruton 病或 Bruton 综合征,是最典型的原发性 B 细胞免疫缺陷病。在无丙种球蛋白血症患者中该病占 80%~90%,为 X 连锁隐性遗传。因位于 Xq22 染色体上的 Bruton 酪氨酸激酶(Bruton's tyrosine kinase,Btk)编码基因突变引起该病,女性为携带者,男性发病。二是编码 μ 重链、λ5、Igα 和 Igβ、B 细胞接头分子(BLNK)等的常染色体隐性基因突变。上述两种情况均可导致 B 细胞发育停滞于前 B 细胞阶段,不能成熟。两者的临床表现类似。因从母体获得的 IgG 已基本完全降解,患儿一般于出生 6~9 个月后开始发病,临床表现以反复化脓性细菌、肠道病毒感染为特征;患者细胞免疫功能正常,对其他病毒、真菌等胞内感染仍有较强抵抗力。免疫学主要特征:①血清各类免疫球蛋白缺乏(IgG<2 g/L,总 Ig<2.5 g/L);②外周 B 细胞、生发中心和浆细胞缺乏;③对抗原刺激无抗体应答;④免疫球蛋白补充治疗效果较好。20% 的患者伴有自身免疫病。

(二)选择性 IgA 缺陷病

选择性 IgA 缺陷病(selective IgA deficiency)是最常见的选择性 Ig 缺陷,发病率为 1‰。有家族史者多为常染色体显性或隐性遗传。约半数患者无明显症状,或仅发生呼吸道、消化道及泌尿道感染,少数可出现严重感染。患者常伴超敏反应、自身免疫病。免疫学主要特征:①血清 IgA<50 mg/L,仅为正常人的 1/80~1/40,同时 sIgA 含量极低,其他免疫球蛋白水平正常或略高,细胞免疫功能正常;②不能用免疫球蛋白补充治疗,若补充易发生超敏反应(44% 的患者体内有抗 IgA 抗体,补充治疗可引起严重甚至危及生命的过敏反应)。患者重链 α 基因和膜表达 IgA 正常,但是 B 细胞不能分化成分泌 IgA 的浆细胞,发病机制尚不清楚。

(三)选择性 IgG 亚类缺陷病

选择性 IgG 亚类缺陷病(selective IgG subclass deficiency)患者血清总 IgG 含量正常,但某一

种或几种 IgG 亚类水平选择性下降。其中最常见的类型是成人 IgG3 亚类缺陷;IgG2 缺陷与 IgA 缺陷有关,多见于儿童。这类患者大多无临床表现,少数患者可反复发生化脓性细菌感染。本病通常由 B 细胞分化异常引起。

(四) 高 IgM 综合征

高 IgM 综合征(hyper-IgM syndrome,HIGMS)是血清 IgM 水平增高或正常,IgG、IgA、IgE 缺乏的一组异质性疾病,因 B 细胞产生抗体不能发生类别转换引起,较罕见。发病机制:一为 X 连锁隐性遗传,导致 X 连锁隐性遗传性高 IgM 综合征(XLHM),约 70%。因 T 细胞 X 染色体上 CD40L 基因突变,Th 表达的 CD40L 结构异常,与 B 细胞 CD40 相互作用受阻,从而导致 B 细胞不能进行抗体类别转换,只分泌 IgM。XLHM 患者为男性,临床表现主要为反复胞外细菌感染和某些机会菌感染(如卡氏肺囊虫、隐孢子虫、非洲弓形虫)。主要免疫学特征:①血清 IgM 水平增高或正常,IgG、IgA、IgE 缺乏;②抗体功能减弱,细胞免疫功能有一定程度的损伤;③生发中心缺失;④患者常伴发自身免疫病,出现某些血细胞减少症(因血清中含有大量抗中性粒细胞、血小板和红细胞的自身抗体);⑤成人常发生硬化胆管炎(sclerosing cholangitis)、肝炎、肝癌;⑥B 细胞数量正常,但缺乏表达 mIgG 和 mIgA 的 B 细胞。二与常染色体隐性遗传基因(如编码 CD40、胞嘧啶核苷脱氨酶(activation-induced cytidine deaminase,AICD)、尿嘧啶-DNA 糖基化酶(uracil-DNA glycosylase,UDG)分子的基因)突变有关。

二、T、B 细胞联合免疫缺陷

联合免疫缺陷病(combined-immunodeficiency disease,CID)通常指 T 细胞和 B 细胞均有分化发育障碍或缺乏细胞间相互作用而导致的疾病。患者存在严重的细胞免疫缺陷和体液免疫缺陷,约占 PIDD 的 20%。

(一) 重症联合免疫缺陷病

重症联合免疫缺陷病(severe combined-immunodeficiency disease,SCID),罕见。按遗传方式分为 X 连锁隐性遗传和常染色体隐性遗传两种。按受累细胞分为 T⁻B⁺ SCID 和 T⁻B⁻ SCID 等。T⁻B⁺ SCID 中 40% 为 X 性联隐性遗传,T⁻B⁻ SCID 为常染色体隐性遗传。患者 T、B 细胞免疫功能严重受损;对各种病原体、机会菌易感,如不采取治疗措施一般在出生后 6~12 个月内死亡。发病机制主要有以下四个方面。

1. 细胞因子受体信号转导缺陷

(1)细胞因子受体 γc 链缺陷:可引起 X 连锁重症联合免疫缺陷病(X-SCID),为 X 连锁染色体隐性遗传,约占 SCID 的 50%。γc 链基因突变,使 IL-2R、IL-4R、IL-7R、IL-9R、IL-15R 和 IL-21R 表达和信号转导受阻,T 细胞发育停滞于祖 T 细胞阶段,从而发生 SCID。患者成熟 T 细胞和 NK 细胞缺乏或严重减少,B 细胞数量正常但功能受损。

(2)JAK-3 缺陷:JAK-3 基因突变,导致 γc 链信号转导受阻。该病为常染色体隐性遗传,其临床表现与 X-SCID 相同。

(3)IL-7Rα 缺陷:IL-7 受体 α 链基因突变,使共同祖淋巴细胞(CLP)不能向 T 细胞发育,导致 T 细胞缺陷。NK 细胞数量和功能正常;B 细胞数量正常或增加,但功能受损。

2. 腺苷脱氨酶缺陷 腺苷脱氨酶(adenosine deaminase,ADA)缺陷为常染色体隐性遗传,约占 SCID 的 15%。发病机制是位于第 20 对染色体(20q13-ter)的 ADA 编码基因突变或缺失导致 ADA 缺乏。ADA 参与嘌呤分解代谢,能不可逆地使腺苷和脱氧腺苷脱氨基,产生肌苷和脱氧肌苷。ADA 缺失,导致脱氧腺苷及其前体 S-腺苷高半胱氨酸、dATP 蓄积,这些产物有毒性作用,能抑制 DNA 合成,引起细胞凋亡,使 T、B 细胞和 NK 细胞发育受阻,导致这些细胞缺陷。该病是人类历史上首次进行基因治疗临床试验的一种遗传病。

3. V、D、J 重组缺陷 一组常染色体隐性遗传病。Rag(重组激活基因)-1 和 Rag-2 及其他抗原受体重组酶基因编码一组重组酶成分,启动和参与抗原受体 V、D、J 重排。这些基因突变,引起 T、

B 细胞抗原受体不能表达,成熟受阻,使患者缺乏成熟 T、B 细胞,导致 SCID。

4. T 细胞活化和功能缺陷 T 细胞膜分子或细胞内信号转导分子缺陷,可导致 T 细胞功能缺陷,甚至联合免疫缺陷病。例如,CD3 转导抗原刺激信号缺陷,CD3δ 链缺陷导致血液中 T 细胞数量非常少或缺如,CD3ε 或 CD3γ 缺陷引起循环 T 细胞功能失调,而数量正常。于是,CD3δ 缺陷产生重症联合免疫缺陷病,而 CD3ε 或 CD3γ 缺陷产生轻度联合免疫缺陷病。ZAP-70 缺陷,共刺激分子(如 B7 分子)表达缺失,细胞因子受体表达缺失,CD4⁺ T 细胞数量正常但是功能异常,CD8⁺ T 细胞缺失,NK 细胞功能正常,这是一组常染色体隐性遗传病。此外,网状组织发育不全可能因为造血干细胞成熟有缺陷,是一种更严重的 SCID,患者 T、B 细胞和粒细胞都缺乏。

(二) MHC 分子表达缺陷

1. MHC-Ⅰ类分子表达缺陷 因 TAP 或 tapasin 基因突变引起。TAP 突变使内源性抗原肽不能转运至内质网,未结合抗原肽的 MHC-Ⅰ类分子很不稳定,最终不能完成组装,会在胞内降解。tapasin 突变不能促进高亲和力抗原肽与 MHC-Ⅰ类分子结合,也主要影响 MHC-Ⅰ类分子组装和稳定,导致 MHC-Ⅰ类分子表达水平降低,CD8⁺ T 细胞功能缺陷。TAP 缺陷患者常患有呼吸道细菌感染,而不是病毒感染。tapasin 突变患者易患病毒感染。

2. MHC-Ⅱ类分子表达缺陷 常染色体隐性遗传。该病的发生并非由于 MHC-Ⅱ类基因本身缺陷,而是由于调节 MHC-Ⅱ类分子表达的转录因子基因发生突变所致。如胸腺基质上皮细胞 MHC-Ⅱ类分子表达缺陷,T 细胞阳性选择受阻,导致 CD4⁺ T 细胞分化障碍,数量减少;若 APC 表面 MHC-Ⅱ类分子表达缺陷,则引起提呈抗原功能发生障碍。CD8⁺ T 细胞发育正常,B 细胞数量正常,临床表现为迟发型超敏反应以及对 TD-Ag 的抗体应答缺陷,对病毒的易感性增高。

三、先天性吞噬细胞数量和(或)功能缺陷

该类疾病约占 PIDD 的 10%。主要包括以下 3 个方面。

(一) 原发性中性粒细胞缺陷病

按照中性粒细胞缺陷的程度,临床上分为粒细胞减少症(granulocytopenia)和粒细胞缺乏症(agranulocytosis)。前者外周血中性粒细胞数低于 $1.5×10^9$/L,而后者外周血几乎没有中性粒细胞。其发病机制是粒细胞集落刺激因子编码基因突变导致髓样干细胞分化发育障碍,使粒细胞分化受阻。患者多在出生后 1 个月内开始发生各种细菌的反复感染,重者可死于败血症或脑膜炎。

(二) 白细胞黏附功能缺陷病

白细胞黏附功能缺陷病(LAD)为常染色体隐性遗传,可分为如下两型。

1. LAD-1 型 罕见。因整合素 β2 亚单位(CD18)基因突变,使 β2 亚家族 4 个成员 LFA-1、Mac-1/CR3、gp150,gp95/CR4 和 αDβ2 糖蛋白均表达缺陷,导致吞噬细胞的黏附、趋化、活化、吞噬功能障碍,T 细胞和 NK 细胞趋化、激活和细胞毒作用受损。患者主要表现为反复化脓性细菌感染(常发生于 1 周内的新生儿),可在 1 岁内死亡。

2. LAD-2 型 发生机制为 α1,3-岩藻糖转移酶基因突变,该酶参与 Sialyl-Lewis X(CD15s)的生成,基因突变导致该配体分子在白细胞表面表达缺陷,使白细胞与 E-选择素和 P-选择素结合功能、趋化作用受损。患者主要表现为反复化脓性细菌感染。

(三) 慢性肉芽肿病

慢性肉芽肿病(CGD)患者编码还原型辅酶Ⅱ(NADPH)氧化酶系统的基因缺陷,使吞噬细胞呼吸爆发受阻,不能产生有氧杀菌物质如超氧离子、过氧化氢及单态氧离子等,使吞噬细胞杀菌功能严重受损。吞入的细菌非但不被杀死,反而使细菌在胞内得以存活、繁殖,并随吞噬细胞游走播散,造成反复的慢性感染。持续的感染使活化的巨噬细胞在炎症部位聚集,对 CD4⁺ T 细胞产生持续性刺激,导致肉芽肿的形成。CGD 约 2/3 为伴性隐性遗传(gp91phox),其余为常染色体隐性遗传(p22phox、p47phox、p67phox)。患者常对过氧化氢阳性细菌(如葡萄球菌、黏质沙雷菌、假单胞菌、大

肠杆菌等)和真菌易感,主要表现为慢性化脓性感染,淋巴结、皮肤、肝、肺、骨髓等有慢性化脓性肉芽肿或伴有瘘管形成。

四、补体缺陷

原发性补体系统缺陷病(primary complement system deficiency)约占 PIDD 的 2%。大多数属常染色体隐性遗传,少数为常染色体显性遗传。

(一)补体固有成分缺陷

补体激活途径的固有成分均可发生遗传性缺陷。C3 缺陷可导致严重的甚至是致死性的化脓性感染;C4、C2 缺陷常引发 SLE、肾小球肾炎等免疫复合物病;P 因子、D 因子缺陷易发生反复化脓性细菌感染;C5～C9 缺陷可引起奈瑟菌属感染。

(二)补体调节蛋白缺陷

1. 遗传性血管神经性水肿(hereditary angioneurotic edema,HAE) 最常见的补体缺陷病,是由 C1INH 基因遗传缺陷所致,为常染色体显性遗传。该调节蛋白缺乏可引起 C4、C2 裂解失控,产生过多的 C4a、C2a 等介质,使血管通透性增高,患者易反复发生皮下组织(如面部和眼睑)和黏膜(如肠道)水肿,严重的喉头水肿可致窒息死亡。本病可分两型,Ⅰ型是 C1INH 基因缺损,无转录物,可通过定量检测 C1INH 进行诊断;Ⅱ型是 C1INH 基因点突变,产生缺陷的 C1INH 分子,其诊断需同时检测 C1INH 和 C4。

2. 阵发性睡眠性血红蛋白尿症(paroxysmal nocturnal hemoglobinuria,PNH) 由多能造血干细胞 X 染色体上 PIG-A(phosphatidylinositol glycan A)基因获得性突变引起,使其编码产物 N-乙酰葡糖胺转移酶不能合成糖基磷脂酰肌醇(GPI),导致借助 GPI 锚定在红细胞膜上的补体调节蛋白 CD55(衰变加速因子,DAF)、CD59(膜反应性溶解抑制因子,MIRL)缺乏,引起患者红细胞对补体介导的溶解作用敏感。本病常在夜间发生,可能与夜间血液 pH 值生理性偏低,容易导致补体系统旁路途径激活有关。临床表现为慢性溶血性贫血、全血细胞减少和静脉血栓形成,晨尿中出现血红蛋白。

(三)补体受体缺陷

补体受体主要存在于红细胞和吞噬细胞表面,其表达缺陷可导致循环免疫复合物清除障碍,从而发生 SLE 等自身免疫病。

五、其他已明确表型的免疫缺陷综合征

其他已明确表型的免疫缺陷综合征,传统称为原发性 T 细胞缺陷病或主要 T 细胞缺陷病,约占 18%。目前尚无有效的治疗方法。

(一)DiGeorge 综合征

DiGeorge 综合征又称先天性胸腺发育不全,因患者染色体 22q11.2 区域缺失,导致胚胎早期第Ⅲ、Ⅳ咽囊发育障碍,引起多器官发育不全、功能受损。主要免疫特征为胸腺发育不全(细胞免疫功能严重缺损,B 细胞数量和功能正常或偏低)。可伴甲状旁腺先天发育不全(低血钙,出生后 24 h 内可发生抽搐)、先天性心脏病(主动脉弓中断、中隔缺损)。特征性面容为耳位低,耳轮有切迹,"鱼形"嘴(人中短),眼距宽,颌小等。食管闭锁,悬雍垂裂为两瓣。胸腺移植可有效治疗 T 细胞缺陷。

(二)伴湿疹和血小板减少性免疫缺陷病

伴湿疹和血小板减少性免疫缺陷病(Wiskott-Aldrich syndrome,WAS)是一种 X 连锁隐性遗传病。主要临床和免疫学特征:①临床表现为湿疹、血小板减少和极易化脓性细菌感染三联征;②T 细胞数量减少、功能有缺陷,易发生自身免疫病和肿瘤;③对多糖抗原的抗体应答水平明显降低,伴 IgM 水平降低,但 IgG 水平正常,IgA、IgE 水平增高。发病机制:X 染色体上 WAS 基因编码的蛋白(WASP)存在于所有造血来源的细胞中,在调节细胞骨架重组及活化中起作用;WAS 基因

突变或缺陷,导致细胞骨架不能移动,使免疫细胞相互作用受阻。

(三) 毛细血管扩张性共济失调综合征

毛细血管扩张性共济失调综合征(ATS)为常染色体隐性遗传,由于第 11 号染色体上 AT 基因突变,引起 DNA 依赖性磷脂酰肌醇-3 激酶(PI3K)缺陷,可能与 T 细胞活化、DNA 修复缺陷有关。病变涉及神经、血管、内分泌和免疫系统。主要临床和免疫学特征:①进行性小脑共济失调,9 个月至 1 岁发病,也可晚至 4～6 岁;②毛细血管扩张,2 岁前发作,也可延迟至 8～9 岁,主要表现在眼结膜和面部;③IgA 选择性缺陷,反复鼻窦、肺部感染,T 细胞数量和功能降低,B 细胞数量和 NK 活性正常;④对电离辐射异常敏感,易发生染色体断裂;⑤易发肿瘤,如淋巴瘤、白血病、上皮癌等。

六、免疫失调性疾病

(一) Chédiak-Higashi 综合征

Chédiak-Higashi 综合征(CHS)为多系统的常染色体隐性遗传病,由位于第 1 号染色体上的 CHS1 基因突变引起,可能与高尔基体外侧网络或早期内体向晚期内体转运、细胞器融合和裂殖、颗粒胞吐、微管功能、颗粒蛋白酶(如弹性蛋白酶和组织蛋白酶 G)等缺陷有关,导致吞噬细胞、NK 细胞和 CTL 细胞毒作用受损,胞内杀菌功能降低、趋化作用异常。患者临床特征为所有血细胞、黑色素细胞、神经鞘(Schwann)细胞等胞质内有在光学显微镜下可见的巨大颗粒(可能由于内体和溶酶体过度融合所致);眼和皮肤局部有白化病,畏光;对病毒和肠道菌非常易感;肝、脾、淋巴结肿大,贫血,白细胞减少;皮肤溃疡;大脑萎缩。患者多在 5 岁之前因感染而死亡。

(二) 自身免疫性淋巴细胞增生综合征

CD95(Fas)或 CD95L(FasL)、胱冬酶(caspase)8 或胱冬酶 10 缺陷导致细胞凋亡途径信号转导受阻,引起自身免疫性淋巴细胞增生综合征(autoimmune lymphoproliferative syndrome,ALPS)。特点是淋巴结、脾和肝肿大;常伴发自身免疫病,如自身免疫性血细胞减少症、自身免疫性肝炎、自身免疫性肾小球肾炎、自身免疫性甲状腺炎等;外周血 CD4$^-$CD8$^-$ 双阴性 $\alpha\beta$T 细胞数量明显增多,可高达 40%,而正常人该双阴性 T 细胞占淋巴细胞数比例小于 2%;发生淋巴瘤、癌(甲状腺、乳腺、皮肤、舌、肝)的危险性增加。CD95 多属常染色体显性遗传,极少数为常染色体隐性遗传;CD95L 为常染色体显性或隐性遗传;胱冬酶 8 和胱冬酶 10 为常染色体隐性遗传。

七、天然免疫缺陷

(一) 无汗性外胚层发育不良伴免疫缺陷

NF-κB 是许多刺激应答(如抗原受体、固有免疫系统受体)中的转录因子。在 NF-κB 信号转导途径中,IκB 激酶(IKK)复合物调节亚单位 NEMO(NF-κB essential modulator,即 IKKγ)基因为 X 连锁隐性遗传。突变导致 NEMO 功能完全缺失,男性在胚胎发育期即可死亡,女性可存活;NEMO 亚效性等位基因突变男性能生存,引起无汗性外胚层发育不良伴免疫缺陷(anhidrotic ectodermal dysplasia with immunodeficiency,EDA-ID)。患者外胚层发育不良,表现为无汗或少汗,头发稀疏,牙齿少、小、钉形、排列异常;抗体缺陷,对多糖类抗原应答的抗体缺乏,对分枝杆菌和化脓性细菌易感。85% 的患者由该基因突变引起。

此外,在 NF-κB 信号转导途径中,NF-κB 抑制因子(IκBα)超效等位基因杂合突变使之磷酸化和降解受损,也引起 EDA-ID,为常染色体显性遗传。

(二) IL-1R 相关激酶 4 缺陷

IL-1R 相关激酶 4(IL-1 receptor-associated kinase 4,IRAK-4)参与大多数 TLR 及 IL-1R、IL-18R 信号转导,IRAK-4 缺陷影响淋巴细胞和单核细胞对病原体的应答,表现为对化脓性细菌易反复感染,为常染色体隐性遗传。

NOTE

八、自身炎症性疾病

（一）家族性地中海热

家族性地中海热（familial mediterranean fever,FMF）是一种家族限制性常染色体隐性遗传病，一般在地中海、中东以及土耳其、亚美尼亚人群中多见,估计全世界有 10 多万 FMF 患者。典型特点是不定期反复发生发热性无菌性腹膜炎、胸膜炎、关节炎及丹毒样红斑,持续 1～3 天后自动消退,无残留。皮疹可由伴发的淀粉样变而引起。秋水仙碱是第一线治疗药物,对大多数患者治疗和预防淀粉样变非常有效。FMF 由编码热蛋白（pyrin）基因 MEFV 突变引起,被认为与 IL-1 相关的炎症级联反应有关。

（二）肿瘤坏死因子受体相关周期性综合征

肿瘤坏死因子受体相关周期性综合征（TNF receptor-associated periodic syndrome,TRAPS）是一种常染色体显性遗传病,由编码 TNFR1 的基因突变引起。该疾病特点是长期发热,伴腹痛、胸膜炎、迁徙性皮疹、筋膜炎和眼眶周水肿。疾病的发病机制尚不完全清楚,可能与 TNFR1 基因突变,导致受刺激时促炎症细胞因子分泌过强有关。

九、自身抗体相关的拟表型原发性免疫缺陷病

如获得性血管性水肿,患者体内产生抗 C1INH 的抗体,导致 C1INH 的活性受阻,临床表现同遗传性血管性水肿。

各类原发性免疫缺陷病的临床特点、免疫学特征及常见疾病比较见表 20-4。

表 20-4　各类原发性免疫缺陷病的临床特点、免疫学特征与常见疾病

分　类	临床特点	免疫学特征	代表性疾病
抗体免疫缺陷病	化脓性细菌、肠道病毒感染;易伴发自身免疫病;治疗以补充 Ig（选择性 IgA 缺陷病除外）和抗菌治疗为主	Ig 全部缺失或低下,或选择性缺乏某些类别,B 细胞数量减少或功能缺陷,T 细胞数量正常	无（或低）丙种球蛋白血症、选择性 IgA 缺陷病、选择性 IgG 亚类缺陷病、高 IgM 综合征等
T、B 细胞联合免疫缺陷	严重和持续性的细菌、病毒和真菌感染,机会性感染;接种减毒活疫苗可致全身感染,甚至死亡。骨髓移植有一定疗效,但可导致移植物抗宿主反应	患者全身淋巴组织发育不良,淋巴细胞减少	重症联合免疫缺陷病、MHC-Ⅰ 和（或）MHC-Ⅱ 类分子表达缺陷等
先天性吞噬细胞数量和（或）功能缺陷	患者易患各种化脓性细菌感染,重者可危及生命	吞噬细胞数量减少和功能异常	原发性中性粒细胞缺陷病、白细胞黏附功能缺陷病、慢性肉芽肿病等
补体缺陷	多表现为反复化脓性细菌感染及自身免疫病	补体系统各成分都可发生缺陷,其遗传方式和基因定位也已明确	补体固有成分缺陷、补体调节蛋白缺陷、补体受体缺陷等
其他已明确表型的免疫缺陷综合征	低毒力机会性感染或细胞内微生物感染多见,如真菌、病毒、卡氏肺囊虫等;减毒活疫苗接种可引起全身感染甚至死亡;迟发型皮试无反应;肿瘤发生率高;易发移植物抗宿主反应	主要表现为 T 细胞缺损导致的细胞免疫功能缺陷,并常伴有体液免疫及其他免疫功能缺陷	DiGeorge 综合征、伴湿疹和血小板减少性免疫缺陷病、毛细血管扩张性共济失调综合征等

续表

分 类	临床特点	免疫学特征	代表性疾病
免疫失调性疾病	常有自身免疫表现、淋巴细胞增殖、感染等病症	免疫自稳功能紊乱	Chédiak-Higashi 综合征、自身免疫性淋巴细胞增生综合征等
天然免疫缺陷	易发微生物感染	固有免疫受体信号转导障碍	无汗性外胚层发育不良伴免疫缺陷、IL-1R 相关激酶 4 缺陷等
自身炎症性疾病	不明原因引起的一组偶发全身和器官特异性的炎症反应性疾病	固有免疫过度应答,已发现近 10 种基因突变与此有关	家族性地中海热、肿瘤坏死因子受体相关周期性综合征等
自身抗体相关的拟表型原发性免疫缺陷病	产生对某些免疫成分的自身抗体所引发的相关疾病,临床表现各异	循环 T 细胞、B 细胞正常,血清 Ig 正常	慢性黏膜皮肤念珠菌病、成人免疫缺陷、获得性血管性水肿、非典型溶血尿毒综合征

第三节　继发性免疫缺陷病

SIDD 是继发于其他疾病或由某些理化因素所导致的免疫缺陷病,免疫功能可暂时或永久性受损。亦可涉及免疫系统组成的各个方面,临床表现和免疫学特征与相应的 PIDD 相似。

一、继发性免疫缺陷病的常见病因

继发性免疫缺陷病的致病因素可分为两大类,见表 20-5。

表 20-5　继发性免疫缺陷病常见病因与发病机制

病 因	发 病 机 制
非感染因素	
营养不良	蛋白质、能量、维生素和微量元素摄入严重不足可影响免疫细胞的成熟,并引起淋巴器官萎缩,降低机体抗感染能力
恶性肿瘤	恶性肿瘤特别是淋巴组织的恶性肿瘤常可进行性地抑制患者的免疫功能
医源性因素	临床治疗中应用免疫抑制剂、抗癌药物,放射治疗,手术(如脾或胸腺切除)等均可导致获得性免疫缺陷
消耗性疾病	如糖尿病、尿毒症、肾病综合征、急性和慢性消化道疾病、严重肝病等,可致蛋白质大量丢失、吸收不良或合成不足
其他因素	
感染因素	
HIV	导致获得性免疫缺陷综合征

NOTE

235

病　　因	发 病 机 制
其他病原体,如人类嗜 T 细胞病毒、麻疹病毒、巨细胞病毒、风疹病毒和 EB 病毒等病毒感染;结核分枝杆菌、麻风分枝杆菌等细菌感染;寄生虫如原虫或蠕虫感染	相应感染性疾病并发免疫缺陷病

二、获得性免疫缺陷综合征

获得性免疫缺陷综合征(acquired immunodeficiency syndrome,AIDS)是由 HIV 感染引起的,以 $CD4^+$ T 细胞减少为特征的进行性免疫功能缺陷,疾病后期可继发各种机会性感染、恶性肿瘤和中枢神经系统病变。

1981 年,在美国首次发现 AIDS。1983 年,法国巴斯德研究所病毒学家 Luc Montagnier 等从 AIDS 患者体内首次分离出一种 RNA 逆转录病毒,命名为淋巴腺病相关病毒。1984 年 5 月,美国国立癌症研究所 Robert Gallo 等从一例患者活体组织中分离出病毒,命名为嗜人 T 细胞Ⅲ型病毒。WHO 于 1987 年将该病毒统一正式命名为人类免疫缺陷病毒(human immunodeficiency virus,HIV)。AIDS 的传染源是 HIV 的无症状携带者和 AIDS 患者。HIV 主要存在于血液、精液、阴道分泌物、乳汁、唾液、脑脊液、胸腹水和羊水等体液中,主要的传播方式有三种:①性接触;②注射传播;③垂直传播,可经胎盘或产程中的母血或阴道分泌物传播,产后可通过乳汁传播。人群普遍易感,高风险人群主要有男男同性性行为者、静脉注射毒品者、与 HIV 携带者/AIDS 患者有性接触者、多性伴侣人群、性传播疾病感染(sexually transmitted infection,STI)者。

(一) 病原学

HIV 属于逆转录病毒科慢病毒属,可分为 HIV-1 和 HIV-2 两型。目前,世界流行的 AIDS 主要由 HIV-1 所致,约占 95％;HIV-2 主要在西非流行,其致病能力较弱,症状轻微,但病程较长。两者的基因序列有 25％以上差异,且对抗体反应也有所不同,通常所说的 HIV 均指 HIV-1。HIV-1 基因组包含两条长度约 9.2 kb 的 RNA 链。病毒基因组两侧的 LTR(long terminal repeat)调控病毒 DNA 与宿主细胞基因组的整合、病毒基因表达和复制。HIV-1 基因组成、编码产物及功能见表 20-6。

表 20-6　HIV-1 基因组成、编码产物及功能

	病 毒 基 因	编 码 蛋 白	蛋白质功能
结构 基因	外膜蛋白基因 (envelope,env)	编码病毒包膜糖蛋白 (gp120、gp41)	介导与 CD4、趋化细胞因子受体结合及膜融合
	核蛋白基因 (group-specific antigen,gag)	编码病毒核心结构蛋白与基质蛋白(p17、p24、p7)	p7 为核衣壳蛋白,p24 为衣壳蛋白,p17 为内膜蛋白
	逆转录基因 (polymerase,pol)	编码病毒复制所需的逆转录酶(p65/p51)、RNA酶 H、整合酶(p31)、蛋白酶(p11)	逆转录酶促进合成负链 DNA,RNA 酶 H 降解 RNA/DNA 中间体,整合酶促使病毒双链 DNA 整合到宿主细胞染色体中,蛋白酶切割 Gag 前体蛋白

病毒基因	编码蛋白	蛋白质功能
	反式激活因子 基因(tat)	Tat(transcriptional activator)	加速病毒蛋白质合成
调节 辅助 性 蛋白 基因	毒力蛋白病毒 调节基因(rev)	Rev(regulator of viral gene expression)	干扰病毒 cDNA 与宿主基因组过度整合;促进病毒晚期复制
	毒力传染性 因子基因(vif)	Vif(virion infectivity factor)	克服宿主细胞酶(ABEC3G)抑制效应,促进感染相邻细胞
	病毒蛋白 R 基因(vpr)	Vpr(viral protein R)	使病毒 DNA 进入细胞核,促进病毒产生,抑制细胞生长
	病毒蛋白 U 基因(vpu)	Vpu(viral protein U)	介导内质网 CD4 降解,促进病毒从细胞内释放
	负调节因子 基因(nef)	Nef(negative regulatory effector)	MHC-I 和 MHC-II 表达,促进病毒增殖

HIV 在体内增殖迅速,每天产生 $10^9 \sim 10^{11}$ 个病毒颗粒,且易发生变异(突变率约为 3×10^{-5}),从而易逃避免疫作用。

(二) HIV 侵入细胞的机制及感染特点

HIV 穿过表皮屏障,通过两种方式感染细胞:①游离病毒与 CD4$^+$T 细胞、巨噬细胞、DC、神经胶质细胞接触,通过 CD4 和 CCR5/CXCR4 介导病毒核衣壳穿入细胞;DC 也可通过 CD209(DC-SIGN)介导的胞吞作用摄入病毒。②感染细胞通过与未感染细胞接触传播感染。细胞间接触传播感染更迅速、更有效。

被感染的 DC 迁移到局部淋巴结,尤其是黏膜相关的淋巴组织,主要感染 CD4$^+$CCR5$^+$T 细胞,主要是效应记忆细胞(effector memory T cell,Tem),引起病毒大量扩增,细胞大量破坏,并扩散至全身,引起广泛感染。在 HIV 感染后 1~4 周,许多感染者可出现流感样等症状,如发热、咽喉疼痛、肌肉疼痛、头痛、疲劳、皮疹、口腔溃疡、消瘦、厌食、腹泻或淋巴结肿大。随之机体对 HIV 发生免疫应答,病毒复制被有效抑制,疾病处于潜伏状态,持续 2~15 年,形成 HIV 慢性感染。在这期间,由于肠道免疫系统活化的 CD4$^+$T 细胞耗竭,微生物产物(如细菌 LPS、DNA 等)通过破坏的肠黏膜进入机体,以及隐伏 HIV 随细胞分裂或合并微生物感染,受丝裂原、细胞因子等刺激能持续诱导病毒复制,于是广泛激活全身固有免疫和适应性免疫,使 CD4$^+$T 细胞不断被特异性和非特异性活化,并表达 CXCR4,导致 CD4$^+$T 细胞不断被感染、破坏,最终耗竭,免疫崩溃,发展为 AIDS,死亡。

(三) HIV 损伤免疫细胞和逃避免疫攻击的机制

病毒主要侵犯 CD4$^+$T 细胞、巨噬细胞、DC、B 细胞和脑组织中的小胶质细胞。AIDS 患者表现以细胞免疫功能严重缺损、机会性感染、恶性肿瘤和中枢神经系统退行性病变为主要特征。HIV 通过直接和间接方式损伤免疫细胞。

1. 对 CD4$^+$T 细胞的损伤 活化的 CD4$^+$T 细胞是病毒感染和破坏的主要靶细胞。HIV 主要感染破坏 CD4$^+$CCR5$^+$/CXCR4$^+$T 细胞。在感染的急性期,主要破坏 CD4$^+$Tem,因为初始 CD4$^+$T 细胞和中枢记忆细胞(central memory T cell,Tcm)不表达 CCR5,主要由 CD4$^+$Tem 表达,且该群细胞主要存在于黏膜免疫系统,故在该系统尤其是在肠道相关的淋巴组织中损失惨重。在慢性感染期,主要破坏活化的 CD4$^+$CXCR4$^+$T 细胞,因为活化的 CD4$^+$T 细胞表达 CXCR4。此外,活化的 CD4$^+$T 细胞易遭受破坏,也与这些细胞内人载脂蛋白 B mRNA 编辑的酶催化多肽 3G 蛋白的(apolipoprotein B mRNA-editing enzyme catalytic polypeptide 3 protein G,APOBEC3G)抗病毒能

NOTE

力减弱有关。成人T细胞数量约为10^{12},其中90%以上存在于淋巴组织中。在慢性HIV感染期间,在淋巴组织中的$CD4^+$T细胞高达10%被感染,循环中被感染的数量则小于0.1%,每天被破坏的$CD4^+$T细胞数量约为$2×10^9$(约占全部$CD4^+$T细胞数量的5%)。

(1)直接破坏作用:①病毒大量复制,毒粒芽生释放,引起细胞膜损伤、通透性增高,胞内Ca^{2+}浓度升高,导致T细胞渗透性崩解或凋亡。②感染细胞的胞质中积聚大量病毒DNA、RNA及蛋白质,干扰宿主细胞蛋白质合成,影响细胞功能和生存,导致细胞死亡。③感染细胞表达gp120,介导与周围$CD4^+$T细胞融合,形成多核巨细胞,加速细胞死亡。④此外,HIV能感染和破坏造血干细胞、双阳性前T细胞,导致外周血$CD4^+$T细胞数量降低。

(2)间接破坏作用:①CTL和NK细胞杀伤病毒感染细胞。②可溶性gp120、感染DC表面的gp120与CD4分子交联,使胞内Ca^{2+}浓度升高,导致感染和未感染细胞凋亡。③gp120与CD4分子交联,刺激靶细胞表达Fas分子,促进靶细胞凋亡。④病毒tat蛋白可增强$CD4^+$T细胞对Fas-FasL途径的敏感性。⑤抗gp120抗体通过ADCC或激活补体,破坏感染细胞。⑥病毒超抗原引起反应性$CD4^+$T细胞死亡。

(3)功能异常:①HIV抑制细胞磷脂合成,影响细胞膜功能。②HIV LTR的U3区与宿主细胞转录因子(如SP1、NF-κB、AP-1)结合,抑制T细胞增殖和细胞因子分泌。③$CD4^+$T细胞大量破坏干扰机体对抗原的特异性免疫应答,导致B细胞应答、CTL增殖及巨噬细胞、NK细胞活性受抑制。

2. 对B细胞的影响 gp41羧基端肽段能激发B细胞多克隆活化,导致高免疫球蛋白血症及自身抗体产生;由于T细胞辅助功能低下,特异性抗体产生能力受损。

3. 对巨噬细胞、DC和NK细胞的影响 巨噬细胞、FDC(滤泡树突状细胞)和DC等感染HIV不引起死亡,而是成为病毒的庇护所,可引起感染扩散;但是感染细胞的功能均有不同程度的损伤,例如巨噬细胞趋化、黏附、杀菌、提呈抗原功能受损,FDC和DC正常功能下降、数量减少。此外,DC通过特异性CD209,能以高亲和力与gp120结合,可将毒粒传递给$CD4^+$T细胞,有助于感染扩散。NK细胞被感染后细胞数量正常,但是分泌IL-2、IL-12等细胞因子的能力下降,细胞毒活性下降。

4. HIV逃避免疫攻击的机制 HIV感染人体后,可通过不同机制逃避免疫识别和攻击,以利于病毒在机体内能长期存活、潜伏、不被根除。①HIV抗原表位序列可频繁变异,逃避CTL杀伤和中和抗体作用。②HIV Nef蛋白能下调细胞表达MHC-Ⅰ类分子的水平,抑制CTL杀靶,Vpu能抑制NK和NKT细胞杀伤靶细胞。③Th1数量降低,抑制细胞免疫功能。④病毒潜伏感染,被感染细胞不表达HIV蛋白,逃避免疫识别和攻击。

(四)AIDS的免疫学特征

HIV感染患者体内存在特异性体液免疫应答和细胞免疫应答。感染后10天机体产生HIV特异性CTL应答,感染后1~3周产生非中和性抗体(如抗p24衣壳蛋白抗体),约8周出现中和抗体(抗包膜糖蛋白gp120和gp41抗体)。感染的急性期和慢性期,虽能清除体内大部分病毒,但是不能根除HIV感染,且中和抗体对抑制细胞间传递感染也很少有效。AIDS的免疫学表现:$CD4^+$T细胞数量明显减少,$CD4^+$T/$CD8^+$T值倒置;免疫调节功能失调;抗原提呈细胞功能减弱;B细胞功能异常,可被多克隆激活,产生多种自身抗体。

第四节　免疫缺陷病的检测项目、方法及意义

一、各类免疫缺陷病的一般免疫检测指标、常用方法及意义

免疫缺陷病病种较多,病因多样,可涉及免疫系统的多种不同成分,且临床表现各异。因此,疾

病的临床诊断需综合临床表现、实验室检测、病理学检测及影像学检查等资料。实验室检测是疾病确诊的主要手段,包括免疫学、血液学、分子生物学(基因诊断)与病原学等检测措施。病理学检测可行皮肤与黏膜、淋巴结活检等,对确诊和明确疾病分型非常重要。影像学检查可作为辅助,如胸腺、咽部腺样体正、侧位 X 线片等。

免疫缺陷病的检测项目、方法及意义见表 20-7。

表 20-7 免疫缺陷病的检测项目、方法及意义

免疫缺陷病	检 测 项 目	检测方法及意义
B 细胞缺陷病	B 细胞数量与功能的测定、抗体产生能力测定	详见第十六章
	血清 Ig 的测定	详见第十五章
T 细胞缺陷病	T 细胞总数的检测、T 细胞及其亚群检测、T 细胞功能的检测	详见第十六章
吞噬细胞缺陷病	白细胞计数、趋化功能检测、吞噬和杀伤试验、NBT 还原试验	详见第十六章
	黏附分子检测	详见第十五章
补体缺陷病	总补体活性、单个补体组分的测定	详见第十五章

二、AIDS 的免疫学检测项目、方法与意义

AIDS 的诊断依据包括流行病学史、临床表现和实验室检测。实验室检测是确诊 HIV 感染与 AIDS 的主要依据。实验室检测项目如下:①免疫学检测:项目有血清 HIV-1/2 抗体、HIV-1p24 抗原、CD4$^+$T 细胞与非特异性检测等。②病原学检测:含核酸检测和 HIV 病毒分离试验(采用分子生物学技术定性或定量检测 HIV 核酸,报告方式为核酸定性试验结果阳性或定量试验结果>5000 CPs/mL,提示 HIV 感染,阴性不能排除 HIV 感染。HIV 病毒分离试验,试验结果阳性报告 HIV 感染,阴性不能排除 HIV 感染)。在此主要介绍免疫学检测。

(一) 抗原的检测

感染 HIV 后,血液中最先出现 HIV-1p24 抗原,持续 4~6 周后消失。HIV 急性感染期和 AIDS 发作期阳性,慢性期常为阴性。

(二) HIV-1/2 抗体的检测

HIV 感染后 2~3 个月可出现抗体,并可持续终生,是重要的感染标志。对于 HIV 抗体和(或)抗原的检测,1985 年、1987 年、1991 年、1997 年、2015 年先后推出五代检测规范。第一代只检测 HIV-1 IgG 抗体,第二、三代可检测 HIV-1/2 IgG 抗体,第四代用于 HIV-1/2 IgG、IgM 与 HIV-1p24抗原的联合检测。因均使用 HIV-1/2 混合诊断试剂,所以不能区分 HIV-1(+)、HIV-2(+)和(或)HIV-1 p24 抗原(+)。第五代 HIV 检测与第四代检测比较,其特点如下:①不再使用 HIV-1/2混合试剂检测 HIV-1/2 IgM 与 IgG 抗体。②同一份标本可获知 HIV-1 抗体、HIV-2 抗体、HIV-1p24 抗原三个独立结果。③其特异性为 99.5%,而灵敏度高达 100%,窗口期可缩短至 2周。HIV 抗体检测均遵循抗体筛查试验、抗体确证试验(现更改为补充试验)检测流程。

1. HIV 抗体筛查试验(HIV antibody screening test) 一类初步了解机体血液或体液中有无 HIV 抗体的检测方法,也包括同时检测 HIV 抗体和抗原的方法。检测方法有 ELISA、化学发光、免疫荧光、免疫凝集、免疫层析、免疫渗滤和抗原抗体联合检测等。结果处理:①筛查试验无反应:可出具"HIV 抗体阴性"报告。②筛查试验有反应:不能向受检者出具 HIV 抗体阳性报告,应进入 HIV 抗体复检试验。③复检两次试验抗体均无反应:出具"HIV 抗体阴性"报告;复检试验有反应(均有反应或一个有反应而另一个无反应),报告为"HIV 感染待确定",不能出具阳性报告,需进一步做补充试验。

2. HIV 补充试验 包括 HIV 抗体确证试验和核酸试验。抗体确证试验方法包括免疫印迹法(WB)、条带/线性免疫试验(RIBA/LIA)、间接免疫荧光(IFA)法和快速确证等。我国的 HIV 抗体

NOTE

确证试验结果的判定如下。

（1）HIV-1 抗体阳性（＋），需符合以下标准之一：①至少有 2 条 env 带（gp41 和 gp160/gp120）出现，或至少 1 条 env 带和至少 1 条 gag 或 pol 带同时出现。②符合国家批准的 HIV 抗体确证试剂盒提供的阳性判定标准。

（2）HIV-2 抗体阳性（＋），需符合以下标准之一：①至少有 2 条 env 带（gp36 和 gp140/gp105）。②符合国家批准的 HIV 抗体确证试剂盒提供的阳性判定标准。

（3）HIV 抗体阴性（－）：无 HIV 抗体特异条带出现。

（4）HIV 抗体不确定（±）：出现 HIV 抗体特异条带，但不足以判定阳性。

如 HIV-1 抗体阳性（＋）和（或）HIV-2 抗体阳性（＋），应按规定做好检测后咨询和疫情报告。若 HIV 抗体阴性，但疑似"窗口期"感染，建议进一步做 HIV 核酸检测，或 2～4 周后随访以尽早明确诊断。

以第四代检测为例介绍 HIV 抗体、抗原检测流程及结果判断（图 20-1）。

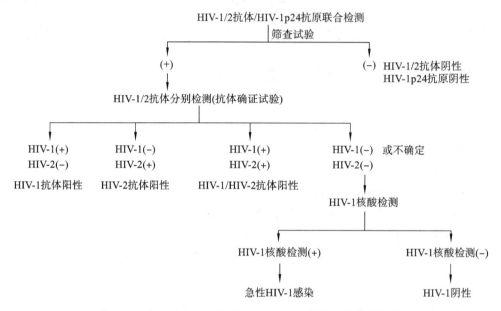

图 20-1　第四代 HIV-1/2 抗体/HIV-1p24 抗原联合检测流程

（三）CD4⁺T 细胞检测

CD4$^+$T 细胞检测内容包括 CD4$^+$T 细胞绝对计数、CD4$^+$T 细胞百分比（CD4$^+$T 细胞占总淋巴细胞的百分比）、CD4$^+$T 细胞功能与 CD4/CD8 值等。CD4$^+$T 细胞检测可作为艾滋病临床分期、评估疾病进展、判断预后与观察疗效的重要指标。AIDS 患者淋巴细胞总数减少，常低于 $1.5×10^9$/L；CD4$^+$T 细胞绝对值下降，低于 $0.5×10^9$/L 易发生机会性感染，低于 $0.2×10^9$/L 则发生典型 AIDS；CD4/CD8 值下降，常低于 0.5，比值越低，细胞免疫功能受损越严重。

（四）其他检测

其他检测指与 HIV 感染及 AIDS 病情进展相关的非特异性检测项目，如其他相关微生物检查、Ig 检测、T 细胞增生反应、皮肤迟发型超敏反应、红细胞计数、血沉等。

小　结

免疫缺陷病是因免疫系统先天发育障碍或后天损伤所致的各种临床综合征。按发病原因可分为原发性免疫缺陷病和继发性免疫缺陷病两类。按其累及的免疫成分不同可分为体液免疫缺陷、细胞免疫缺陷、联合免疫缺陷、吞噬细胞缺陷和补体缺陷。原发性免疫缺陷病是由遗传因素或先天性免疫系统发育不全所致的免疫功能障碍；继发性免疫缺陷病是由后天因素如营养不良、感染、恶性肿瘤、消耗性疾病、应用免疫抑制剂和衰老等所致的免疫功能障碍。免疫缺陷病具有对感染的易感性增加、易伴发恶性肿瘤、易发自身免疫病等特点。免疫缺陷病的检测主要采用免疫学方法,对机体的体液免疫、细胞免疫、补体、吞噬细胞等功能进行评估。

AIDS 为重要的继发性免疫缺陷病,是 HIV 感染 $CD4^+$ T 细胞所致,患者以 $CD4^+$ T 细胞数量减少为主要免疫学特征,主要通过性接触、注射传播以及垂直传播等方式传播,临床表现以反复机会性感染、恶性肿瘤、中枢神经系统退行性变等为特点。其实验室检测包括病原学检测和免疫学检测。免疫学检测指标主要包括血清 HIV-1/2 抗体、HIV-1p24 抗原、$CD4^+$ T 细胞等。HIV 抗体检测遵循抗体筛查试验和抗体确证试验(现更改为补充试验)检测流程。

思 考 题

1. 简述免疫缺陷病的概念、分类与共同临床特点。
2. 原发性免疫缺陷病如何分类?
3. 简述 AIDS 的流行病学特征、发生机制、临床表现、免疫学特征、实验室检测与临床意义。

(张从胜)

NOTE

第二十一章　肿瘤免疫及其免疫学检验

学习目标

掌握:肿瘤抗原与肿瘤标志物的概念及分类,常见肿瘤标志物的检测方法和临床意义。

熟悉:肿瘤标志物检测的影响因素和临床应用。

了解:机体抗肿瘤的免疫机制及肿瘤免疫逃逸机制。

▌案例导入▐

某公司员工小李在体检报告中发现"肿瘤八项"的检测结果中,神经元烯醇化酶(NSE)值较正常参考值升高近1倍。随即去医院找医生进行咨询。医生详细看了小李的其他体检结果,发现并无异常,便致电检验科反馈。检验科工作人员接到电话后,立刻去找原始标本,想进行复查,发现这支标本存在较严重的溶血现象,于是告知医生让小李重新抽血复查。复查结果显示,重抽标本的NSE结果正常。

1. 该患者一周内两次血清NSE检测结果出现明显差异的可能原因是什么?

2. 哪些因素可能导致血清NSE测定结果假性升高?

3. NSE检测的临床意义是什么?

肿瘤是由于机体正常细胞恶性转化、失去控制发展而成,已成为常见的致死性疾病之一。一个多世纪以来,国内外科学家一直致力于研究肿瘤与免疫的关系,以探索肿瘤的发生机制及肿瘤预防、诊断和治疗方法。1897年,Paul Ehrlich就提出了"魔术子弹"(magic bullet)的概念,认为免疫系统可以通过抗体传递毒素靶向作用于癌细胞;20世纪50年代,Burnet和Thomas提出了"免疫监视"的理论,据此假说,免疫细胞能够监视和摧毁肿瘤细胞;20世纪70年代单克隆抗体问世,有效地提高了抗体作为诊断试剂和治疗制剂的应用价值;20世纪80年代分子生物学技术和分子免疫学迅速发展和交互渗透,使各种肿瘤抗原不断被发现;20世纪90年代以来,多种人类肿瘤抗原基因得成功克隆;进入21世纪,多种高通量检测技术被用于肿瘤抗原的鉴定,极大地促进了肿瘤抗原的发现及肿瘤免疫逃逸机制的研究,丰富了肿瘤免疫学理论,拓宽了肿瘤免疫学诊断和治疗的思路。尤其是近年来免疫检查点的提出,为肿瘤的生物治疗带来了新的曙光。美国的詹姆斯·艾利森与日本的本庶佑因发现负性免疫调节治疗癌症的疗法而获得2018年诺贝尔生理学或医学奖。本章将在阐述肿瘤免疫、肿瘤抗原等基本概念的基础上,进一步介绍肿瘤与免疫的关系、肿瘤标志物及其检测与应用。

第一节　概　　述

一、肿瘤与肿瘤免疫

肿瘤是机体在各种致癌因素的作用下,组织细胞的某些生长调控基因发生突变或者异常表达,导致细胞恶性增生而形成的新生物,也称赘生物(neoplasm)。

NOTE

肿瘤免疫学是研究肿瘤抗原及其免疫原性、机体的免疫功能与肿瘤发生、发展的关系以及肿瘤免疫学诊断和防治的一门科学。肿瘤免疫学检验旨在通过免疫学方法进行肿瘤的辅助诊断、疗效观察和预后评估。

二、肿瘤抗原

尽管肿瘤细胞来源于宿主自身,但基于肿瘤能激发免疫应答的现象,人们很早就意识到肿瘤细胞可能存在着与正常组织细胞不同的抗原成分,并一直试图证实肿瘤特异性抗原的存在。直到 20 世纪 50 年代,科学家们通过近交系小鼠之间肿瘤移植的实验研究才初次证明了由化学致癌剂甲基胆蒽诱导小鼠发生肉瘤所表达的移植排斥抗原具有肿瘤特异性。随后发现理化因素和生物因素诱导的肿瘤也存在肿瘤抗原。

肿瘤抗原(tumor antigen)是指细胞在恶性转化过程中新出现的或异常表达的抗原物质的总称。肿瘤抗原是肿瘤特异性免疫应答的主要靶抗原,在肿瘤的发生、发展及诱导机体产生抗肿瘤免疫应答中具有重要作用,是肿瘤免疫诊断和免疫防治的分子基础。研究和鉴定人类肿瘤抗原是肿瘤免疫研究最重要的内容。

肿瘤抗原有多种分类方法,目前被普遍接受的分类是根据肿瘤抗原的特异性,将其分为肿瘤特异性抗原(tumor-specific antigen,TSA)和肿瘤相关抗原(tumor-associated antigen,TAA)。

(一)肿瘤特异性抗原

肿瘤特异性抗原是指仅表达于肿瘤细胞而不存在于正常细胞的抗原,是肿瘤细胞所特有的抗原。TSA 大多为突变基因的产物,可在近交系小鼠间通过肿瘤移植排斥实验而被证实,故又被称为肿瘤特异性移植抗原(tumor-specific transplantation antigen,TSTA)或肿瘤排斥抗原(tumor rejection antigen,TRA)。目前已应用单克隆抗体在人类黑色素瘤、乳腺癌、结肠癌等肿瘤细胞表面检测出 TSA。

1. 理化致癌因素诱发的肿瘤抗原 机体受到化学致癌剂(如甲基胆蒽、氨基偶氮染料、二乙基亚硝胺等)或物理致癌因素(如紫外线、X 线和放射性粉尘等)作用,均可导致某些基因发生突变、染色体断裂和异常重排,从而使细胞表达新抗原。此类肿瘤抗原特异性强,但免疫原性弱,常表现出明显的异质性,即同一化学致癌剂或物理因素在不同的宿主体内,甚至在同一宿主的不同部位所诱发的肿瘤,其肿瘤抗原特异性和免疫原性也有差异。

由于化学和物理因素主要是随机诱导正常基因的点突变,所以每个肿瘤的抗原之间很少出现交叉反应,因此很难用免疫学技术诊断和治疗此类肿瘤。但人类很少暴露于这种强化学、物理的诱发环境中,因此,大多数人类肿瘤抗原不属于此类。

2. 病毒诱发的肿瘤抗原 大量的动物实验和对人类肿瘤的研究已证实病毒感染与人类肿瘤的发生有密切关系。例如属于 DNA 病毒的 EB 病毒与 Burkitt 淋巴瘤及鼻咽癌的发生有关;人乳头瘤病毒(human papilloma virus,HPV)与人宫颈癌有关;乙型肝炎病毒(hepatitis B virus,HBV)和丙型肝炎病毒(HCV)与人原发性肝癌有关;属于 RNA 病毒或逆转录病毒的 I 型和 II 型人类嗜 T 细胞白血病病毒(HTLV-I/II)与成人 T 细胞白血病有关。

病毒主要通过将其 DNA 或 RNA 整合到宿主细胞基因组 DNA 中使细胞发生恶性转化并表达新抗原。由病毒诱发的肿瘤抗原,无种系、个体和器官特异性,但有病毒特异性及较强的免疫原性。即由同一病毒诱发的肿瘤,不论其动物种属及组织来源如何,均表达相同的肿瘤抗原,因此,当小鼠接种某一病毒诱发的已灭活的肿瘤细胞后,就能够排斥所有由该病毒诱发的肿瘤细胞的攻击。同样,将免疫小鼠的淋巴细胞转移至同品系的另一只小鼠体内,后者也能够排斥由该病毒诱发的肿瘤。

3. 基因突变产生的肿瘤抗原 自发性肿瘤表达的抗原大部分可能为突变基因的产物。在不同致癌因素和特定条件作用下,原癌基因可被激活,抑癌基因可发生突变,由此可导致正常细胞癌

NOTE

变。包括原癌基因(如 ras)和抑癌基因(如 p53)的突变产物以及染色体易位产生的融合蛋白(如 bcr-abl)。

（二）肿瘤相关抗原

肿瘤相关抗原是指非肿瘤细胞所特有,正常组织或细胞也可表达的抗原物质,但其在肿瘤细胞中的表达量远远超过正常细胞。换言之,TAA 在肿瘤细胞和正常组织之间只显示量的变化,并无严格的肿瘤特异性。

1. 胚胎抗原 胚胎抗原(fetal antigen)是在胚胎发育阶段由胚胎组织产生的正常成分,在胚胎后期减少,胎儿出生后逐渐消失。当细胞发生恶性转化时,相应的编码基因可被激活而重新表达,出现在肿瘤细胞表面或分泌在血液中。目前在人类组织中已发现多种胚胎抗原,其中研究较深入的有甲胎蛋白(alpha fetoprotein,AFP)、癌胚抗原(carcinoembryonic antigen,CEA)等。胚胎抗原的免疫原性很弱,由于其在胚胎期曾出现过,机体对此类抗原已形成免疫耐受,故难以诱导机体产生针对胚胎抗原的免疫应答。

2. 分化抗原 分化抗原(differentiation antigen)又称组织特异性抗原(tissue-specific antigen),是组织细胞在分化、发育的不同阶段表达或消失的抗原。不同来源、不同分化阶段的细胞可表达不同的分化抗原。恶性肿瘤细胞通常停留在细胞发育的某个幼稚阶段,其功能和形态均类似于未分化的胚胎细胞,称为肿瘤细胞的去分化(dedifferentiation)或逆分化(retro-differentiation),故恶性肿瘤细胞可以表达其他正常组织的分化抗原,如胃癌细胞可表达 ABO 血型抗原。由于这些抗原是正常细胞的成分,因此不能刺激机体产生免疫应答,但可作为免疫治疗的靶分子和肿瘤组织来源的诊断标志,如表达前 B 细胞标志 CD10 的淋巴瘤来源于 B 细胞系,表达免疫球蛋白的肿瘤是成熟 B 细胞肿瘤的标志,用 T 细胞亚群单克隆抗体可对 T 细胞白血病、淋巴瘤进行分型。有些特征性分化抗原在肿瘤细胞中可过度表达,如人表皮生长因子受体-2 在一些乳腺癌、卵巢癌及其他腺癌中过度表达,目前正在研究其作为治疗性靶抗原的可能性。

第二节　机体抗肿瘤的免疫机制及肿瘤免疫逃逸机制

机体免疫功能与肿瘤的发生和发展密切相关,当宿主免疫功能低下或受抑制时,肿瘤发生率增高,而肿瘤进行性生长时,患者的免疫功能又会进一步受到抑制,两者互为因果,双方各因素的消长直接影响肿瘤的发生和发展。

一、机体抗肿瘤的免疫机制

机体抗肿瘤免疫机制包括适应性和固有两方面。对于多数免疫原性较强的肿瘤,适应性免疫应答发挥了重要的特异性抗肿瘤作用,其中 T 细胞介导的细胞免疫发挥主导作用,并与体液免疫相互调节,协同杀伤肿瘤细胞。对于免疫原性较弱的肿瘤,固有免疫应答可能具有更重要的意义。

（一）T 细胞介导的抗肿瘤免疫效应

T 细胞介导的免疫应答在抑制具有免疫原性肿瘤细胞的生长中起重要的作用。肿瘤抗原在体内主要诱发两类 T 细胞亚群发生反应:一类是 MHC-Ⅱ类抗原限制性的 $CD4^+$ T 细胞;另一类是 MHC-Ⅰ类抗原限制的 $CD8^+$ T 细胞。此外,γδ$^+$ T 细胞也参与杀伤肿瘤细胞。

1. $CD4^+$ T 细胞 肿瘤抗原或抗原肽由 APC 表面的 MHC-Ⅱ类分子提呈给 $CD4^+$ T 细胞,激活的 $CD4^+$ T 细胞可通过以下几个方面发挥抗肿瘤作用:①分泌多种细胞因子如 IL-2 等激活 $CD8^+$ T 细胞、NK 细胞、巨噬细胞等,增强效应细胞杀伤作用;②促进 B 细胞增殖、分化,产生抗体;③释放 IFN-γ、TNF 等促进肿瘤细胞表面 MHC-Ⅰ类分子的表达,提高肿瘤细胞对 CTL 的敏感性。

2. CD8$^+$T 细胞 CD8$^+$T 细胞可通过识别肿瘤细胞表面的 MHC-Ⅰ类分子-肿瘤抗原肽复合物而被激活,并在 CD4$^+$T 细胞产生的一些辅助因子的协同作用下分化发育为具有特异性杀伤活性的 CD8$^+$CTL,是机体抗肿瘤免疫的主要效应细胞。其杀伤机制:①释放穿孔素(perforin)和颗粒酶(granzyme):穿孔素插入靶细胞膜上,并使其形成通道,而颗粒酶经穿孔素在靶细胞膜上形成的孔道进入胞内后,可使 DNA 断裂,引起程序性细胞死亡(programmed cell death,PCD)。②表达 FasL(Fas 配体):CTL 激活后表达 FasL,可与靶细胞表面的 Fas 分子结合,启动肿瘤细胞的死亡信号转导途径,活化靶细胞内的 DNA 降解酶,引起靶细胞凋亡。

（二）B 细胞介导的抗肿瘤免疫效应

荷瘤动物或肿瘤患者血清中存在着能与肿瘤细胞反应的抗体,提示机体对肿瘤存在体液免疫应答。抗体介导的抗肿瘤机制:①细胞毒作用:通过活化补体和 ADCC 效应杀伤肿瘤细胞。②干扰黏附作用:抗体与肿瘤细胞结合,可阻断肿瘤细胞与血管内皮细胞表面黏附分子相互作用,从而抑制肿瘤细胞黏附、生长和转移。③免疫调理作用:抗肿瘤抗体与吞噬细胞表面 FCγR 结合,增强吞噬细胞对肿瘤的吞噬作用。④抗体的封闭作用:抗体可通过封闭肿瘤细胞表面某些受体而影响肿瘤细胞的生物学行为,例如转铁蛋白可促进某些肿瘤细胞生长,其抗体可通过封闭肿瘤细胞表面的转铁蛋白受体,抑制肿瘤细胞生长。

（三）固有抗肿瘤免疫效应

1. NK 细胞介导的抗肿瘤免疫效应 NK 细胞是淋巴细胞分化谱系中的一个特殊亚群,细胞表面表达 CD16 和 CD56 分子。NK 细胞不依赖抗体或补体、不需预先活化即可直接杀伤肿瘤细胞,且不受 MHC 限制,故被视为机体抗肿瘤的第一道防线,在早期抗肿瘤免疫机制中起重要作用。其杀伤靶细胞的可能机制:①释放穿孔素和颗粒酶,引起肿瘤细胞坏死或凋亡;②释放 NK 细胞毒因子(NK cytotoxicity factor,NKCF)和 TNF 等可溶性介质,通过与肿瘤细胞表面相应受体结合而杀伤肿瘤细胞;③通过 Fas/FasL 途径诱导肿瘤细胞凋亡;④NK 细胞表面的 FCγR 可与覆盖在肿瘤细胞表面的抗体的 Fc 段结合,通过 ADCC 杀伤肿瘤细胞;⑤释放 IL-1、IL-2 和 IFN-γ 等细胞因子,加强或扩大其抗瘤作用。

2. 巨噬细胞介导的抗肿瘤免疫效应 根据表型和功能将巨噬细胞分为 M1 和 M2 巨噬细胞。M1 巨噬细胞具有促炎症、抗感染、抗肿瘤作用。M1 巨噬细胞抗肿瘤作用表现为高效提呈抗原,大量产生促炎症细胞因子 IL-12、IL-23,强力活化或极化 Th1 和 CTL 应答;吞噬肿瘤细胞,发挥细胞毒性作用;大量产生和释放活性氧(NO、ROI)、TNF-α 等杀伤肿瘤;表达调理性受体 CD16,介导 ADCC。

3. γδ$^+$T 细胞介导的抗肿瘤免疫效应 γδ$^+$T 细胞主要分布于全身上皮组织,可不受 MHC 限制而直接杀伤肿瘤细胞。此类细胞还可分泌 IL-2、IL-4、IL-5、GM-CSF、TNF-α 等细胞因子,发挥抗肿瘤作用。此外,在 IL-2 作用下,γδ$^+$T 细胞也可以 TIL(tumor infiltrating lymphocyte)或 LAK(lymphokine activating killer)的形式杀伤肿瘤细胞。

此外,抗肿瘤的固有免疫还涉及中性粒细胞和多种细胞因子的作用。

二、肿瘤免疫逃逸机制

机体的免疫系统具有清除突变细胞、维持内环境稳定的免疫监视功能,但肿瘤细胞也会通过突变等改变力图逃避免疫系统的攻击,其通过不断改变重塑自身特点来逃逸免疫监视的过程称为肿瘤免疫编辑,肿瘤细胞一旦具备了抵抗免疫系统清除的能力,就有可能发展为具有临床表现的肿瘤。肿瘤的免疫逃逸机制非常复杂,涉及肿瘤细胞自身和肿瘤生长的微环境等多个方面。

（一）肿瘤细胞的抗原缺失和抗原调变

TSA 大多为突变基因的产物,其与正常蛋白质差异很小,甚至仅有个别氨基酸不同,故免疫原性较弱;肿瘤细胞虽能表达各种 TAA,但表达量并不高,故肿瘤生长早期难以激发机体产生有效的抗肿瘤免疫应答；此外，宿主对肿瘤抗原的免疫应答也可导致肿瘤细胞表面抗原减少或丢失，从而逃避免疫系统的识别和攻击，这种现象称为抗原调变(antigen modulation)。

(二)肿瘤细胞 MHC-Ⅰ类分子表达水平下调

肿瘤细胞 MHC-Ⅰ类分子 α 链或 β2 微球蛋白、抗原加工转运蛋白 TAP 或蛋白酶体的某些亚单位(如 LMP)合成减少或突变，均可导致 MHC-Ⅰ类分子表达水平低下或缺失，致使肿瘤细胞不能有效地提呈肿瘤抗原，难以诱发 CD8+CTL 的杀伤效应。

(三)肿瘤细胞表面"抗原覆盖"或被"封闭"

抗原覆盖是指肿瘤细胞表面抗原可被某些物质覆盖，从而干扰宿主淋巴细胞对肿瘤细胞的识别和杀伤。例如，肿瘤细胞可高表达含唾液酸的黏多糖或肿瘤激活凝血系统形成的纤维蛋白，这些物质均可覆盖肿瘤细胞表面抗原。此外，肿瘤患者血清中存在封闭因子(blocking factor)，可封闭肿瘤细胞表面抗原表位或效应细胞的抗原识别受体，使肿瘤细胞逃脱效应细胞的识别和攻击。封闭因子可以是以下几种：①封闭抗体(blocking antibody)：可封闭肿瘤细胞表面抗原。②可溶性肿瘤抗原：可封闭效应细胞表面的抗原受体。③肿瘤抗原抗体复合物：既可通过其抗原部分封闭效应细胞表面抗原受体，又可通过抗体封闭肿瘤细胞表面抗原。

(四)肿瘤细胞缺乏协同刺激信号

T 细胞是机体抗肿瘤免疫的核心执行者，其活化不但需要抗原提呈第一信号，同时还需要协同刺激分子提供的第二信号。某些肿瘤细胞可以表达肿瘤抗原(可提供 T 细胞活化第一信号)，但通常不表达 T 细胞活化所需的 CD80 和 CD86 等共刺激分子，因而不能为 T 细胞活化提供足够的第二信号而无法诱发抗肿瘤免疫应答。

(五)肿瘤细胞表达免疫抑制因子

研究发现，肿瘤细胞可以表达某些分子，通过与相应的受体或配体作用于免疫细胞，诱导免疫细胞凋亡，或下调、抑制免疫细胞的功能。前者如某些肿瘤细胞可高表达 FasL，而活化的肿瘤特异性 T 细胞可高表达 Fas，二者结合可介导肿瘤抗原特异性 T 细胞凋亡；后者如近年来兴起的免疫检查点(immune checkpoint)分子(PD-1L、galectin-9、CD47、CD24 等)，通过 PD-1L-PD-1、galectin-9-TIM3(immunoglobulin mucin-3，免疫球蛋白黏蛋白分子 3)、CD47-SIRPα(signal regulatory protein alpha，α 信号调节蛋白)、CD24-Siglec-10(sialic acid binding Ig-like lectin 10，唾液酸结合免疫球蛋白样凝集素-10)等途径负向调控免疫细胞的功能。

(六)肿瘤微环境抑制免疫应答

由肿瘤细胞、基质细胞和胞外基质组成的肿瘤微环境可以驯化许多免疫细胞，改变其表型和功能。例如，肿瘤相关巨噬细胞(tumor-associated macrophage，TAM)就是微环境中的巨噬细胞在局部 IL-4、IL-10、TGF-β、IL-6、IL-13 等作用下，极化成为的 M2 巨噬细胞。表现如下：抗原提呈能力极低或缺如，不能启动细胞免疫应答；分泌 CCL17、CCL18 和 CCL22，招募缺乏细胞毒性的 T 细胞亚群(Th2、Treg 和初始 T 细胞)；大量分泌 TGF-β、IL-10，抑制免疫应答；分泌生长因子(如 EGF、PDGF、TGF-β 等)、细胞因子(如 TNF-α、IL-1、IL-6 等)和水解性酶(如金属蛋白酶和纤溶酶原激活物)，促进肿瘤生长、血管生成和转移；高表达精氨酸酶，消耗环境精氨酸，导致初始 T 细胞分化成熟受抑；诱导型一氧化氮合成酶(iNOS)表达和 ROI 产生受阻。

第三节　肿瘤标志物及其检测

肿瘤免疫学检验是通过免疫学方法检测肿瘤标志物和评估肿瘤患者免疫功能状态，以期为肿瘤的诊断、病情观察、疗效评价和预后监测提供重要的参考依据。

一、肿瘤标志物

（一）肿瘤标志物的定义

肿瘤标志物（tumor marker,TM）是指在肿瘤发生、发展过程中,由肿瘤细胞产生或由机体对肿瘤细胞反应而产生的能反映肿瘤存在和生长的一类物质,包括肿瘤抗原、激素、酶（同工酶）、代谢产物等。肿瘤抗原可以是肿瘤标志物,但肿瘤标志物不一定是肿瘤抗原。

（二）肿瘤标志物的分类

肿瘤标志物可存在于细胞表面、细胞质、血液和体液中,肿瘤标志物的分类和命名尚未完全统一,一般分为胚胎抗原类、糖链抗原类、激素类、酶和同工酶类及癌基因产物类等。

1. 胚胎抗原类　由胚胎组织合成,存在于胎儿血液和羊水中,出生后水平降低,但在某些肿瘤发生时会大幅升高的抗原,称为胚胎抗原,如 AFP、CEA 等。

2. 糖链抗原类　用各种肿瘤细胞株制备的单克隆抗体来识别的肿瘤相关抗原,大多数属于糖蛋白,多存在于肿瘤细胞表面。如糖链抗原 125（carbohydrate antigen 125,CA125）、糖链抗原 15-3（carbohydrate antigen 15-3,CA15-3）和糖链抗原 19-9（carbohydrate antigen 19-9,CA19-9）等。

3. 激素类　正常情况下不产生激素的某些组织发生恶变时,能产生和释放一些肽类激素（异位内分泌激素）并导致相应的综合征,因此,这些水平升高的异位激素可以作为肿瘤相关的标志物,如小细胞肺癌患者血清促肾上腺皮质激素（ACTH）水平升高、绒毛膜上皮细胞癌患者血清中 HCG 水平升高、甲状腺髓样癌患者血清降钙素（calcitonin,CT）水平明显升高等。

4. 酶和同工酶类　酶是较早发现并用于临床诊断的一类肿瘤标志物。当机体某个组织发生肿瘤时,肿瘤组织的压迫和浸润可导致某些酶的排泄受阻,或肿瘤细胞代谢异常使某些酶或同工酶合成增加,都会导致肿瘤患者血清中酶活性异常升高。

5. 特殊蛋白类　早在 1846 年,Bence-Jones 就已发现本-周蛋白可以作为多发性骨髓瘤的实验诊断依据,以后又陆续发现 β2m、铁蛋白等的水平在许多肿瘤时均会升高,血清角蛋白水平在子宫内膜癌时升高等。

6. 癌基因产物类　癌基因的激活或抑癌基因的变异,均可使正常细胞发生恶变,导致肿瘤的发生。因此,癌基因表达的蛋白质可作为肿瘤标志物,如 ras 基因蛋白、p53 抑癌基因蛋白等。

二、临床常用的肿瘤标志物

（一）胚胎抗原类肿瘤标志物

1. AFP　在胚胎期由卵黄囊和肝脏合成的一种血清糖蛋白,电泳迁移率相当于甲种（α1）球蛋白,正常情况下主要存在于胎儿组织中,故称为甲胎蛋白,目前已知其至少有三种异质体（AFP-L1、AFP-L2、AFP-L3）。一般孕 4 周后即可在胎儿血清中检测到,4～5 个月胎儿血清中 AFP 水平最高,以后随着胎龄增长而逐渐下降,出生后至一周岁下降至正常成人水平。

AFP 含量升高常见于:①原发性肝癌:AFP 是目前公认的原发性肝癌早期诊断的主要标志物,约 70% 的原发性肝癌患者血清 AFP 水平增高,常超过 300 ng/mL,但要注意的是有部分原发性肝癌患者 AFP 含量始终正常。②病毒性肝炎与肝硬化:病毒性肝炎和肝硬化患者是原发性肝癌的高危人群,患者血清中 AFP 水平可有不同程度的升高,但一般低于 300 ng/mL,多在 100 ng/mL 以下,随着受损肝细胞的修复,AFP 的水平可逐渐下降直至恢复正常。③妊娠:妇女妊娠 3 个月后,血清 AFP 水平开始升高,7～8 个月达高峰,一般在 400 ng/mL 以下,分娩后 3 周恢复正常。若孕妇血清中 AFP 水平异常升高,应考虑有胎儿神经管缺陷的可能性。④生殖系统肿瘤和胚胎性肿瘤:如睾丸癌和畸胎瘤患者 AFP 水平可升高。

AFP 测定结合肝脏超声可用于对原发性肝癌高危人群的筛查,有助于早期发现肝细胞癌。特别是 AFP-L3 与癌细胞的门静脉侵犯相关,被认为有可能成为比 AFP 更好的预后标志物。

2. CEA 一种结构复杂的可溶性糖蛋白,最初发现于成人结肠癌组织中,分子质量约为180 kD。胚胎期主要存在于胎儿的胃肠管、胰腺和肝脏,出生后血清中含量很低,CEA含量<5 ng/mL。

CEA含量升高见于:①消化道恶性肿瘤(结肠癌、直肠癌、胰腺癌、胃癌)、肺癌、乳腺癌等,患者血清CEA水平升高,多大于20 ng/mL;②肠道息肉、结肠炎、肝炎、肺炎、胰腺炎等疾病时,血清CEA水平也有不同程度的升高,但一般小于20 ng/mL;③部分长期吸烟者CEA水平超过5 ng/mL。

CEA是一种广谱的肿瘤标志物,其单一水平的升高难以诊断恶性肿瘤。如在结直肠癌早期无症状人群中的检出率较低,一般不用于结直肠癌的筛查,但对结直肠癌患者的病情监测和疗效评价等有重要的参考价值。

(二)糖链抗原类肿瘤标志物

1. CA125 CA125是1981年由Bast制备出的针对卵巢腺癌细胞系的单克隆抗体OC125所识别的一种重要的卵巢癌相关抗原,存在于上皮性卵巢癌组织和患者的血清中,在临床上可联合阴道盆腔超声用于卵巢癌的辅助诊断,同时也是卵巢癌患者手术切除、化疗后疗效观察的指标。但在乳腺癌、肺癌、胃癌等非卵巢恶性肿瘤及子宫内膜异位症、卵巢囊肿、盆腔炎等良性妇科疾病中都可有不同程度的升高,诊断时应注意鉴别。

2. CA19-9 CA19-9是1979年由Koprowski将人的结肠癌细胞株SW1116细胞表面分离出的单唾液酸神经节苷脂作为抗原,制备出的单克隆抗体1116-NS-19-1所识别的胃肠癌相关抗原。该抗原存在于胎儿的胰腺、胆囊、肝、肠等组织,但正常人组织中含量极微。CA19-9对胰腺癌、胆囊癌、结直肠癌和胃癌等恶性肿瘤的辅助诊断、病情监测和复发判断有较大的临床应用价值。

3. CA15-3 一种乳腺癌相关抗原,是诊断转移性乳腺癌的首选指标。1997年被美国FDA批准作为Ⅱ/Ⅲ期乳腺癌复发的监测指标,当CA15-3水平比原来升高25%时,预示病情进展或恶化。

(三)酶类肿瘤标志物

1. 前列腺特异性抗原(PSA) 一种由前列腺上皮细胞分泌的存在于精液中的蛋白酶,有高度的器官特异性。正常人血清内含量极微,当发生前列腺癌时,正常的腺管组织受损,患者血清中PSA含量升高。PSA在血清中有两种存在形式:80%左右的PSA以各种结合形式(与α1-抗胰蛋白酶、α2-巨球蛋白等结合)存在,称为复合PSA(c-PSA);20%左右的PSA以未结合形式存在,称为游离PSA(f-PSA)。临床上测定的总PSA(t-PSA)包括c-PSA和f-PSA。

血清PSA水平升高见于:①前列腺癌:约75%的前列腺癌患者血清PSA水平升高,t-PSA水平>10 ng/mL,但仍有25%已确诊的前列腺癌患者血清PSA水平正常。前列腺癌根治术后PSA水平应降至正常,若水平不降或下降后再次升高至超过10 ng/mL,则高度警惕肿瘤复发或转移。②前列腺肥大、前列腺炎和泌尿生殖系统疾病等患者,也可见血清中PSA水平升高。

为提高PSA对前列腺良性增生和前列腺癌的鉴别诊断价值,当直肠指诊异常或血清t-PSA水平≥4.0 ng/mL时应进行前列腺穿刺活检;当t-PSA水平在4~10 ng/mL之间时,需进行f-PSA测定并计算f-PSA/t-PSA值,若f-PSA/t-PSA值降低小于10%,则要考虑前列腺癌的可能,须进行前列腺穿刺活检来明确诊断。此外,在采集患者血液标本前,对患者进行直肠指诊、前列腺按摩、导尿等,均会导致血清PSA水平升高,应注意避免。

2. 神经元特异性烯醇化酶(neuron specific enolase, NSE) NSE是烯醇化酶的一种同工酶。烯醇化酶同工酶根据α、β、γ三个亚基的不同,可分为αα、ββ、γγ、αβ和αγ五种二聚体同工酶,其中γγ亚基组成的同工酶仅存在于神经元、轴突和神经内分泌细胞内,故命名为神经元特异性烯醇化酶。NSE分子质量为87 kD,pH 4.7,是一种酸性蛋白酶,参与糖酵解,主要作用是催化2-磷酸甘油变成烯醇式磷酸丙酮酸。此酶在正常人脑组织中含量最高,起源于神经内分泌细胞的肿瘤组织也有异常表达。肿瘤组织糖酵解作用加强,细胞增殖周期加快,细胞内的NSE释放入血增多,导致NSE在患者血清内含量增高。目前认为它是小细胞肺癌(small cell lung cancer, SCLC)和神经母

NOTE

细胞瘤的肿瘤标志物。

血清中 NSE 水平升高见于：①小细胞肺癌：NSE 是 SCLC 的首选标志物,其检出阳性率可高达 65%～100%。可用于鉴别诊断非小细胞肺癌(non-small cell lung cancer,NSCLC)及监测小细胞肺癌放疗、化疗后的效果。②神经母细胞瘤：患者血清 NSE 水平异常增高,而肾母细胞瘤(Wilms 瘤)患者则升高不明显。③神经内分泌细胞肿瘤：如嗜铬细胞瘤、甲状腺髓样癌、胰岛细胞瘤、视网膜母细胞瘤和黑色素瘤等患者的血清 NSE 水平也可增高。

此外,NSE 也存在于正常红细胞中,标本溶血会影响测定结果,因此采血时需特别注意避免溶血。

3. α-L-岩藻糖苷酶(α-L-fucosidase,AFU) AFU 是一种溶酶体酸性水解酶,广泛存在于人体各组织细胞的溶酶体内和体液中,主要参与含岩藻基的各种糖脂、糖蛋白和寡糖等物质的分解代谢。以往主要用于遗传性 AFU 缺乏引起的岩藻糖贮积病的诊断。1984 年法国学者 Deugnier 首先发现,原发性肝癌患者血清 AFU 水平显著升高。此后多年的研究表明,AFU 测定有助于原发性肝细胞癌的辅助诊断、疗效观察及术后随访,是原发性肝细胞癌的新标志物。

AFU 水平升高见于：①原发性肝细胞癌：患者血清中 AFU 水平明显升高,AFP 阴性的肝癌患者中,AFU 水平也可见升高。因为 AFU 水平与 AFP 浓度无相关性,特别是小细胞肝癌患者,AFU 阳性率明显高于 AFP。因此两者联合检测对原发性肝癌的诊断有良好的互补作用。②胆管癌：患者血清 AFU 的水平显著增高。血清 AFU 的水平与胆管癌有着密切关系,是一项有价值的胆管癌诊断指标。③其他恶性肿瘤：如结肠癌、子宫癌、乳腺癌、肺癌等患者的 AFU 水平也可见升高。④慢性肝炎、肝硬化患者中部分病例也可见 AFU 水平升高,但随着病情好转,AFU 水平会下降,因此动态监测 AFU 水平有助于与肝癌的鉴别诊断。⑤妊娠：孕妇血清 AFU 水平升高,分娩后可迅速下降。

（四）激素类肿瘤标志物

1. 人绒毛膜促性腺激素(human chorionic gonadotropin,HCG) HCG 是胎盘滋养层细胞分泌的一种糖蛋白激素,分子质量约为 45 kD。它是由 α 和 β 两个亚单位组成,但 α-亚单位的组成和结构与黄体生成素(LH)、促卵泡生成素(FSH)有一定程度的相似性,β-亚单位是 HCG 所特异的。HCG 的主要功能是刺激黄体,有利于雌激素和黄体酮持续分泌,以促进子宫蜕膜的形成,使胎盘生长成熟。HCG 在受孕后 10～14 天开始分泌,60～70 天达到高峰。HCG 检测是监测早孕的重要指标。在异常情况下,滋养层肿瘤和生殖细胞肿瘤,如葡萄胎、恶性葡萄胎、绒毛膜上皮癌及精原细胞睾丸癌等,HCG 水平可大幅度升高。

2. 降钙素(CT) 主要由甲状腺滤泡旁细胞即 C 细胞分泌的多肽激素,由 32 个氨基酸组成,分子质量为 3.5 kD,其主要生理功能是通过抑制骨钙的释放和肠道对钙磷的吸收,促进肾脏对钙的排泄,使血钙水平降低。降钙素的释放受血浆钙离子浓度的调节,高血钙促进其分泌,低血钙抑制其分泌。

（1）降钙素水平升高见于：①甲状腺髓样癌,也可见于小细胞肺癌、胰腺癌、子宫癌、乳腺癌和前列腺癌等;②甲状腺细胞良性腺瘤;③急性或慢性肾功能衰竭。

（2）降钙素水平降低见于：①重度甲状腺功能亢进;②甲状腺发育不全等。

由于降钙素的半衰期较短(血浆半衰期为 1 h),标本采集后应及时处理,冷冻保存备用。

（五）蛋白质类肿瘤标志物

1. β2 微球蛋白(β2m) 人白细胞抗原(HLA)的轻链蛋白,人体除成熟红细胞和胎盘滋养层细胞以外,所有有核细胞都有 β2m,尤以淋巴细胞表面最为丰富。β2m 分子质量小,约为 11.8 kD,易被肾小球滤过,并在近曲小管被重吸收并完全分解。因而,健康人血和尿中 β2m 浓度甚微且相对稳定。在恶性肿瘤中,如骨髓瘤、淋巴瘤以及肾脏疾病时,血和尿中的 β2m 水平常升高,可作为评估患者肾功能和监测肿瘤病情变化的指标。

血清 β2m 水平升高见于：①恶性肿瘤：如多发性骨髓瘤、慢性淋巴细胞白血病、非霍奇金淋巴

NOTE

瘤、肝癌、肺癌、胃癌、结肠癌、直肠癌等。患者血、尿β2m 水平会明显升高,并与病情的进展密切相关。②肾脏疾病:如急慢性肾盂肾炎、先天性肾小管酸中毒、肾小管药物损害等,尿中 β2m 水平升高。③肾移植排斥反应:移植后发生早期排斥反应,血、尿中 β2m 水平明显升高。④免疫性疾病,如类风湿性关节炎、系统性红斑狼疮、干燥综合征、艾滋病等,血清中 β2m 水平常升高。

2. 铁蛋白(ferritin,Fer) 铁蛋白主要由肝脏合成,是体内含铁最丰富的储铁蛋白,是判断体内是否缺铁的敏感指标。血清铁蛋白水平升高还与肿瘤有关,肿瘤细胞具有较强的铁蛋白合成能力,因此,铁蛋白也是一种肿瘤标志物。

血清铁蛋白水平升高见于:①恶性肿瘤,如肝癌、肺癌、胰腺癌、乳腺癌、白血病、淋巴瘤等,特别是肿瘤复发或转移时血清铁蛋白水平升高更明显;②各种炎症、急性心肌梗死、反复输血等;③肝硬化、肝坏死及其他慢性肝病时,由于组织内铁蛋白释放增加,血液内铁蛋白水平也会升高。

（六）其他常用的肿瘤标志物

近年来,新的肿瘤标志物层出不穷,已达上百种。表 21-1 摘录了其他临床常用的肿瘤标志物,供参考。

表 21-1 其他常用肿瘤标志物

肿瘤标志物	性　质	相关肿瘤
鳞状上皮细胞癌抗原(SCCA)	分子质量 48 kD,糖蛋白	子宫颈、肺及头颈部的鳞癌
黏液癌抗原(MCA)	350 kD,糖蛋白	乳腺癌、卵巢癌、胃肠肿瘤
糖链抗原 50(CA50)	唾液酸酯、唾液酸糖蛋白	胰腺癌、结肠癌、胃癌等
前列腺酸性磷酸酶(PAP)	102 kD,糖蛋白	前列腺癌
去饱和-γ-羟基-凝血酶原(PIVKA Ⅱ)	无凝血活性的异常凝血酶原	肝癌
GP73	73 kD,Ⅱ型高尔基体膜蛋白	肝癌
细胞角蛋白 19 片段(CYFRA21-1)	分子质量 40 kD,酸性蛋白	非小细胞肺癌
人类附睾蛋白 4(HE4)	分泌型糖蛋白	卵巢癌

三、肿瘤标志物检测的临床应用

（一）检测方法及影响因素

肿瘤标志物检测的方法很多,如用生物化学比色法测定 γGT、AFU 等,用标记免疫学技术,如放射免疫分析技术、酶免疫分析技术、荧光免疫分析技术和化学发光免疫分析技术等测定 AFP、CEA、PSA、CA125 等,用流式细胞术测定肿瘤细胞表面分化抗原,用分子生物学技术测定原癌基因和抑癌基因表达的蛋白质。其中化学发光免疫分析技术因灵敏度高、自动化程度强、方便快捷而成为临床上肿瘤标志物检测的主流方法。近年来出现的生物芯片分析系统虽然具有高通量、检测时间短等优点,但方法仍需进一步的完善和成熟。目前肿瘤标志物中仅有 AFP、CEA、PSA、HCG 有国际标准品,临床广泛应用的糖链抗原系列肿瘤标志物至今无国际标准。因此肿瘤标志物检测的质量控制非常重要,是保证肿瘤标志物测定准确性的前提。

1. 分析前影响因素

（1）标本采集:肿瘤标志物测定标本多用血清,除了少数酶类标志物外,大多数肿瘤标志物无明显昼夜差异,因此可在一天中任何时候采集标本。但应该注意:①某些临床诊疗会影响测定结果,如前列腺按摩、穿刺、导尿和直肠镜检查后,短时期内患者血清中 PSA 水平可升高,故采血前 7～10 天应避免上述检查。②某些药物会影响肿瘤标志物的浓度,如抗雄激素药物治疗前列腺癌可抑制 PSA 产生,导致 PSA 假阴性结果。检测 β-HCG 时,应在申请单中注明是否使用激素类药物等。③红细胞和血小板中含大量的 NSE,故溶血标本对 NSE 测定结果影响很大,采集时应避免溶血。④胆道堵塞、胆汁淤滞可造成血中 CEA、ALP、GGT 等浓度的升高。肾功能不良时,

NOTE

CYFRA21-1、HE4、SCCA 和 AFP 等水平均可升高。⑤尚需考虑生物学因素对肿瘤标志物检测的影响,如 PSA、HE4 测定值可随年龄增长而升高,绝经期妇女 HE4 水平可明显升高。

(2)标本保存:血液标本采集后应及时离心测定,尤其是酶类和激素类肿瘤标志物不稳定,易降解,采血后若无法及时测定,应保存于 2～8 ℃冰箱或低温保存,保存过程中应防止反复冻融。

2. 分析中影响因素

(1)测定方法和试剂的影响:自动化仪器测定重复性好、误差小,而手工操作重复性差、误差较大。不同厂家的试剂盒因使用的单克隆抗体所针对的抗原表位不同也可导致测定结果存在差异。因此,同一家医院应尽量使用同一种仪器、同一种方法和同一厂家的试剂盒进行肿瘤标志物的测定,同时建立肿瘤标志物的标准化检测方法,以保证不同实验室间检测结果的一致性。

(2)携带污染(carry-over)对检测结果的影响:携带污染是指测定项目的试剂或样品的残留部分对后续标本测定结果的影响,尤其当测定高浓度标本时,携带污染成为导致假阳性的一个潜在问题,特别要注意紧随在高浓度标本后的标本孔的测定值。因此当遇到检测结果有连续偏高现象时,应对后面标本进行复检,以判断是否是携带污染所致。

(3)"钩状效应"对检测结果的影响:抗原抗体反应遵循一定的量比关系,在进行高浓度标本测定时,免疫复合物形成的量随着标本浓度的增加反而减少,使反应信号弱化,出现后带现象,即"钩状效应"。此时,信号-剂量(浓度)曲线呈钩状现象,出现假性低值,测出的结果必然不准确。要消除这种干扰,需对高浓度标本进行适当稀释后重新测定。

(4)嗜异性抗体对检测结果的影响:大多数肿瘤标志物的测定常使用一对鼠源单克隆抗体以夹心模式来与肿瘤抗原反应,若待检患者曾被鼠或宠物咬过或因在影像学检查或治疗中使用过鼠源单克隆抗体,则患者血清中可能会出现人抗鼠抗体(嗜异性抗体),该抗体会在两种鼠源单克隆抗体间起"桥梁"作用,导致在无抗原存在的情况下,出现肿瘤标志物浓度增高的假象。避免的办法是在标本中先加入提纯的鼠 IgG,经温育后,再用 PEG 沉淀鼠 IgG 和人抗鼠 IgG 复合物,然后再进行测定。

3. 分析后影响因素

(1)参考范围的有效性:目前临床使用的肿瘤标志物参考范围大多是国外文献报道的。不同的标本类型如血液、尿液、胸腹水等有不同的参考范围,因此,对于不同地区、不同人群、不同方法、不同试剂和仪器、不同标本,均应建立自己实验室的参考范围。

(2)患者基础测定值的变化:患者治疗前、治疗中和治疗后各个阶段肿瘤标志物含量的动态监测非常重要,特别应注意患者肿瘤标志物基础测定值的变化。

(3)测定结果上升或下降 25% 的意义:在排除检测方法引起的误差后,患者检测结果上升或下降 25% 都有临床价值,特别是结果升高的标本应复查。

(4)加强与临床的沟通:实验室应编写肿瘤标志物标本采集等注意事项的宣传资料,并提出肿瘤标志物检测的合适频率、合理组合等供临床参考。当实验室更换检测试剂和检测方法时,必须通知临床,以免影响检测结果的判断。

(二)临床应用

肿瘤标志物检测的目的是为肿瘤的早期诊断和治疗提供参考依据,因此,理想的肿瘤标志物应特异性强,灵敏度高。特异性反映的是识别肿瘤的能力,特异性越高,误诊为肿瘤的可能性越小,若特异性为 100%,则意味着所有的非肿瘤患者全是阴性,只有肿瘤患者是阳性。灵敏度反映的是检出肿瘤的能力,灵敏度越高,检出肿瘤的可能性越大,若灵敏度为 100%,则意味着能检出所有的肿瘤。

灵敏度和特异性常常是一对矛盾体,提高了灵敏度,往往就降低了特异性,也就是说提高了肿瘤的检出率的同时提高了肿瘤的假阳性率;反之,提高了特异性,往往就降低了灵敏度,即提高了肿瘤诊断的准确性,降低了肿瘤的检出率,也就是说漏诊,导致患者失去了早期治疗的机会。现有的肿瘤标志物尚未有一种能达到特异性强且灵敏度高的理想要求,因此现有的肿瘤标志物在临床上对肿瘤的早期筛查价值有限,更多地用于肿瘤的辅助诊断、疗效观察、复发监测和预后评价。

NOTE

1. 肿瘤的辅助诊断 肿瘤标志物可用于肿瘤的辅助诊断。如对病毒性肝炎等高危人群进行AFP检测,结合超声诊断可辅助发现原发性肝癌;CA125结合阴道超声可作为高危女性卵巢癌早期诊断的指标。

2. 肿瘤的疗效观察 肿瘤标志物的水平监测是判断手术、化疗和放疗是否有效的重要手段。治疗后若肿瘤标志物下降至正常或治疗前水平的95%即认为治疗成功,若手术后肿瘤标志物水平未如期下降,则预示着手术未能成功切除肿瘤。

3. 肿瘤的复发监测 动态测定肿瘤标志物是监测肿瘤复发和转移的重要指标。当患者经手术、放疗、化疗后,血清肿瘤标志物已下降至正常水平,一段时间后动态监测过程中又再度升高,常常预示肿瘤复发或转移。如CEA被推荐为结直肠癌肝转移、乳腺癌骨和肺转移的监测指标。一般建议,对于肿瘤标志物的动态监测,应在治疗后第6周进行第一次测定,前3年每3个月测定一次,第4、5年每6个月测定一次,第6、7年每年测定一次。如发现肿瘤标志物水平升高(高于首次值25%),应在2~4周后再测定一次,连续2次升高者,提示有复发或转移。

4. 肿瘤标志物的联合应用 一种肿瘤可分泌多种肿瘤标志物,而不同的肿瘤或同种肿瘤的不同组织类型可有相同的肿瘤标志物,而且在不同的肿瘤患者体内,肿瘤标志物的质和量变化也较大。因此,单独检测一种肿瘤标志物,可能会因为测定方法的灵敏度不够而出现假阴性,联合检测多种肿瘤标志物有利于提高检出的阳性率。为此,选择一些在特异性和灵敏度方面可以互补的肿瘤标志物联合测定,对提高肿瘤的检出率是非常有价值的,如肝癌的诊断可用AFP、AFP-L3、PIVKA Ⅱ、GP73等联合测定;胰腺癌的诊断可用CA19-9、CA50和CEA联合测定;生殖细胞系恶性肿瘤用HCG和AFP联合测定来提高检出的灵敏度。

常用肿瘤标志物的组合见表21-2。

表21-2 常用肿瘤标志物联合检测的临床应用

肿瘤类型	常用联合检测项目
肺癌	NSE、CYFRA21-1、SCCA、CEA
肝癌	AFP、AFP-L3、PIVKA Ⅱ、GP73
乳腺癌	CA15-3、CA549、CEA
卵巢癌	CA125、HE4
睾丸肿瘤	AFP、HCG
宫颈癌	SCCA、CA125、CEA
胃癌	CA72-4、CA19-9、CEA
前列腺癌	t-PSA、f-PSA、f-PAP/t-PSA
结肠直肠癌	CEA、CA19-9、CA242
胰腺癌	CA19-9、CEA

第四节 肿瘤患者的免疫功能状态检测及其临床意义

肿瘤是否发生与机体的免疫功能状态,特别是细胞免疫状态密切相关。肿瘤患者的免疫功能状态测定对于判断病情发展、评价手术和化疗的效果及判断预后具有重要价值。一般情况下,免疫功能正常者预后较好,反之较差;晚期肿瘤或已有广泛转移者,其免疫功能常明显低下;在白血病缓解期,如免疫功能骤然下降,预示该病可能复发。因此在临床肿瘤治疗时,除动态检测如AFP、CEA等某些有预后意义的肿瘤标志物以外,对肿瘤患者免疫功能状态包括T细胞及其亚群、NK细胞和吞噬细胞等的功能以及血清中抗体、补体和某些细胞因子的水平等做系统的免疫学分析,是极为重要的。

小 结

寻找和发现肿瘤抗原是肿瘤免疫学研究的重要课题之一。肿瘤抗原是指细胞在恶性转化过程中新出现的或异常表达的抗原物质,分为肿瘤特异性抗原和肿瘤相关抗原。肿瘤抗原是肿瘤适应性免疫应答的主要靶抗原。当肿瘤发生后,肿瘤细胞表面表达的肿瘤抗原可刺激机体产生抗肿瘤的免疫应答,这一应答能否有效进行,取决于肿瘤细胞抗原性的强弱和宿主的免疫功能是否健全。尽管机体的免疫系统具有一系列的免疫监视机制,但仍有一定比例的原发性肿瘤在宿主体内生长、转移和复发,说明肿瘤细胞也能通过自身或微环境的改变等多种方式来逃避机体免疫系统的识别和攻击。

肿瘤标志物是指在肿瘤发生、发展过程中,由肿瘤细胞产生或由机体对肿瘤细胞反应而产生的能反映肿瘤存在和生长的一类物质,包括肿瘤抗原、激素、酶(同工酶)、代谢产物等。肿瘤抗原可以是肿瘤标志物,但肿瘤标志物不一定是肿瘤抗原。检测肿瘤标志物有助于早期发现肿瘤,监测抗肿瘤治疗效果,以及预测肿瘤复发。肿瘤标志物的联合检测可提高肿瘤诊断的阳性率和准确性。肿瘤标志物检测多采用酶免疫分析技术、荧光免疫分析技术和化学发光免疫分析技术等,肿瘤标志物检测的质量控制非常重要,是保证肿瘤标志物检测准确性的前提。

思 考 题

1. 何谓肿瘤特异性抗原和肿瘤相关抗原?举例说明。
2. 简述 ELISA 检测 AFP 的原理及临床意义。
3. 何谓肿瘤标志物?简述其临床意义。临床上常用的肿瘤标志物有哪些?
4. 肿瘤标志物检测的主要影响因素有哪些?

(徐 霞)

NOTE

第二十二章　移植免疫及其免疫学检验

案例导入

患者，梁某，男，48 岁。因慢性肾功能衰竭出现尿毒症，入院接受同种异体肾移植手术。术前对供、受者进行组织配型，两者血型均为 A 型。群体反应性抗体（PRA）0%。HLA 分型：A2，24（9）；B46，62（15）；DR4，12（5）。血清学方法配型结果为淋巴细胞毒交叉配型试验中死亡细胞为 4%。

患者行常规肾移植术，移植肾植入右侧髂窝。采用硫唑嘌呤（AZA）＋环孢素 A（CsA）＋强的松进行抗排斥治疗，患者出院后随访。肾移植术后 2 周后，患者出现尿少，血尿 12 天，发热 6 天，伴移植肾区胀痛。血肌酐 725.20 μmol/L，尿量 310 mL/d。彩超提示移植肾肿大伴血流灌注量减少。CT 平扫示肾大小为 11.3 cm×7.5 cm×6.9 cm，肾实质密度均匀降低。

问题：

1. 该病例的临床诊断是什么？简述其发生原因和机制。

2. 临床上有哪些免疫措施可以预防同种异体移植排斥反应的发生？

移植免疫学是研究与排斥反应相关的抗原及其诱导的免疫应答机制的学科，起源于 19 世纪。在发现组成免疫应答的细胞、体液和补体成分后，科学家证实免疫反应是导致移植组织无法存活的原因。现代移植免疫学常被追溯到 1944 年 Medawar 的兔自体皮肤移植物和同种皮肤移植试验，他提出同种异体皮肤排斥反应是宿主-移植物（host versus graft，HVG）反应，其细胞介导的特征后来由 Mitchison 做出解释。Gorer 等于 1948 年提出编码同种异体移植排斥相关的抗原的基因位点为主要组织相容性复合体（major histocompatibility complex，MHC）的概念。20 世纪 70 年代，科学家进一步阐明 T 细胞识别、应答抗原的 MHC 限制机制。以上重要发现为从免疫学的角度解决移植物的选择（配型）、存活（治疗）等系列问题提供了基础。本章主要内容涵盖移植的类型、移植排斥反应的发生机制、移植排斥反应的免疫监测、常见的组织或器官移植以及防治等方面。

第一节　概　　述

一、基本概念

移植（transplantation）是指将某一个体的细胞、组织或器官置换自体或另一个体的某一部位病变的或功能缺损的细胞、组织、器官，以维持和重建机体正常生理功能的治疗方法。被移植的细胞、组织或器官称为移植物（graft），提供移植物的个体称为供者（donor），接受移植物的个体称为受者或宿主（recipient or host）。若将移植物植入宿主原器官所在的正常解剖位置，称为原位移植（orthotopic transplantation）；移植物植入非正常解剖位置，称为异位移植（heterotopic transplantation）。所植入的

NOTE

移植物能否被宿主接受,与供、受者的遗传背景有密切关系。若二者的遗传背景存在差异,移植物通常会发生炎症反应和坏死,此为移植排斥反应(graft rejection)。

二、移植类型

受者免疫系统对移植物免疫反应的程度取决于移植物的类型,按照供、受者间遗传背景的差异将移植分为 4 种类型。

1. 自体移植(autograft) 移植物在同一个体中从某部位移植到另一部位,由于移植物取自受者自身,此类移植不会发生移植排斥反应,若无继发感染,均能成功,如将健康的皮肤组织移植到烧伤皮肤部位,或用正常的血管代替阻塞的冠状动脉等。

2. 同系移植(isograft) 遗传基因型完全相同或基本近似个体间的移植,此类移植如同自体移植,一般不发生排斥反应,如单卵孪生之间的移植,或同种动物多次交配所形成近交系动物间的移植。

3. 同种异体移植(allograft) 同种内遗传基因不同的个体间移植,临床移植多属此类型。这种移植常出现排斥反应,其反应强弱取决于供、受者间遗传背景差异的程度,差异越大,排斥反应越强。

4. 异种移植(xenograft) 不同种属个体间的移植(如将猪的心脏移植给人),其目的是解决同种移植器官严重短缺的难题。异种移植后可能产生严重的排斥反应(包括超急性排斥反应)。

第二节 移植排斥反应的发生机制及免疫学防治

移植排斥反应本质上属于特异性免疫应答,T 细胞在移植排斥反应中起关键作用。移植排斥反应同样具有特异性和记忆性的特点。

一、引起移植排斥反应的靶抗原

引起移植排斥反应的抗原称为移植抗原或组织相容性抗原。同一种属不同个体间,凡是由等位基因差异而形成的多态性产物,即为同种异型抗原,均有可能作为组织相容性抗原而介导排斥反应。能引起强烈排斥反应者称为主要组织相容性抗原(major histocompatibility antigen,MHC 抗原);引起较弱排斥反应者称为次要组织相容性抗原(minor histocompatibility antigen,mHC 抗原)。人类 ABO 血型抗原和组织特异性抗原也参与移植排斥反应。

(一) 主要组织相容性抗原

MHC 抗原由 MHC 编码,HLA 分子是最重要的人类主要组织相容性抗原,广泛表达于所有有核细胞。供、受者间 HLA 型别差异是发生急性移植排斥反应的主要原因。

1. HLA 复合体的结构 HLA 复合体是迄今所知人类多态性最丰富的遗传系统,定位于第 6 号染色体短臂 6p21.31 区,全长约 3600 kb。根据人类基因组计划,1999 年完成的 6 号染色体全部序列分析和基因定位的结果提示,3600 kb 的区域内共确认有 224 个基因座位,其中 128 个为功能性基因(有编码产物表达),估计约 40% 的基因与免疫系统有关,另外 96 个为假基因。根据各基因及其编码产物的分布和功能不同,可将 HLA 复合体分为三个区域,即 Ⅰ 类基因区、Ⅱ 类基因区和Ⅲ 类基因区(图 22-1)。

(1) Ⅰ 类基因区:位于着丝点的远端,主要包括 A、B、C 三个位点,编码产物分别为 HLA-A、HLA-B、HLA-C 分子的 α 链(重链),除此之外还有 E、F、G、H、K 和 L 位点。

(2) Ⅱ 类基因区:位于着丝点的近端,是结构最为复杂的一个区,主要由 DR、DQ、DP 三个亚区域构成,每个区域又包含若干个 A 和 B 基因;其中 DR 区域主要包含 DRA 和 DRB1 两个功能基因,分别编码 HLA-DR 分子的 α 链和 β 链。除此之外,科学家还鉴定了 DO、DZ、DX 三个亚区。

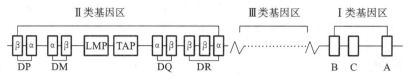

图 22-1 人 HLA 复合体的结构图

（3）Ⅲ类基因区：含有编码补体成分 C2、C4、B 因子及 TNF、热休克蛋白和 21 羟化酶的基因。

此外，位于 HLA 区域内的还有非 HLA 基因，其功能与 HLA 相关；如低分子质量多肽（low molecular-weight polypeptide，LMP）基因、抗原加工相关转运体（transporter associated with antigens processing，TAP）基因等。

2. HLA 分子的结构

（1）HLA-Ⅰ类分子：HLA-Ⅰ类分子广泛分布于机体所有有核细胞（包括血小板和网织红细胞）表面。HLA-Ⅰ类分子 A、B、C 抗原的结构相似，是由带有糖基的 1 条多肽链和 β2m 通过非共价键连接而成。带有糖基的多肽链被称为重链或 α 链，β2m 为轻链，由 15 号染色体所编码。

（2）HLA-Ⅱ类分子：HLA-Ⅱ类分子分布范围较窄，主要表达于专职抗原提呈细胞表面，在活化的 T 细胞和胸腺上皮细胞表面也有表达。病理情况下，某些组织细胞可被 IFN-γ 等诱导而异常表达 HLA-Ⅱ类分子。HLA-Ⅱ类分子 DR、DQ、DP 的结构相似，均由 α、β 两条肽链以非共价键结合形成的异二聚体糖蛋白分子组成。其中 α 链分子质量约为 34 kD，由 220 个氨基酸残基组成；β链分子质量约为 29 kD，由 230 个氨基酸残基组成，α 链的糖化程度较 β 链高，都是穿膜肽链，穿膜区和胞质区与 HLA-Ⅰ类分子 α 链相似。

3. HLA 分子与移植排斥反应　器官移植的最大障碍是供、受者间组织不相容性引起的排斥反应，HLA 在其中起着关键的作用。因此，进行器官移植时，应该选择 HLA 基因型相同或相近的个体作为供者。临床统计也显示 HLA 匹配程度可以影响移植物的 10 年存活率。

虽然从理论上说，HLA 多态性的随机组合造成个体之间获得 HLA 完全匹配的概率极低。但由于等位基因频率的偏态分布（如中国人 A2 频率可达 48%）以及连锁不平衡现象的存在，具有高频率等位基因的受者，获得 HLA 主要位点匹配供体的机会还是存在的，据经验估计可达万分之一。因此，无亲缘关系骨髓库（如中华骨髓库）和脐血库的建立以及全国性的联合配型，对于提高移植成功率具有非常重要的意义。

（二）次要组织相容性抗原

mHC 抗原主要包括以下两类：①由 Y 染色体编码的产物，为与性别相关的 mHC 抗原；②由常染色体编码的 mHC 抗原。在 HLA 完全匹配的供、受者间进行移植所发生的排斥反应，主要由 mHC 抗原所致。因此，临床移植中应在 HLA 型别相配的基础上兼顾 mHC 抗原，以期获得更好的疗效。

（三）其他组织相容性抗原

1. 人类 ABO 血型抗原　人类 ABO 血型抗原不仅分布于红细胞表面，也表达于肝、肾等组织细胞和血管内皮细胞表面，尤其是血管内皮细胞表面的 ABO 血型抗原在诱导排斥反应中起重要作用，其通过激活补体而引起血管内皮细胞损伤和血管内凝血，导致超急性排斥反应的发生。

2. 组织特异性抗原　此类抗原是指特异性表达于某一器官、组织或细胞表面的抗原，属独立于 HLA 和 ABO 血型抗原之外的一类抗原系统。如血管内皮细胞（vascular endothelial cell，VEC）特异性抗原、皮肤 SK 抗原等。

二、移植排斥反应的种类及发生机制

移植排斥反应是针对移植抗原产生免疫应答，从而导致移植物功能丧失或者受者机体损害的过程。在实质器官移植中，宿主对供者器官产生的排斥反应称为宿主抗移植物反应（host versus graft reaction,HVGR)。而在骨髓(造血干细胞)移植或其他免疫细胞移植中,移植物中的淋巴细胞可识别宿主抗原,进而攻击宿主的靶组织,产生排斥反应,称为移植物抗宿主反应(graft versus host reaction,GVHR)。根据临床器官移植术后发生排斥反应的时间、免疫损伤机制和组织学特征,将移植排斥反应分为超急性排斥反应、急性排斥反应、慢性排斥反应以及移植物抗宿主反应。

(一)超急性排斥反应

超急性排斥反应(hyperacute rejection)是指移植器官与受者血管接通后数分钟至 24 h 内发生的排斥反应。该反应是由于受者体内预先存在抗供者组织抗原的抗体,包括抗供者 ABO 血型抗原、血小板抗原、HLA 及血管内皮细胞和单核细胞表面 VEC 抗原的抗体等,这些天然抗体多为 IgM 类。预存的抗体与抗原形成的复合物激活补体系统,一方面直接破坏移植物组织靶细胞,另一方面通过补体激活所产生的活性物质引起血管通透性增高,导致移植物组织中高浓度的中性粒细胞浸润,由此引起炎症反应而导致毛细血管和小血管内皮细胞损伤、纤维蛋白沉积和大量血小板聚集,并形成血栓,从而使移植器官发生不可逆性缺血、变性和坏死。受者体内预先存在的抗供者组织抗原的抗体,产生于反复输血、多次妊娠、长期血液透析或再次移植,由这些原因导致的预存抗体多为 IgG 类抗体,若此类抗体滴度较低,超急性排斥反应的发生则较慢、较轻,往往在移植后几天发生。应用免疫抑制药物对治疗此类排斥反应效果不佳。除免疫学机制外,供者器官灌流不畅或缺血时间过长等非免疫学机制也可能导致超急性排斥反应的发生。

(二)急性排斥反应

急性排斥反应(acute rejection)是同种异型器官移植中最常见的一类排斥反应,一般在移植术后数天至两周出现,80%~90%发生于术后一个月内。病理学检查可见,移植物组织出现大量巨噬细胞和淋巴细胞浸润。及早给予适当的免疫抑制剂治疗,此型排斥反应大多可获缓解。

CD4$^+$ Th1 的迟发型超敏反应是造成移植物损伤的主要机制,CD8$^+$ CTL 可直接杀伤表达异型抗原的移植物细胞(图 22-2)。除 T 细胞外,其他免疫效应细胞(如巨噬细胞、NK 细胞等)和免疫效应分子(如抗体、补体等)也在一定程度上参与急性排斥反应的组织损伤。

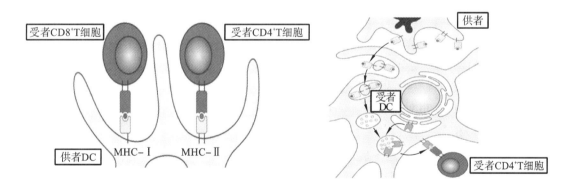

图 22-2 直接识别(左)与间接识别(右)

急性排斥反应的发生率极高,其临床表现取决于供者与受者间组织相容性程度、移植后的免疫抑制方案以及诱发因素(如感染等)。一般而言,急性排斥反应发生越早,其临床表现越严重;移植后期发生的急性排斥反应大多进展缓慢,临床症状较轻。

(三)慢性排斥反应

慢性排斥反应(chronic rejection)发生于移植后数周、数月甚至数年。其发生机制包括体液介导和细胞介导的免疫反应。慢性排斥反应往往是急性排斥反应反复发作的结果,且常与供、受者间组织不相容有关。慢性排斥反应的机制尚未完全清楚,一般认为参与慢性排斥反应发生的因素既有免疫学因素也有非免疫学因素。

1. 免疫学机制 CD4$^+$ T 细胞持续性间断活化和急性排斥反应反复发作是慢性排斥反应的重

NOTE

要发生机制。慢性排斥反应过程中,受者 CD4$^+$T 细胞通过间接识别 VEC 表面 MHC 抗原而被激活(图 22-2),继而 Th1 和巨噬细胞介导慢性迟发型超敏反应炎症。另外,Th2 辅助 B 细胞产生抗体,通过激活补体和 ADCC,损伤移植器官的血管内皮细胞。反复发作的急性排斥反应引起移植物血管内皮细胞持续性轻微损伤,并持续分泌多种生长因子(如胰岛素样生长因子、血小板源生长因子、转化生长因子等),继而导致血管平滑肌细胞增生、动脉硬化、血管壁炎症细胞(T 细胞、巨噬细胞)浸润等病理改变。

2. 非免疫学机制 多种非免疫学因素参与慢性排斥反应。如:移植术后早期出现缺血-再灌注损伤,移植器官的去神经支配和血管损伤,术后给予免疫抑制药物的毒副作用,供者年龄过大或过小,受者并发高血压、高脂血症、糖尿病、巨细胞病毒感染等。近期研究表明,记忆细胞和某些属于"内源性危险信号"的非特异性效应分子可能参与慢性排斥反应的发生。

(四)移植物抗宿主反应

GVHR 是指存在于移植物(供者)中的淋巴细胞可介导针对受者的排斥反应。GVHR 主要见于骨髓移植,此外,在某些富含淋巴细胞的器官(如胸腺、小肠、肝脏等)移植以及免疫缺陷个体接受大量输血时也可发生。GVHR 可损伤宿主组织器官,引起移植物抗宿主病(graft versus host disease,GVHD)。骨髓移植物中成熟 T 细胞识别宿主的组织相容性抗原,对宿主组织或器官发动免疫攻击,损伤宿主组织和器官,是引起 GVHD 的主要原因。细胞因子网络失衡也参与 GVHD 引起的组织损伤。

三、常见的组织或器官移植

临床器官移植术的建立至今经历了理论、伦理、技术等考验,逐步走向成熟并越来越多地被人们所接受,临床现已开展的移植有角膜移植、皮肤移植、胰腺移植、肾脏移植、心脏移植、肺移植、肝脏移植和骨髓移植等。

(一)肾脏移植

肾脏移植是临床开展最早、开展最多和效果最佳的一种器官移植。由于免疫抑制药物的不断更新和移植技术的不断提高,肾脏移植患者 1 年和 5 年的存活率有了显著提高,HLA 基因背景与供者相同或相近的患者,移植肾存活时间可长达十几年或数十年。肾脏移植中供肾的选择应遵循以下原则:①以 ABO 血型完全相同者为好,至少能够相容;②选择最佳 HLA 配型的供者器官,如难以选择到完全匹配的肾脏,可根据"可允许的不相容匹配法则"扩大选择范围;③预存的细胞毒抗体必须阴性;④基因位点相配者可提高移植成活率。

(二)肝脏移植

肝脏移植已在世界各地广泛开展,手术效果令人鼓舞,术后 1 年和 5 年的存活率分别为 90% 以上和 80% 以上,最长生存期已超过 20 年。肝脏移植后可出现天然或自发性免疫耐受现象,也称"移植肝免疫特惠现象",因此,临床上在选择供体时十分注重 ABO 血型的配型。尽管 HLA 配型在肝脏移植中不十分重要,但 HLA 型别不符对移植物长期存活有一定的影响。肝脏移植术后的排斥反应一般较弱,主要由浸润 T、B 细胞和巨噬细胞等介导。

(三)心脏移植与心肺联合移植

心脏移植在全世界范围内开展得越来越多,1 年和 5 年的存活率分别达 80% 和 70%。心肺联合移植的开展晚于心脏移植,手术及术后护理都较心脏单器官移植难度大。心脏移植与心肺联合移植时,应进行 ABO 血型鉴定、HLA 配型、淋巴细胞毒交叉配型和群体反应性抗体检测。ABO 血型检测是避免急性排斥反应的首要条件,供、受体间 HLA-Ⅰ、Ⅱ类分子匹配则是移植器官长期存活的重要因素。由于供体来源的局限性,HLA 配型并未在多数心脏移植中心作为必做项目。

(四)骨髓与其他来源的干细胞移植

骨髓和干细胞的移植为非实质性器官移植。其中骨髓移植开展较早,而干细胞移植正日益受到临床工作者的重视。

1. 骨髓移植 骨髓移植应用于造血系统疾病和原发性免疫缺陷病的治疗,尤其用于这些疾病危及生命而难以用一般方法治愈时。根据被移植骨髓的来源,分为自体骨髓移植、同基因骨髓移植、同种异基因骨髓移植三种类型。

2. 造血干细胞移植 骨髓移植实际上是造血干细胞移植,因此,骨髓中造血干细胞的质和量对移植的成败至关重要。造血干细胞的特征性表面标志是 CD34,其中多能干细胞为 $CD34^+$ $CD38^-$、$CD34^+$ $HLA-DR^-$ 等;而定向干细胞则为 $CD34^+$ $CD38^+$、$CD34^+$ $HLA-DR^+$ 等。骨髓中 $CD34^+$ 细胞占单个核细胞的 1%~4%,外周血的 $CD34^+$ 细胞仅为 0.01%~0.1%。当人体受到肾上腺皮质激素、抗肿瘤药及某些重组细胞因子等作用后,外周血 $CD34^+$ 细胞可大幅增多,从中获取足量的干细胞用于移植。脐带血经 G-CSF、IL-3 等刺激后,$CD34^+$ 细胞含量可高出成人外周血近 20 倍,与其他来源的干细胞相比,脐血干细胞免疫原性弱、来源广泛、获取的方法简便、易于储存,备受临床工作者的青睐,脐血干细胞移植在全世界逐步展开。应用冷冻保存技术建立脐血库,为接受移植的患者提供了方便的脐血来源,是一项很有发展潜力的临床移植项目。

在进行外周血和脐血干细胞移植时,应进行与骨髓移植相同的一系列实验室检查,包括 HLA 和 ABO 血型配型、血常规和骨髓检验、性染色体测定、造血干细胞鉴定和 GVHR 征象追踪等。此外,应用不同的细胞因子体外诱导来自骨髓、脐血和胚胎的多能干细胞定向分化,以获得具有不同功能和分化方向的干细胞,将其用于移植可使临床治疗更具有组织或器官特异性。这种定向分化干细胞的研究,已在心肌修复、胰腺修复、神经再生以及组织工程等领域展现了良好的应用前景。

第三节 移植排斥反应的免疫监测项目、方法及意义

一、移植前组织配型

尽管临床器官移植取得了巨大进展,但移植排斥反应仍然是困扰临床移植的重要问题,有效地预防排斥反应的发生是延长移植物存活时间和保护受者的重要手段,供者器官能否在受者体内正常存活,在很大程度上取决于供、受者间组织配型的正确性。供、受者之间组织相容性程度越高,器官存活的概率就越大,因此,做好移植前的组织配型尤其重要。

移植前的组织配型或组织相容性试验,是指对某一个体的表型和基因型进行 HLA 特异性的鉴定。通过组织配型试验,选择与受者组织相容性抗原近似的供者,可降低急性移植排斥反应发生的频率和强度,从而延长移植物的存活时间。供者与受者的 ABO 血型一致是各种移植的前提。肾脏移植的长期存活与供、受者 HLA,特别是 HLA-DR 相容性密切相关。骨髓移植时则要求 HLA 完全一致,否则会出现剧烈的移植物抗宿主反应。

(一) HLA 配型

器官移植成功的关键是选择适合的供、受者,即 ABO 血型相符,HLA 型别相同或相近。HLA 是代表个体特异性的移植抗原,也是引起同种异型移植排斥反应的主要抗原物质,供者与受者的 HLA 等位基因匹配程度决定了移植排斥反应的强弱程度,因此,必须通过 HLA 配型来选择合适的供者,以减少排斥反应的发生。HLA 复合体至少包括四个与移植有关的基因位点,即 HLA-A、HLA-B、HLA-C、HLA-D,其中 HLA-D 区又分为 HLA-DR、HLA-DP、HLA-DQ 等亚区,分别编码七个系列的抗原。目前认为 HLA-DR 位点抗原是最重要的,HLA-DQ、HLA-DP 在移植中亦有重要意义,其次是 HLA-A、HLA-B,HLA-C 对移植过程意义较小。

1. 血清学方法

(1) 微量淋巴细胞毒试验:微量淋巴细胞毒试验自 1964 年美国 Terasaki 等引入 HLA 分型研究后,几经改良,于 1970 年被美国国立卫生研究院(NIH)指定为国际通用标准技术。这一技术是

研究 HLA 系统的基本试验方法。该方法由于仅用 1 μL 免疫血清、1 μL 淋巴细胞、1 μL 补体、1 h 孵育时间,使抗原、抗体和补体结合,故被称为快速微量淋巴细胞毒试验。

淋巴细胞膜表面具有 HLA,当 HLA 特异性抗体(IgG 或 IgM)与淋巴细胞膜上相应的 HLA 结合时,激活补体,在补体的作用下,细胞膜的通透性发生改变,细胞膜破损,染料可以进入,通过着色细胞死亡的数目来判断抗原、抗体反应的强度。死亡细胞数与反应强度成正比。如淋巴细胞不带有相应的抗原,则无此作用。

目前常用的染料有曙红(又称伊红)和荧光染料(CFDA 和 EB)。在倒置相差显微镜下,活细胞不被曙红着色而呈明亮色,细胞有很强的折光性,细胞体积不增大。死细胞能够被曙红着色,细胞呈现浅灰状,细胞体积略增大,无折光能力。如果使用荧光染料染色,在荧光显微镜下,活细胞呈绿色(CFDA 与细胞膜结合呈现绿色),死细胞呈现红色(EB 可通过破损细胞膜进入细胞内与 DNA 结合,呈现红色)。

T 和 B 细胞膜上都存在 HLA-A、HLA-B、HLA-C,所以 HLA-A、HLA-B、HLA-C 分型可以使用 T 细胞或总淋巴细胞(包括 T、B 细胞),如果 HLA-A、HLA-B、HLA-C 分型试剂抗体同时存在 DR 抗体,为避免 DR 抗体的干扰,则只能使用 T 细胞。近年来,HLA 单克隆抗体的出现,可以避免 DR 抗体的影响。HLA-DR、HLA-DQ 只存在于 B 细胞膜上,所以 HLA-DR、HLA-DQ 分型需要从总淋巴细胞中分离出 B 细胞进行鉴定。

(2)结果判断:通过观察反应板孔内细胞死亡的比例,给出相应的计分。目前常用的计分标准如表 22-1 所示。美国国立卫生研究院(NIH)建议,只有在死亡细胞占比大于 30% 时才能作为弱阳性反应,大于 50% 时才能作为阳性。

表 22-1　读数计分标准

死亡细胞/(%)*	计　分	意　义
0	0	未试验或无法读数
0～10	1	阴性
11～20	2	阴性可疑
21～40	4	阳性可疑
41～80	6	阳性反应
>80	8	强阳性反应

注:* 指高于对照的死亡细胞百分数。

2. 细胞学方法　当两个无关个体的淋巴细胞在体外混合培养时,可以相互刺激,使淋巴细胞向母细胞转化,产生分裂增殖及混合淋巴细胞反应,这主要是由 HLA-D 不同引起的,当我们知道其中一种淋巴细胞的抗原时,如果淋巴细胞不发生增殖,说明两种淋巴细胞同型,反之则不同型。这也可以用于在体外检测器官移植供、受者之间是否会发生排斥反应。此方法的优点是可以检测出受者 Th 对移植物 MHC-Ⅱ类抗原反应的程度,而缺点是检测的时间较长,如果供者是尸体,就必须改用微量淋巴细胞毒试验来配型。目前细胞学方法主要包括以下三种。

(1)混合淋巴细胞培养(mixed lymphocyte culture,MLC):分为双向 MLC 和单向 MLC。在双向 MLC 试验中,双方细胞都有刺激作用和应答能力,而且 HLA-D 不配合程度越大,刺激、增殖程度越强。在单向 MLC 试验中,用丝裂菌素 C、X 线照射等方法处理一方细胞,使其失去应答能力,保持刺激能力。一般是将已知 HLA-D 淋巴细胞,用丝裂菌素 C、X 线照射等方法处理,然后与未知的淋巴细胞培养 5～7 天,加入放射性胸腺嘧啶,用放射性核素闪烁仪测定放射量。

(2)纯合分型细胞(homozygous typing cell,HTC)方法:带有 A/A 抗原的 HTC 作为刺激细胞,带有未知抗原 X/X 的受检细胞作为应答细胞,在(A/A)HTC 刺激细胞与(X/X)受检应答细胞组成的单向 MLC 中,如果发生 MLC 反应,说明受检细胞能够识别 A 抗原作为非己的外来抗原,所以受检细胞不具有 A 抗原;如果不发生 MLC 反应,说明受检细胞本身具有 A 抗原,不能识别 HTC

的 A 抗原,因此受检细胞可能为 A 杂合子 A/X 或 A 纯合子 A/A。在此试验过程中,受检细胞与 HTC 反应为阴性时,才能被指定有与 HTC 相同的抗原,故又称为阴性分型(negative typing)方法。

(3) 致敏淋巴细胞分型(primed lymphocyte typing,PLT)试验:在应答细胞 A 和刺激细胞 B 的初次 MLC 中,经过 9~12 天的培养,应答细胞 A 增殖为淋巴细胞后又回到小淋巴细胞,这种处于休止状态的小淋巴细胞实际上是已被致敏的记忆细胞,又称为致敏淋巴细胞(PL 细胞)。当 PL 细胞与初次 MLC 中的刺激细胞进行二次 MLC 时,在 20~24 h,细胞内将产生一个很强烈的应答反应,在此过程中,刺激细胞称为预处理作用细胞。根据这一原理,PLT 试验结果取决于预处理作用细胞和应答细胞两方面。因此,在进行 PLT 时,必须使用经过仔细挑选的 PL 细胞配组,同时,在鉴定一个 PLT 抗原时要使用一个以上的 PL 细胞。

3. HLA 的基因分型 应用血清学方法对 HLA-Ⅱ类抗原(DR、DQ、DP)的配型需要从总淋巴细胞中分离出 B 细胞再进行鉴定,比较困难,这推动了在分子水平上的基因配型(DNA 配型)技术的发展。基因配型技术通过比较供、受者 HLA 的 DNA 序列,判定供、受者间基因是否相同或相近,从而达到更快、更准确地选择供、受者,并更有可能在同基因中进行成功的移植的目的。其主要方法包括限制性片段长度多态性(RFLP)分析、PCR-RFLP 分析、PCR-SSO 分析和 PCR-SSP 分析等。

(二) 受者同种异体抗体的检测

器官移植受者体内预存抗体,主要来自天然血型抗体。如果受者因多次妊娠、反复输血和接受血液制品、长期血液透析、接受过异种或异体移植或者某些细菌或病毒感染后由类属抗原诱生抗 HLA 抗体,尤其是与血管内皮细胞抗原结合的抗体,多为 IgG 类抗体,当这些预存抗体进入移植器官后,与其血管内皮细胞的细胞膜抗原结合形成抗原抗体复合物,激活补体,导致血管损伤,移植物受损。移植前筛选出这些抗体,对防止超急性排斥反应和急性排斥反应、提高移植物存活率具有重要的意义。

1. 补体依赖的细胞毒性(complement dependent cytotoxicity,CDC)试验 通过检测受者血清中是否存在针对供体的补体依赖的淋巴细胞毒抗体,来确保同种异体移植不发生超急性排斥反应或急性排斥反应。CDC 试验的原理:被检血清中的抗体与供者淋巴细胞膜表面相应抗原结合后激活补体,引起细胞膜破损,这种抗体称细胞毒抗体。如将含有此抗体的血清与淋巴细胞和补体共同孵育,淋巴细胞将被破坏,细胞膜通透性增加,染料得以渗入,使细胞着色。根据着色的死亡细胞数目,可以估计淋巴细胞毒的强度。CDC 试验包括 T 细胞毒交叉配型、B 细胞毒交叉配型、自身交叉配型。

2. 流式细胞术交叉配型(flow cytometry crossmatching,FCXM) 此法是由 Garovoy 等于 1983 年创立的,应用其来测定供者淋巴细胞反应性同种抗体,具有高度的灵敏度,不但能够敏感地检测出受体血清中抗供体淋巴细胞抗体,而且能分别检测出抗 B 细胞、T 细胞、单核细胞抗体,同时还可对不同类型抗体(IgG、IgM、IgA 等)分别进行定量检测,具有很大的优点。流式细胞术用于组织配型的原理:人类淋巴细胞表面存在 HLA,B 细胞表面同时存在 HLA-Ⅰ类及Ⅱ类抗原,T 细胞表面则主要存在 HLA-Ⅰ类抗原,将供者淋巴细胞与受者血清共同孵育,如受者血清中存在抗供者 HLA 抗体,该抗体就可与受者淋巴细胞表面的 HLA 结合,用羊抗人 IgG、IgM、IgA 等荧光抗体与结合于淋巴细胞表面的受体抗体(HLA 抗体)结合,再通过流式细胞仪定量分析供者淋巴细胞表面结合的荧光抗体的相对含量,荧光强度的强弱及阳性细胞百分率可间接反映受者体内有无抗供者淋巴细胞的 HLA 抗体存在,以及抗供者淋巴细胞表面 HLA 抗体的浓度。

(三) 群体反应性抗体的检测

群体反应性抗体(PRA)是指群体反应性抗 HLA-IgG 抗体,是各种组织器官移植术前筛选致敏受者的重要指标,与移植排斥反应和存活率密切相关。PRA 的常用方法:①ELISA-PRA:酶标板用纯化的包括当地人种绝大部分的 HLA 特异性抗原预先包被,检测时将待检血清加入并孵育一定时间后,加入酶标记的抗人 IgG 或 IgM 的人单克隆抗体,再加入酶作用的底物显色,根据颜色的深浅,可测定出 HLA 抗体的特异性和滴度。②CDC-PRA:在预先用淋巴细胞(含当地人种绝大部分的 HLA 特异性抗原)包被的微孔板中加入受者血清和补体,反应一定时间后用染料染色,计数死亡细胞(被染色的细胞)百分率,并由此判断 PRA 阳性或阴性。

PRA 的水平可用于判断器官移植时受体的敏感程度。检测过程是用受者血清对一组(40~100 个)已知 HLA 的无关淋巴细胞做 CDC 试验,测定细胞毒抗体,用 PRA 值表示受者血清与群体细胞阳性反应的百分率,根据阳性百分率来判断受者的致敏状态,估计移植的可能性。高 PRA 血清可针对多个 HLA 发生反应,PRA 水平高的器官移植易产生超急性排斥反应,对这类患者可先进行血浆置换、免疫吸附和诱导免疫耐受等来降低体液中 HLA 抗体水平,以提高移植物存活率。

二、移植后的免疫检测

通过一系列严格的 HLA 配型等检测手段找到 HLA 相符的供者,并成功进行了移植手术,并不意味着移植结束,相反,为了使移植物能长期存活,临床上需要不间断地检测受者的各种指标。尽管人们在器官移植前进行多种配型试验,挑选适宜的供者,但在实际工作中很难找到 HLA 高度一致的供者,除同基因移植外,其他各种类型的移植均可能会发生排斥反应,最后导致移植器官的功能丧失,甚至对受者其他器官带来很大的损害。移植后对受者进行一系列的监测,一方面有助于了解排斥反应危象是否将发生,以便及早采取措施,使排斥反应逆转或阻止反应进展,另一方面有助于了解免疫抑制剂使用是否适当。

(一)移植器官的功能监测

移植器官的功能状态是衡量移植是否成功的关键指标。移植后要密切观察其功能指标,一方面可以了解移植器官的功能状态,另一方面可以预测移植排斥反应和调整药物用量。引起移植器官功能丧失的原因除了排斥反应,还有感染、缺血和药物的毒性等。首先,根据有无发热和移植物肿胀初步判断移植器官的功能,但这些变化都是非特异性的。移植器官的功能测定因移植物不同而异,多需检测大量的生化和血液学指标,如通过血常规检查判断有无感染,肾脏移植后的肾功能检查,肝脏移植后的肝功能、凝血功能等检查。某些辅助检查例如 B 型超声和彩色多普勒超声等对了解移植器官的形态、血管通畅性和血流量等也有一定的帮助。

(二)移植排斥反应监测

移植排斥反应的临床表现与其他原因如药物的器官毒性作用或病原微生物感染的临床表现非常相似,因此及早、准确地诊断移植排斥反应就显得格外重要。若能早期确诊排斥反应,通过适当的治疗,有可能使排斥反应逆转或大大减轻,使移植器官长期存活并发挥功能。当发现移植器官功能的改变时,已属于排斥反应的结果。免疫学检测指标早于临床排斥反应或器官功能改变之前,具有重要意义。

1. 外周血 T 细胞检测 临床上常用免疫荧光法或流式细胞仪监测受者外周血 T 细胞及其亚群 CD4$^+$、CD8$^+$ T 细胞数量及比值,反映受者移植术后的免疫状态。通常 CD4$^+$ T 细胞数量增加表示移植物发生排斥反应,而 CD8$^+$ T 细胞数量增加主要表示免疫抑制细胞增加,排斥机会减少。在急性排斥反应临床症状出现前 1~5 天,T 细胞总数和 CD4/CD8 值升高,巨细胞病毒感染时此值降低。一般认为,CD4/CD8 值大于 1.2 时,预示急性排斥反应即将发生,而此值小于 1.08 时,发生感染的可能性很大,对其进行动态监测对急性排斥反应和感染具有鉴别诊断意义。但是,只用 CD4$^+$、CD8$^+$ T 细胞数量及比值来反映受者移植术后的免疫状态并非十分可靠,最好能分析 CD4$^+$、CD8$^+$ T 细胞亚型情况,CD4$^+$ T 细胞包括 Th0、Th1、Th2 和 Th3 四种亚型,而 CD8$^+$ T 细胞根据其表面 CD28 表达的情况可分为 CTL(CD8$^+$ CD28$^+$)和 Ts(CD8$^+$ CD28$^-$)两种亚型,通过分析亚型情况更能贴切反映受者移植术后的免疫状态。此外,T 细胞表面某些 CD 分子也作为免疫状态监测的指标,目前认为 T 细胞上的 CD30 和 CD69 是移植术后受者新的免疫状态监测指标,可预测排斥反应的早期发生。

2. 细胞因子 目前用于监测移植排斥反应的细胞因子有 IL-1、IL-2、IL-4、IL-6、IFN-γ 和 sIL-

2R 等。在移植排斥反应中,这些细胞因子的水平均可升高,其中 IL-2、IFN-γ 和 TNF-α 表达水平增高可作为早期排斥反应的诊断指标,而 sIL-2R 与同基因对照组比较无差异,无公认的诊断标准,但可以从比较受者接受移植物前后的水平而做出判断。另外,受者排斥反应发生时体内某些趋化因子也发生变化,其中 CCR1 及 CXCL10 水平在受者排斥反应发生前的 48～72 h 即明显升高,可预测排斥反应的发生。值得提出的是,目前通过监测细胞因子来反映移植术后受者免疫状态也存在一些问题,主要是没有一个定量的指标能确定细胞因子浓度升高到何种水平时与排斥反应发生有关。

3. 特异性抗体 在移植排斥反应中,检测反映受者体液免疫水平的特异性抗体对各种类型的排斥反应均有诊断意义,尤其是超急性排斥反应和急性排斥反应。主要的免疫指标包括 ABO、Rh 等血型抗体和 HLA 抗体、抗供者组织细胞抗体、抗血管内皮细胞抗体、冷凝集素等。临床上用补体依赖的细胞毒性试验检测 HLA 抗体水平并分型,其中 HLA-Ⅱ类抗体在慢性移植排斥反应中发挥重要作用。

4. 补体水平 补体活性与急性移植排斥反应的发生也有关系,当移植物遭受排斥时,补体成分的消耗增加,导致血清中总补体或单个补体成分减少,可采用溶血法或比浊法进行检测。

5. 共刺激分子 在移植排斥反应中 T 细胞激活同样必须接受 APC 提呈的双重信号,共刺激信号决定了 T 细胞是增殖活化为效应细胞还是进入无反应状态或凋亡。B7-CD28/CTLA-4 是最重要的共刺激信号系统,在移植排斥反应和免疫耐受中同样发挥重要作用。

6. 其他分子 除此之外,监测外周血中的黏附分子(LFA-1、ICAM-1、VCIM-1 等)、细胞毒效应分子(穿孔素、颗粒酶、颗粒裂解肽等)、C 反应蛋白(CRP)和 β2m 等的变化也可为预测排斥反应发生及推测预后提供依据。

(三)免疫抑制剂治疗监测

移植术后的患者,常规应用 CsA、FK506、麦考酚吗乙酯(MMF)等免疫抑制剂,这些药物的治疗窗窄、效用强度大,加上患者本身的个体差异、用药时间和次数、合并用药等因素的影响,致使不同患者甚至是同一患者不同时期的血药浓度都有很大差异。因此,对移植患者需在常规监测血药浓度的情况下,确定是剂量不足引起排斥反应还是剂量过多导致肾毒性,并根据指标变化随时进行适当的药物剂量调整,使药物充分发挥防治移植排斥反应的作用,并减少其毒副作用。临床上测定移植术后受者外周全血药物浓度的常用指标有谷值浓度(C_0)、峰值浓度(C_{max})和 CsA 浓度曲线下面积与时间比值曲线(AUC)等。

(四)感染的监测

免疫抑制剂在抑制排斥反应的同时可引起机会性感染。感染是导致移植术后患者死亡的主要原因。应监测以下项目,及早发现并治疗感染。

1. 全血血细胞计数及分类 中性粒细胞比例升高提示细菌感染,而淋巴细胞比例升高提示病毒感染。

2. 免疫学检测病原体抗原或抗体 移植后易引起 CMV、HBV 感染暴发,90% 以上的机会性感染均发生在应用免疫抑制剂时。移植前应选择抗-CMV、抗-HCV、HBsAg 阴性的供者。

3. 血培养 疑为感染时,应尽快做血培养,若培养分离出病原菌,应加做药敏试验,有利于选择用药。一旦确定感染病原体,应立即使用敏感药物抑制感染。值得注意的是,在应用免疫抑制剂抑制排斥反应的同时,也应用抗微生物制剂抑制感染,预防感染比治疗更重要。

第四节 移植排斥反应的免疫学防治

器官移植术的成败在很大程度上取决于移植排斥反应防治效果的好坏,主要方法是严格选择供者、抑制受者免疫应答、诱导移植耐受以及加强移植后的免疫监测等。

NOTE

一、严格选择供者

为减少移植排斥反应的发生，第一步选择供者非常重要，必须坚持 ABO 血型同型，并对供、受者进行严格的 HLA 配型，以及对受者血清预存抗体进行检测等，选择最适合受者的供者移植物。器官移植成败主要取决于供、受者间的组织相容性。因此，术前须进行一系列检测，以尽可能选择较理想的供者。

二、移植物和受者的预处理

（一）移植物预处理

实质脏器移植时，尽可能清除移植物中的过客细胞，有助于减轻或防止 GVHD 发生。同种骨髓移植中，为预防可能出现的 GVHD，可对骨髓移植物进行预处理，从而清除骨髓移植物中的 T 细胞。但用去除 T 细胞的异基因骨髓进行移植时，可能发生的移植物抗白血病效应也随之消失，导致白血病复发率增高，从而影响患者的预后。

（二）受者预处理

实质脏器移植中，供、受者间 ABO 血型不符可能导致强的移植排斥反应。某些情况下，为逾越 ABO 屏障而进行实质脏器移植，有必要对受者进行预处理。其方法：术前给受者输注供者特异性血小板；借助血浆置换术去除受者体内天然抗 A 或抗 B 凝集素；也可对受者进行脾切除及免疫抑制疗法等。

三、免疫抑制治疗

免疫抑制疗法疗效确切，是目前临床器官移植的常规疗法。免疫抑制药物的合理应用与否在很大程度上决定着临床移植术的成败。

（一）免疫抑制药物的应用

应用免疫抑制药物是迄今临床防治排斥反应的主要策略。目前常用的免疫抑制药物有以下几种。

1. 细胞核有丝分裂抑制剂　此类药物包括硫唑嘌呤（依木兰，imuran）、环磷酰胺、甲氨蝶呤等。

2. 皮质激素和真菌代谢物抑制剂　皮质激素如泼尼松和地塞米松可有效抑制炎症反应。真菌代谢物常见的有环孢素 A(CsA)、FK506 以及雷帕霉素。

3. 中草药类免疫抑制剂　如雷公藤、冬虫夏草、落新妇等可用于治疗器官移植排斥反应。

（二）特异性免疫抑制治疗

目前的特异性免疫抑制治疗主要包括应用某些单克隆抗体和阻断共刺激信号两种。单克隆抗体主要是某些抗免疫细胞膜抗原的抗体，比如抗淋巴细胞球蛋白（ALG）、抗胸腺细胞球蛋白（ATG）、抗 CD3/CD4/CD8 单抗、抗高亲和力 IL-2R 单抗、抗 TCR 单抗、抗黏附分子（ICAM-1、LAF-1）抗体等。这些抗体通过与相应膜抗原结合，借助补体依赖的细胞毒作用，分别清除体内 T 细胞或胸腺细胞。阻断共刺激信号包括两对分子，APC 上的 B7 分子与 T 细胞上的 CD28 或 CTLA-4，以及 APC 上的 CD40 与 T 细胞上的 CD40L 或 CD154，当 T 细胞缺乏共刺激信号时，T 细胞克隆无能。

小　结

移植是指将某一个体的细胞、组织或器官置换自体或另一个体的某一部位病变的或功能缺损的细胞、组织、器官，以维持和重建机体正常生理功能的治疗方法。按照供、受者间遗传背景的差异将移植分为 4 种类型,即自体移植、同系移植、同种异体移植和异种移植。同种异体移植在临床应用较多,但由于供、受者间遗传背景的不同常存在不同程度的排斥反应。引起移植排斥反应的抗原主要是 MHC 抗原、mHC 抗原、ABO 血型抗原和组织特异性抗原。根据移植排斥反应的特点和发生机制不同可将排斥反应分为超急性排斥反应、急性排斥反应和慢性排斥反应以及由移植物中的淋巴细胞介导的针对受者的移植物抗宿主反应。

在进行器官或组织移植时,应进行供、受体的 HLA 配型和交叉配型。用于配型的方法包括血清学方法、细胞学方法和等位基因分型,其中血清学方法是一项古老而应用广泛的方法;细胞学方法,因其用于分型的细胞难以获得和操作烦琐而应用受限;等位基因分型法也称分子生物学分型法,除可用于各种 HLA 型别的检测外,还有利于发现新的等位基因,是一种具有发展潜力的 HLA 分型方法。

思 考 题

1. HLA 是诱导移植排斥反应的主要靶抗原,此外,还有哪些组织特异性抗原引起了临床工作者的关注?

2. 移植排斥反应的免疫检测包括哪些方面?

3. 哪种器官的移植有发生超急性、急性和慢性排斥反应的可能? HVGR 和 GVHR 均可发生的是哪种器官移植? 为什么?

(曹龙古)

第二十三章　感染性疾病及其免疫学检验

学习目标

掌握：不同微生物感染的免疫学检测方法、指标及临床意义。
熟悉：感染性疾病的发生机制和一般特点；免疫学检验的方法学评价。
了解：不同感染性疾病的特征及临床表现。

▌案例导入▐

患者，女，24 岁，低热、咳嗽、盗汗 10 余天，伴有纳差、疲劳无力等症状，自服退热药效果不佳，遂入院治疗。

查体结果：体温 37.9 ℃，慢性病容，神志清醒，精神欠佳。皮肤未见黄染、皮疹与出血点，唇发绀。颈部淋巴结大小正常。双肺闻及湿啰音，心律齐，心脏听诊未闻及其他明显杂音。腹平软，肝脾未扪及，肾区无叩痛。

根据上述情况，医生建议患者进行如下检查：①X 线检查；②血沉测定；③抗结核抗体筛查；④痰涂片抗酸染色镜检。试问哪项检查对该患者的初步诊断意义最大？

人类的发展史也是人类与微生物、传染病做斗争的历史，因此抗感染免疫研究是免疫学研究中的一个永恒的主题。14 世纪暴发的"黑死病"（鼠疫）席卷了整个亚洲、欧洲和非洲北部，共夺去了2500 万余人的生命。20 世纪初期的西班牙流感是史上造成死亡人数最多的一次瘟疫，超过 4000万人丧生，全球有近 7 亿人患病。随着抗感染防御和治疗措施的不断发展和完善，社会文明的进步，卫生条件持续改善，经济和生活水平不断提高，大规模的烈性传染病的发生已基本控制，但是抗击感染性疾病的形势依然严峻。仅在 21 世纪前二十年里，人类社会就陆续遭遇 SARS 事件、禽流感、中东呼吸综合征、寨卡病毒、埃博拉病毒以及新型冠状病毒等微生物的侵害。随着微生物变异、混合感染以及细菌耐药性的逐年增加，感染性疾病呈现卷土重来之势，给人类健康和社会造成了严重的危害。对感染性疾病的预防、诊断和治疗仍然是预防医学和临床医学面临的主要任务之一。谈及感染性疾病的免疫学检测，抗原抗体反应是贯穿始终的主题。本章主要介绍感染的一般免疫学特点与类型，以及常见病原微生物感染的免疫学检测。

第一节　概　　述

导致感染的病原体有细菌、病毒、真菌和寄生虫等。各类病原体在结构、生物学特性、致病性等方面各有特点，因此它们的感染特征、机体的免疫学防御机制及检测应用也不尽相同，但有一定规律可循。

一、微生物感染免疫应答的一般特点

（一）固有免疫和适应性免疫共同参与免疫防御

固有免疫系统提供了机体早期对抗微生物感染的防御机制（图 23-1），而适应性免疫为机体提供了更强大、更为持久的后续防御反应。反之，诸多病原微生物也有对抗防御的反制措施，如抗吞

NOTE

噬细胞吞噬及胞内消化作用、胞内寄生作用等。针对这类微生物感染,机体的防御主要依赖于适应性免疫,适应性免疫也能增强固有免疫的防御功能,诱导效应细胞清除微生物,并形成记忆细胞,以应对二次感染。

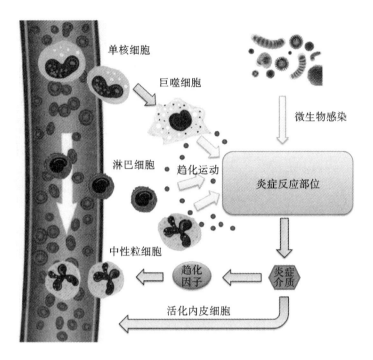

图 23-1 中性粒细胞、单核/巨噬细胞趋化作用

（二）免疫应答具有高度的特异性

不同微生物侵袭机体和在宿主体内中定植的方式不同,机体往往会采取更加精确的防御机制对不同微生物进行免疫应答。例如,体液免疫应答在抗胞外微生物感染中起主要作用,细胞免疫则在对抗胞内微生物感染中更有效。同时,机体针对微生物的抗原成分也会产生相应的抗体,在对抗感染的同时,也为免疫学检测提供了方法依据。

（三）微生物致病性是其侵袭力和机体免疫效应共同作用的结果

微生物能否在宿主体内存活和致病,取决于微生物与机体免疫防御斗争的结果。例如:细菌荚膜成分可以对抗免疫细胞吞噬;侵袭性酶类有助于感染的扩散;乙肝病毒可将其 DNA 整合至宿主基因组,从而长期存活;有些微生物甚至能通过抗原变异来逃避已建立的适应性防御机制。

（四）过度的免疫应答本身也可引起组织损伤和疾病

免疫防御机制对于保护机体和抗感染是必需的,但是在某种情况下过度的免疫反应也是一把双刃剑,可以引起免疫性疾病或组织损伤。例如,链球菌感染后引起肾小球肾炎,乙型肝炎病毒引起肝组织损伤等。

二、微生物感染类型与免疫学检测

病原微生物按其在宿主体内寄生的定位可以分为胞内寄生和胞外寄生,进而导致不同类型的感染。根据病原微生物感染机体的不同时效性分为急性感染、慢性感染和潜伏感染。不同微生物感染类型与免疫学检测对象的选择、技术应用及结果分析密切相关。

（一）胞内和胞外感染

能引起胞内感染的微生物包括专性胞内微生物（obligate intracellular microbe）和兼性胞内微生物（facultative intracellular microbe）。专性胞内微生物是指一旦离开宿主细胞就不能继续生存的微生物,如病毒、衣原体、立克次体等;兼性胞内微生物是指既可在细胞内寄生,也可以在细胞外

NOTE

生存和繁殖的微生物,例如结核分枝杆菌、嗜肺军团菌等,部分真菌也是兼性胞内微生物,如新生隐球菌。寄生虫分为原虫和蠕虫,前者为单细胞性寄生虫,后者为多细胞性寄生虫。通常原虫在胞内寄生,蠕虫引起胞外感染,消除感染的机制常依赖特异性免疫应答,由于这种防御能力相对较弱,所以寄生虫常引起慢性感染。

(二) 微生物感染的模式与免疫学检测

1. 急性感染的免疫学检测 大多数胞外细菌、病毒感染属于急性感染,其免疫学特点是急性感染后病原微生物被宿主免疫完全清除,因此检测在感染过程中首先出现的 IgM 抗体比较有价值,但由于 IgM 抗体持续时间不长,仅作为早期感染的标志。

2. 慢性感染的免疫学检测 衣原体、真菌、寄生虫、胞内寄生菌、肝炎病毒等常引起慢性感染,其特点是病原微生物在宿主体内长期或终生存在,通常发生于宿主免疫防御未能及时将病原微生物完全清除的情况下。针对这类病原微生物的抗原检测,在急性期检出率高,而在慢性期检出率低甚至呈阴性,因此针对这些病原微生物所导致的感染,采用检测特异性抗体及其水平对慢性感染的诊断、病情分析有较大的诊断价值。

3. 潜伏感染与免疫学检测 潜伏感染的特点是在急性感染后伴潜伏性感染,在潜伏期无症状,也很难检出感染的微生物抗原,但是有抗体持续存在,因此应在发作期检测抗原。引起典型潜伏感染的病原微生物主要是疱疹病毒科成员。此外,衣原体也可引起潜伏感染。

第二节　细菌感染的免疫学检测指标、方法及临床意义

一、链球菌感染的免疫学检测

链球菌属(Streptococcus)细菌种类繁多,分布广泛。引起链球菌感染 90% 以上的为 A 群链球菌。链球菌溶血素 O(streptolysin O,SLO)是 A 群链球菌的重要代谢产物之一,SLO 可以溶解红细胞,对中性粒细胞、血小板及心肌组织有毒性作用。抗原性强,能刺激机体产生相应的抗体,称为抗链球菌溶血素 O(anti-streptolysin O,ASO)。该抗体能特异性结合溶血素 O 并抑制其溶解红细胞的活性,因此免疫检测可根据中和试验的原理,测定样本中 ASO 的含量以辅助诊断链球菌感染引起的相关免疫性疾病。

溶血性链球菌感染 1 周后,ASO 水平即开始升高,4~6 周达高峰。由于 ASO 的高含量可持续几个月甚至几年,因此 ASO 阳性不一定是近期内感染的指标,应多次动态观察。

二、沙门菌感染的免疫学检测

沙门菌属(Salmonella)感染中以伤寒、副伤寒沙门菌引起的疾病较为常见,例如伤寒、食物中毒或败血症等。伤寒、副伤寒沙门菌感染常用肥达(Widal)试验协助诊断,并应结合临床表现、病史、病程及流行病学综合判断。

沙门菌属中的 A、B 和 C 群分别为副伤寒甲、乙、丙型沙门菌,D 群为伤寒杆菌。机体感染伤寒杆菌、副伤寒杆菌 1 周后,能逐渐产生菌体 O 抗原和鞭毛 H 抗原的抗体。O 抗原刺激机体产生 IgM 类抗体,出现早,持续时间短;而 H 抗原刺激机体产生 IgG 类抗体,出现晚,维持时间长。用伤寒杆菌 O、H 抗原和副伤寒杆菌甲(A)、乙(B)、丙(C)的 H 抗原作为诊断抗原,检测机体中相应的抗体水平可协助伤寒、副伤寒的诊断。

将一定量伤寒、副伤寒杆菌的阳性菌液分别与患者倍比稀释后的血清进行凝集反应,根据凝集效价判定结果。O 抗原、H 抗原凝集效价变化的临床意义具体见表 23-1。正常时伤寒 O 抗原凝集效价<1∶80,伤寒 H 抗原凝集效价<1∶60;副伤寒 A、B、C 群 H 抗原凝集效价<1∶80。

表 23-1 O 抗原、H 抗原凝集效价变化的临床意义

	O 抗原凝集效价	H 抗原凝集效价	临 床 意 义
1	升高	正常	伤寒发病早期或沙门菌属中其他菌种引起的交叉反应
2	正常	升高	可能为疾病晚期或以往患过伤寒、副伤寒或菌苗接种后的回忆反应
3	升高	升高	伤寒可能性大;另外,A、B、C 任何一项升高可能分别为副伤寒甲、乙、丙

此外,若肥达试验单次效价增高,假阳性可能较高,必要时应进行动态观察。若双份血清抗体效价增高 4 倍及以上,则诊断价值较大。长期使用抗生素和肾上腺皮质激素以及免疫功能低下的伤寒患者,肥达试验可出现阴性。

三、结核分枝杆菌感染的免疫学检测

结核分枝杆菌(*Mycobacterium tuberculosis*,MTB)是引起结核病(tuberculosis)的病原体,其临床诊断主要依赖病原学诊断。随着对结核病研究的不断深入和现代免疫学技术的应用,结核病的免疫学诊断方法不断推出,其诊断价值越来越受到重视。

结核分枝杆菌感染的免疫学检测包括结核分枝杆菌抗原、抗体和特异性免疫复合物的检测。结核分枝杆菌抗原、抗体检测的标本除了血清外,还可采用痰液、脑脊液以及胸、腹水等。结核分枝杆菌抗原阳性有助于临床诊断,结核分枝杆菌 1gG 水平可协助诊断活动性结核病。结核分枝杆菌感染机体后,可刺激机体产生 IgM、IgG、IgA 类抗体。结核分枝杆菌属于胞内寄生菌,可长期寄生在宿主单核/巨噬细胞内,从而导致潜伏感染。通常情况下,抗体的产生并不能有效保护宿主抵御感染。活动性肺结核患者会出现 IgG 抗体水平明显增高,并与病变活动程度存在平行关系。

值得注意的是,2018 年新修订的结核病分类标准中明确了涂阴结核病分类,因此结核病的确诊需要结合临床表现、微生物学检验诊断来综合判断。

四、幽门螺杆菌感染的免疫学检测

幽门螺杆菌(*H. pylori*,HP)是引起胃黏膜慢性发炎,导致胃及十二指肠溃疡与胃癌的主要致病菌。幽门螺杆菌毒力因子和宿主的基因背景对疾病的转归有很大影响,特别是会增大发生消化性溃疡和胃癌的风险。目前,细胞毒素(CagA)和空泡毒素(VacA)被认为是重要的幽门螺杆菌毒力因子,能显著提高胃癌的发生风险。

细胞毒素(CagA)即细胞毒素相关蛋白 A,是幽门螺杆菌基因的编码产物,可导致宿主出现严重的炎症反应。空泡毒素(VacA)是幽门螺杆菌分泌的一种蛋白毒素,可引起细胞发生坏死和凋亡。

幽门螺杆菌免疫学检测是通过测定血清样本中的幽门螺杆菌抗体来实现的,常用方法有补体被动血凝试验、免疫印迹技术和 ELISA 等。

五、嗜肺军团菌感染的免疫学检测

军团菌属(*Legionella*)数目较多,时有新种发现,超过半数军团菌与人类疾病有关,常见的病例由嗜肺军团菌(*Legionella pneumophila*)引起。该菌存在于水和土壤中,常经供水系统、溶洞和雾化吸入而引起肺炎型和非肺炎型感染。抗体检测是诊断军团菌感染的常用手段,常用方法包括间接免疫荧光法、微量凝集试验、试管凝集试验、ELISA 法等。通过检测患者血清中抗军团菌 IgM 及 IgG 类抗体即可做出特异性诊断。其中,IgM 抗体阳性提示为近期感染,而 IgG 抗体可在体内持续数月。

NOTE

六、细菌感染的非特异性免疫学指标

细菌体外培养仍然是确诊其感染的金标准,非特异性标志物免疫学检测往往作为一种辅助手段。常用的非特异性标志物有如下几种。

（一）降钙素原

在机体出现全身性细菌感染或脓毒症、真菌和寄生虫感染时,降钙素原(procalcitonin,PCT)水平增高,且与感染的严重程度及预后相关,可用于辅助诊断、预后判断和疗效观察。常用的检测方法有 ELISA、CLIA 和免疫渗滤或层析试验等。前两者方法为定性检测,后者为定量检测。

（二）C 反应蛋白

在炎症相关疾病中 C 反应蛋白(C reactive protein,CRP)水平可显著升高。常用检测方法有 ELISA、颗粒增强透射免疫浊度法和速率散射免疫浊度法等。值得注意的是,当机体处于应激状态或存在其他非感染性疾病时,CRP 水平也会增高,例如严重创伤、烧伤、心肌梗死、恶性肿瘤、结缔组织病、免疫排斥反应等,因此对这些疾病的诊断还需要结合临床表现和病史综合考虑。

（三）白细胞介素-6(IL-6)

机体受感染、肿瘤、非感染性炎症、应激等刺激后,巨噬细胞、T 细胞、B 细胞等多种细胞均可产生 IL-6。常用检测方法有 ELISA、CLIA 和流式细胞术等。其中,细胞外 IL-6 水平可用 ELISA 和 CLIA 定量检测,用流式细胞术定量检测细胞内 IL-6 水平。目前 IL-6 水平检测主要用于感染性疾病的辅助诊断,但在肿瘤、自身免疫病、类风湿性关节炎、烧伤等疾病中,血清 IL-6 水平也可显著升高,应加以鉴别。

第三节 常见病毒感染的免疫学检测指标、方法及临床意义

临床常见的病毒包括肝炎病毒、呼吸道病毒(流行性感冒病毒、副流感病毒、呼吸道合胞病毒等)、EB 病毒(Epstein-Barr virus,EBV)、肠道病毒(脊髓灰质炎病毒、柯萨奇 A 组病毒和 B 组病毒、人类轮状病毒以及其他新型肠道病毒等)、登革热病毒(dengue virus,DV)和流行性出血热(epidemic hemorrhagic fever,EHF)病毒等。利用分子生物学技术,可以直接检测病毒的 DNA 或 RNA 及其变异结构,近年来,分子生物学的快速诊断在临床诊断中快速推广,具有良好的发展前景。而通过免疫学技术检测不同标本中的病毒抗原或抗体,对于流行病学调查和临床快速诊断同样具有重要的意义。

一、流感病毒感染的免疫学检测

流感病毒在呼吸道上皮细胞内增殖,随飞沫传播。流感以春、冬季多见,发病迅速。甲型流感病毒容易发生变异,传染性强;乙型流感病毒也易引起流行,但为局部、中小型流行;而丙型流感病毒多为散发感染。

流感病毒的免疫学检测中,可采用免疫荧光技术、分子杂交技术、免疫电镜技术等方法直接检测呼吸道分泌物、脱落细胞中的病毒抗原。

也可利用补体结合试验进行分型鉴定,利用中和试验进行亚型鉴定。常需双份血清检测抗体水平,需同时检测急性期(5 天以内)和恢复期(2～4 周)血清,进行血凝抑制试验,恢复期抗体效价比急性期增高 4 倍及以上才有诊断意义。

二、轮状病毒感染的免疫学检测

人类轮状病毒(human rotavirus,HRV)是引起婴幼儿急性胃肠炎的主要病原体,特别是 A 组

轮状病毒,是世界范围内婴幼儿腹泻最重要的病原体,是婴幼儿死亡的主要原因之一。

在患者发病早期采集腹泻粪便,主要针对轮状病毒的抗原或抗体进行免疫学检测,常用 ELISA 法、乳胶凝集试验等。

1. 抗原检测 用 ELISA、胶体金法或免疫酶斑点试验检测粪便标本中的 HRV 抗原,结果阳性可诊断为 HRV 感染。单克隆抗体检测可极大地提高灵敏度,常用于患者诊断和病情监测。

2. 抗体检测 采用 ELISA 法检测患者血清中的特异性 IgM、IgG 抗体,通常感染 HRV 5 天后患者血清中即可检测到 IgM 抗体水平升高,因此可用于临床 HRV 感染的早期诊断。IgG 抗体的检测常需采集患者发病早期和恢复期双份血清,升高 4 倍及以上有诊断意义。

三、肝炎病毒感染的免疫学检测

病毒性肝炎是由肝炎病毒引起的传染性疾病,目前已经确定的有甲型、乙型、丙型、丁型和戊型五种病毒,尚待阐明的有庚型肝炎病毒、TTV 及 SEN-V 等。病毒性肝炎血清标志物包括病毒本身、病毒抗原成分和抗病毒抗体等。临床上通过各种肝炎病毒血清标志物能准确地进行病毒性肝炎的诊断。

1. 甲型肝炎病毒免疫学检测 甲型肝炎病毒(hepatitis A virus,HAV)属于小 RNA 病毒科肝病毒属,是一种无包膜的具有单链正股 RNA 的小 RNA 病毒,HAV 是甲型病毒性肝炎的病原体,主要经消化道途径感染。目前只发现一种血清型。

HAV 感染人体后可以产生抗-HAV IgM、IgG、IgA、IgE 等各种类型抗体,目前主要的检测方法有检测粪便中病毒抗原以及通过 ELISA 或固相放射免疫法检测血清中抗-HAV IgM 或抗 HAV 总抗体,其临床意义如下。

(1) 抗-HAV IgM 出现于甲型肝炎早期,发病后数日快速达到峰值,持续时间较短(2~4 周),发病后 1~2 个月滴度和阳性率下降,于 3~6 个月消失,因此抗-HAV IgM 阳性常表明急性 HAV 感染或复发感染。

(2) 抗-HIV IgG 出现较抗-HIV IgM 略晚,于 2~3 个月达高峰,然后缓慢下降,持续多年或终生。抗-HAV IgG 阳性表示受过 HAV 感染,但不能区分是否为新近感染,主要适用于流行病学调查和评价疫苗效果等。如果经双份血清(初发期与恢复期)检测,抗-HAV IgG 滴度有 4 倍及以上增长,则可作为诊断甲型肝炎的依据。

2. 乙型肝炎病毒免疫学检测 乙型肝炎病毒(HBV)为 DNA 病毒。结构分为两部分,即包膜(含 HBsAg)和核心(HBcAg、双链 DNA、DNA 聚合酶和 HBeAg)。临床上乙型肝炎病毒免疫学诊断以如下标志物的检测为主,包括 HBsAg、抗-HBs、HBeAg、抗-HBe、抗-HBc、PreS1、PreS2、抗-PreS1 和抗-PreS2 等。

(1) 乙型肝炎病毒表面抗原(HBsAg):HBsAg 是检测 HBV 感染的主要标志。表面抗原位于 HBV 颗粒的外壳层,是一种糖蛋白。HBsAg 有不同亚型,各亚型均含有共同的抗原决定簇 a,抗原决定簇 d/y 和 w/r 在各型中相互排斥,从而构成 HBsAg 的 adr、adw、ayw 和 ayr 四个基本亚型。我国主要的亚型为 adr。

HBsAg 主要于感染 HBV 后 1~2 个月在血清中出现,可维持数日、数周甚至数年。血清 HBsAg 阳性提示 HBV 感染,通常见于:①乙型肝炎急性期和潜伏期;②慢性活动性肝炎、肝硬化、肝癌;③HBsAg 携带者。HBsAg 可从许多乙肝患者唾液、精液、阴道分泌物等多种体液和分泌物中检出。

(2) 抗乙型肝炎病毒表面抗原抗体(抗-HBs):抗-HBs 是机体针对 HBsAg 产生的中和抗体,它是一种保护性抗体,能中和病毒,对抗 HBV 感染,在急性乙肝中最晚出现(发病后 3 个月),常提示疾病恢复开始。该抗体可持续多年,其滴度与免疫保护作用相平行。

抗-HBs 阳性的临床意义:①表示既往感染过 HBV,现已恢复,且对 HBV 有一定免疫力;②乙肝疫苗接种效果的主要评价指标;③若检测到与 HBsAg 形成的免疫复合物,则提示可能参与肝细

NOTE

胞的免疫病理损伤。

（3）乙型肝炎病毒 e 抗原（HBeAg）：HBeAg 位于 Dane 颗粒的核心区，为一种可溶性抗原，实际上只是 HBcAg 肽链的一部分，其合成受 HBV 遗传基因调控。HBeAg 的出现为 HBV 复制的指标之一。HBeAg 稍晚于 HBsAg 出现。

HBeAg 阳性提示：①病毒在复制，且有较强的传染性；②可作为抗病毒药物疗效评估指标之一；③若 HBeAg 持续阳性，可发展为慢性乙肝；④若 HBeAg 阳性，母婴传播率可高达 90%。

（4）抗乙型肝炎病毒 e 抗原抗体（抗-HBe）：抗-HBe 是 HBeAg 的抗体，但它不是中和抗体，无法起免疫保护作用。

抗-HBe 阳性提示：①急性乙肝患者中抗-HBe 阳性提示病情好转、病毒复制减少或终止；②慢性乙肝患者抗-HBe 的出现提示病毒复制减少，并不意味着疾病的恢复，且易发生 HBV DNA 整合现象；③抗-HBe 阴性而 HBV DNA 检出阳性（50%左右）的慢性乙肝，提示病毒存在前 C 区变异可能。

（5）抗乙型肝炎病毒核心抗原抗体（抗-HBc）：HBcAg 阳性是 HBV 活跃复制的标志，阳性者具有传染性。抗-HBc 是 HBcAg 的对应抗体，它不是中和抗体，包括 IgG、IgA 和 IgM 三型，目前临床检测的主要是总抗-HBc 抗体和抗-HBc IgM。

抗-HBc 阳性、高滴度表明肝内 HBV 在复制，低滴度则提示有既往感染。如果检出抗-HBc IgM 则表示感染早期，意味着有特异性肝损伤，是急性乙肝诊断的主要指标；慢性乙肝活动期可呈阳性，缓解期可消失。

乙型肝炎血清标志物联合检测，对乙肝的诊断、疗效判断、预后判断均具有重要的参考价值，总结如表 23-2 所示。

表 23-2　HBV 抗原抗体检测结果及临床意义

HBsAg	抗-HBs	HBeAg	抗-HBe	抗-HBc	临床意义
+	−	+	−	−	病毒潜伏期或急性乙肝早期
+	−	+	−	+	"大三阳"，急性或慢性乙肝，高传染性
+	−	−	+	+	"小三阳"，急、慢性乙肝或 HBsAg 携带者
−	+	−	+	+	乙肝康复，有免疫力
−	+	−	+	−	乙肝康复，有免疫力
−	+	−	−	−	乙肝康复或接种过疫苗，有免疫力
−	−	−	−	−	未感染 HBV

除上述常用标志物外，还有乙型肝炎病毒前 S1 蛋白和抗前体 S1 蛋白（PreS1 和抗-PreS1），乙型肝炎病毒前 S2 蛋白和抗前体 S2 蛋白（PreS2 和抗-PreS2）等，PreS1、PreS2 均为 HBV 外膜蛋白的成分，PreS1 通常连接在 PreS2 的氨基末端。这两种蛋白质均与 HBV 侵入肝细胞有关。针对这两种蛋白的保护性抗体分别为抗-PreS1 和抗-PreS2。PreS1、PreS2 阳性提示 HBV 复制活跃，传染性较强；抗-PreS1 和抗-PreS2 在急性期和恢复早期出现，提示病毒正在或已被清除，预后良好。

3. 丙型肝炎病毒免疫学检测　丙型肝炎病毒（HCV）属黄病毒科，为单股正链 RNA 病毒，是丙型病毒性肝炎的病原体，主要通过血液传播，是引起输血后肝炎的病原体之一。HCV 感染免疫学诊断的主要依据为抗-HCV IgM、抗-HCV IgG 及 HCV 的核酸检测，健康人检测结果为阴性。抗-HCV 为一种非保护性抗体，常用 ELISA 进行检测，测定结果阳性是诊断 HCV 感染的重要依据。

（1）抗-HCV IgG 于发病后 3 个月呈阳性，其检出对丙型肝炎感染的诊断具有一定意义，但因为疾病好转后其抗-HCV IgG 仍可持续达数年，仅能作为参考。抗-HCV IgG 阳性常提示：①急性丙型肝炎早期；②HCV 有活动性，常伴有 ALT 水平增高；③具有一定传染性。

仅通过血清抗-HCV IgG 和 IgM 的检测并不能完全确定丙型肝炎患者有无传染性及病毒复

制,因此往往要结合其他技术手段来提高诊断准确性,例如 HCV RNA 的检测不仅能直接反映病毒复制与否,而且还能区分有无传染性等。

4. 丁型肝炎病毒免疫学检测 丁型肝炎病毒(hepatitis D virus,HDV)是一种缺陷性 RNA 病毒,需要有乙型肝炎病毒作为辅助,即患者只有在感染 HBV 后,才会感染 HDV,因此乙型肝炎病毒常与丁型肝炎病毒同时感染或混合感染。

HDV 存在于肝细胞内,游离抗原往往被 HBsAg 包裹,不易检出,临床上检测抗-HDV 多见。其临床意义如下。

(1) 急性感染后 3～8 周检出率可达 90%,但滴度较低(<1∶100)。由于抗-HDV 不是中和抗体,较高滴度提示感染持续存在,一旦感染终止,抗-HDV 滴度将会下降或转阴。

(2) 用捕获 ELISA 检出抗-HDV IgM 对急性 HDV 感染有诊断价值。若结果表明抗-HDV IgM 呈一过性,随之出现或不出现抗-HDV IgG,则提示 HDV 与 HBV 混合感染;若结果表现为低水平或波动性抗-HDV IgM,抗-HDV IgG 为高滴度,则说明 HDV 与 HBV 重叠感染。

5. 戊型肝炎病毒免疫学检测 戊型肝炎病毒(hepatitis E virus,HEV)属戊型肝炎病毒科,为单股 RNA 病毒。HEV 的传播方式及临床表现与甲型肝炎病毒相似。病毒感染后,机体可产生抗-HEV IgM 和抗-HEV IgG 抗体,用间接 ELISA 检测抗-HEV IgG 或 IgM 是目前常用的免疫学检测方法。抗-HEV IgM 消失快(2～4 周),易漏检,提示急性期感染。抗-HEV IgG 一次阳性一般不能作为近期感染的诊断指标,连续检测呈现动态升高时具有一定的诊断价值。

四、冠状病毒感染的免疫学检测

冠状病毒(coronavirus)属于冠状病毒科、冠状病毒属,由于病毒表明广泛伸出花瓣状突起而得名。其常引起 10%～30% 的普通感冒,属飞沫传播,一般仅侵袭上呼吸道,引起轻型感染,但有些会引起严重的临床症状。取样时,普通感冒患者取鼻咽拭子和洗液,胃肠炎患者取粪便。常用检测方法有血清学检测,或用 ELISA 检测病毒抗原,进行快速诊断。

1. SARS 冠状病毒的免疫学检测 SARS 冠状病毒(severe acute respiratory syndrome coronavirus,SARS-CoV)是严重急性呼吸系统综合征(severe acute respiratory syndrome,SARS)的病原体。WHO 推荐用 ELISA、间接免疫荧光(IFA)和中和试验进行抗体检测。中和试验为 SARS 血清学诊断的金标准。检测时应采集急性期和恢复期双份血清标本进行平行检测,双份标本抗体呈阳性或滴度上升 4 倍及以上时有临床意义。

2. MERS 冠状病毒的免疫学检测 MERS 冠状病毒全名为中东呼吸综合征冠状病毒(middle east respiratory syndrome coronavirus,MERS-CoV),感染后引发中东呼吸综合征(middle east respiratory syndrome,MERS),2012 年 9 月首次在沙特发现 MERS 病例。免疫学检测方法与 SARS 病毒类似,取急性期和恢复期双份标本,恢复期血清中 MERS-CoV 抗体较急性期血清抗体水平呈阳性或升高 4 倍及以上可确诊为 MERS 冠状病毒感染。

3. SARS-CoV-2 冠状病毒的免疫学检测 新型冠状病毒(severe acute respiratory syndrome coronavirus 2,SARS-CoV-2)于 2019 年底在病毒性肺炎病例中首次被发现,2020 年 2 月 13 日被命名为 SARS-CoV-2;于 2020 年在全球范围内大流行,并引起新型冠状病毒感染的肺炎(corona virus disease 2019,COVID-19)。新型冠状病毒是以前从未在人体中发现的冠状病毒新毒株。根据《新型冠状病毒感染的肺炎诊疗方案(试行第七版)》,病毒核酸检测阳性仍是主要的实验室检测方法。《新型冠状病毒感染的肺炎实验室检测技术指南(第二版)》提出将血清样本进行抗体检测作为辅助诊断的要求。研究表明,新型冠状病毒入侵人体 3～5 天后,其特异性 IgM 抗体多会呈现阳性,随后新型冠状病毒特异性 IgG 抗体开始由阴转阳,且恢复期其滴度较急性期大幅增高,因此,采用免疫学方法检测血液中 SARS-CoV-2 特异性 IgM 和 IgG 抗体是辅助诊断手段之一。

NOTE

第四节　寄生虫感染的免疫学检测指标、方法及临床意义

人体寄生虫主要为原虫和蠕虫。由寄生虫引起的寄生虫病在感染性疾病中也占有相当重要的地位。寄生虫病的病原学诊断虽具有确诊的价值，但由于灵敏度较差，易造成漏诊。免疫学诊断方法灵敏度高，结合生物化学等相关检验，可显著提高诊断的特异性。

一、疟原虫感染的免疫学检测

疟原虫（*Plasmodium*）是脊椎动物的细胞内寄生虫，种类达百余种。引起疟疾的主要是间日疟原虫（*Plasmodium vivax*）、三日疟原虫（*Plasmodium malariae*）、恶性疟原虫（*Plasmodium falciparum*）和卵形疟原虫（*Plasmodium ovale*），经雌性按蚊传播。一般的病原学检查方法对原虫在血中密度较低的疟疾患者或带虫者的诊断比较困难。近年来，借助免疫学技术建立的免疫学方法不仅满足疾病诊断的需要，而且将该病的流行病学研究推向深入。其检测方法包括下列两种：

1. 疟原虫抗原的检测　利用固相放射免疫抑制试验和 ELISA 双抗体夹心法，即用已知抗体检测红细胞内疟原虫抗原。若使用单克隆抗体，特异性可显著提高。

2. 抗疟原虫抗体的测定　常用间接荧光抗体试验、酶联免疫吸附试验及斑点免疫综合试验或间接血凝试验。其中间接荧光抗体试验为国内外广泛采用。一般认为受检血清稀释度在 1：20 以上时才有意义，而间接血凝抗体效价≥1：16 时才有价值。

二、血吸虫感染的免疫学检测

在人体寄生的裂体吸虫（*Schistosoma*）主要有五种，分别为日本血吸虫（*Schistosoma japonicum*）、曼氏血吸虫（*Schistosoma mansoni*）、埃及血吸虫（*Schistosoma haematobium*）、湄公血吸虫（*Schistosoma mekongi*）和马来血吸虫（*Schistosoma malayensis*）。在我国建国初期流行的是日本血吸虫病，现已较为少见。

血吸虫病的确诊有赖于病原学诊断，即从患者的粪便或组织内查出虫卵或毛蚴。病原性诊断的灵敏度较差，易发生漏诊，联合免疫学检测可弥补其不足。临床常用免疫学检测的方法有下列三种。

1. 环卵沉淀试验（circumoval precipitin test，COPT）　COPT 是一种抗原抗体反应。利用虫卵抗原与患者血清中相应抗体能特异性结合，虫卵周围形成泡状、指状或条状并有明显折光性的沉淀物。COPT 的操作简便，成本低廉，灵敏度较高，但反应所需时间长，会有漏检现象。

2. 间接红细胞凝集试验（indirect hemagglutination test，IHA）　利用血吸虫虫卵或成虫抗原吸附 O 型人红细胞，检测受检者血清中的相应抗体。IHA 的灵敏度较高，操作简便，结果直观，是目前国内应用仍较广泛的一种血清学诊断法。但因与肺吸虫、肝吸虫等有交叉反应，会导致假阳性；另外，由于抗原致敏红细胞的稳定性不同，误差较大。

3. ELISA　固相包被已知抗原或抗体，检测受检标本中相应的抗体或抗原，通过酶标记抗体和底物的显色反应结果来进行半定量。改良型的 ELISA 如斑点 ELISA、快速 ELISA 以及免疫酶染法或免疫印记试验等，较一般的血清学方法特异性高，提高了检出率并可缩短检测时间，具有良好的应用前景。

三、猪囊尾蚴感染的免疫学检测

猪囊尾蚴病又称囊虫病（cysticercosis），是由绦虫囊尾蚴（*Cysticercosis cellulosae*）寄生于人体心脏、脑、眼、肌肉等组织、器官所导致的疾病。感染多由误食未经烹饪的含囊尾蚴的肉制品所致。囊虫侵犯、寄生的部位可形成虫体结节，引起局部压迫症、水肿以及功能障碍等。

囊虫病的免疫学检测具有较高的辅助诊断价值,常采用的方法有 ELISA、间接血凝试验或单克隆抗体检测循环抗原等。其中间接血凝试验成本低廉,操作简便,但灵敏度逊色于 ELISA。ELISA 特异性好,灵敏度高,适用于批量检测,为临床诊断主要采用的方法。

四、华支睾吸虫感染的免疫学检测

华支睾吸虫病(clonorchiasis)又称肝吸虫病,由华支睾吸虫(*Clonorchis sinensis*)寄生在人的肝胆管内引起肝胆病变(为主),是一种人畜共患病。粪便中镜检到华支睾吸虫卵是其感染的确诊依据。在辅助诊断中,免疫学检验方法也被广泛使用。

华支睾吸虫的虫体抗原成分包括表膜抗原、代谢抗原、全虫粗抗原等,其中以代谢抗原灵敏度较高。目前华支睾吸虫感染的临床免疫学检测中,采用斑点-酶联免疫吸附试验法检测其特异性抗体,灵敏度和特异性较高。

五、丝虫感染的免疫学检测

丝虫病(filariasis)是由丝虫(*Filaria*)经吸血节肢动物传播的一类寄生性线虫病。已知寄生人体的丝虫有八种,我国仅有班氏丝虫(*Wuchereria bancrofti*)和马来丝虫(*Brugia malayi*)两种。

丝虫病的实验室诊断主要依赖病原微生物诊断,免疫学检验作为辅助诊断,主要包括用特异性丝虫抗原来检测待检血清中相应抗体,阳性率较高(≥90%);也可以使用单抗检测来检测患者体内循环抗原的存在与否,其中尿液中循环抗原的检出率较高。

第五节 其他微生物感染的免疫学检测指标、方法及临床意义

一、真菌感染及免疫学检测

真菌(fungus)的种类繁多,目前已发现的真菌多达十二万种。能引起人类疾病的真菌有上百种。真菌感染除可引起表面感染外,还可导致深部组织感染,甚至全身感染,严重者可致死亡。抗真菌感染的免疫机制尚不清楚,目前大多数学者认为与抗细菌感染的免疫机制类似。

临床上多数真菌感染缺乏特异性症状和体征,真菌镜检、分离培养和病理学检查等方法虽然是其确诊依据,但真菌的免疫血清学检测为辅助诊断提供了很多有价值的信息,不容忽视。目前真菌感染的免疫学检测方法主要包括两个方面。①循环抗原检测:目前在隐球菌病、念珠菌病、组织胞浆菌病和曲霉病中应用广泛。例如,(1,3)-β-D-葡聚糖是绝大多数真菌具有的一种特异性细胞壁成分。当真菌进入机体引起感染时,检测该成分具有较高的灵敏度和特异性,有助于深部真菌的早期诊断。②循环抗体检测:补体结合试验、免疫扩散试验、胶乳凝集试验、放射免疫分析、ELISA 等多种免疫学方法均可用于循环抗体检测。组织胞浆菌病、球孢子菌病检测特异性抗体意义较大,孢子丝菌病在培养阴性而又高度怀疑时也可用抗体检测进行筛查。抗体水平 4 倍及以上增高以及间隔 2~3 周的动态观察具有临床意义。

(一) 念珠菌感染的免疫学检测

念珠菌属(*Candida*)俗称念珠菌,是人体正常菌群之一,也是最常见的深部感染真菌,可引起皮肤、黏膜和内脏的急性、亚急性和慢性炎症。深部念珠菌病常继发于慢性消耗性疾病、严重营养不良、免疫功能抑制宿主或长期使用抗生素患者。

诊断念珠菌病的血清学方法多偏重于抗原检测,但近年来随着方法学灵敏度的提高,临床免疫学检验、抗原抗体联合检测和多种抗体组合检测在念珠菌病中的诊断价值越来越受到重视,然而仅凭血清学检测结果不能做出诊断。

念珠菌侵入机体循环后,检测其表面多种抗原成分及代谢物可以反映念珠菌感染情况。如采

NOTE

用 ELISA 和蛋白质印迹法可检测念珠菌相关抗原,例如甘露聚糖。由于许多念珠菌是机会致病菌,人体内会有较高滴度的抗体存在,抗体会影响念珠菌抗原的检出,应采取相应措施降低影响,可在待测血清中加入 EDTA-Na$_2$,121 ℃加热 5 min,碱处理并离心。

(二)隐球菌感染的免疫学检测

隐球菌属(*Cryptococcus*)中的主要致病菌为新型隐球菌(*Cryptococcus neoformans*)。新型隐球菌是条件致病菌,其感染一般为外源性。大多数新型隐球菌引起的感染通过呼吸道进入机体,在肺部引起轻度炎症或隐性感染,也可由破损皮肤或肠道传播,当机体免疫功能下降时可向全身播散。

新型隐球菌循环荚膜抗原测定是诊断新型隐球菌病尤其是新型隐球菌脑炎的重要手段,采集标本时可以采脑脊液和血液,但两者检出的抗原滴度不一定平行。LAT 可迅速检出结果(5 min内),特异性高达 90%以上。ELISA 较 LAT 更灵敏,为实验室诊断常用方法。在检测脑脊液标本时,可能会因为抗原含量过高而出现假阴性,此时应做倍比稀释。类风湿因子(RF)与隐球菌可能存在交叉反应,可利用 EDTA-Na$_2$、蛋白酶处理或煮沸 5 min 以除去 RF。

(三)曲霉菌感染的免疫学检测

曲霉菌(*Aspergillus*)可侵犯机体许多部位引起病变,其中以肺部病变最为常见,主要包括过敏性肺支气管曲霉病、侵袭性肺曲霉病等。

曲霉菌感染的诊断可利用 ELISA 法检测半乳糖抗原和其他糖蛋白抗原。ELISA 法检测灵敏度可达 1 ng/μL。若大于 100 ng/μL,可考虑侵袭性肺曲霉病。RIA 法测定纯化的菌壁糖类抗原,阳性率为 78%,特异性为 80%。LAT 可测定半乳糖抗原及一些低分子量抗原,对一些侵袭性肺曲霉病诊断的灵敏度达 95%。对于过敏性支气管肺曲霉病,可通过检测特异性 IgE、IgG 以及曲霉血清抗原进行诊断。

二、梅毒螺旋体感染及免疫学检测

梅毒螺旋体(*Treponema pallidum*)是对人有致病性的密螺旋体中主要的一种,为梅毒(syphilis)的病原体。梅毒作为一种性传播疾病,具有较强的传染性。梅毒螺旋体不易体外人工培养,目前临床梅毒的实验室诊断方法仍以免疫学检测为主,可分为非特异性的非密螺旋体抗原试验和特异性的密螺旋体抗体试验两大类。

1. 非密螺旋体抗原试验 类脂抗原试验又称血清反应素试验,属非特异性试验。试验的原理是利用正常牛心肌的脂质作为抗原,检测血清中与其结合反应的物质反应素,作为梅毒诊断的筛选试验,常用的方法有以下几种。

(1)性病研究实验室(VDRL)试验:本试验从牛心肌中提取心类脂,加入一定量的卵磷脂和胆固醇,作为抗原。利用抗原抗体反应,观察凝集颗粒,可作为定性和定量试验检测患者血清中的反应素。

(2)不加热血清反应素(unheated serum regain,USR)试验:USR 试验为一种改良的 VDRL 试验,优点在于采用的抗原统一配制且保持稳定,待检血清标本不必加热灭活,简化操作,结果判定如同 VDRL 试验。梅毒检测多采用甲苯胺红不加热血清试验(TRUST)。

(3)快速血浆反应素(rapid plasma regain,RPR)试验:在 USR 抗原基础上添加活性炭颗粒作为检测抗原,反应在特别的白色纸卡片上进行,阳性结果呈现为白色底板上有黑色的凝集颗粒,结果明显,易判断,易被广泛接受与推广。

上述类脂质抗原试验对一期梅毒的灵敏度高,且有简便、快速等特点,可用于大规模普查筛选。但因为这类方法的特异性不高,常会出现假阳性反应,因此不能作为唯一确诊依据。麻风、结核、红斑狼疮、类风湿性关节炎和免疫接种等都可能出现假阳性反应。此外,妊娠妇女、老年人以及吸毒者亦会出现假阳性反应。

2. 密螺旋体抗体试验 将梅毒螺旋体 Nichols 株经超声波粉碎后作为抗原,来检测患者血清中的相应抗体,特异性高,可作为梅毒的确诊试验。

(1) 荧光密螺旋体抗体吸收(fluorescent treponemal antibody-absorption,FTA-ABS)试验:FTA-ABS试验是一种间接荧光抗体试验。可利用Reiter螺旋体超声波裂解物联合吸收试验,除去待检血清标本中可能存在的交叉反应的抗体以增加结果的特异性。经处理后的待测血清与已知梅毒抗原孵育,经荧光标记二抗显色后呈现特异性荧光,即为阳性。

(2) 梅毒螺旋体血凝试验(*Treponema pallidum* hemagglutination assay,TPHA):TPHA是一种间接凝集试验。用梅毒螺旋体抗原致敏红细胞,如待测血清中含有特异性抗体,则出现红细胞凝集,其滴度≥1∶80判为阳性。用梅毒螺旋体抗原致敏的明胶颗粒替代上述致敏红细胞,便形成了目前临床上常用的TPPA,增加了试验稳定性。

(3) ELISA:可对待测血清中特异性抗体分型(IgG或IgM型)。抗梅毒螺旋体IgM可存在于梅毒患者的早期、潜伏期或晚期,由于IgM不能通过胎盘和健全的血脑屏障,因此,可作为先天性梅毒或活动性神经梅毒的诊断指标。

(4) 蛋白质印迹法:将梅毒螺旋体菌株(Nichols株)破碎后进行SDS-PAGE,然后通过电转移到硝酸纤维素膜上,最后检测患者血清中针对梅毒螺旋体的特异性抗体,适用于二、三期梅毒和神经性梅毒的确诊,但不适用于先天性梅毒的诊断。

以上各种方法,无论对早期梅毒还是晚期梅毒都有很高的灵敏度和特异性,且阳性出现时间早,已成为梅毒的诊断试验,但是,患者经药物治疗后临床症状改善,其反应仍不会转阴,不能用于疗效评价。

三、衣原体感染的免疫学检测

衣原体(*Chlamydiae*)是一类专性寄生在真核细胞内,有独特发育周期,能通过细菌滤器的原核细胞型微生物。衣原体广泛寄生于人类、哺乳动物及禽类,仅少数致病,能引起人类疾病的衣原体主要有沙眼衣原体、肺炎衣原体等。其中以沙眼衣原体最为常见。

1. 沙眼衣原体感染及检测 沙眼衣原体(*C. trachomatis*,CT)又分为三个生物变种,其中沙眼衣原体变种专性寄生人类,无动物储存宿主,易感部位是黏膜的鳞状、柱状上皮细胞。临床表现为沙眼、结膜炎、泌尿生殖道感染等。

沙眼衣原体感染的实验室诊断方法主要有病原体分离、血清学试验及分子生物学技术。在免疫学诊断方面主要是检测其抗原和特异性抗体。

(1) 抗原测定:以病变部位刮取的上皮细胞或受感染组织细胞作为样本,用荧光素标记抗体进行检测,观察组织细胞中是否存在沙眼衣原体抗原。

(2) 抗体测定:目前抗沙眼衣原体血清抗体检测的意义尚未得到肯定,其原因是不易获得沙眼衣原体感染者的双份血清,即急性期和恢复期血清。

沙眼衣原体分离培养比较困难。而对于细胞涂片,用荧光素标记抗体去检测其相应抗原,操作简便,适用于大规模筛选,但对结果的判断受主观因素影响大。免疫层析法简便易行,结果判断客观,特异性高,是目前临床上使用最广的一种方法。

2. 肺炎衣原体 肺炎衣原体(*Chlamydia pneumoniae*,Cpn)可分为TWAR、考拉和马3个生物变种,TWAR变种是从人体内分离到的。TWAR对呼吸系统有致病性,在人与人之间通过飞沫或呼吸道传播,感染呈散发和交替流行的特点,最突出的是引起急性或慢性支气管炎和肺炎。

目前诊断TWAR感染较为敏感的方法是用免疫荧光试验检测血清中的抗体成分。取患者双份血清,利用该方法检测TWAR特异性的IgM和IgG抗体,可区别近期感染和既往感染以及原发感染和再感染。急性期与恢复期双份血清抗体滴度增高4倍及以上或单份血清IgM抗体滴度≥1∶16,或IgG抗体滴度≥1∶512,即可诊断为急性感染。

3. 鹦鹉热衣原体 鹦鹉热衣原体(*Chlamydophila psittaci*,C. psittaci)由于首先从鹦鹉体内分离得到而命名,可感染鹦鹉科鸟类、家禽、家畜和野生动物,主要存在于动物肠道内,由粪便排出而污染环境,以气溶胶传播,人接触后容易引起鹦鹉热,可表现为非典型肺炎。鹦鹉热衣原体的免疫学检测主要包括抗原检测和抗体检测。

(1)抗原检测:利用衣原体属、种或型的单克隆抗体与荧光素结合后,采用免疫荧光方法检测标本中的衣原体抗体从而判断衣原体抗原的存在以及用于衣原体分型。利用衣原体可溶性抗原LPS的抗体,能在数小时内完成组织或细胞中的衣原体抗原检测,适用于大批量标本检测。

(2)抗体检测:常用方法有补体结合试验、间接血凝试验及酶联免疫吸附试验等。取双份患者血清(急性期和恢复期),补体结合试验结果显示抗体效价升高 4 倍及以上者可诊断。单次补体结合试验抗体结果显示抗体效价高于 1∶64 也可诊断。

四、支原体感染的免疫学检测

支原体(*Mycoplasma*)是一类无细胞壁,可通过细菌滤器,能在无生命培养基中生存的最小的原核细胞型微生物。支原体广泛分布于自然界中,目前已分离到的有 200 多种,寄居于人体的有 16 种。其中,肺炎支原体(*Mycoplasma pneumonia*,Mp)是引起人类呼吸道感染的病原体之一。

肺炎支原体感染的免疫学检验目前是利用血清学检测肺炎支原体抗体,主要方法包括 ELISA、补体结合试验、免疫荧光试验等。取患者急性期和恢复期双份血清,若恢复期血清的 Mp 抗体滴度较急性期增高 4 倍及以上,有助于诊断。

1. 冷凝集试验和 MG 链球菌凝集试验 对支原体肺炎有辅助诊断价值。方法是将患者稀释血清与人 O 型 Rh 阴性红细胞在 4 ℃做凝集试验。约 50% 的肺炎支原体感染者为阳性(效价≥1∶64),效价更高或双份血清呈 4 倍及以上升高则提示近期可能存在肺炎支原体感染。冷凝集试验是检测患者血清中冷凝集素的一种非特异性试验,感染呼吸道合胞病毒、腮腺炎病毒及流感病毒等也可呈阳性。MG 链球菌凝集试验为非特异性凝集试验,约 30% 的肺炎支原体感染患者血清中可出现能凝集甲型链球菌 MG 株的抗体,效价≥1∶20,而病毒性肺炎患者常无此抗体出现,故本试验有助于两者的鉴别诊断。

2. 补体结合(CF)试验 利用有机溶剂提取肺炎支原体糖脂半抗原做补体结合试验,若双份血清抗体效价升高 4 倍及以上或单份血清效价≥1∶128,则提示近期有感染。但由于肺炎支原体感染起病缓慢,患者就诊时间较晚,血清抗体通常已达到一定浓度,故难以满足双份血清 4 倍及以上升高的诊断标准,需要结合病史进行分析判断。此外,补体结合试验采用的脂质抗原与人体组织及某些细菌有共同抗原,会出现交叉反应。

3. ELISA ELISA 灵敏度和特异性高,操作简便,成本低廉,用 170 kD 的 PI 蛋白和 43 kD 的多肽检测相应抗体,是目前诊断肺炎支原体感染的可靠方法。

五、立克次体感染的免疫学检测

立克次体(*Rickettsia*)是一类微小的、绝大多数严格细胞内寄生的原核细胞型微生物,以二分裂方式繁殖,节肢动物为其储存宿主或传播媒介,大多数可引起人畜共患病。

立克次体病常用的血清学诊断方法有外斐试验、IFA 试验、ELISA、CF 试验、微量凝集(MA)试验、间接血凝(HA)试验及 LA 试验等。

1. 外斐试验 患者 OX 凝集素水平上升较晚,在病程 2 周左右出现阳性,血清滴度>1∶160 为阳性;病程中取患者双份血清试验,若效价有 4 倍及以上增长,方有诊断意义。

2. IFA 试验 目前诊断立克次体病常用的方法。用已知立克次体抗原制片,滴加稀释后的患者血清,结果呈典型立克次体形态的明亮微光颗粒者为阳性。取患者双份血清测效价,结果呈 4 倍及以上增高者可确诊。

3. ELISA 间接 ELISA 检测标本中的 IgM 抗体对早期诊断有价值。将立克次体抗原吸附于固相载体,与患者标本中的抗体结合后,再加入酶标二抗与底物进行显色。该方法简便可靠。

4. CF 试验 CF 试验虽然灵敏度不如 IFA 和 ELISA,但特异性较好。一般在立克次体病发病一周内,血清中即有 CF 抗体出现,至第 3 周达最高峰。随后抗体水平可降低,也可存在若干年,也有患者在病后几周即转为阴性。

除上述病原体以外,临床上导致感染的微生物种类繁多,所致疾病也复杂多样,临床检测项目也较多,现将临床常见的其他微生物感染检测归纳如表 23-3 所示。由于方法不同或反应条件差异,检验的结果判定及其临床意义需要综合分析,综合判断。

表 23-3 其他微生物感染的免疫学检验

病 原 体	检 测 方 法	临 床 意 义
解脲脲原体 (M. urealyticum)	代谢抑制试验	新生儿测得高效价 IgM 类抗体提示有宫内感染
伯氏螺旋体 (Borrelia burgdorferi)	免疫荧光试验、ELISA	IgM 抗体阳性可作为早期诊断参考;IgG 抗体呈 4 倍及以上增高有意义
穿透支原体 (M. Penetrans,Mpe)	ELISA	ELISA 法检测 Mpe 抗体,HIV 感染者中无症状者阳性率 20%,AIDS 患者为 40%

小 结

快速准确地检测感染机体的微生物对感染性疾病的治疗非常重要。虽然绝大多数感染性疾病确诊的依据仍然是病原微生物学诊断,但免疫学检验技术快速、特异、灵敏的特点在感染性疾病的辅助诊断中发挥了重要作用。通过抗原检测,可确定机体有某类微生物的存在,再结合临床症状综合判断,可以作为直接诊断的依据。抗体检测作为间接诊断指标,可根据不同抗体的类型、出现时间的早晚、存在时间的长短、是否具有保护作用等,综合分析检测结果,这对感染性疾病的转归和预后判断都有重要价值。

细菌的免疫学检测通常可针对细菌菌体的成分抗原或细菌代谢产物开展,例如链球菌感染后链球菌溶血素检测,沙门菌属 O 抗原和 H 抗原检测;结核分枝杆菌抗原阳性有助于临床诊断,结核分枝杆菌 IgG 水平可协助诊断活动性结核病;对于幽门螺杆菌,通常针对细胞毒素和空泡毒素等毒力蛋白进行免疫学检测。非特异性标志物免疫学检测往往作为一种辅助手段。

对于病毒感染,检测病毒抗原或抗体,对于流行病学调查和临床快速诊断具有重要的意义。对于寄生虫感染的检测,免疫学诊断方法较病原学诊断手段更加敏感。对于真菌、螺旋体、支原体、衣原体和立克次体等不同微生物引起的感染性疾病采用的免疫学检验方法也不同。由于免疫学检验受到抗原抗体结构、试验设计、特殊标本等因素的影响,会有交叉反应产生,因此在临床应用中应尽量排除。

思 考 题

1. 微生物感染免疫应答有哪些特征?
2. HBV 免疫学检测结果有哪些情况? 有什么临床意义?

(徐广贤)

NOTE

第二十四章　生殖免疫及其免疫学检验

学 习 目 标

掌握:免疫性不孕症的生殖免疫学实验室检查及临床意义。

熟悉:生殖道黏膜免疫系统和免疫细胞在母胎界面的调节作用。

了解:免疫细胞、细胞因子和自身抗体在生殖过程中的免疫应答及免疫调节。

▌案例导入 ▌

某女士,33岁,2014年结婚,婚后发生3次自然流产,分别行清宫。2016年至2017年未避孕,未孕。2017年4月经输卵管造影检测,显示右输卵管间质部梗阻,左侧通畅。2017年5月宫腔镜检查显示宫腔正常,宫颈息肉(术中摘除)。夫妇双方染色体核型正常。为了成功受孕,在体外胚胎移植前接受了自身抗体检测。检测结果提示,甲状腺功能低下,同时伴有抗磷脂综合征。服用优甲乐和注射低分子肝素后,最终成功妊娠。

1. 免疫不孕不育患者的自身抗体检测有哪些?

2. 什么是抗磷脂综合征?

3. 抗磷脂综合征在病理妊娠中的作用机制是什么?

早在1953年,Medawar首次把移植免疫学的观点引入生殖医学领域,提出了胎儿是母亲的同种半异体移植物的概念。其认为胚胎得以在母体中生存依赖3种机制:胎盘的解剖学屏障、胎儿抗原的不成熟性以及母亲的免疫耐受机制。在此之后很长一段时间,人们尝试以经典的移植免疫理论解释母-胎现象,虽提出了解释母-胎免疫耐受机制的系列假说,但始终不能深入其精髓。新近研究显示妊娠的生物学行为与肿瘤入侵极为相似,均涉及定位、黏附、浸润和炎症等步骤,二者的关键区别是妊娠为程序可控的生理过程,而肿瘤为失控的病理现象,根据现有的理解,母体对胎儿免疫耐受的建立依赖于免疫细胞、细胞因子、自身抗体和其他生物活性物质的相互协调作用。本章介绍女性生殖道的免疫学基础、妊娠与免疫、免疫性不孕机制以及生殖相关的免疫学指标及其临床应用。

第一节　概　　述

生殖免疫学是从免疫学的角度探究生殖的过程,是免疫学、神经内分泌学及生殖生物学交叉的新兴学科。生殖免疫学不仅涉及妊娠,还涉及男性和非妊娠女性的生殖系统及其局部免疫系统。生殖系统的许多器官是黏膜免疫系统的组成部分,这为成功的生育提供了独特的环境。生殖免疫学的核心问题是母体对同种异体抗原(胚胎)的识别和免疫耐受的形成。这种免疫调节作用不仅发生于全身免疫系统,而且也发生在妊娠子宫局部,这种局部免疫因素的调节更直接地影响着母-胎之间的相互作用,并受到生殖相关激素的影响。

一、女性生殖道的免疫学基础

(一)生殖道的结构特点

女性生殖系统由上生殖道(包括输卵管、子宫和子宫颈内膜)和下生殖道(包括外子宫颈和阴道）。上生殖道由单层柱状上皮细胞紧密排列连接在一起，形成防止腔道微生物和其他抗原进入的物理屏障；下生殖道内膜由复层鳞状上皮组成，依靠多层上皮的存在，形成阻止微生物进入的保护屏障。下生殖道的浅层为终末分化，胞内缺乏包括细胞核在内的大部分细胞器，而基底膜层代谢活跃，增生旺盛。因此，下生殖道的表层相当于"渗漏网"，允许内源性和致病性微生物和其他介质浸入。上、下生殖道上皮下固有层主要由成纤维细胞、散在血管内的内皮细胞和多种免疫细胞组成。

（二）生殖道的免疫特点

生殖道免疫系统归属于黏膜免疫系统，区域化是其显著特征。生殖道免疫应答的结果是由生殖免疫系统（表 24-1）、性激素及独特的微生物菌群组成的局部微环境之间相互作用决定的。为了保护胎儿抗原不被免疫识别和排斥，生殖道免疫系统需要实时调节不同的免疫反应，满足促进受精和胚胎植入的同时，保护生殖道免遭病原微生物的入侵。在此过程中，性激素是调节免疫细胞和免疫应答的关键调控因子，至少涉及 Ig 的转运、细胞因子的表达、免疫细胞的重分布以及在生殖周期中的抗原提呈等方面。除此以外，由特定细菌（如乳酸菌）主导的微生物群落的存在对生殖系统固有和适应性免疫应答的形成和发展也至关重要。

表 24-1　女性生殖系统黏膜免疫系统的成分一览表

部　位	体液免疫			细胞免疫					
	抗体产生细胞	J 链	上皮细胞 pIgR	T 细胞 CD4	CD8	NK 细胞	单核/巨噬细胞	DC	中性粒细胞
子宫肌层	－	－	－	－	－	－	－	－	－
输卵管	＋	＋	＋	＋＋	＋＋	＋	＋	＋	＋＋＋
卵巢	－	－	－	＋	＋	－	＋/－	＋/－	＋
子宫内膜	＋/－	－	＋＋	＋＋	＋＋	＋＋	＋	－	＋＋
子宫颈内膜	＋＋＋ IgA＝IgG＞IgM	＋	＋＋＋	＋＋ 聚集	＋＋ 聚集		＋	＋＋	＋＋
外子宫颈	＋＋	＋	＋	＋＋＋	＋＋＋				
阴道	＋	＋	－	＋＋＋	＋＋＋				

备注：－，阴性；＋/－，偶尔阳性或可疑；＋，弱阳性；＋＋，中度阳性；＋＋＋，强阳性。

1. 固有免疫　阴道上皮细胞形成许多固有免疫介导的保护机制，如紧密连接、肽类抑菌物（anti-microbial peptide，AMP）和黏液，以中和、捕获和阻止潜在病原体的进入。阴道腔内定植有共生细菌（主要是乳酸菌），有助于维持低 pH 值的环境和产生活性氧。在阴道上皮细胞层下以及阴道上皮细胞层之间存在固有免疫细胞，如 γδT 细胞、树突状细胞（DC）和巨噬细胞（Mφ）等，可以监察局部环境的危险性。子宫颈内膜的移行区有大量 DC 和 CD4⁺ T 细胞（认为是 HIV 主要的感染位点之一）。子宫内膜组织中有淋巴样聚集物，中心为 B 细胞，被 CD8⁺ T 细胞包围，外层为 Mφ。淋巴样聚集物间可见散在的 CD56⁺ NK 细胞和 CD4⁺ T 细胞。主要固有免疫分子和细胞的功能特点简述如下。

（1）固有免疫分子：①AMP：AMP 是一种具有抗菌特性的小蛋白质或多肽，主要由生殖系统中的中性粒细胞和上皮细胞分泌，受月经周期的调节。AMP 包括防御素（具有抗真菌、酵母、细菌和抗病毒活性，包括抗 HIV-1 的活性）、分泌性白细胞蛋白酶抑制剂（抑制免疫细胞分泌的蛋白酶从而起到抗炎因子的作用）、溶菌酶（抗菌和抗病毒的特性）、乳铁蛋白（抗菌和抗病毒的特性）、弹力蛋白酶抑制剂（抗细菌、抗真菌和抗艾滋病病毒特性）和抗菌肽。②干扰素（interferons，IFNs）：生殖系统的细胞可产生具有多种免疫调节和抗病毒作用的干扰素。IFN-ε 组成性表达于包括生殖系统在内的黏膜组织，精浆可上调子宫颈阴道组织 IFN-ε 的表达。IFN-λ（IL-28/29）具有与 Ⅰ 型干扰素相似的抗病毒特性，IFN-λ 受体在很大程度上局限于上皮来源的细胞。因此，IFN-ε 和 IFN-λ 可能

NOTE

281

在保护生殖器黏膜中扮演独特的作用。

（2）固有免疫细胞：生殖道上皮组织是构成女性生殖道与外界环境之间的主要屏障。组织中的细胞是对任何传入抗原刺激的第一个应答者。抗原的刺激包括精液、精子、胎儿组织、细菌和病毒病原体，因此这些细胞在对多种抗原刺激识别和做出不同应答反应中发挥重要作用。生殖道上皮组织细胞表达 TLRs、NLR 等多种模式识别受体，感知环境中的外来微生物，并将信息快速传递给其他固有和适应性免疫细胞，促进它们对各种病原体的识别。主要固有免疫细胞如下。

①DCs 和 Mφ：DCs 和 Mφ 都是黏膜免疫系统的哨兵，几乎存在于整个生殖系统中，特别是在子宫颈内膜和子宫颈外侧。不断地监察和处理来自外界环境的抗原，为宿主免疫系统提供重要的信息和信号。

②中性粒细胞：中性粒细胞遍布整个生殖道中，在输卵管中最为丰富，在上、下生殖道中数量较少。上、下生殖道上皮细胞均产生大量 IL-8，在其趋化下，中性粒细胞穿过上皮进入管腔，吞噬精子、微生物和任何其他细胞碎片。此外，在月经前的子宫内膜中，中性粒细胞比例显著增加，但下生殖道中性粒细胞的数量在整个周期内保持稳定。

③NK 细胞：NK 细胞是子宫大颗粒淋巴细胞。在未妊娠妇女中，可占白细胞的 $10\%\sim30\%$。在子宫内，NK 细胞的数量从增殖阶段开始增加，直到分泌阶段。在分泌后期，NK 细胞可占子宫内膜白细胞的 70%。虽然还不清楚数量增加是局部增殖还是从外周血招募的结果，但在月经周期后期 NK 细胞的显著蓄积很可能与植入和早期妊娠期间的子宫重塑相关。与血液中的 NK 细胞相比，子宫中的 NK 细胞（uNK）具有明显的表型：uNK 细胞中 90% 的细胞为 CD56^{bright}CD16$^-$ 亚型；表达 CD9 和 CD69；基因表达谱截然不同。uNK 细胞的生存和增殖需要子宫内膜基质细胞分泌的 IL-15。非妊娠妇女的子宫内膜 uNK 具有类似于血 NK 细胞的功能，即体外溶细胞的功能和产生大量的 IFN-γ、GM-CSF、IL-10、TGF-β 和 IL-8 等。

（3）微生物菌群：在阴道里，微生物以一种良好的互惠关系与宿主共存，提供抵抗机会致病菌定植的第一道防线。菌群波动较大，早期的儿童阴道内的微生物群种类由多种厌氧菌、类白喉杆菌、凝固酶阴性葡萄球菌和大肠杆菌等组成。育龄妇女阴道微生物群主要由至少五种不同的群落组成，其中四种类型的菌群以产乳酸的乳酸杆菌为主（包括卷曲乳酸杆菌、惰性乳酸杆菌、加氏乳酸杆菌、詹氏乳酸杆菌），产生乳酸和细菌素，维持阴道酸性环境，抑制病原微生物的生长，进而对宿主的防御具有直接和间接的作用；而第五种菌群通常由专性和兼性厌氧菌组成（包括梭状芽孢杆菌属、大孢子菌属、梭状芽孢杆菌属、普氏菌属等），这些菌群可能会引发免疫反应，并降解宿主黏膜，导致性传播疾病感染的风险增加、阴道炎以及不育和早产等负性生殖结果。

2. 适应性免疫 生殖道适应性免疫，无论是细胞免疫还是体液免疫，都具有其独特的特点。

（1）T 细胞介导的细胞免疫：①CD4$^+$ 和 CD8$^+$ T 细胞：遍布整个生殖系统，在子宫颈移行区和周围组织中最常见。下生殖道 T 细胞多定位于间质/上皮交界面，大量的 CD8$^+$ IEL（intraepithelial lymphocyte）散布于阴道和子宫颈外的鳞状上皮中，子宫颈内 CD4$^+$ IEL 明显增多。在整个月经周期中，子宫内膜基底膜层有淋巴样聚集物，增生阶段数量最少（约 300 个细胞），月经周期的分泌阶段数量最多（2000～3000 个细胞）。淋巴样聚集物中 CD8$^+$ T 细胞是否具有溶细胞功能尚不清楚。与血液 T 细胞相比，正常月经周期妇女分泌期的子宫内膜和子宫 CD4$^+$ T 细胞 CCR5 表达增加。②Treg 和 Th17：在炎症或免疫调节条件下，Treg 和 Th17 存在于生殖系统中。诱导实验小鼠模型和人类接触精浆后，发现 Treg 存在；生殖道感染后 Th17 数量增加。

（2）体液免疫：生殖道适应性免疫表现其独有的特征。例如，它缺乏能引起免疫应答的永久性的组织化淋巴结构。在子宫内膜中有淋巴样聚集物存在，不同于其他组织化的淋巴滤泡（如肠道派尔集合淋巴结）的组成。淋巴样聚集物中 T 细胞主要是 CD8$^+$ T 细胞（活化和记忆表型）和主要表达 CD5 的 B 细胞（通常是 B-1 细胞）。在生殖道中，特别是在子宫颈部，有常驻 IgA 浆细胞，因此推定生殖道是一个效应位点。与子宫颈外、阴道和输卵管相比，子宫颈内膜含有极多的 IgG 和 IgA 抗体和抗体形成细胞。IgA 和 IgG 依赖于其各自在生殖上皮表达的转运蛋白 pIgR（聚合免疫球蛋白受体)和 FcRn(新生儿 Fc 受体)向生殖道的腔道内转运。pIgR 转运 IgA 的能力受性激素调控,如雌二醇增加了子宫上皮 pIgR 的表达,而孕酮则相反。生殖道 IgG 可能是由生殖道浆细胞产生的。

3. 女性性激素对免疫应答的调节 女性生殖道的免疫细胞受性激素调节。已证实了月经周期可介导生殖道的固有免疫和适应性免疫的变化。①孕激素:免疫抑制作用主要表现为抑制体液免疫反应;对 T 细胞免疫也有多种作用,包括抑制 CTL 活性和阻断 T 细胞中穿孔蛋白的表达;影响细胞因子的产生,有利于 Th2 型细胞因子产生;显著影响淋巴细胞、NK 细胞和 Mφ 浸润女性生殖道;抑制 NK 细胞功能和 FcR 在单核细胞上的表达,从而降低 ADCC;抑制 pDCs TLR9 介导的 IFN-β 产生等。②雌激素:作用有浓度依赖性,根据浓度的不同,既可以产生促炎作用,也可以产生抗炎作用。在低浓度时,雌激素诱导 TNF-α、IL-6 和 IL-1α 表达,抑制 Th2 型细胞因子,促进白细胞迁移到炎症部位;高水平的雌激素可能导致炎症 T 细胞和 Mφ 向生殖道迁移减少,抑制细胞介导的免疫。

二、妊娠与免疫

人胎盘是一种复杂的结构,主要通过合胞体滋养层细胞(syncytiotrophoblast,SynT)和绒毛外的滋养层细胞(extravillus trophoblast,EvT)两种类型的细胞与母体组织建立起密切的联系。合胞体滋养层细胞源于胎儿的滋养层细胞,覆盖于胎盘绒毛的表面,直接沐浴母体外周血;绒毛外的滋养层细胞深入浸入母体蜕膜,与母体蜕膜免疫细胞直接交互,塑造子宫螺旋动脉。在胎盘绒毛表面、蜕膜内和蜕膜螺旋动脉内,维持人类妊娠需要母体和胎儿之间的紧密平衡和合作。母体和胎儿之间的免疫互作是双向的,携带父方抗原的胎儿必须避开潜在同种免疫(alloimmunity),母体必须在对胎儿耐受的同时,保持对病原体入侵的持续性防御。可通过蜕膜免疫细胞亚群的局部改变、抗原提呈改变、趋化因子/细胞因子分泌的改变以及调节免疫的激素分泌变化来实现上述调控。

(一)母胎界面处免疫细胞

人类子宫内膜免疫细胞的典型特征是 B 细胞极少,补充了大量的 T 细胞、Mφ、ILC、uNK 和许多更为特化的免疫效应细胞。细胞相对比例显示出明显的月经周期特性。

1. NKT 细胞 在人类子宫内膜和蜕膜中检测到 NKT 细胞及其配体(如 CD1)。NKT 细胞与 MHC 样抗原提呈分子 CD1d 的相互作用可导致促炎或致耐受效应,提示 NKT 细胞可能在维持母胎界面微妙的免疫平衡中起重要作用。

2. uNK 早期妊娠蜕膜中的 uNK 细胞占子宫内膜淋巴细胞总数的 70%～90%(除了 uNK 外,还有所有三群 ILC)。蜕膜中的 uNK 细胞主要通过杀伤抑制受体(KIR)与滋养层细胞 MHC-Ⅰ类产物互作,分泌细胞因子和趋化因子使 uNK 细胞处于耐受状态,支持滋养层细胞的侵袭和蜕膜螺旋动脉的重建。

3. M2 型 Mφ 和 γδT 细胞 子宫蜕膜中含有丰富的 M2 型 Mφ,分泌大量的 IL-10 和吲哚胺 2,3-双加氧酶(IDO)。妊娠早期,γδT 细胞在子宫内膜急剧增加,优先分泌 IL-10 和 TGF-β,支持滋养层入侵和抑制滋养层细胞凋亡,促进妊娠维持。

(二)母胎界面处免疫效应分子

子宫内膜和蜕膜的免疫细胞和炎症细胞能够分泌细胞因子和趋化因子,但每个因子在妊娠维持中的作用可能相当小。其中两个值得关注,即白血病抑制因子(LIF)和 IL-11。LIF 在胚泡附着/黏附阶段是需要的,IL-11 对植入胚泡的反应起作用。

(三)胎盘的抗原提呈

胎盘抗原提呈的特性是独一无二的,胎盘滋养层细胞既不表达 MHC-Ⅱ类分子,也不表达经典的 MHC-Ⅰ类抗原 HLA-A 和 HLA-B。然而,入侵的绒毛外细胞滋养层细胞和绒毛外细胞滋养层表达 HLA-C、HLA-E 和 HLA-G,但可能不表达 HLA-F。有限的多态性(HLA-G 和 HLA-E)或有限的半衰期(HLA-C)可能会保护绒毛外的细胞滋养层细胞免受 dNK 介导的攻击。

（四）免疫调节与妊娠维持

大多数研究认为，妊娠不是一种全身性的免疫抑制状态（母体的全身免疫应答会下降），而是一种具有戏剧性的免疫调节状态。在正常妊娠期间，胎儿通常能被母体免疫系统识别，免疫反应包括对胎儿抗原的促炎/促血管生成反应。这些反应发生在一个以急剧的全身和局部激素和代谢变化为特征的环境中，且对维持妊娠至关重要。

一般来说，女性比男性更容易患上自身免疫病。这一显著的免疫应答的性别差异反映了生殖激素对外周细胞介导免疫的影响。生殖类固醇激素（如雌激素、黄体酮和睾酮）和蛋白质类激素（如人绒毛膜促性腺激素和催乳素）都是有效的免疫调节剂。此外，皮质醇类激素在妊娠免疫调节中的作用亦不可忽视。生殖激素在母胎界面微环境中的浓度明显高于母体循环中的浓度，提示其作用可能进一步增强。

妊娠期间的代谢变化也可能在保护性免疫调节中发挥作用。IDO 参与色氨酸的分解代谢。色氨酸供应和（或）IDO 活性的局部改变可能会改变 T 细胞介导的免疫活性。已证实 IDO 活性支持 Treg 的抑制功能。色氨酸浓度和 IDO 活性的改变与一些不良妊娠结局相关。

三、自身免疫与不良妊娠

人体自身免疫可影响生殖活动的各个环节，包括卵巢功能、子宫内膜周期性变化、胚胎着床与发育以及胎盘功能等，与生殖疾病如反复自然流产、不孕、死胎、先兆子痫、卵巢早衰以及体外受精-胚胎移植（in vitro fertilization-embryo transfer，IVF-ET）失败等有着密切的关系，自身免疫可能是这些疾病的一个重要原因；同时，某些生殖功能异常或疾病也可能是自身免疫病的临床表现之一。

当发现自身抗体与妊娠失败有关时，有几种可能的解释：直接刺激产生自身抗体，可能影响妊娠的健康（如自身免疫性溶血）；非生殖道的疾病（如甲状腺炎）导致组织损伤，可能导致间接影响妊娠的抗体形成；或同时对怀孕产生负面影响的因素（如病毒）会引发自身抗体。

流产、不孕妇女最常见的抗体包括抗磷脂抗体（antiphospholipid antibody，aPL）和抗甲状腺抗体（antithyroid antibody，ATA）。抗卵巢抗体与包括卵巢功能不全和卵巢功能衰竭在内的自身免疫性多内分泌腺病综合征相关。其他免疫因素包括抗核抗体（antinuclear antibody，ANA）、抗麦胶蛋白抗体、抗精子抗体和子宫内膜异位相关免疫反应。

第二节　生殖相关的免疫检测指标、方法及意义

一、生殖相关抗体检测

（一）封闭抗体

根据对封闭抗体的最初认识，在正常妊娠过程中，孕妇的血清中可能产生一种针对配偶淋巴细胞的特异性 IgG 抗体，它可抑制淋巴细胞反应，封闭母体淋巴细胞对胚胎滋养层的细胞毒作用。

1. 检测方法　临床上主要采用 ELISA、流式细胞术和混合淋巴细胞反应的方式检测。ELISA 检测方法在此不予赘述，流式细胞术的检测方法大致流程：取丈夫肝素抗凝外周血，Ficoll 分离 PBMC 后，去除自身血浆和分离液，调整细胞浓度为 1×10^6/mL，用促凝管取女方外周血后分离血清，56 ℃、30 min 灭活血清补体。两者混合，37 ℃孵育 30 min，如果女方有抗丈夫淋巴细胞抗体，此类抗体就会结合到供者淋巴细胞上。加抗人 IgG F(ab)$_2$ 抗体，结合到抗丈夫淋巴细胞抗体上，再加抗 CD3 抗体、抗 CD19 抗体，用流式细胞仪检测就可以区别女方 T、B 细胞，并检测它们分别结合的 IgG 的量。

2. 临床意义　这些抗体通常在妊娠 28 周之前无法检测到，在未妊娠的妇女中通常也检测不到。另有大规模临床调查结果显示，抗 HLA 抗体水平与怀孕的次数呈正相关，与妊娠成功与否无

关。因此,该抗体的检测对临床并无实质性的指导意义。

(二)自身抗体检测

1. aPL 针对带负电荷的磷脂的获得性抗体(IgG、IgM 和(或)IgA 亚型),磷脂是哺乳动物细胞膜内、外的一组膜抗原。

(1)常用的检测方法:化学发光免疫分析方法,具体见相关章节。

(2)临床意义:抗磷脂抗体综合征(antiphospholipid antibody syndrome,APS)在 1983 年首次在 SLE 患者中发现。产科 APS 是在有某些临床特征的情况下,结合阳性试验结果的诊断,它最常与产科不良结局相关。与其他器官、系统 APS 不同,产科 APS 是最常见的可确认的反复流产(recurrent pregnancy loss,RPL)的病因之一。另外,aPL 在不明原因不孕妇女和体外受精(IVF)后复发性种植失败的妇女中出现的频率越来越高。可能解释:血清中含有 aPL,可能对排卵、受精和(或)早期胚胎发育有显著影响。aPL 在母胎界面存在,导致缺陷的血管内滋养层侵袭,可能通过对植入的负面影响而导致不育。

根据最新的 aPL 检测国际共识指南,临床上对 aPL 的检测需要间隔 12 周进行复查,若两次检查结果均为阳性,方可确认。aPL 持续阳性是 APS 重要的实验室诊断标准之一。资料显示,50% 左右的 APS 孕妇可出现妊娠并发症,因此,对生殖障碍患者检测血清 aPL,对 APS 等自身免疫病的预警、早期诊断与鉴别诊断、病情评估以及预警预防有着重要的价值。

2. ATA 针对甲状腺球蛋白和甲状腺过氧化物酶的抗体。

(1)常用的检测方法:化学发光免疫分析方法,具体见相关章节。

(2)临床意义:ATA 常见于 Graves 病、产后甲状腺炎和桥本甲状腺炎患者。然而,ATA 在健康个体中也有报道,在育龄妇女中更常见。据报道,ATA 的阳性率在正常孕妇中为 15%～20%,而在反复流产的妇女中为 20%～25%,平均 46% 的孕妇诊断为甲状腺功能减退症。

在患有 RPL 的女性中,ATA 出现的频率增加,可导致甲状腺功能减退(TSH>2.5 mIU/mL)。然而,如果患者甲状腺功能正常,ATA 的存在并不影响妊娠结局。在妊娠期间和妊娠后,ATA 阳性和甲状腺功能正常的妇女患甲状腺功能减退症的风险增加。RPL 妇女应在妊娠期和产后的每个阶段(三个月)检测促甲状腺激素水平,以确定是否患有甲状腺炎。目前,建议使用超敏检测 TSH 的方法筛选所有 RPL 妇女。当 TSH 值在 1.0～2.5 mIU/mL 之间时,不需要采取进一步的措施。如果 TSH 值高于 2.5 mIU/mL,检查 ATA 并使用左甲状腺素治疗患者,可以使 TSH 值在 1.0～2.5 mIU/mL 之间。

3. ANA 一组针对细胞核和细胞质抗原的抗体总称。

(1)常用的检测方法:化学发光免疫分析方法,具体见相关章节。

(2)临床意义:在 20%～30% 的育龄妇女中发现了低滴度 ANA(<1∶80),但没有临床表现;较高的 ANA 滴度与多种自身免疫病相关,如 SLE。在 SLE 患者中,这些抗体,特别是抗 Ro/SS-A 抗体,会对他们的后代产生重大影响。更具体地说,抗 Ro/SS-A 抗体阳性妇女的后代在子宫内、出生时或在新生儿期(出生后 0～27 天)被诊断为房室传导阻滞的先天性心脏病的概率为 1%～2%。此外,这些婴儿中有 10%～20% 患有新生儿狼疮皮疹。然而,在没有临床疾病(如 SLE)的情况下,ANA 阳性对生育能力或 RPL 有何影响尚不清楚。不推荐筛选无症状的 RPL 妇女。有自身免疫病(如 SLE、RA 或雷诺综合征)病史的患者应筛查 ANA,特别是要了解这些抗体对新生儿的影响。

二、免疫细胞数量与功能检测

在胚胎着床和妊娠期间,由于类固醇激素等影响,外周血和子宫内膜免疫细胞的数量、比例、活性异常及相关细胞因子的分泌失衡可能直接引起子宫内膜容受性降低,母体对胎儿产生异常排斥,导致妊娠失败。因此,国内外多个研究团队及临床中心在围着床期对生殖障碍患者进行外周血和子宫内膜免疫细胞数量及功能检测,以期对诊断和寻找生殖障碍的发病机制及治疗靶点提供新的方向。

NOTE

（一）T、B、NK 亚群检测

淋巴细胞 T、B、NK 亚群表面标志的检测方法有流式细胞术、免疫组织化学染色和免疫荧光染色。

在外周血中通常用流式细胞术，常采用 T、B、NK 混合抗体和绝对计数管分析，本方法易于在临床推广应用。子宫内膜免疫细胞数量的检测方法主要包括流式细胞术、免疫组织化学染色以及免疫荧光染色三种方法。

需要指出的是，不同方法各有优缺点，需根据检测目的谨慎选择最适合的方法。

（二）NK 细胞功能测定

1. 方法 见第十六章。

2. 临床意义 NK(uNK)细胞毒性检查有助于妊娠相关疾病的辅助诊断和治疗监测。但是目前对 uNK 细胞进行组织学检查时仍然存在一定的局限性。

（三）Th 细胞因子的检测

具体方法见第十六章，临床意义见相关章节。

三、生殖相关病原微生物感染的免疫学检测

在妊娠期间，有些病原微生物感染除引起母亲的感染性疾病外，也可能引发胎儿的先天感染，甚至导致不孕、流产、早产、畸形或其他病症，严重影响胎儿健康。从优生优育的角度，需对某些已知的病原微生物进行孕前、产前筛查。检测主要包括形态学检查、核酸检测及免疫学检测。在此只简要叙述免疫学检测。

（一）TORCH

TORCH 是一组可导致先天性宫内感染及围产期感染而引起围产儿畸形的病原微生物，其中，T(*Toxoplasma*)是弓形虫，O(others)是其他病原微生物，如带状疱疹病毒、细小病毒 B19、柯萨奇病毒等，R(rubella virus)是风疹病毒，C(cytomegalovirus)是巨细胞病毒，H(herpes simplex virus)是单纯疱疹病毒 I / II 型。

1. 检测方法 TORCH 感染的免疫学检测包括血清学筛查、IgG 抗体亲和力指数及应用免疫荧光或免疫组化或酶免疫方法进行抗原检测。目前我国主要采用酶联免疫诊断技术定性或化学发光法定量检测特异性 IgM、IgG 抗体。《TORCH 感染筛查、诊断与干预原则和工作流程专家共识》中建议使用血清 IgM、IgG 抗体定量检测，根据抗体滴度的高低以及其动力学变化判断感染类型。

2. 临床意义 通过血清学筛查 TORCH 感染情况以预防 TORCH 综合征，对优生优育具有重要的现实意义。

（二）淋病奈瑟菌

淋病奈瑟菌(*N. gonorrhoeae*,NGH)是严格的人体寄生菌，是引起淋病的病原体。

1. 检测方法 较少行免疫学检测。门诊快速筛查可选择 SPA 协同凝集法检测 NGH 抗原，或选择金标免疫斑点法检测血清中的 NGH 抗体(IgG 和 IgM)。

2. 临床意义 淋病奈瑟菌侵入泌尿生殖系统繁殖，引起女性尿道炎和子宫颈炎。如治疗不彻底，可扩散至生殖系统。可经产道感染造成新生儿淋病性急性结膜炎。

（三）沙眼衣原体

沙眼衣原体(CT)是一类具有独特二相发育周期的病原微生物，可引起沙眼和性传播疾病，导致不孕、不育等症状。

1. 抗原检测方法 ①应用免疫荧光检测上皮细胞内的衣原体抗原；②用 ELISA 检测衣原体可溶性抗原，适用于同时检测大量标本；③应用胶体金免疫层析双抗体夹心法快速检测女性子宫颈和男性尿道中的沙眼衣原体。

NOTE

2. 抗体检测 微量免疫荧光试验（MIF）、酶免疫法（EIA）等。其中，MIF 灵敏度和特异性较高。

（四）解脲脲原体

1. 抗原检测 包括 ELISA 和免疫斑点试验（IDT）。ELISA 不仅可测定血清型别，还可测出 IgM 和 IgG，较灵敏，特异性强，有早期诊断意义；IDT 可检测抗原提取物和 UU 培养物，此法灵敏，特异性强，快速，无需特殊仪器，易推广，可作为临床 UU 感染者病原体检查的特异性诊断方法。

2. 抗体检测 因部分无症状者也有低效价抗体，故 UU 感染的血清学检测意义不大。

（五）人类免疫缺陷病毒

人类免疫缺陷病毒（HIV）是 AIDS 的病原体，属于性传播疾病，可垂直传播。免疫学检测内容包括 p24 抗原、HIV 抗体及 $CD4^+$ T 细胞计数等。HIV 抗体检测是诊断 HIV 感染的唯一标准，其他检测不能作为诊断 HIV 感染的标准。

1. 核心抗原 p24 采用 ELISA 或化学发光法，可用于"窗口期"及 HIV-1 抗体阳性母亲所生婴儿早期的辅助鉴别诊断；此外还可用于 HIV-1 抗体检测结果不确定或第四代 HIV-1 抗原/抗体 ELISA 试剂检测呈阳性，但 HIV-1 抗体确认阴性者的辅助诊断。

2. HIV 抗体 检测分为筛查试验和确认试验。①筛查试验：包括 ELISA、凝集法和层析法，对血液、唾液和尿液标本进行常规检测。临床进行血液筛查常用 ELISA。急诊手术前可用快速试剂筛查，包括明胶颗粒凝集试验、斑点 ELISA、斑点免疫胶体金快速试验、艾滋病唾液检测卡。②确认试验：HIV 抗体筛查呈阳性的标本必须进行确认试验，方法包括免疫印迹试验、条带免疫试验、放射免疫沉淀试验及免疫荧光试验，目前以免疫印迹试验最常用。为确保 HIV 抗体检测的准确性，必须严格依据《全国艾滋病检测技术规范（2020 修订版）》进行，做好质量控制及生物安全防护。

3. $CD4^+$ T 细胞 分为自动检测法和手工操作法。自动检测法需要流式细胞仪或专门的细胞计数仪；手工操作法则需要显微镜或酶联免疫试验设备。$CD4^+$ T 细胞绝对值的检测可用于了解机体的免疫状态以确定疾病分期，监测疾病进程，评估疾病预后，制订抗病毒治疗方案和机会性感染预防性治疗方案，以及评估抗病毒治疗疗效等，是反映 HIV 感染者免疫系统损害情况的最明确指标。

（六）梅毒螺旋体

WHO 推荐用 VDRL、RPR 试验对血清进行筛查试验，阳性者用 FTA-ABS、MHA-TP、TPPA 和 ELISA 等方法确诊。具体见第二十三章。

（七）人乳头瘤病毒

主要通过分子生物学技术进行核酸检测。抗原检测主要是采用免疫组化法检测病变组织中的 HPV 抗原。血清学诊断可用基因工程表达制备的晚期蛋白或用病毒样颗粒检测患者血清中抗 HPV 特异性抗体，但临床应用较少。

小 结

生殖免疫学是免疫学、神经内分泌学及生殖生物学交叉的新兴学科。女性生殖道免疫系统是由组织细胞、免疫细胞和常驻微生物群落在性激素调节下形成的复杂微环境（黏膜部位），具有高度的区域化和独特的适应性。

在女性生殖系统中，生殖道上皮内层和黏液以及存在于生殖道腔内的抗微生物因子所形成的物理屏障是抵御性传播病原体的第一道防线。生殖道中的 DC 和 NK（uNK）细胞、中性粒细胞及 Mφ 等大多数固有免疫细胞，在生殖道环境中具有独特的表型和功能适应性。适应性免疫细胞也存在明显的区域化，$CD8^+$ T 细胞是主要的 T 细胞群，IgG 是主要的免疫球蛋白。

初步认识到在母胎界面处免疫细胞（NKT 细胞、uNK、M2 型 Mφ 和 γδT 细胞）和分子（LIF 和

NOTE

IL-11)以及特殊的 MHC 分子(HLA-C、HLA-E 和 HLA-G)对于妊娠维持发挥重要的作用。

免疫功能失常或耐受被打破会导致妊娠异常。生殖相关抗体包括封闭抗体和自身抗体(aPL、ATA 及 ANA 等)。免疫细胞数量与功能检测涉及 T、B、NK 亚群,NK 细胞的功能以及 Th 细胞因子的检测。另外,生殖道感染影响优生优育,常见的病原微生物有 TORCH、NGH、CT、解脲脲原体、HIV、TP、HPV 等。

思 考 题

1. 免疫细胞在母胎免疫耐受的调节中有哪些作用?

2. 与生殖有关的自身抗体主要包括哪些?其导致妊娠失败的作用机制是什么?

3. 生殖免疫学的常见检查有哪些?阐述其常用的检测方法。

(曾　勇)

附录A 临床免疫学检验名词解释

免疫应答:机体免疫系统对抗原物质进行识别、清除的全部反应过程。

抗原抗体反应:抗原与相应抗体在体内或体外发生的特异性结合反应。

亲和力:抗体分子的一个抗原结合部位与抗原分子表面一个相应表位之间的结合强度,它是抗原与抗体之间固有的结合力。

亲合力:一个抗体分子的两个或两个以上的抗原结合部位与抗原分子表面数个相应表位之间的结合强度。

免疫原:能刺激机体免疫系统产生特异性抗体或致敏淋巴细胞的抗原。

免疫佐剂/佐剂:先于抗原或与抗原同时注入体内,可增强机体对该抗原的免疫应答能力或改变免疫应答类型的非特异性免疫增强性物质。

单克隆抗体:经筛选和克隆化的杂交瘤细胞产生的只识别一种抗原表位的具有高度特异性的抗体。

凝集反应:细菌、螺旋体和红细胞等颗粒性抗原或表面包被抗原(抗体)的颗粒性载体,在一定条件下与相应抗体(抗原)特异性结合后,形成肉眼可见的凝集现象。

沉淀反应:可溶性抗原与相应抗体在适当条件下特异性结合所出现的可见的沉淀现象。

荧光:某些物质吸收外界能量进入激发态,当其恢复至基态时吸收的能量以电磁辐射的形式释放所发出的光。

荧光免疫显微技术:将经典的抗原抗体特异性结合反应、荧光物质标记技术与显微检测技术相结合应用的一门技术。

荧光免疫测定技术:基于抗原抗体反应的特异性与荧光标记技术的敏感性相结合的技术,用于定量检测液体标本中微量或超微量物质。

荧光偏振现象:荧光物质经单一波长的偏振光照射后,吸收光能跃入激发态;再恢复至基态时,释放能量并发出相应的偏振荧光。

放射免疫分析:利用放射性核素标记抗原,让待测抗原与标记抗原竞争性结合限量抗体,通过测定标记抗原抗体复合物的放射性强度来反映待测抗原的浓度。

特异性:一种抗原通常只能与其刺激机体产生的相应抗体结合的专一性,是抗原抗体反应的重要特征之一。

效价:能与抗原发生特异性结合的抗体最高稀释度,反映免疫血清中有效抗体含量的相对参数。

放射化学纯度:结合于抗原上的放射强度占总放射强度的百分率,即碘化蛋白质的放射强度占总放射强度的百分率。

比放射活性:单位质量标记结合物的放射强度,也可理解为每分子被标记物平均所结合放射性原子数目。

酶免疫技术:以酶标记的抗体(抗原)作为试剂,将抗原抗体反应的特异性和酶催化底物反应的高效性和专一性相结合的一种对抗原(抗体)进行定位、定性或定量分析的标记免疫技术。

酶标记物:通过化学反应让酶与抗体或抗原形成复合物。酶标记物包括酶标记抗原、酶标记抗体和酶标记SPA等。

光照发光:发光剂经短波长入射光照射后,电子层吸收能量进入激发态,当回复至基态时发出较长波长的可见光的过程。

化学发光:常温下经化学反应所产生的发射光,指伴随化学反应过程所产生的光的发射现象。

化学发光剂:在化学发光反应中参与能量转移并最终以发射光子的形式释放能量的化合物,又称化学发光底物。

胶体金免疫技术:以胶体金作为示踪物,应用于抗原抗体检测的一种新型免疫标记技术。

胶体金:也称为金溶胶,是金盐被还原成金原子后形成的金颗粒悬液。胶体金是氯酸金(HAuCl₄)在还原剂作用下,聚合成一定大小的金颗粒,形成的带负电荷的疏水胶溶液。

免疫金:胶体金与抗原或抗体等大分子物质的结合物。

免疫组织化学技术:又称免疫细胞化学技术,是指用标记的特异性抗体通过抗原抗体反应和组织化学的呈色反应,对相应的组织细胞原位抗原进行定位、定性或定量分析的方法。

酶免疫组织化学技术:在一定条件下,应用酶标记抗体(抗原)与组织或细胞标本中的抗原(抗体)发生反应,催化底物产生显色反应,通过显微镜观察标本中抗原(抗体)的分布和性质,也可通过图像分析技术达到定量的目的。

免疫电子显微镜技术:利用高电子密度的颗粒性标记物(如胶体金、铁蛋白等)标记抗体,或用经免疫组织/细胞化学反应产生的高电子密度产物者如辣根过氧化物酶标记抗体,在电子显微镜下对抗原抗体反应中的高电子密度标记的抗原(抗体)进行亚细胞水平定位的技术。

抗原提呈细胞:能摄取、加工、处理抗原,并将抗原提呈给抗原特异性淋巴细胞的一类免疫细胞。

酶联免疫斑点试验:细胞培养技术和 ELISA 相结合的方法,是从单细胞水平检测细胞分泌的细胞因子或抗体的一项免疫学检测技术。

流式细胞术:利用流式细胞仪对处在流动状态的单个颗粒进行多参数定量分析和分选的技术。它集合了激光、荧光、计算机及流体力学等多学科知识,在极短时间内高速从分子水平获取细胞的多种信号,从而达到定量分析或纯化分选的目的。

细胞因子:由免疫细胞及组织细胞分泌的、在细胞间发挥相互调控作用的小分子可溶性多肽或糖蛋白。

质量保证:为某一产品或服务满足特定的质量要求提供充分可信性所要求的有计划的和系统的措施。

室内质量控制:由实验室工作人员采取一定的方法和步骤,连续评价本实验室工作的可靠性程度,旨在监测和控制本室常规工作的精密度,提高本室常规工作中批内、批间样本检验的一致性。

准确度:待测物的测量值与其真值的一致性程度。

偏倚:待测物的测定值与可接受参考值之间的差异。

精密度:在一定条件下所获得的独立的测定结果之间的一致性程度。

重复性条件:在短的间隔时间内,在同一实验室对相同的测定项目使用同一方法和同一仪器设备,由相同的操作者获得独立的测定结果的条件。

超敏反应:又称变态反应,是机体受到抗原刺激后,机体内产生抗体或致敏淋巴细胞,使机体处于致敏状态,当机体再次接触同一抗原时,导致生理功能紊乱或组织细胞损伤等异常的适应性免疫应答。

自身免疫病:在某些情况下,遗传和环境等因素使自身耐受和自身免疫的平衡被破坏,导致相应的自身组织器官损伤或功能障碍而出现临床病症。

自身耐受:机体免疫系统在正常状态下能识别"自我",对宿主自身组织和细胞并不产生免疫应答,或仅产生微弱的免疫应答。

自身免疫:当某些原因使自身耐受破坏时,机体免疫系统就会对自身组织成分发生免疫应答,产生针对自身成分的自身抗体或自身反应性 T 细胞的现象。

免疫增殖病:免疫器官、免疫组织或免疫细胞(淋巴细胞、浆细胞、单核/巨噬细胞)异常增生(良性或恶性)引起的机体病理损伤。

多发性骨髓瘤/浆细胞骨髓瘤:单株浆细胞异常增生所致的恶性肿瘤,是免疫增殖病中最常见的一种类型。

良性单克隆免疫球蛋白病:由单株浆细胞异常增殖所引起患者血清和尿中出现理化性质十分均一的、异常增高的单克隆蛋白所致的疾病。

免疫缺陷病:因免疫系统先天发育障碍或后天损伤所致的各种临床综合征。

原发性免疫缺陷病:由免疫系统的遗传基因异常或先天性发育不全造成免疫功能障碍所引起的疾病,可伴发其他组织器官的发育异常或畸形,也称先天性免疫缺陷病。

继发性免疫缺陷病:后天因素(如营养不良、感染、肿瘤、消耗性疾病、应用免疫抑制剂等)引起免疫功能损伤而导致的疾病,也称获得性免疫缺陷病。

原发性 T 细胞缺陷病:一类由遗传因素所导致的 T 细胞发育、分化和功能障碍的免疫缺陷病,常伴有体液免疫及其他免疫功能缺陷。

联合免疫缺陷病:通常指 T 细胞和 B 细胞均有分化发育障碍或缺乏细胞间相互作用而导致的疾病。患者存在严重的细胞免疫和体液免疫缺陷。

感染:病原体以一定的方式或途径侵入人体后与宿主相互作用,引起不同程度的病理生理过程。

感染性疾病:病原微生物和寄生虫感染人体后,由于病原体毒力较强、数量较多,而人体抗感染的免疫力较弱,以致破坏人体生理功能,产生不同的临床症状。

人类免疫缺陷病毒:属于逆转录病毒的慢病毒属,引起获得性免疫缺陷综合征(简称艾滋病)。

肿瘤免疫学:研究肿瘤抗原及其免疫原性,机体的免疫功能,肿瘤发生、发展的关系以及肿瘤免疫学诊断和防治的一门科学。

肿瘤抗原:细胞在恶性转化过程中新出现的或异常表达的抗原物质的总称。

肿瘤特异性抗原:仅表达于肿瘤细胞而不存在于正常细胞的抗原,是肿瘤细胞所特有的抗原。

肿瘤相关抗原:非肿瘤细胞所特有、正常组织或细胞也可表达的抗原物质,但其在肿瘤细胞中的表达量远远超过正常细胞。

胚胎抗原:胚胎发育阶段由胚胎组织产生的正常成分,胎儿出生后逐渐减少或消失。当细胞发生恶化转化时,相应的编码基因可被激活而重新表达,出现在肿瘤细胞表面或分泌在血液中。

分化抗原:又称组织特异性抗原,是组织细胞在分化、发育的不同阶段表达或消失的抗原。不同来源、不同分化阶段的细胞可表达不同的分化抗原。

抗原调变:宿主细胞对肿瘤抗原的免疫应答可导致肿瘤细胞表面抗原减少或丢失,从而逃避免疫系统的识别和攻击,这种现象成为抗原调变。

肿瘤标志物:在肿瘤发生、发展过程中,由肿瘤细胞产生或由机体对肿瘤细胞反应而产生的能反映肿瘤存在和生长的一类物质,包括肿瘤抗原、激素、酶(同工酶)、代谢产物等。

移植:将某一个体的细胞、组织或器官置换自体或另一个体的某一部位病变的或功能缺损的细胞、组织、器官,以维持和重建机体正常生理功能的方法。

生殖免疫学:从免疫学的角度探究生殖的过程,是免疫学、神经内分泌学及生殖生物学交叉的新兴学科。

补体依赖的细胞毒性试验:通过检测受者血清中是否存在有针对供体的补体依赖的淋巴细胞毒抗体,来确保同种异体移植不发生超急性或急性排斥反应。

重症肌无力:由于机体产生乙酰胆碱受体的抗体,破坏突触后膜运动终板上的乙酰胆碱受体,导致神经-肌肉接头传递障碍所致的自身免疫病。

自身免疫性溶血性贫血:一组由于机体免疫功能紊乱,产生针对红细胞膜表面抗原的自身抗体,使红细胞寿命缩短而导致的溶血性贫血。

冷凝集素综合征:由于抗红细胞抗体(如冷凝集素)在较低温度时(4~18 ℃)与红细胞结合而引起溶血的一类疾病,属 IgM 冷抗体型自身免疫性溶血性贫血。

NOTE

英　文	中　文
accuracy	准确度
acquired immunodeficiency disease, AIDD	获得性免疫缺陷病
acquired immunodeficiency syndrome, AIDS	获得性免疫缺陷综合征
activation phase	活化阶段
acute rejection	急性排斥反应
adaptive immune response	适应性免疫应答
adaptive immunity	适应性免疫
adenosine deaminase deficiency	腺苷脱氨酶缺乏症
adenosine deaminase, ADA	腺苷脱氨酶
adhesive molecule, AM	黏附分子
adjuvant	佐剂
affinity histochemistry	亲和组织化学
affinity	亲和力
agglutination reaction	凝集反应
agglutinin	凝集素
agglutinogen	凝集原
agranulocytosis	粒细胞缺乏症
alkaline phosphatase, AP/ALP	碱性磷酸酶
allergen	变应原
allergy	变态反应
allograft	同种异体移植
alloimmunity	同种免疫
allophycocyanin, APC	别藻蓝蛋白
alphafetoprotein, AFP	甲胎蛋白
aminopterin	氨基蝶呤
anaphylaxis	过敏反应
anhidrotic ectodermal dysplasia with immunodeficiency, EDA-ID	无汗性外胚层发育不良伴免疫缺陷
antibody fusion protein	抗体融合蛋白
antibody library technique	抗体库技术
antibody phage display technique	噬菌体抗体库技术
antibody, Ab	抗体
antibody-dependent cell-mediated cytotoxicity, ADCC	抗体依赖细胞介导的细胞毒作用

续表

英　　文	中　　文
antigen modulation	抗原调变
antigen-antibody reaction	抗原抗体反应
antigen-presenting cell,APC	抗原提呈细胞
antiglobulin test	抗球蛋白试验
anti-microbial peptide,AMP	肽类抑菌物
anti-neutrophil cytoplasmic antibody,ANCA	抗中性粒细胞胞质抗体
antinuclear antibody,ANA	抗核抗体
antiphospholipid antibody,aPL	抗磷脂抗体
antiphospholipid antibody syndrome,APS	抗磷脂抗体综合征
anti-streptolysin O,ASO	抗链球菌溶血素 O
antithyroid antibody,ATA	抗甲状腺抗体
apolipoprotein B mRNA-editing enzyme catalytic polypeptide 3 protein G,APOBEC3G	载脂蛋白 B mRNA 编辑酶催化多肽 3G 蛋白
Aspergillus	曲霉菌
ataxia telangiectasia syndrome,ATS	毛细血管扩张性共济失调综合征
autoantibody	自身抗体
auto-erythrocyte agglutination test	自身红细胞凝集试验
autograft	自体移植
autoimmune disease,AID	自身免疫病
autoimmune hapatitis,AIH	自身免疫性肝炎
autoimmune lymphoproliferative syndrome,ALPS	自身免疫性淋巴细胞增生综合征
autoimmunity	自身免疫
auto-reactive T lymphocyte	自身反应性 T 细胞
avidin	亲和素
avidin-biotin-peroxidase complex technique	亲和素-生物素过氧化物酶复合物技术
avidity	亲合力
band pass,BP	带通滤片
barbitone buffer solution,BBS	巴比妥缓冲液
basophil	嗜碱性粒细胞
Bence-Jones protein,BJP	本-周蛋白
bias	偏倚
bifunctional antibody,BfAb	双功能抗体
biocytin hydrazide,BCHZ	肼化生物胞素
bioluminescence	生物发光
biotin hydrazide,BHZ	生物素酰肼
biotin	生物素

NOTE

293

英　文	中　文
biotin-avidin system,BAS	生物素-亲和素系统
biotinyl-N-hydroxy-succinimide ester,BNHS	生物素 N-羟基丁二酰亚胺酯
bispecific antibody,BsAb	双特异性抗体
blocking antibody	封闭抗体
blocking	封闭
bovine serum albumin,BSA	牛血清白蛋白
bridged avidin-biotin technique,BRAB	桥联亲和素-生物素技术
5-bromo-4-chloro-3-indolyl phosphate,BCIP	5-溴-4-氯-3-吲哚基-磷酸盐
bronchial provocation test,BPT	支气管激发试验
Brugia malayi	马来丝虫
C. trachomatis,CT	沙眼衣原体
calcitonin,CT	降钙素
carbohydrate antigen 125,CA125	糖链抗原 125
carbohydrate antigen 15-3,CA15-3	糖链抗原 15-3
carbohydrate antigen 19-9,CA19-9	糖链抗原 19-9
carbon nanotube,CNT	碳纳米管
charcoal agglutination test,CAT	炭粒凝集试验
carcinoembryonic antigen,CE A	癌胚抗原
carry-over	携带污染
central memory T cell,Tcm	中枢记忆细胞
cerebrospinal fluid,CSF	脑脊液
cetuximab	西妥昔单抗
channel	通道
chemibead	发光珠
chemiluminescence enzyme immunoassay,CLEIA	化学发光酶免疫分析
chemiluminescence immunoassay,CLIA	化学发光免疫分析
chemiluminescence	化学发光
chemotactic index,CI	趋化指数
chimeric antibody	嵌合抗体
Chlamydia pneumoniae,Cpn	肺炎衣原体
Chlamydophila psittaci,*C. psittaci*	鹦鹉热衣原体
chronic granulomatous disease,CGD	慢性肉芽肿病
chronic rejection	慢性排斥反应
circulating immune complex,CIC	循环免疫复合物
circumoval precipitin test,COPT	环卵沉淀试验
clinical immunoassay technology	临床免疫学检验技术

续表

英　文	中　文
clinical immunology	临床免疫学
cloned enzyme donor immunoassay,CEDIA	克隆酶供体免疫测定
clonorchiasis	华支睾吸虫病
Clonorchis sinensis	华支睾吸虫
co-agglutination reaction	协同凝集反应
coating	包被
coefficient of variation,CV	变异系数
colloidal gold immunoassay	胶体金免疫技术
colloidal gold	胶体金
combined-immunodeficiency disease,CID	联合免疫缺陷病
complement dependent cytotoxicity,CDC	补体依赖的细胞毒性
complement fixation test,CFT	补体结合试验
50% complement hemolysis,CH50	50%补体溶血试验
complement receptor,CR	补体受体
complement,C	补体
complementarity determining region,CDR	互补决定区
complementarity determining region grafting antibody	CDR 植入抗体
ConA	刀豆素 A
congenital immunodeficiency disease,CIDD	先天性免疫缺陷病
constant region	恒定区
coronavirus	冠状病毒
Coulombic force	库伦引力
counter immune electrophoresis,CIEP	对流免疫电泳
C reactive protein,CRP	C 反应蛋白
cross reaction	交叉反应
crossed immunoelectrophoresis	交叉免疫电泳
Cryptococcus neoformans	新型隐球菌
cumulative sun,CUSUM	累积和
cyanine,Cy	花青类
Cysticercosis cellulosae	绦虫囊尾蚴
cysticercosis	囊虫病
cytokine,CK	细胞因子
cytotoxic T cell,CTL/Tc	细胞毒性 T 细胞
decay time	衰变时间
dedifferentiation	去分化
definitive method	决定性方法

NOTE

英　文	中　文
degranulation	脱颗粒
delayed type hypersensitivity,DTH	迟发型超敏反应
dengue virus,DV	登革热病毒
dentritic cell,DC	树突状细胞
diabody	双链抗体
diagnostic immunology	诊断免疫学
4′,6-diamidino-2-phenylindole,DAPI	4′,6-二脒基-2-苯基吲哚
differentiation antigen	分化抗原
dimethylsulfoxide,DMSO	二甲亚砜
direct agglutination reaction	直接凝集反应
dissociation-enhanced-lanthanide fluoroimmunoassay,DELFIA	解离增强镧系元素荧光免疫测定技术
donor	供者
dot immunogold chromatographic assay,DICA	斑点金免疫层析试验
dot immunogold filtration assay,DIGF A	斑点金免疫渗滤试验
double diffusion test	双向扩散试验
effect phase	效应阶段
effector memory T cell,Tem	效应记忆细胞
efficiency of diagnosis	诊断效率
electrochemiluminescence immunoassay,ECLIA	电化学发光免疫分析
electrostatic force	静电引力
emission spectrum	发射光谱
enzyme acceptor,EA	酶受体
enzyme conjugate	酶结合物
enzyme donor,ED	酶的供体
enzyme immunoassay,EIA	酶免疫测定
enzyme immunohistochemistry,EIH	酶免疫组织化学技术
enzyme immunotechnique	酶免疫技术
enzyme-linked immunoelectrotransfer blot,EITB	酶联免疫电转移印斑法
enzyme-linked immunosorbent assay,ELISA	酶联免疫吸附试验
enzyme multiple immunoassay technique,EMIT	酶放大免疫试验技术
enzyme-linked immunospot assay,ELISPOT assay	酶联免疫斑点试验
eosinophil cationic protein,ECP	嗜酸性粒细胞阳离子蛋白
eosinophil	嗜酸性粒细胞
epidemic hemorrhagic fever,EHF	流行性出血热
epidermal growth factor receptor,EGFR	表皮生长因子受体
epitope spreading	表位扩展

英　　文	中　　文
Epstein-Barr virus,EBV	EB 病毒
equivalence zone	等价带
extravillus trophoblast,EvT	绒毛外的滋养层细胞
excitation spectrum	激发光谱
external quality assessment,EQA	室间质量评价
external quality assurance	室间质量保证
external quality control	室间质量控制
facultative intracellular microbe	兼性胞内微生物
familial mediterranean fever,FMF	家族性地中海热
Fc receptor,FcR	Fc 受体
feeder cell	饲养细胞
ferritin,Fer	铁蛋白
fetal antigen	胚胎抗原
Ficoll-Hypaque	聚蔗糖-泛影葡胺
filariasis	丝虫病
firefly luciferin	萤火虫荧光素
fixed time nephelometry	定时散射浊度法
flocculation	絮状沉淀试验
flow cytometer	流式细胞仪
flow cytometry crossmatching,FCXM	流式细胞术交叉配型
flow cytometry,FCM	流式细胞术
fluorescein diacetate,FDA	二乙酸荧光素
fluorescein isothiocyanate,FITC	异硫氰酸荧光素
fluorescence compensation	荧光补偿
fluorescence enzyme immunoassay,FEIA	荧光酶免疫测定
fluorescence immunoassay,FIA	荧光免疫测定
fluorescence immunochromatography assay,FICA	荧光免疫层析技术
fluorescence lifetime	荧光寿命
fluorescence polarization immunoassay,FPIA	荧光偏振免疫测定
fluorescence quenching	荧光猝灭
fluorescence	荧光
fluorescence-minus-one control,FMO	荧光减一对照
fluorescent antibody technique,FAT	荧光抗体技术
fluorescent efficiency	荧光效率
fluorescent treponemal antibody-absorption,FTA-ABS	荧光密螺旋体抗体吸收
fluorochrome	荧光染料/荧光色素

NOTE

297

英　文	中　文
forward scatter,FSC	前向散射光
fragment of antigen binding,Fab	抗原结合片段
fragment of variable,Fv	可变区片段
free light chain,FLC	游离轻链
Freund's adjuvant	弗氏佐剂
fungus	真菌
fusion	细胞融合
β-galactosidase,β-Gal	β-半乳糖苷酶
gammopathy	丙种球蛋白病
gating	设门
gaussian distribution	正态分布
gelatin agglutination test,GAT	明胶颗粒凝集试验
genetic engineering antibody	基因工程抗体
gold solution	金溶胶
gold-immunofiltration assay,GIFA	金免疫渗滤试验
Goodpasture syndrome	肺出血-肾炎综合征
graft rejection	移植排斥反应
graft versus host reaction,GVHR	移植物抗宿主反应
graft versus host disease,GVHD	移植物抗宿主病
granzyme	颗粒酶
granulocytopenia	粒细胞减少症
H. pylori,HP	幽门螺杆菌
hapten	半抗原
heavy chain disease,HCD	重链病
heavy chain,H	重链
helper T cell,Th	辅助性 T 细胞
hemagglutination	血凝试验
hemolytic plaque assay	溶血空斑试验
hepatitis A virus,HAV	甲型肝炎病毒
hepatitis B virus,HBV	乙型肝炎病毒
hereditary angioneurotic edema,HAE	遗传性血管神经性水肿
heterogeneous fluorescence immunoassay	非均相荧光免疫测定
heterogeneous enzyme immunoassay	非均相(或异相)酶免疫测定
heterotopic transplantation	异位移植
homogeneous fluorescence immunoassay	均相荧光免疫测定
homogeneous enzyme immunoassay	均相酶免疫测定

英　　文	中　　文
homozygous typing cell, HTC	纯合分型细胞
hook effect	钩状效应
horror autotoxicus	自身中毒禁忌
horseradish peroxidase, HRP	辣根过氧化物酶
host versus graft reaction, HVGR	宿主抗移植物反应
human chorionic gonadotropin, HCG	人绒毛膜促性腺激素
human papilloma virus, HPV	人乳头瘤病毒
human rotavirus, HRV	人类轮状病毒
human immunodeficiency virus, HIV	人类免疫缺陷病毒
humanized antibody, HAb	人源化抗体
hybridoma	杂交瘤
hydrogen binding force	氢键结合力
hydrophobic force	疏水作用力
hygiene hypothesis	卫生假说
hyperacute rejection	超急性排斥反应
hyper-IgM syndrome, HIGMS	高 IgM 综合征
hypersensitivity	超敏反应
hypervariable region polypeptide	超变区多肽
hypoxanthine, H	次黄嘌呤
hypoxanthine-guanine-phosphoribosyl-transferase, HGPRT	次黄嘌呤-鸟嘌呤磷酸核糖转化酶
IL-1 receptor-associated kinase 4, IRAK-4	IL-1R 相关激酶 4
imaging flow cytometer	量化成像分析流式细胞仪
immediate hypersensitivity	速发型超敏反应
immediate reaction	速发相反应
immune checkpoint	免疫检查点
immune complex, IC	免疫复合物
immune response	免疫应答
immune serum	免疫血清
immune system	免疫系统
immunity	免疫
immunoadjuvant	免疫佐剂
immuno-blotting test, IBT	免疫印迹试验
immunodeficiency disease, IDD	免疫缺陷病
immunoelectron microscope, IEM	免疫电子显微镜
immunoelectrophoresis technique	免疫电泳技术
immunoelectrophoresis, IEP	免疫电泳

NOTE

英　　文	中　　文
immunofiltration assay	免疫渗滤试验
immunofixation electrophoresis,IFE	免疫固定电泳
immunofluorescence microscopy	免疫荧光显微技术
immunofluorescence technique	荧光免疫技术
immunogen	免疫原
immunoglobulin heavy-and light-chain amyloidosis,AHL	免疫球蛋白重链和轻链淀粉样变
immunoglobulin heavy-chain amyloidosis,AH	免疫球蛋白重链淀粉样变
immunoglobulin light-chain amyloidosis,AL	免疫球蛋白轻链淀粉样变
immunoglobulin,Ig	免疫球蛋白
immunoglobulinopathy	免疫球蛋白病
immunogold	免疫金
immunohistochemistry technique,IHC	免疫组织化学技术
immunologic defense	免疫防御
immunologic homeostasis	免疫自稳
immunologic surveillance	免疫监视
immunological ignorance	免疫忽视
immunology	免疫学
immunomagnetic bead,IMB	免疫磁珠
immunopathology	免疫病理学
immuno-PCR	免疫-PCR
immunoproliferative diseases	免疫增殖病
immunoradiometric assay,IRMA	免疫放射分析
immunoreactivity	免疫活性
immunotherapeutics	免疫治疗学
immunoturbidimetry	免疫浊度测定
in situ immuno-PCR	原位免疫 PCR
in vitro fertilization-embryo transfer,IVF-ET	体外受精-胚胎移植
indirect agglutination inhibition reaction	间接凝集抑制反应
indirect agglutination	间接凝集试验
indirect hemagglutination test,IHA	间接红细胞凝集试验
inducible regulatory T cell,iTreg	诱导性调节 T 细胞
inductively coupled plasma mass spectrometry,ICP-MS	电感耦合等离子体质谱
infection immunology	感染免疫学
innate immune response	固有免疫应答
innate immunity	固有免疫
insulin-dependent diabetes mellitus,IDDM	胰岛素依赖性糖尿病

英　文	中　文
interferons, IFNs	干扰素
interferon-γ, IFN-γ	干扰素-γ
interleukin, IL	白细胞介素
internal quality control, IQC	室内质量控制
international standard, IS	国际标准品
isograft	同系移植
labelled avidin-biotin technique, LAB	标记亲和素-生物素技术
labelled streptavidin-biotin technique, LSAB	酶标链霉亲和素-生物素方法
lanthanide	镧系
laser scanning confocal microscope, LSCM	激光扫描共聚焦显微镜
late-phase reaction	迟发相反应
latex agglutination test, LAT	胶乳颗粒凝集试验
lattice theory	网格学说
lectin	凝集素
leukemia	白血病
leukocyte adhesion deficiency, LAD	白细胞黏附功能缺陷病
leukotriene, LT	白三烯
α-L-fucosidase, AFU	α-L-岩藻糖苷酶
light chain deposition disease, LCDD	轻链沉积病
light chain disease, LCD	轻链病
light chain, L	轻链
limiting dilution	有限稀释法
lipid	脂质
long pass, LP	长通滤片
low molecular-weight polypeptide, LMP	低相对分子质量多肽
luciferase	荧光素酶
luminescence immunoassay	发光免疫分析技术
luminescence reagent	化学发光剂
luminescence	发光
luminescent oxygen channeling immunoassay, LOCI	氧途径发光免疫分析
lymphocyte	淋巴细胞
lymphoma	淋巴瘤
magnetic nanoparticle, MN	磁性纳米颗粒
major histocompatibility antigen, MHC 抗原	主要组织相容性抗原
major histocompatibility complex, MHC	主要组织相容性复合体
mannose-binding lectin, MBL	甘露糖结合凝集素

NOTE

英　文	中　文
mass cytometer	质谱流式细胞仪
mast cell	肥大细胞
MBL-associated serine protease,MASP	MBL 相关丝氨酸蛋白酶
mean	均值
membrane attack complex,MAC	攻膜复合物
membrane IgD,mIgD	膜结合型 IgD
memory cell	记忆细胞
4-methylumbelliferyl phosphate,4-MUP	4-甲基伞形酮磷酸盐
4-methylumbelliferyl-β-D-galactoside,4-MUG	4-甲基伞形酮-β-D 半乳糖苷
β2-microglobulin,β2m	β2-微球蛋白
middle east respiratory syndrome coronavirus,MERS-CoV	中东呼吸综合征冠状病毒
middle east respiratory syndrome,MERS	中东呼吸综合征
minibody	微型抗体
minimal recognition unit,MRU	最小识别单位
minor histocompatibility antigen,mHC 抗原	次要组织相容性抗原
mixed lymphocyte culture,MLC	混合淋巴细胞培养
molecular mimicry	分子模拟
monoclonal antibody,McAb	单克隆抗体
monoclonal gammopathy of undetermined significance, MGUS	意义不明的单克隆丙种球蛋白血症
monoclonal protein,MP	M 蛋白/单克隆蛋白
monocyte	单核细胞
multidrug resistance,MDR	多药耐药
multidrug resistance-associated protein,MRP	MDR 相关蛋白
multiple myeloma,MM	多发性骨髓瘤
Mycobacterium tuberculosis,MTB	结核分枝杆菌
Mycoplasma pneumonia,Mp	肺炎支原体
Mycoplasma	支原体
N. gonorrhoeae,NGH	淋病奈瑟菌
natural killer cell	自然杀伤细胞
natural regulatory T cell,nTreg	自然调节 T 细胞
negative predictive value,NPV	阴性预测值
negative typing	阴性分型
neoplasm	赘生物
neuron specific enolase,NSE	神经元特异性烯醇化酶
NF-κB essential modulator,NEMO	IκB 激酶(IKK)复合物调节亚单位

续表

英　文	中　文
nitrobluetetrazolium,NBT	硝基蓝四氮唑
nitrocellulose,NC	硝酸纤维素
NK cytotoxicity factor,NKCF	NK 细胞毒因子
3-(N-maleinimide-propionyl)-biocytin,MPB	3-(N-马来酰亚胺-丙酰)-生物胞素
non-professional APC	非专职 APC
non-small cell lung cancer,NSCLC	非小细胞肺癌
nonspecific immunity	非特异性免疫
obligate intracellular microbe	专性胞内微生物
oligodeoxynucleotide,ODN	寡核苷酸链
optimal conditions variance,OCV	最佳条件下的变异
optimal ratio	最适比
orthotopic transplantation	原位移植
osteoprotegerin,OPG	骨保护素
oxyluciferin	氧化萤火虫荧光素
panel reactive antibody,PRA	群体反应性抗体
paraprotein	副蛋白
paroxysmal nocturnal hemoglobinuria,PNH	阵发性睡眠性血红蛋白尿症
particulate immunogen	颗粒性免疫原
passive agglutination	被动凝集反应
perforin	穿孔素
peripheral blood mononuclear cell,PBMC	外周血单个核细胞
photoluminescence	光照发光
photomultiplier tube,PMT	光电倍增管
phycoerythrin,PE	藻红蛋白
phytohemagglutinin,PHA	植物血凝素
plasma cell disorders	浆细胞病
plasmacytoma	骨髓瘤样肿瘤
plasmocytoma	浆细胞骨髓瘤
Plasmodium falciparum	恶性疟原虫
Plasmodium malariae	三日疟原虫
Plasmodium ovale	卵形疟原虫
Plasmodium vivax	间日疟原虫
Plasmodium	疟原虫
p-nitrophenyl phosphate,*p*-NPP	对硝基苯磷酸酯
point-of-care testing,POCT	床旁检验
polyclonal antibody,PAb	多克隆抗体
polyethyleneglycol,PEG	聚乙二醇

NOTE

英　文	中　文
polylysine	多聚赖氨酸
polyneuropathy,organomegaly,endocrinopathy,monoclonal protein,skin changes,POEMS	多发性周围神经炎-脏器肿大-内分泌障碍-M 蛋白血症-皮肤病变
polyvinylidene fluoride,PVDF	聚偏二氟乙烯
positive indirect agglutination reaction	正向间接凝集反应
positive predictive value,PPV	阳性预测值
postzone phenomenon	后带
precipitation reaction	沉淀反应
precision	精密度
prezone phenomenon	前带
primary B lymphocytes deficiency	原发性 B 细胞免疫缺陷病
primary complement system deficiency	原发性补体系统缺陷病
primary immunodeficiency disease,PIDD	原发性免疫缺陷病
primary macroglobulinemia	原发性巨球蛋白血症
primed lymphocyte typing,PLT	致敏淋巴细胞分型
procalcitonin,PCT	降钙素原
professional APC	专职 APC
proficiency testing,PT	实验室能力验证
programmed cell death,PCD	程序性细胞死亡
proliferating cell nuclear antigen,PCNA	增殖细胞核抗原
propidium iodide,PI	碘化丙啶
proportionality	比例性
prostate specific antigen,PSA	前列腺特异抗原
provocation test	激发试验
purified protein derivative,PPD	纯化蛋白衍生物
pyrin	热蛋白
quality assurance,QA	质量保证
quantum dot	量子点
rabbit monoclonal antibody,RabMAb	兔源单克隆抗体
rabbit red blood cell,RRBC	兔红细胞
radioallergosorbent test,RAST	放射变应原吸附试验
radiochemical purity	放射化学纯度
radioimmunoassay,RIA	放射免疫分析
rapid plasma regain,RPR	快速血浆反应素
rate nephelometry	速率散射比浊测定
recipient or host	受者或宿主

续表

英　　文	中　　文
recognition phase	识别阶段
recurrent pregnancy loss,RPL	反复流产
reference channel	参考通道
region,R	区域
regulatory T cell,Treg	调节性 T 细胞
repeatability condition	重复性条件
reproductive immunology	生殖免疫学
reshaped antibody,RAb	改型抗体
resonance units	共振单位
retro-differentiation	逆分化
reverse indirect agglutination reaction	反向间接凝集反应
reversibility	可逆性
rheumatoid arthritis,RA	类风湿性关节炎
rheumatoid factor,RF	类风湿因子
rhodamine	罗丹明
Rickettsia	立克次体
ring precipitation test	环状沉淀试验
rocket immunoelectrophoresis,RIEP	火箭免疫电泳
routine conditions variance,RCV	常规条件下的变异
run	批
saponin	皂素
Schistosoma haematobium	埃及血吸虫
Schistosoma japonicum	日本血吸虫
Schistosoma malayensis	马来血吸虫
Schistosoma mansoni	曼氏血吸虫
Schistosoma mekongi	湄公血吸虫
Schistosoma	裂体吸虫
sclerosing cholangitis	硬化胆管炎
secondary immunodeficiency disease,SIDD	继发性免疫缺陷病
selective IgA deficiency	选择性 IgA 缺陷病
selective IgG subclass deficiency	选择性 IgG 亚类缺陷病
sensibead	感光珠
sensitivity of diagnosis	诊断灵敏度
sequestered antigen	隐蔽抗原
serological reaction	血清学反应
severe acute respiratory syndrome coronavirus,SARS-CoV	SARS 冠状病毒

NOTE

英　文	中　文
severe acute respiratory syndrome coronavirus 2, SARS-CoV-2	新型冠状病毒
severe acute respiratory syndrome, SARS	严重急性呼吸系统综合征
severe combined-immunodeficiency disease, SCID	重症联合免疫缺陷病
sexually transmitted infection, STI	性传播感染
sheep red blood cell, SRBC	绵羊红细胞
short pass, SP	短通滤片
side scatter, SSC	侧向散射光
single diffusion test	单向扩散试验
single-chain Fv, ScFv	单链抗体
single-domain antibody, SdAb	单区抗体
slide agglutination test	玻片凝集试验
small cell lung cancer, SCLC	小细胞肺癌
smoldering(asymptomatic) myeloma, SMM	阴燃性(无症状)骨髓瘤
soluble immunogen	可溶性免疫原
soluble interleukin 2 receptor, sIL-2R	可溶性白细胞介素-2 受体
specific IgE, sIgE	特异性 IgE
specific immunity	特异性免疫
specific radioactivity	比放射活性
specificity of diagnosis	诊断特异性
specificity	特异性
standard deviation, SD/S	标准差
staphylococcal protein A, SPA	葡萄球菌蛋白 A
stimulating index, SI	刺激指数
stokes shift	斯托克斯位移
streptavidin, SA	链霉亲和素
streptolysin O	链球菌溶血素 O
surface plasmon wave, SPW	表面等离子体波
surface plasmon resonance, SPR	表面等离子共振技术
syncytiotrophoblast, SynT	合胞体滋养层细胞
syphilis	梅毒
systemic autoimmunity syndrome	系统性自身免疫综合征
systemic lupus erythematosus, SLE	系统性红斑狼疮
tetrabody	四链抗体
tetramethylrhodamine isothiocyanate, TRITC	四甲基异硫氰酸罗丹明
tetranitroblue tetrazolium chloride, NBT	四唑硝基蓝
Texas red	德克萨斯红

续表

英　　文	中　　文
thymidine kinase, TK	胸腺嘧啶核苷激酶
thymidine, T	胸腺嘧啶核苷
thyroid stimulating hormone receptor, TSHR	促甲状腺激素受体
time-resolved fluorescence immunoassay, TRFIA	时间分辨荧光免疫测定技术
tissue-specific antigen	组织特异性抗原
TNF receptor-associated periodic syndrome, TRAPS	肿瘤坏死因子受体相关周期性综合征
toluidine red untreated serum test, TRUST	甲苯胺红不加热血清学试验
total IgE, tIgE	总 IgE
transferrin, TF	转铁蛋白
transplantation immunology	移植免疫学
transplantation	移植
transporter associated with antigens processing, TAP	抗原加工相关转运体
transverse magnetic-nave	横磁波
trastuzumab	曲妥珠单抗
Treponema pallidum	梅毒螺旋体
Treponema pallidum hemagglutination assay, TPHA	梅毒螺旋体血凝试验
triabody	三链抗体
tube agglutination test	试管凝集试验
tuberculosis	结核病
tumor antigen	肿瘤抗原
tumor immunology	肿瘤免疫学
tumor marker, TM	肿瘤标志物
tumor necrosis factor-α, TNF-α	肿瘤坏死因子-α
tumor rejection antigen, TRA	肿瘤排斥抗原
tumor-associated antigen, TAA	肿瘤相关抗原
tumor-associated macrophage, TAM	肿瘤相关巨噬细胞
tumor-specific antigen, TSA	肿瘤特异性抗原
tumor-specific transplantation antigen, TSTA	肿瘤特异性移植抗原
type 1 diabetes, T1D	1 型糖尿病
unheated serum regain, USR	不加热血清反应素
uracil-DNA glycosylase, UDG	尿嘧啶-DNA 糖基化酶
vaccine	疫苗
van der Waals force	范德华力
variable region	可变区
vascular endothelial cell, VEC	血管内皮细胞
venereal disease research laboratory, VDRL	性病研究实验室

NOTE

英　　文	中　　文
Weil-Felix test	外斐试验
Wuchereria bancrofti	班氏丝虫
xenograft	异种移植
X-linked agammaglobulinemia,XLA	X 连锁无丙种球蛋白血症
X-linked hyper-IgM syndrome,XLHM	X 连锁隐性遗传性高 IgM 综合征
X-linked severe combined-immunodeficiency disease,X-SCID	X 性联重症联合免疫缺陷病
zone phenomenon	带现象

NOTE

附录 C　彩　　　图

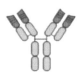
嵌合抗体

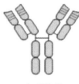
改型抗体

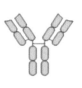
完全人源化抗体

彩图 1　常见人源化抗体模式图

绿色代表人的成分,蓝色代表鼠的成分,斜线代表鼠的 CDR

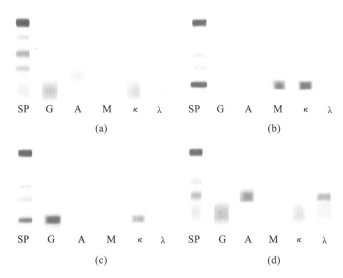

彩图 2　免疫固定电泳结果示意图

(a) 正常人;(b) IgM κ 型;(c) IgG κ 型;(d) IgA λ 型

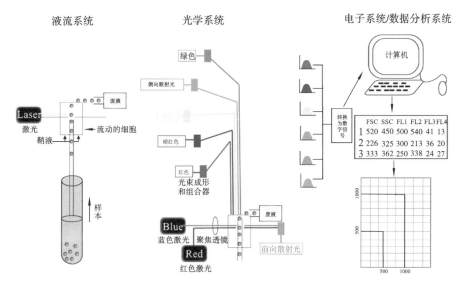

彩图 3　流式细胞仪的基本结构和基本工作原理

NOTE

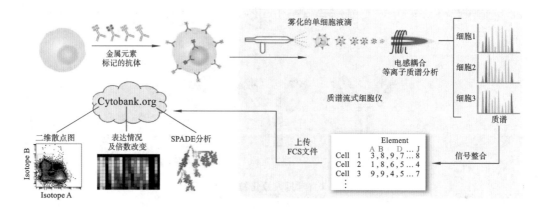

彩图 4　质谱流式细胞仪的基本结构和工作原理

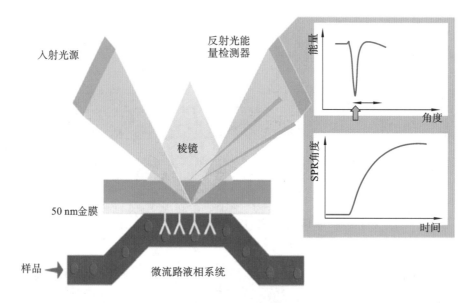

彩图 5　SPR 基本原理示意图

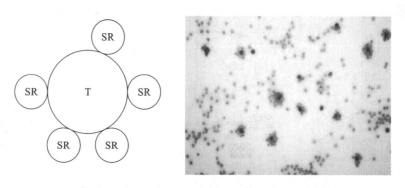

彩图 6　E 花环细胞(左为示意图,右为染色后镜检)

NOTE

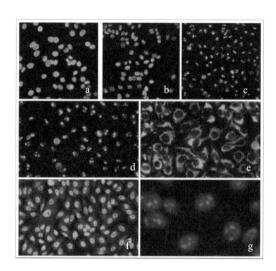

彩图 7　抗核抗体谱检测的荧光染色模式图

a. 核均质型；b. 斑点型；c. 核仁型；d. 着丝粒型；e. 胞质型；f. 胞质和斑点混合型；g. 核均质和核仁混合型

NOTE

主要参考文献

ZHUYAOCANKAOWENXIAN

[1] 吴俊英,陈育民.临床免疫学检验[M].武汉:华中科技大学出版社,2014.

[2] 李金明,刘辉.临床免疫学检验技术[M].北京:人民卫生出版社,2015.

[3] 罗晶,郝钰.免疫学基础与病原生物学[M].2版.北京:人民卫生出版社,2016.

[4] 安云庆,姚智,李殿俊.医学免疫学[M].4版.北京:北京大学医学出版社,2019.

[5] 曹雪涛.医学免疫学[M].7版.北京:人民卫生出版社,2018.

[6] 吕世静,李会强.临床免疫学检验[M].4版.北京:中国医药科技出版社,2020.

[7] Sumita N M,Ferreira C E S,Martino M D V,et al. Clinical applications of point-of-care testing in different conditions[J]. Clin Lab,2018,64(7):1105-1112.

[8] Picard C,Al-Herz W,Bousfiha A,et al. Primary immunodeficiency diseases:an update on the classification from the international union of immunological societies expert committee for primary immunodeficiency 2015[J]. J Clin Immunol,2015,35(8):696-726.

[9] Hu Q,Wei Q,Zhang P,et al. An up-converting phosphor technology-based lateral flow assay for point-of-collection detection of morphine and methamphetamine in saliva[J]. Analyst, 2018,143(19):4646-4654.